*Baby*Care

Dieses Buch entstand in Zusammenarbeit mit

Prof. Dr. Klaus Friese, Ärztlicher Direktor der Klinik Bad Trissl - Oberaudorf
Prof. Dr. Joachim W. Dudenhausen, Charité – Universitätsmedizin Berlin, Weill Medical College of Cornell University – New York/USA
Prof. Dr. Erich Saling, Leiter des Instituts für Perinatale Medizin – Berlin-Neukölln
Prof. Dr. Frank Louwen, Leiter der Geburtshilfe und Pränatalmedizin, Johann Wolfgang Goethe-Universität – Frankfurt am Main
Dipl.-Med. Ulrich Freitag, Berufsverband der Frauenärzte (BVF) – Wismar
Prof. Dr. Horst Halle, ehem. Prof. für Geburtshilfe der Charité, Campus Mitte – Berlin
PD. Dr. Dr. Axel Schäfer, Frauenarzt – Berlin
Dr. med. habil. Bernd Hamann, Niedergelassener Frauenarzt – Berlin
Prof. Dr. Hans Hoffmeister, Ehemaliger Direktor des Robert Koch-Instituts – Berlin
Dr. Wolf Kirschner, Epidemiologe, FBE Forschung Beratung Evaluation GmbH – Berlin (Wissenschaftliche Gesamtkonzeption und Texte)

In diesem Handbuch wurden zahlreiche Anregungen von niedergelassenen Frauenärztinnen und -ärzten,
Hebammen und Kinderärztinnen und -ärzten mit langjähriger Erfahrung in der Schwangeren- und Kinderbetreuung
sowie weiteren Fachleuten berücksichtigt.

Wir möchten uns besonders für die kritische und hilfreiche Mitarbeit bedanken bei:
Lea Beckmann, Kinderkrankenschwester, Hebamme und Gesundheitswissenschaftlerin – München
(Kapitel: Schwangerschaft, Liebe und Sex)
Prof. Dr. Volker Briese, Oberarzt am Klinikum Südstadt Frauenklinik – Rostock (Rezeptbeihefter)
Heidi Brünion, Diplom Oecotrophologin, Geschäftsführende Gesellschafterin RICHTIG ESSEN INSTITUT – Rosenheim
(Kapitel: Ernährung und Gewicht)
Dr. med. Jakob Derbolowsky, Frauenarzt und Psychotherapeut – München (Kapitel: Stress)
Gundula Dupont – Berlin (Cytomegalie Virus Infektion (CMV))
Dr. med. Susanna Kramarz, Praktische Ärztin und Medizinpublizistin – Berlin (Reiten in der Schwangerschaft)
Dr. med. Kai Lüthgens, Facharzt für Labormedizin - Labor Enders - Stuttgart, Dipl.-Med. Kathrin Pötschick,
Praxis für Humangenetik - Berlin und Dr. med. Jochen Frenzel - Saarbrücken (Kapitel: Genetische Erkrankungen, Pränataldiagnostik)
Jürgen Lüthje (Arzt), Erich Saling-Institut für Perinatale Medizin e. V. – Berlin (Kapitel: Infektionskrankheiten)
Petra Möhrke, Praxis für Atem und Bewegung – Berlin (Schwangerschaftschaftsgymnastik)
Dr. med. Pompilio Torremante, Niedergelassener Frauenarzt – Ochsenhausen (Schilddrüsenerkrankungen)
Prof. Dr. med. Christof Schaefer, Pharmakovigilanz- und Beratungszentrum für Embryonaltoxikologie, Institut für Klinische
Pharmakologie und Toxikologie, Charité - Universitätsmedizin Berlin (Kapitel: Medikamente)
Dr. Clarissa Schwarz, Hebamme – Berlin (Schwangerschaftsbeschwerden, Geburt, Wochenbett)
Cornelia Wäscher, Plattform Ernährung und Bewegung e. V. - Berlin, (Kapitel: Sport)
Dr. med. Michael Wojcinski - Farchant (Kapitel: Impfungen)

Die Ernährungsempfehlungen in diesem Handbuch orientieren sich an den Empfehlungen des bundesweiten Netzwerkes
»Gesund ins Leben – Netzwerk junge Familie« – Ernährung in der Schwangerschaft.

Wir bedanken uns bei allen Krankenkassen und Krankenversicherungen, die eine Kooperation mit BabyCare eingegangen sind.

Wir bedanken uns auch bei allen Teilnehmerinnen des BabyCare-Programms, die uns zahlreiche Hinweise gegeben haben.

Wir bedanken uns weiterhin auch für die Unterstützung bei: Bayer Vital GmbH, Biotest AG, Medela Medizintechnik GmbH & Co.
Handels KG, Pierre Fabre Pharma GmbH, Schülke & Mayr GmbH, Steripharm Pharmazeutische Produkte GmbH & Co. KG

Journalistische Überarbeitung: Dr. Georg Wedemeyer – München

Grafische Gestaltung: eisele grafik·design – München

Coverfoto: Jim Cooper/GettyImages

Satz: RieckMedia GmbH, Ideen | erfrischend kreativ, Tornesch bei Hamburg, www.RieckMedia.net

Produktion und Druck: RieckDruck GmbH, Print | kompetent und effizient, Tornesch bei Hamburg, www.RieckDruck.de

7. Auflage 2017

ISBN 978-3-00-053906-0

Herausgeber: **FBE** Forschung Beratung Evaluation GmbH c/o Charité Frauenklinik CVK, Augustenburger Platz 1, 13353 Berlin

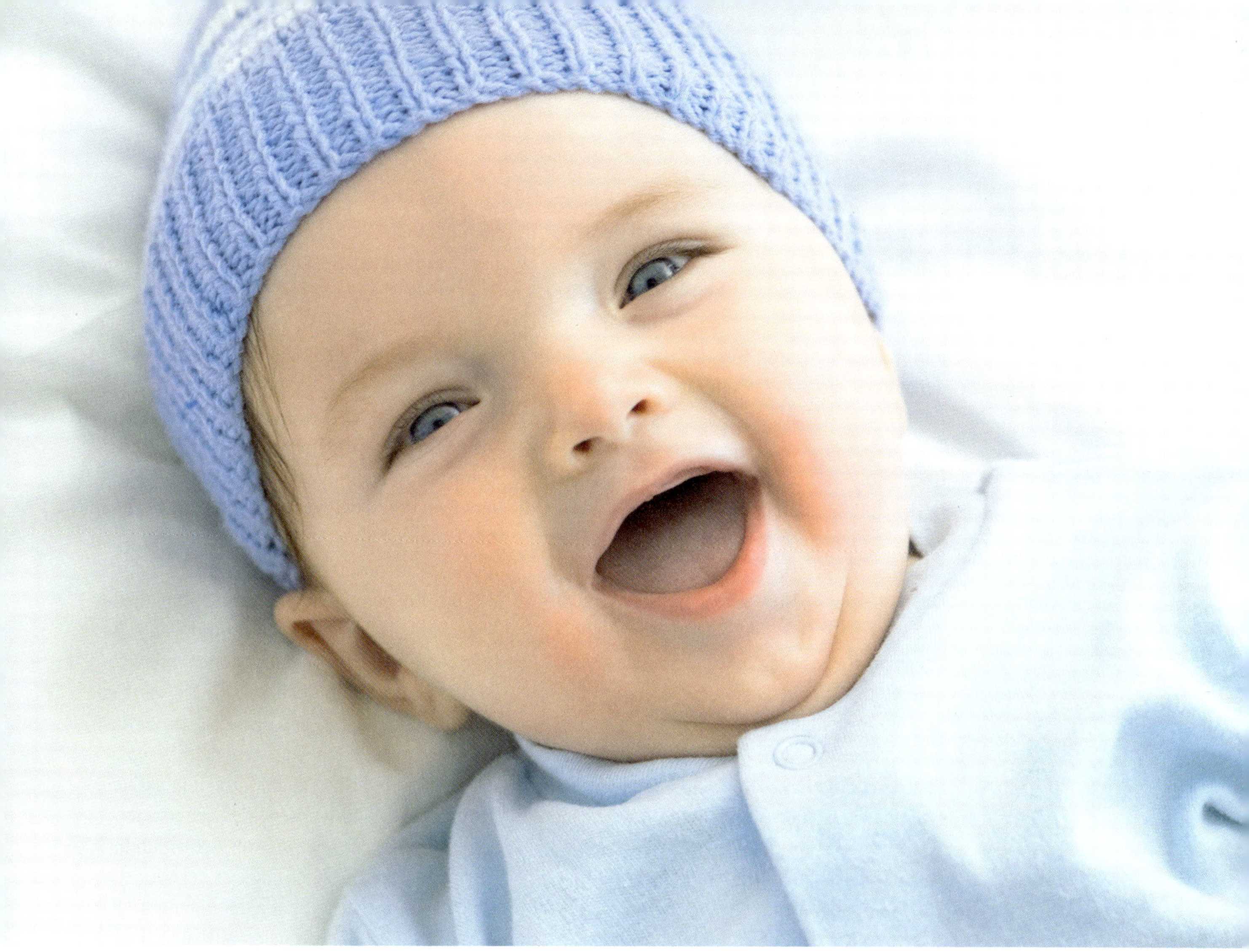

Vorwort

Liebe Leserin,

Sie wissen es vielleicht schon aus Ihrem Bekanntenkreis: Die Schwangerschaft wird von jeder Frau anders erlebt. Manche fühlen sich in dieser Zeit so wohl, dass sie am liebsten »immer nur schwanger« wären. Anderen ist dagegen »ununterbrochen schlecht«. Und wieder andere empfinden diesen Zustand als »völlig normal«. Sicher ist nur, dass mit einer Schwangerschaft, wenn es die erste ist, viel Neues auf Sie zukommt. Ihr Körper wird sich verändern, ebenso Ihr Seelenleben. Ihre Umgebung wird Sie anders behandeln. Sie werden sich Gedanken über Ihre Zukunft sowie die Ihres Babys und Ihrer Partnerschaft machen.

Vermutlich haben Sie neben Ihrem Partner Eltern oder andere Verwandte und Freunde, mit denen Sie sich besprechen können. In allen medizinischen Fragen wird Ihre Frauenärztin/Ihr Frauenarzt Ihnen zur Seite stehen. Unser Sozial- und Gesundheitswesen bietet viele weitere Beratungs- und Unterstützungsmöglichkeiten an.

Warum also dieses Buch und dieses Programm?

Wir, die Autoren und Beteiligten, sind erfahrene Geburtshelfer, Sozialmediziner, Hebammen und Kinderärzte. Dieses Buch und dieses Programm haben wir vor allem aus folgendem Grund verfasst: Wir möchten dazu beitragen, dass Ihre Schwangerschaft möglichst frei von gesundheitlichen Komplikationen verläuft und dass Sie ein gesundes Baby zur Welt bringen.

»... und jedem Anfang wohnt ein Zauber inne, der uns beschützt und der uns hilft zu leben.«
Hermann Hesse
(Schriftsteller, 1877–1962)

»Ist Schwangerschaft denn etwas so Gefährliches?« denken Sie jetzt vielleicht. Die klare Antwort gleich vorweg: Nein. Mit allergrößter Wahrscheinlichkeit werden Sie eine normale und schöne Schwangerschaft erleben und an deren Ende ein wundervolles Neugeborenes in Ihren Armen halten.

Doch birgt eine Schwangerschaft natürlich auch Risiken. Sie könnten krank werden. Sie könnten sich, ohne es zu wissen, so verhalten, dass Sie dem Kind, das im Bauch heranwächst, schaden. Oder umgekehrt: Nur weil Sie bestimmte wichtige Informationen nicht oder nicht in ausreichendem Maße haben, unterlassen Sie etwas, was Ihrem Kind nützen könnte. Kurzum: Wir sind der Ansicht, dass durch umfassende Information und Beratung, wie dieses Buch sie bietet, noch einiges getan werden kann, um unnötiges Leid und belastende Aufregungen zu vermeiden.

Jährlich werden in Deutschland mehr als 700.000 Kinder geboren.

- Etwa sieben Prozent aller Neugeborenen wiegen bei der Geburt unter 2.500 Gramm; von diesen kommt der Großteil vor der abgeschlossenen 37. Schwangerschaftswoche zur Welt. Nicht wenige dieser Frühgeborenen leiden lebenslang überdurchschnittlich unter Krankheiten. Auch Behinderungen sind unter Frühgeborenen häufiger als unter normal ausgetragenen Kindern.
- Ein bis zwei Prozent der Neugeborenen weisen Fehlbildungen am Körper oder am Nervensystem auf.

Wir sind überzeugt, dass diese Zahlen kleiner sein könnten. Nehmen Sie das Beispiel der Säuglingssterblichkeit: Noch 1960 starben in Deutschland 35 von 1.000 lebend geborenen Kindern im ersten Lebensjahr. Heute sind dies nur noch etwa 3,5 von 1.000. Sie sehen also: Fortschritt ist möglich. Was Komplikationen während der Schwangerschaft angeht, so glauben wir, dass eine stärkere Berücksichtigung der sozialen und psychischen Situation der Schwangeren und ihrer Angehörigen vonnöten ist. Wieder kann die Säuglingssterblichkeit als Beleg dienen: Lange Jahre war die Sterblichkeit unehelich geborener Säuglinge doppelt so hoch wie die von ehelich geborenen. Die soziale und psychische Situation hat also starken Einfluss auf die körperliche Gesundheit.

Viele wissenschaftliche Studien belegen, dass Komplikationen im Verlauf der Schwangerschaft in der Regel mehrere Ursachen haben. Nur selten sind sie auf eine Ursache oder einen Risikofaktor zurückzuführen, wie dies zum Beispiel bei den monogenetischen Krankheiten – solchen, die aufgrund der unnormalen Ausprägung eines Erbfaktors entstehen – der Fall ist. Das ist eine gute Nachricht für Sie, denn es bedeutet, dass Sie diesen Risiken nicht hilflos ausgeliefert sind. Die Mehrzahl der Risiken in der Schwangerschaft kann durch Ihre aktive Mitarbeit vor und während der Schwangerschaft vermieden oder in ihrer Auswirkung gemildert werden. Allerdings ist der Wunsch nach absoluter Sicherheit leider nicht erfüllbar. Dies gilt für die Schwangerschaft ebenso wie für alle anderen Bereiche des Lebens.

Dieser Leitfaden soll Ihnen keine Angst machen. Er soll Ihnen vielmehr dabei helfen, den Herausforderungen der Schwangerschaft bestmöglich zu begegnen, indem er angemessene Verhaltensweisen aufzeigt und Unterstützung bei eventuell zu treffenden Entscheidungen vor und während der Schwangerschaft bietet. Doch bei aller Information, Beratung und Zuwendung, die Ihnen zuteil wird, kann Ihnen kein Geburtshelfer im möglichen, aber nicht sehr wahrscheinlichen Fall eines Problems die Entscheidung abnehmen. Nutzen Sie also diesen Leitfaden, um sich auf einen wichtigen und meist auch sehr schönen Abschnitt Ihres Lebens gründlich vorzubereiten.

Den **Fragebogen** am Buchende können Sie **ausfüllen und absenden**, auch online unter **fragebogen.baby-care.de**. Ihre Antworten werden mithilfe eines Computerprogramms analysiert und für eine individuell auf Sie zugeschnittene Beratung für ein gesundheitsbewusstes Verhalten in der Schwangerschaft

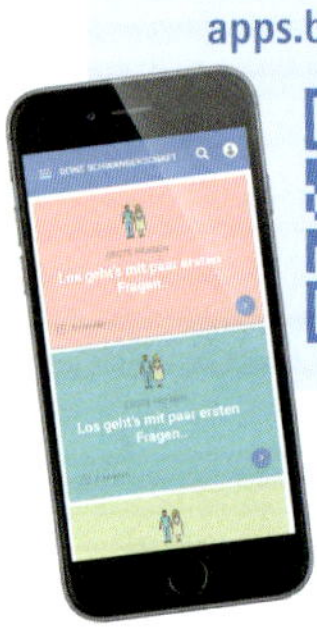

ausgewertet. Wir teilen Ihnen in einem **ausführlichen** Schreiben (wenn gewünscht auch per E-Mail) die Ergebnisse mit und geben Ihnen Empfehlungen, wie Sie eine möglichst unbeschwerte Schwangerschaft erleben können.

Unter **www.facebook.com/BabyCareDE** laden wir Sie ein, mit uns zu Themen rund um die Schwangerschaft zu diskutieren. Ihre Anregungen sind gefragt. Wir würden uns auch über die Zusendung oder das Posten eines Fotos Ihres Neugeborenen freuen.

In unserem BabyCare-Blog **(blog.baby-care.de)** werden wöchentlich interessante Themen für eine gesunde Schwangerschaft beleuchtet.

Wenn Ihr Kind dann geboren ist, füllen Sie bitte die **Postkarte am Ende dieses Handbuchs** aus und senden diese an uns ab. Ihre Angaben zum Geburtstag und dem Geburtsgewicht Ihres Kindes machen es möglich, die Wirksamkeit des BabyCare-Programms zu überprüfen. All diese Dinge verursachen natürlich zusätzliche Kosten, die bei weitem die der Herstellung des Buches übersteigen. Wir haben uns daher entschlossen, auch eine begrenzte Zahl von Werbeanzeigen in das Buch aufzunehmen. Dabei wurde darauf geachtet, dass die beworbenen Produkte eine sinnvolle Neuerung darstellen oder ein günstiges Preis-Leistungs-Verhältnis aufweisen.

Lassen Sie sich von »gesund & schwanger – BabyCare« durch die Schwangerschaft begleiten. **Wir wünschen Ihnen einen glücklichen und vor allem gesunden Schwangerschaftsverlauf.**

Dr. Renate Kirschner & Das BabyCare-Team
FBE Forschung Beratung Evaluation GmbH

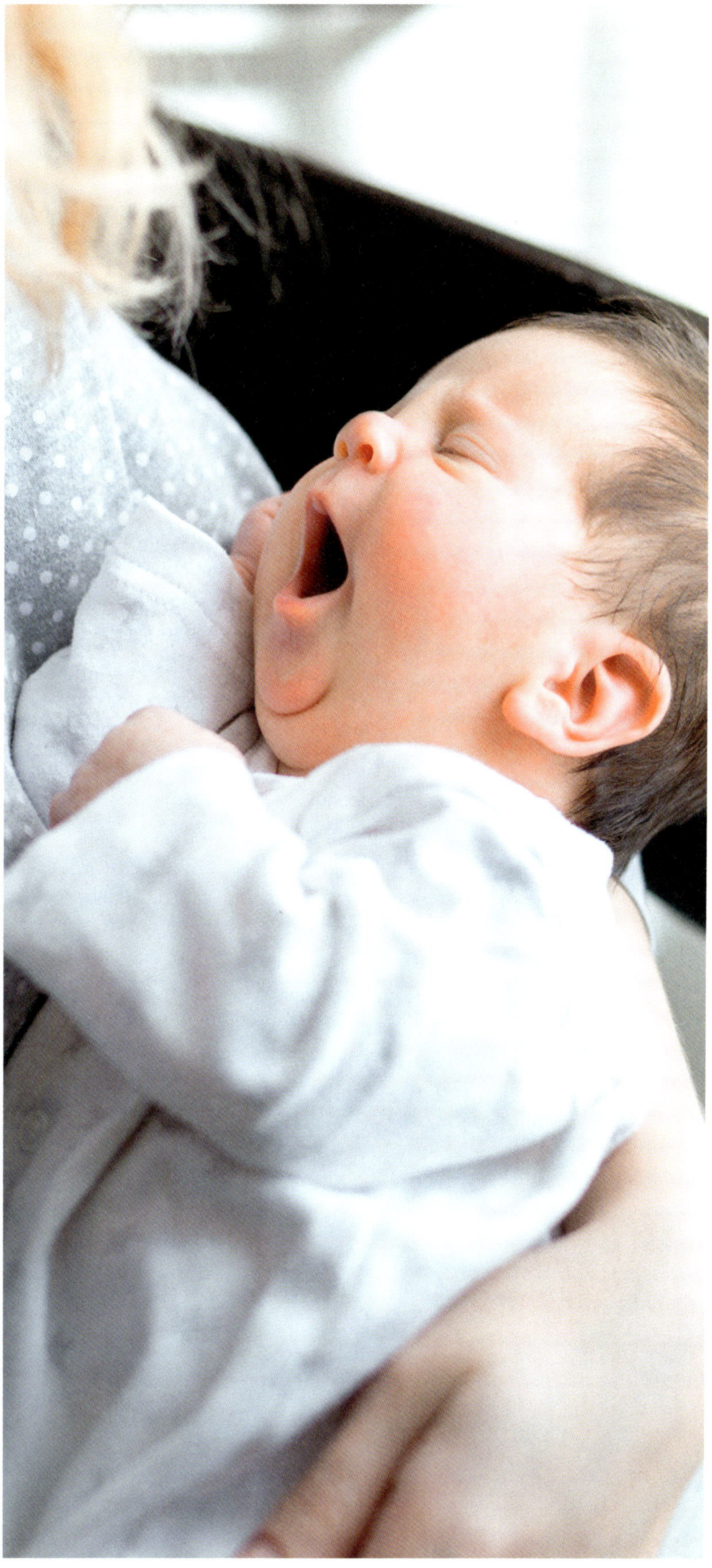

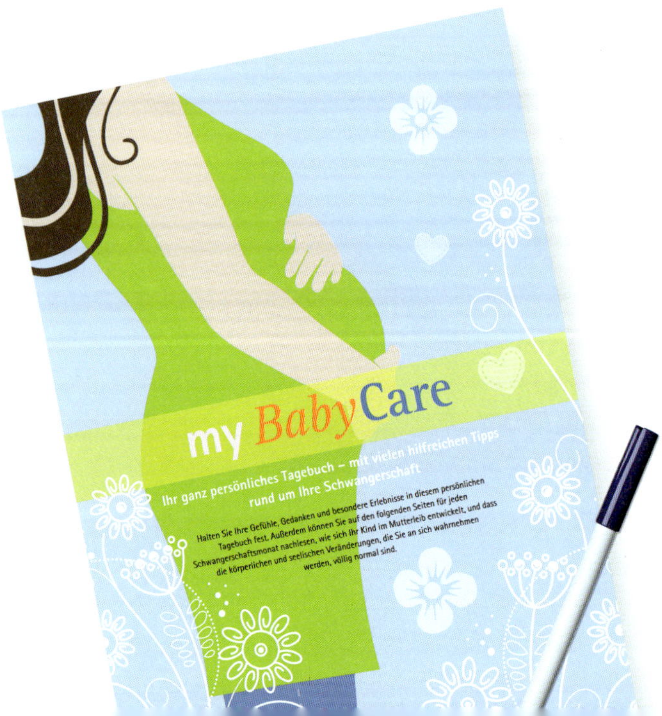

my BabyCare
Ihr ganz persönliches Tagebuch – mit vielen hilfreichen Tipps rund um Ihre Schwangerschaft

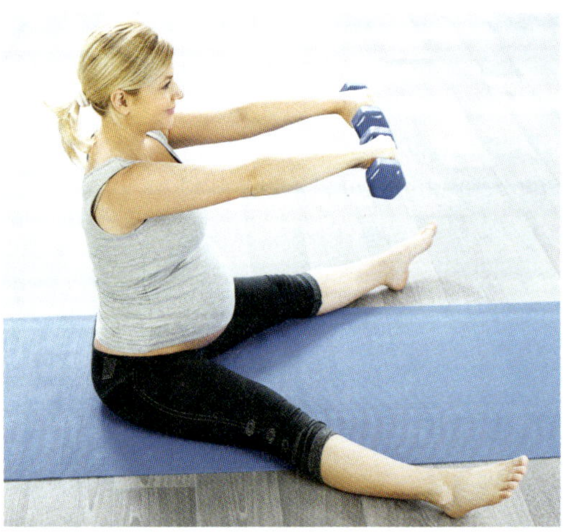

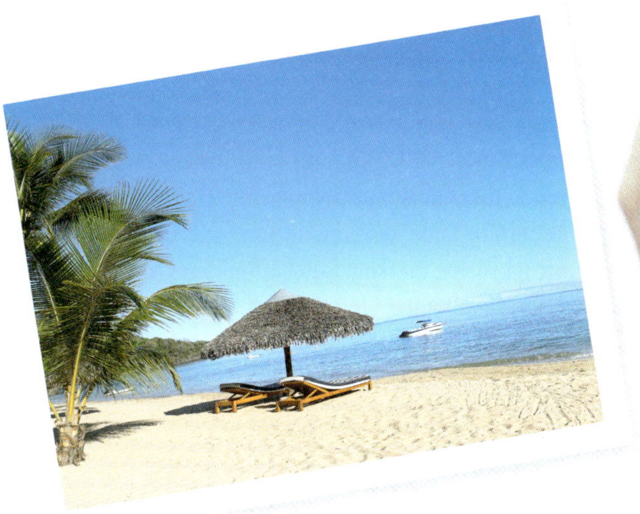

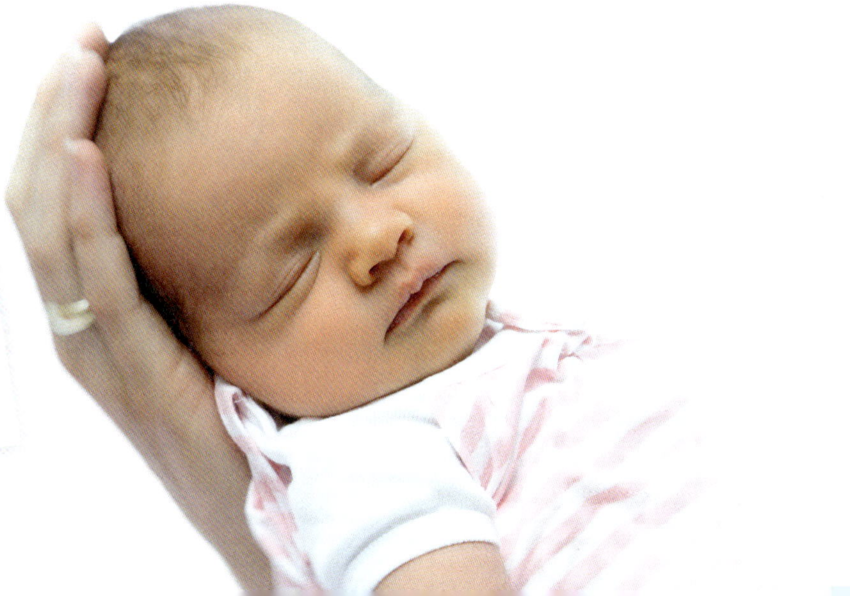

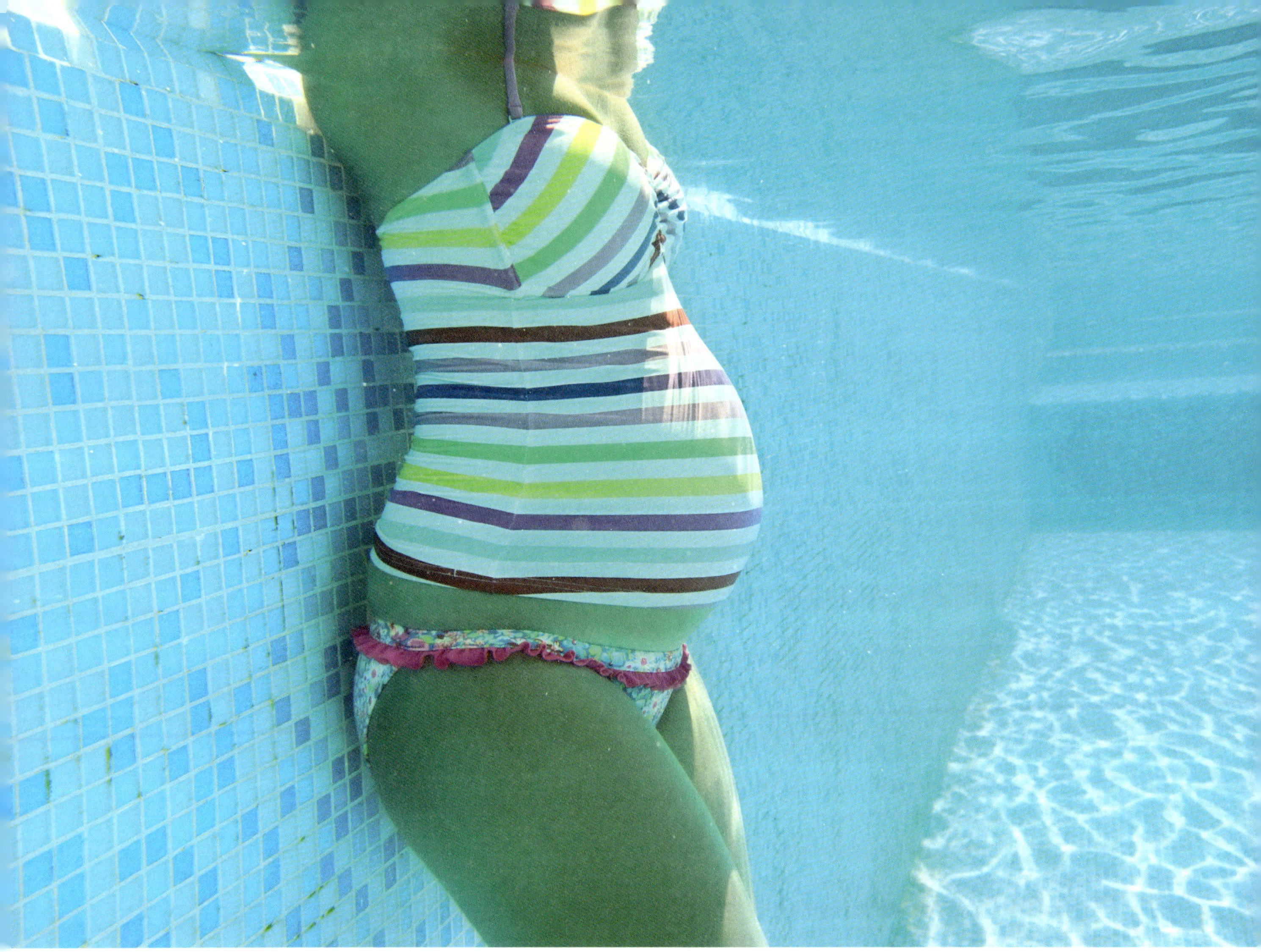

1 Was wir für Sie tun können

»Alles Wissen hat nur dann einen Wert, wenn es uns tatkräftiger macht.«
Jozeph von Eötvös (ungarischer Politiker und Schriftsteller, 1813–1871)

Jede Schwangerschaft ist ein Wunder. Aus einem Ei und einer Samenzelle entsteht bei einer Befruchtung neues Leben. Die Vereinigung der beiden kann stattfinden, wenn Sie kurz vor oder zur Zeit des Eisprungs, also ungefähr in der Mitte zwischen zwei Periodenblutungen, Geschlechtsverkehr haben. Die neue Zelle nistet sich nach einigen Tagen in der Gebärmutter ein und vergrößert sich durch Teilung. Nach und nach bildet sich der Embryo und die Placenta (der Mutterkuchen), die als »Versorgungsstation« dient. Über die Placenta und die Nabelschnur gelangen Sauerstoff und Nährstoffe in den Blutkreislauf des Embryos. Um diesen bildet sich wiederum innerhalb der Gebärmutter eine Fruchtblase, in deren Fruchtwasser das Kind gut geschützt schwimmt. Diese biologischen Vorgänge sind kompliziert. Da die Natur selbst darüber zu wachen versucht, dass neues Leben unter möglichst optimalen Bedingungen entsteht, reagiert der mütterliche Organismus in dieser Zeit sehr sensibel und bei Störungen kann es zum automatischen Abbruch der biologischen Prozesse kommen. Die Zahl dieser Abbrüche wird Sie erstaunen:

Etwa jede zweite begonnene Schwangerschaft geht sehr früh, und zwar bis zur zwölften Schwangerschaftswoche mit einer Fehlgeburt zu Ende, was die betroffenen Frauen oft gar nicht merken. Solche und andere Störungen kann man jedoch vermeiden und verringern.

Noch heute gibt es in vielen Entwicklungsländern eine hohe Mütter-, Säuglings- und Kindersterblichkeit. Auch in den Industrieländern war sie vor kaum 100 Jahren ähnlich hoch und in Deutschland verursachte sie selbst in den zwanziger Jahren des vorigen Jahrhunderts noch großes Leid, vor allem in ärmeren Familien. Heute haben sich jedoch bei den wohlhabenden Nationen die Verhältnisse grundlegend gewandelt.

Dazu hat vieles beigetragen. Die verbesserte Hygiene, weniger häufige Schwangerschaften, verbesserte Lebens- und Arbeitsbedingungen zum Beispiel durch die Mutterschutzgesetze, der medizinische Fortschritt, die gute ärztliche Versorgung im niedergelassenen Bereich und im Krankenhaus – das alles hat bewirkt, dass Krankheit und Tod kaum noch mit Schwangerschaft und Geburt in Verbindung gebracht werden. Völlig risikofrei ist die Entstehung neuen Lebens aber nicht.

Der Begriff Risiko wird Ihnen in diesem Buch noch öfter begegnen, deshalb an dieser Stelle einige kurze Erläuterungen. In der Alltagssprache ist Risiko etwa gleichbedeutend mit Gefahr. In der Wissenschaft von der Verbreitung und den Ursachen von Krankheiten (Epidemiologie) ist das nicht anders. Dort versucht man, das Risiko – also die Wahrscheinlichkeit, Schaden zu erleiden – zu berechnen. Das geht ganz einfach. Zunächst werden alle schädlichen Ereignisse einer bestimmten Art in einem bestimmten Zeitraum, zum Beispiel innerhalb eines Jahres, bei einer bestimmten Personengruppe ermittelt. Dann wird diese Zahl durch die Gesamtzahl der Gruppe geteilt. Ein Beispiel: Es werden alle Herzinfarkte bei 60-Jährigen in Deutschland im Jahr 2014 gezählt – nehmen wir der Einfachheit halber an, dass es zehn sind. Dann teilen wir diese Zahl durch die Gesamtzahl aller 60-Jährigen, die wir hier mit 100 ansetzen. Das ergibt 10:100=0,1 (zehn Prozent). Anders ausgedrückt: Die Wahrscheinlichkeit (das Risiko) für einen 60-Jährigen, einen Herzinfarkt zu erleiden, liegt im Durchschnitt bei zehn Prozent.

Nun will man natürlich genauer wissen, wie diese zehn Prozent aufgeteilt sind. Wen trifft es vermutlich? Und wen trifft es wahrscheinlich nicht? Hier kommt der Begriff »Risikofaktor« ins Spiel. Damit ist ein Sachverhalt gemeint, der die Wahrscheinlichkeit, dass ein Schaden eintritt, überdurchschnittlich hoch werden lässt. Beim Herzinfarkt sind Risikofaktoren mittlerweile allgemein bekannt: Einen Menschen, der viel raucht, immer fett isst und sich wenig bewegt, trifft es mit höherer Wahrscheinlichkeit als einen, der dieses alles nicht oder weniger häufig tut. Hier wird also das Risiko bei Personen bzw. Personengruppen, die den Risikofaktor aufweisen, mit dem Risiko bei solchen ohne Risikofaktor verglichen. Bekanntestes Beispiel ist der Vergleich bei Erkrankungen an Lungenkrebs in Abhängigkeit vom Rauchen.

Bei alledem gilt aber immer, dass »Wahrscheinlichkeit« nicht mit »Sicherheit« gleichzusetzen ist. Aussagen über Risiken können immer nur nach Beobachtung sehr vieler Fälle getroffen werden. Sie gelten eben allgemein und nicht für den Einzelfall. Selbst wenn etwas sehr wahrscheinlich, das Risiko also sehr hoch ist, muss der Schaden nicht notwendigerweise eintreten. Nicht jede Raucherin/jeder Raucher erkrankt an Lungenkrebs.

Das allgemeine Risiko einer Schwangeren in Deutschland, von der Säuglingssterblichkeit, also vom Tod ihres Kindes im ersten Lebensjahr, betroffen zu werden, ist insgesamt minimal, wenn auch nicht gleich null. Es beträgt 3,5 auf 1.000 Lebendgeburten, ein Risiko, das bisher in kaum einem Land noch weiter gesenkt werden konnte.

Einerseits also sind die Risiken für Mutter und Neugeborenes, also für die Zeit unmittelbar nach Ende der Schwangerschaft, auf einem historischen Tiefststand angekommen. Andererseits aber sinkt die Rate gewisser Komplikationen, die während einer Schwangerschaft auftreten können, seit Jahren nicht mehr, sondern stagniert oder steigt sogar wieder. Warum?

Verantwortlich dafür sind allgemeine gesellschaftliche Entwicklungen. Das Alter, in dem Frauen ihr erstes Kind bekommen, steigt seit Jahren ständig an. Immer mehr Frauen, gerade auch diejenigen im gebärfähigen Alter, greifen zur Zigarette. Gleiches gilt für die Zahl der

Konsumentinnen von illegalen Drogen wie Marihuana, Ecstasy oder Crystal-Meth.

Es gibt auch eine ganze Reihe von Medikamenten, die an sich sehr nützlich sind, aber in der Schwangerschaft zum Risiko für Fehlbildungen führen. Bei der Arbeit, im Alltag und im Haushalt sind wir von zahlreichen Stoffen umgeben, die eine ähnlich ungünstige Wirkung haben können. Auch mit der Nahrung nehmen wir solche Substanzen auf.

Es ist einleuchtend, dass diese Risikofaktoren nicht allein durch medizinische Maßnahmen vermindert werden können. Hier ist jeder und jede Einzelne gefragt. Nur durch die Änderung des persönlichen Verhaltens und der Einstellung der werdenden Mutter sowie der Personen in ihrem Umfeld lassen sich hier Verbesserungen erzielen.

Die heute häufigsten Komplikationen in der Schwangerschaft sind:

- Geburt von Kindern mit Fehlbildungen (ein bis zwei Prozent)
- Vorzeitige Wehentätigkeit und Frühgeburt (neun Prozent)
- Spontanabort (Abgang) des Embryos in den ersten zwölf Wochen (etwa 20 Prozent bezogen auf Frauen mit diagnostizierter Schwangerschaft)

Das bedeutet, dass in Deutschland jedes Jahr mehr als 60.000 Kinder als Frühgeborene zur Welt kommen und etwa 25.000 Kinder mit leichten, zum Teil aber auch schwerwiegenden Schädigungen oder Beeinträchtigungen.

Mit der Schwangerschaft beginnt ein neuer Abschnitt im Leben der Frauen. Zunächst jedoch bleibt dieses Leben wie bisher in den Alltag eingebettet: Familie, Nachbarschaft, Arbeit und Freizeit. Das ist auch richtig und gut so. Dennoch ist eine Schwangerschaft, vor allem wenn es die erste ist, etwas gänzlich Neues. Sie muss von der Frau und ihrer Umgebung »verarbeitet« werden. Sie wird nicht nur als erfreulich empfunden, sie wirkt auch belastend, da auf viele Fragen und Gefühle erst die richtigen Antworten gefunden werden müssen.

Zum Beispiel:

- Kann ich so weiterleben wie bisher?
- Brauchen »wir« eine neue Wohnung?
- Was muss für das Kinderzimmer angeschafft werden?
- Wie verändert sich »unsere« finanzielle Lage?
- Was kann ich für meine Gesundheit und die des Kindes zusätzlich tun?
- Welche gesundheitlichen Risikofaktoren liegen bei mir vor und wie ist mit ihnen umzugehen?
- Wie soll ich mein Ernährungsverhalten ändern?
- Soll ich (mehr) Sport oder Gymnastik treiben?
- Bekomme ich die Unterstützung, die ich mir wünsche?
- Bin ich zufrieden? Geht es mir gut?
- Muss es mir in der Schwangerschaft immer gut gehen?
- Warum habe ich plötzliche Stimmungsschwankungen?
- Wie werde ich mit Alltagsstress fertig?
- Ist es empfehlenswert, Multivitamin- und Mineralstoffpräparate einzunehmen?
- Wie verhält es sich mit der Einnahme von Medikamenten, auch von solchen pflanzlicher Herkunft?
- Liegen erblich bedingte Schwangerschafts- oder Geburtsrisiken vor und soll ich diagnostische Untersuchungen durchführen lassen, um eventuelle Fehlbildungen des Kindes auszuschließen?
- Was ist mit meiner Partnerbeziehung und mit meiner Sexualität?
- Wo mache ich den Geburtsvorbereitungskurs?
- Wo soll mein Kind zur Welt kommen und nach welchen Gesichtspunkten treffe ich die Wahl?
- Wo bekomme ich eine fachlich gute Beratung bei psychischen und psychosozialen Problemen?
- Wo bekomme ich Rat, wenn ich zusätzliche medizinische Fragen habe?
- Wie finde ich eine Hebamme, die zu mir passt?

Die medizinischen Fragen werden bei einem guten Arzt-Patientinnen-Verhältnis sicherlich mit

Ihrer Frauenärztin/Ihrem Frauenarzt besprochen. Das ist sehr viel, aber nicht alles. Wissenschaftliche Untersuchungen zeigen, dass sich das Risiko von Komplikationen während der Schwangerschaft und bei der Geburt deutlich vermindern lässt, wenn über die medizinischen Maßnahmen hinaus auch psychosoziale Faktoren stärker berücksichtigt werden, also wenn darauf geachtet wird, dass Sie sich rundum wohlfühlen und dadurch den Optimismus und die Kraft haben, sich den neuen Herausforderungen zu stellen.

Natürlich wünscht sich jede Frau, wünschen sich alle Eltern ein gesundes Kind und möchten zusammen mit der Frauenärztin/dem Frauenarzt und der Hebamme alles tun, damit sich dieser Wunsch erfüllt. Auch Partner, Familie und Freundinnen sind dabei oft gute Ratgeber. Zusätzlich möchten wir mit »gesund & schwanger – BabyCare« den gesunden Verlauf der Schwangerschaft durch ein breites Spektrum von Informationen und Angeboten unterstützen. Denn angemessene Verhaltensweisen und Entscheidungen beruhen auf Information und Wissen. Bei diesem Buch können Sie sicher sein, dass alles, was Sie darin lesen:

- aktuell
- wissenschaftlich gesichert
- verständlich
- durch konkrete Empfehlungen auch für Sie umsetzbar und damit von Nutzen ist.

Hier ein kleiner Überblick über das, was Sie in den einzelnen Kapiteln erwartet:

Kapitel 2 beschäftigt sich mit der Psychologie der Schwangerschaft. Sie werden bei der Lektüre dieses Kapitels erfahren, dass Sie mit Ihren Launen und wechselnden Stimmungen durchaus keine Ausnahme sind. Ängste, wie alles weitergehen soll oder Spannungen mit dem Partner sind für verschiedene Stadien der Schwangerschaft durchaus typisch und üblich. Nur so können Sie Ihr neues Leben austesten und Sicherheit gewinnen.

Kapitel 3 befasst sich mit dem normalen Schwangerschaftsverlauf. Es enthält Erläuterungen zum Mutterpass und beschreibt in übersichtlicher tabellarischer Form die Entwicklung des Kindes im Mutterleib sowie die normalen körperlichen und seelischen Veränderungen, die Sie an sich wahrnehmen. Sie werden sehen, dass das für Sie ganz Ungewohnte offensichtlich völlig normal ist. Das sollte Sie beruhigen.

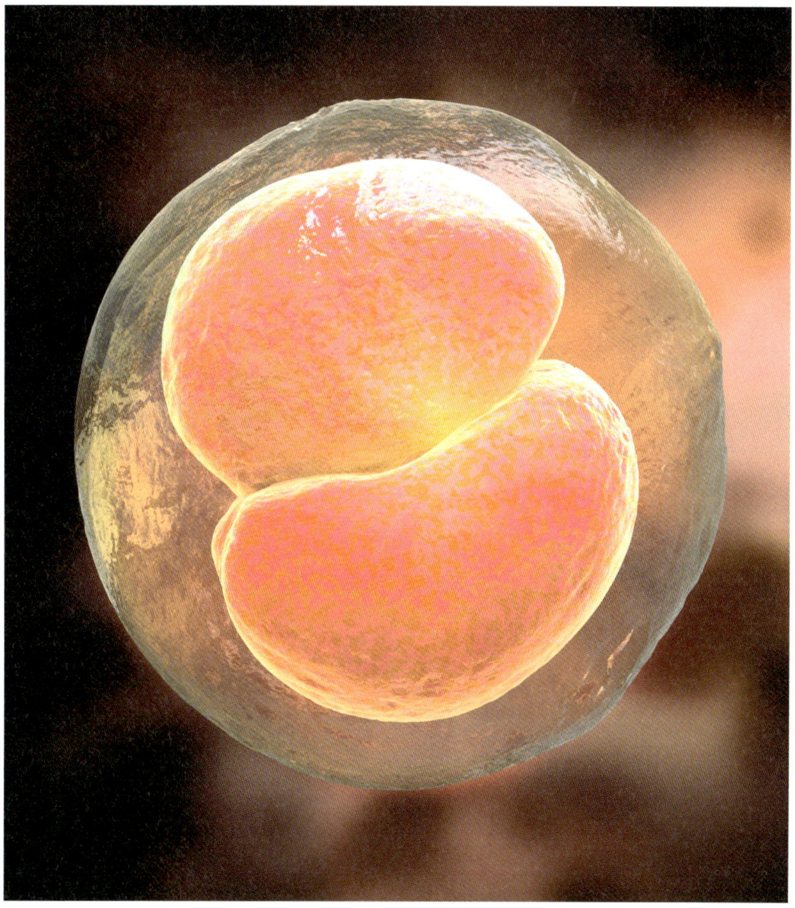

Embryo im Frühstadium (Vergrößerung)

Zu jedem Schwangerschaftsmonat bieten wir Ihnen viel Platz in Form eines ganz **persönlichen Tagebuchs**. Nutzen Sie den Raum für Notizen zu den einzelnen Vorsorgeuntersuchungen und um Gefühle, Gedanken, besondere Erlebnisse, aber auch Ängste niederzuschreiben. Was schoss Ihnen durch den Kopf, als der Schwangerschaftstest das Ergebnis »schwanger« zeigte? Oder wie haben Sie die ersten Wochen und Monate der Schwangerschaft erlebt? Das Kapitel beantwortet in geraffter Form auch alle grundsätzlichen Fragen. Zum Beispiel geht es darum, welche Risiken in welchem Stadium der Schwangerschaft von besonderer Tragweite sind. Beschrieben wird auch, welche Zustände oder Beschwerden häufig und üblich sind und bei welchen Sie Ihre Frauenärztin/Ihren Frauenarzt aufsuchen oder eventuell Ihre Hebamme um Rat fragen sollten.

Kapitel 4 beschäftigt sich mit der wichtigen Rolle der Frauenärztinnen/Frauenärzte und stellt die Aufgaben und Angebote der Hebammen vor.

Kapitel 5 enthält die wichtigsten gesetzlichen Regelungen für Schwangere.

Kapitel 6 berichtet, wie andere Frauen ihre Schwangerschaft erleben. Dazu haben wir eine Stichprobe von Schwangeren mit unserem Fragebogen »gesund & schwanger – BabyCare« befragt.

Kapitel 7 beschreibt die häufig unvermeidlichen Veränderungen der Gefühle in der Liebe und der Partnerschaft.

Kapitel 8 erläutert die derzeit wissenschaftlich gesicherten Risikofaktoren, die zu Schwangerschaftskomplikationen führen können.
Dazu wird in der Regel

- zunächst die Verbreitung dieser Risiken in der weiblichen Bevölkerung im gebärfähigen Alter in Deutschland beschrieben
- und im Anschluss daran die Bedeutung der einzelnen Risikofaktoren erklärt.

In Bezug auf die Verbreitung der Risiken beziehen wir uns dabei auf Studien und geben immer die Quelle und das Erscheinungsjahr an. Werden Studien älteren Datums zitiert, lagen bei Drucklegung keine aktuelleren Daten für die Zielgruppe »Frauen im gebärfähigen Alter« oder für Schwangere vor. Dies ist vor dem Hintergrund der unzureichenden Datenlage in Deutschland leider häufiger der Fall.

Am Ende jeden Abschnitts haben wir für Sie konkrete Empfehlungen zur gesunden Schwangerschaft zusammengestellt. Dieses Kapitel brauchen Sie nicht vollständig durchzulesen. Es ist eher zum Nachschlagen gedacht, wenn Sie einzelne dieser Risikofaktoren aufweisen oder diese nicht ganz ausschließen können.

Kapitel 9 hilft Ihnen bei den konkreten Geburtsvorbereitungen.

Kapitel 10 informiert Sie über das Wichtigste für die Zeit nach der Geburt.

Kapitel 11 enthält unsere Empfehlungen kurz zusammengefasst. Dort finden Sie auch praktische Tipps für den Alltag und wichtige Adressen rund um die Schwangerschaft.

Zum Schluss wird Ihnen die Bedeutung der leider nicht immer vermeidbaren Fachausdrücke und Abkürzungen erklärt, die auch Ihre Frauenärztin/Ihr Frauenarzt verwendet. Über das anschließende Stichwortverzeichnis können Sie die für Sie wichtigen Themen leicht finden.

Das Programm enthält auch einen **Fragebogen**, der sich in der hinteren Umschlagklappe befindet. Füllen Sie ihn möglichst in den ersten zehn bis 15 Schwangerschaftswochen aus und senden ihn an uns. Das Ausfüllen ist auch online (fragebogen.baby-care.de) möglich. Sie erhalten dann **kostenlos** nach etwa zwei bis drei Wochen eine persönliche Analyse Ihrer Situation (ein **Schwangerschaftsprofil**) mit Verhaltensempfehlungen, die ganz auf Sie zugeschnitten sind.

Die **Postkarte** am Ende des Handbuchs sollten Sie an uns abschicken, sobald Ihr Baby geboren ist. Viel Platz, um Gedanken und Gefühle zu notieren, haben Sie an vielen Stellen im BabyCare-Buch. Sie sehen also, Sie haben hier keinen bloßen Schwangerschaftsratgeber, sondern ein Servicepaket, das Sie durch die gesamte Schwangerschaft begleiten will.

BabyCare gibt es **jetzt auch als APP**. Sie können viele interaktive Tests mitmachen und sehen, wie sich Ihre individuelle Situation im Vergleich zu anderen Schwangeren darstellt. So ergeben sich weitere Hinweise für eine gesunde Schwangerschaft.

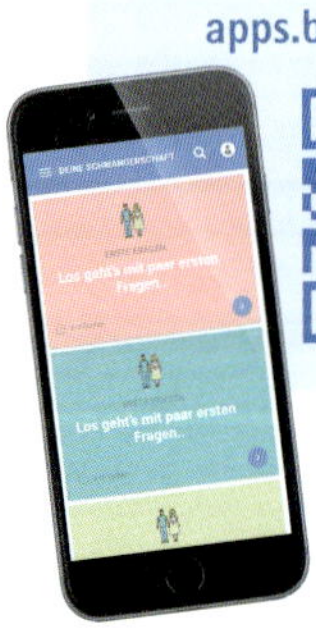

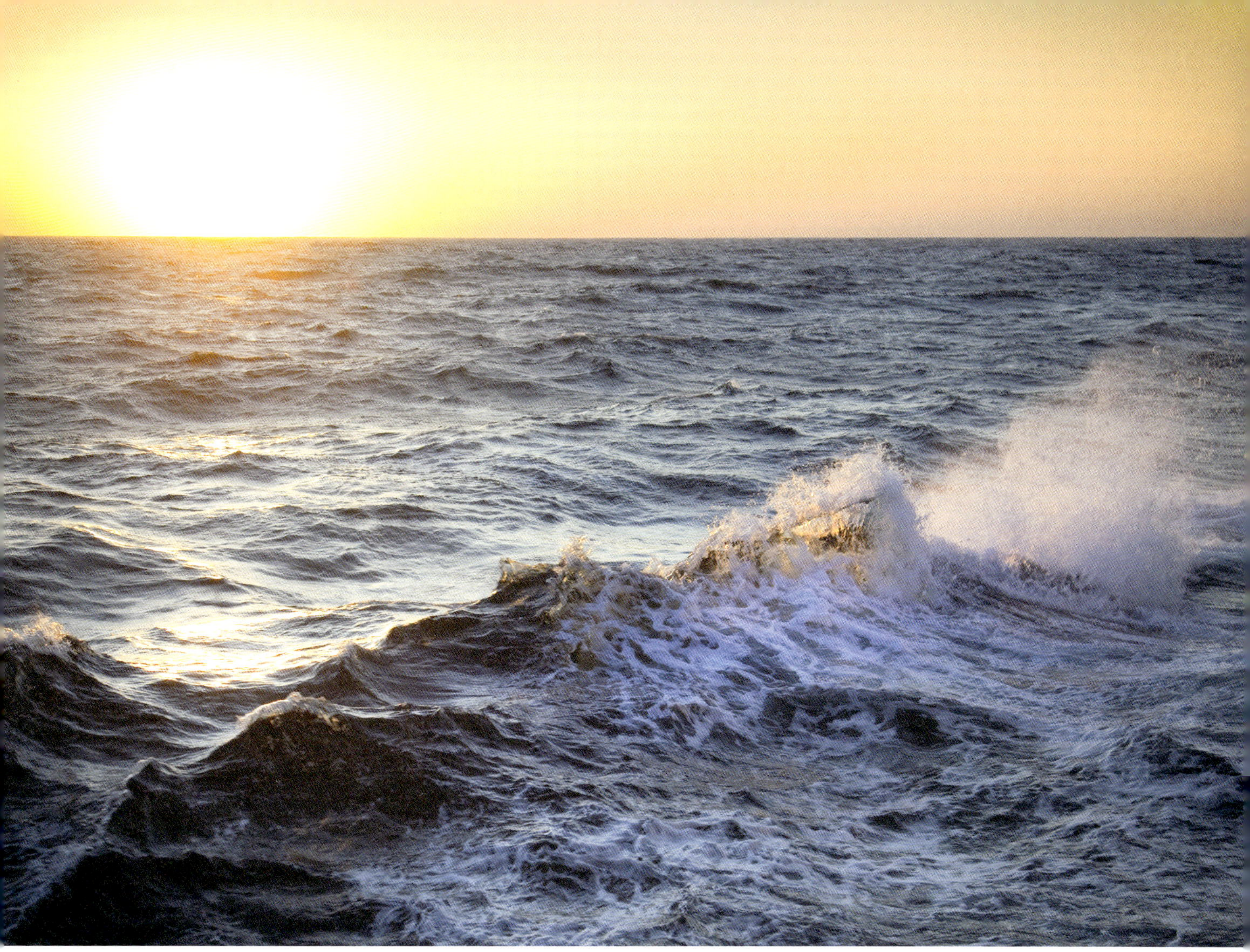

2 Warum die Gefühle Achterbahn fahren

Es gibt kaum ein einschneidenderes Ereignis im Leben einer Frau, als schwanger zu werden. Eine Schwangerschaft – vor allem die erste – und die an deren Ende stehende Geburt verändern so gut wie alles: Familie, Partnerschaft, räumliche Wohnverhältnisse, Haushaltsbudget, Zeiteinteilung, Figur – das ganze bisherige Leben scheint umgekrempelt zu werden.
Eine Schwangerschaft stellt den Übergang in eine völlig neue Lebensphase dar. Und es ist gut, dass dieser Übergang ein Dreivierteljahr dauert. Denn nicht nur das Baby braucht so lange, um zu reifen. Die Schwangere und der zukünftige Vater benötigen ebenfalls diese Zeit, um sich auch seelisch auf die neue Situation einzustellen. Auf den nächsten Seiten erfahren Sie, wie Ihr Seelenleben aussehen kann.

In der Psychologie ist die Schwangerschaft ein »lebensgeschichtlicher Umbruchprozess«. Wer Kinder großzieht, erlebt mehrere solcher Umbrüche. Dazu gehören beispielsweise die Einschulung des Kindes, seine Pubertät und die Zeit, wenn es zu Hause auszieht. Jede Phase ist mit reichlich Stress verbunden und alle Beteiligten müssen sich anstrengen, ihr seelisches Gleichgewicht wiederzufinden. Die Geburt des (ersten) Kindes allerdings steht in der Rangliste ganz oben. Sie wird von Müttern und Vätern als die bei weitem wichtigste Veränderung im Familienleben wahrgenommen. Eine amerikanische Psychologin hat dazu über 1.000 Mütter und Väter befragt. In der Abbildung auf der übernächsten Seite sind die Ergebnisse dieser Befragung wiedergegeben.

»Ein Kind bewegt das Oberste zuunterst und rückt gleichzeitig alle Dinge an ihren richtigen Platz.«
Alain Delon
*(Filmschauspieler, *1935)*

Zweifelsfrei ist die Geburt eines Kindes die größte Veränderung im Leben einer Frau und auch in der Partnerbeziehung. Von den Befragten waren 78 Prozent der Auffassung, dass sich durch die erste Geburt ihr Leben stark veränderte. 53 Prozent gaben an, dass sich dadurch auch die Gefühle zu sich selbst stark veränderten und 30 Prozent schließlich fühlten sich durch die Geburt »ziemlich belastet«.

Diese Zahlen sprechen für sich. Zwar sind heute glücklicherweise die allermeisten Frauen gewollt schwanger und freuen sich auf ihr Kind (siehe Kapitel 6). Doch erfahrungsgemäß sollte man während der Schwangerschaft auch mit psychischem Stress rechnen, das heißt mit Phasen, in denen man glaubt, »es einfach nicht mehr zu schaffen«. Man befürchtet, echte oder auch eingebildete Anforderungen mit den zur Verfügung stehenden Möglichkeiten nicht mehr bewältigen zu können.

Eine gute Gesundheit, wirtschaftliche Sicherheit und eine schöne Wohnung sind Dinge, die im Idealfall helfen, den Stress zu mindern. Auch wenn eine Frau ihre Sorgen auf mehrere Schultern verteilen kann, sei es auf die des Partners, der Eltern oder von Freundinnen und Freunden, dann wird sie sicherlich ruhiger werden. Aber egal wie die persönlichen Verhältnisse aussehen, alle Frauen scheinen während der Schwangerschaft, vom psychologischen Standpunkt aus betrachtet, Ähnliches zu erleben.

Die 40 Schwangerschaftswochen (SSW) lassen sich in vier Phasen aufteilen:

Die vier Phasen der Schwangerschaft

1. Verunsicherung (bis zur 12. SSW)
2. Anpassung (12.–20. SSW)
3. Konkretisierung (20.–32. SSW)
4. Vorbereitung auf die Geburt (ab der 32. SSW)

Diese Phasen verlaufen zwar unterschiedlich, weisen jedoch einige Gemeinsamkeiten auf. In jeder läuft nämlich ein ähnlicher Prozess ab. Am Anfang steht die Information, das Wissen um eine neue Situation. Die Frau erfährt, dass sie schwanger ist oder tritt in die nächste Phase der Schwangerschaft. Danach kommen die Gefühle ins Spiel. Die neue Situation und deren Bedeutung werden überdacht. Naturgemäß reagiert der Mensch auf bisher Unbekanntes mit Unsicherheit, vielleicht sogar mit Ängstlichkeit. Das Selbstbild der Frau gerät ins Wanken. Sie weiß nicht, wie sie mit der neuen Situation umgehen soll und ob sie diese gut bewältigen wird. Doch mit zunehmender Vertrautheit mit dem Neuen wachsen meist auch wieder Zuversicht und Selbstvertrauen.

Phase der Verunsicherung (bis 12. SSW)

Bei ungeplanten Schwangerschaften ist der Schock natürlich am größten, wenn Sie plötzlich erfahren, dass Sie schwanger sind. Aber auch wenn schon lange ein Baby herbeigesehnt wurde, kann die Nachricht, dass es nun geklappt hat, zunächst äußerst gemischte Gefühle hervorrufen. Sind wir jetzt wirklich bereit, ein Baby zu bekommen? Was sagt der Freundeskreis? Reicht das Geld? Kann ich eine gute Mutter sein? Das Wissen, schwanger zu sein, löst eine Vielzahl von Fragen, Vorstellungen, Wünschen, Erwartungen, Befürchtungen und Ängsten aus. Eindeutige Antworten sind in dieser Phase selten, Stimmungsschwankungen bis hin zu Gefühlsverwirrungen dagegen häufig. Schlug man sich gestern noch mit Selbstzweifeln herum, so schwelgt man heute plötzlich in übermütigen Glücksgefühlen und ist doch morgen vielleicht schon wieder völlig verzagt.

Himmelhoch jauchzend, zu Tode betrübt – der häufige Wechsel der Gefühlslagen ist völlig normal. Die Rolle der werdenden Mutter, aber auch die des werdenden Vaters wird eben nicht von heute auf morgen angenommen, geschweige denn gelernt. Die Herausforderung der ersten Wochen besteht darin, die neue Situation in das bisherige Leben einzuordnen. Dies geschieht am besten mittels spielerischer Zukunftsplanung. Dabei kann man sich in der Phantasie in die neue Rolle hineindenken und sie so ausprobieren. Gespräche mit engsten Vertrauten helfen dabei, denn in dieser Zeit braucht die Schwangere viel emotionale und soziale Unterstützung.

Phasen des Umbruchs – wie Kinder das Leben verändern

Quelle: Menaghan, E. 1982

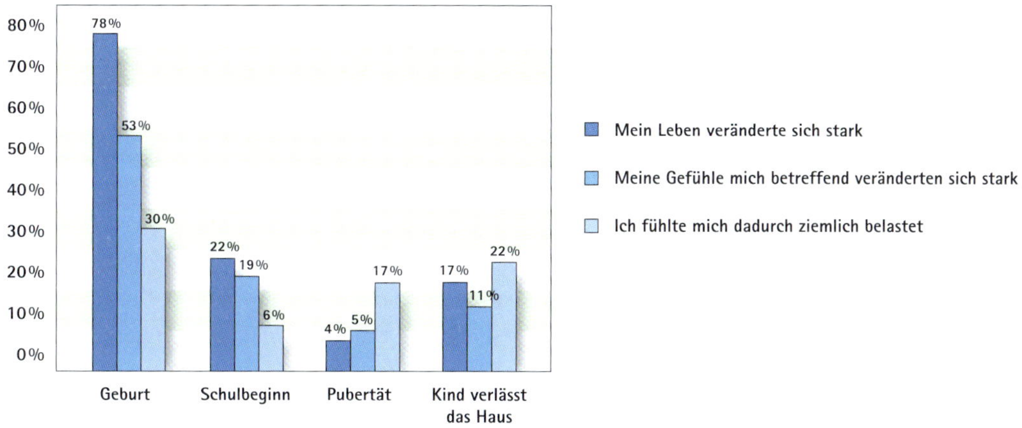

Die Verunsicherungsphase ist dann abgeschlossen, wenn sich die Schwangere und ihr Partner zum Kind bekennen und ihre neuen Rollen zunächst grundsätzlich annehmen. In aller Regel werden dann auch die Eltern, Verwandte, Freundinnen und Freunde sowie die Arbeitskolleginnen und -kollegen über die Schwangerschaft informiert.

Phase der Anpassung (12.–20. SSW)

Freuen Sie sich auf die kommenden Wochen! Nach den ersten Wirren folgt eine ruhigere Zeit. Die Entscheidung für das Kind ist gefallen. Die Zeit bis zur Entbindung ist überschaubar. In aller Gelassenheit kann sich die werdende Mutter auf die Zukunft einstellen. Diese Zeit der Anpassung an das Neue ist in aller Regel eine Phase steigenden Wohlbefindens. Der Körper hat sich zunächst an den neuen Zustand gewöhnt.

Jetzt beginnen viele Frauen in Büchern und Broschüren über den Verlauf einer Schwangerschaft, die Geburt und die kindliche Entwicklung nachzulesen. Auch wenden sie sich an ihre Frauenärztin/ihren Frauenarzt, die eigene Mutter oder die Freundin, die schon eine Schwangerschaft hinter sich hat, um sich zu informieren.

Die Schwangere gewöhnt sich allmählich an ihren wachsenden Bauch und baut eine intensive Beziehung zu dem anfangs noch so fremden Wesen auf, das in ihr reift. Ein bisschen vertrauter wird es auch dadurch, dass in diesem Stadium das Kind auf dem Ultraschallbild bereits als kleiner Mensch zu erkennen ist. So hilft die moderne Technik der werdenden Mutter und auch dem künftigen Vater, sich mit ihren neuen Rollen zu identifizieren.

Stolz beginnt die Schwangere zu erfüllen. Sie spürt, dass sie etwas Besonderes ist und von ihrer Umgebung auch so wahrgenommen wird.

Phase der Konkretisierung (20.–32. SSW)

»Da, es bewegt sich!« Mit diesem erstaunten Ausruf beginnt die sogenannte Konkretisierungsphase, in der die Schwangere die persönliche Beziehung zum Kind findet. Nun kann die Mutter ihr Kind ohne die Hilfe der Technik täglich selbst spüren. Es lebt und es wächst – nahezu alle Schwangeren empfinden bei dieser Feststellung Freude, Sicherheit und Erleichterung. Negative Gefühle, Ängste und Unsicherheiten sind jetzt bei den meisten wie weggeblasen. Auch der Partner kann die Bewegungen des Kindes spüren, wenn er die Hand auf den Bauch legt und wird so in die Schwangerschaft einbezogen. Mehr und mehr stehen die Geburt und das Kind im Vordergrund. Ein Name muss gefunden werden, das Kinderbett wird gekauft, abends geht es zur Schwangerschaftsgymnastik und in den Geburtsvorbereitungskurs. All diese Aktivitäten tragen dazu bei, die neue Rolle besser zu verstehen, und verstärken die Gewissheit, der neuen

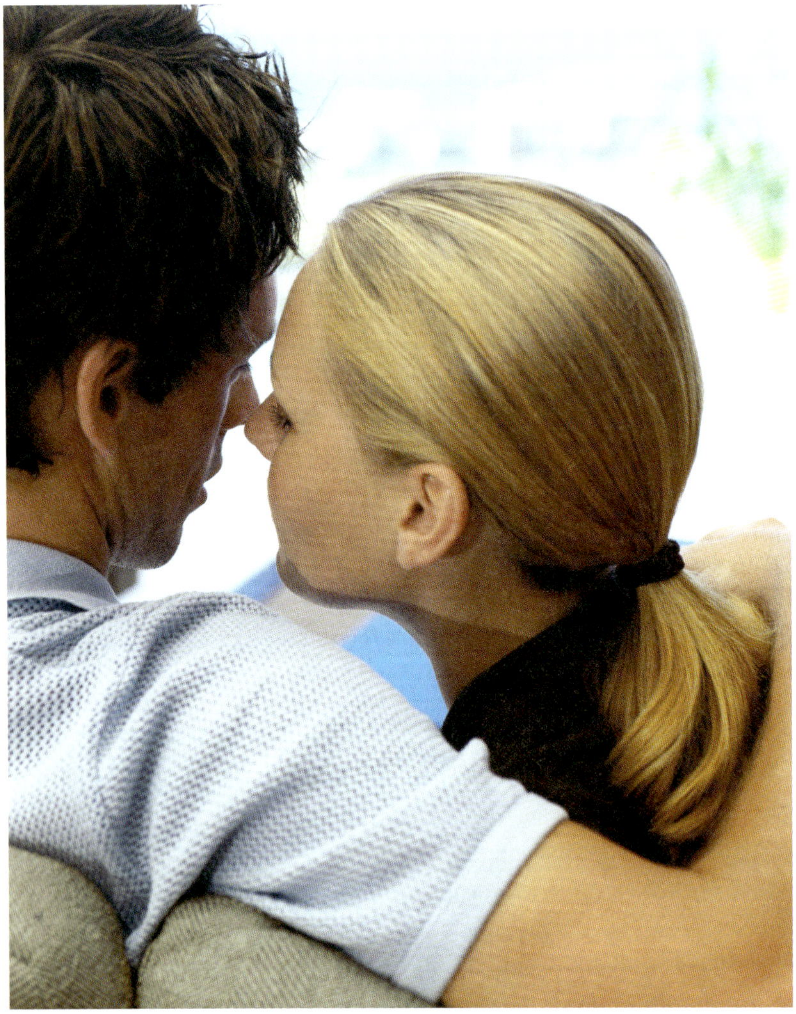

Für den Partner ist die Zeit der Schwangerschaft oft nicht leicht und es fällt ihm schwer, die Gefühle der Frau zu verstehen. Er sollte in die Vorbereitung der Geburt und der Zeit danach einbezogen werden.

Lebenssituation gewachsen zu sein und diese bewältigen zu können.

Phase der Vorbereitung auf die Geburt (ab der 32. SSW)

Bald ist es so weit. Der Geburtstermin naht. Das Kind im Bauch ist inzwischen so groß geworden, dass die körperliche Beweglichkeit der Schwangeren sehr eingeschränkt wird. Zahlreiche Beschwerden wie etwa Rückenschmerzen können ihr zu schaffen machen. Kein Wunder, dass die Stimmung nicht mehr so gut ist wie in der vorangegangenen Phase. Zweifel, Ängste und Unsicherheiten tauchen wieder auf. Wie wird die Geburt verlaufen? Ist mein Kind gesund? Das Bedürfnis der Schwangeren nach Schutz und Sicherheit ist in diesen letzten Wochen sehr ausgeprägt. Wer versucht, sich auf die Zeit nach der Geburt zu konzentrieren, also zum Beispiel einen Säuglingspflegekurs besucht oder das Kinderzimmer einrichtet, kann den Stress dieser Phase mildern und ins Positive wenden.

Und der Partner?

Mit der Schwangerschaft tritt ein neuer Mensch in das Leben der Partner. Daran müssen sich beide erst gewöhnen. Der Umgang miteinander wird sich verändern. Das Verhältnis zur Außenwelt auch. Diese neuen Einstellungen müssen erst erlernt, eingeübt und eingespielt werden. Dabei hat die Frau durch die körperlichen Veränderungen einen direkten Bezug zu dem Kind, während der Partner nur indirekt daran teilnimmt. Man sagt daher, Mütter haben es in der Schwangerschaft körperlich schwerer, die Männer dafür seelisch.

Das könnte eine Erklärung dafür sein, dass werdende Väter häufiger erkranken als »nicht-schwangere« Männer. Ähnlich wie ihre schwangeren Partnerinnen klagen Männer oft über Beschwerden, die den Verdauungstrakt und die Wirbelsäule betreffen.

Hier gilt es, sich der seelischen Nöte des Partners anzunehmen, beispielsweise dadurch, dass man ihn in die Geburtsvorbereitung und die Planungen für die Zeit danach intensiv mit einbezieht. Es ist für Männer nicht immer leicht, sich in das veränderte Gefühlserleben einer Schwangeren hineinzudenken.

Männer beschäftigen sich zum Beispiel mit ganz praktischen Dingen wie »Wird das Einkommen für alle reichen?«, »Welche finanziellen Veränderungen und/oder Einschränkungen kommen auf uns zu?«, »Brauchen wir eine größere Wohnung oder ein größeres Auto?«. Auch die Frage nach der Gestaltung des neuen Kinderzimmers rückt dann immer mehr in den Vordergrund. Da Sie als Schwangere nicht gerade die Renovierung des Kinderzimmers übernehmen sollten, hat so Ihr Partner eine wichtige Aufgabe und kann sich auch schon mal auf das Kind einstellen. Wichtige Hinweise und Tipps zur Gestaltung des Kinderzimmers finden Sie auch im Kapitel 9.6.

Außerdem können Sie Ihren Partner noch mehr in Ihre Schwangerschaft einbeziehen, wenn Sie ihn zur Vorsorgeuntersuchung bei Ihrer Frauenärztin/Ihrem Frauenarzt mitnehmen. So kann auch der Vater mit dem Kind in »Kontakt treten«, indem er beispielsweise den Herzschlag hört oder das Heranwachsende im Ultraschallbild sieht.

Für die Bewältigung der neuen Lebenssituation reicht manchmal die liebevolle Partnerbeziehung allein nicht aus. In jedem Fall ist die Nutzung von Informations- und Hilfsangeboten in Form von Schwangerengruppentreffen, Elterngesprächsgruppen, Geburtsvorbereitungsveranstaltungen und Kursen zur Stressbewältigung für beide Partner hilfreich.

Im Geburtsvorbereitungskurs kann der Vater unter anderem Massagetechniken erlernen, die bei der Verarbeitung der Wehen während der Geburt helfen können. So kann der Vater nicht nur durch seine Anwesenheit oder unterstützende Worte seiner Partnerin durch die Wehen helfen. Außerdem erfährt der Vater schon hier, wie die Geburt abläuft und was auf ihn zukommt.

Die Krankenkassen übernehmen die Kosten für 14 Stunden Geburtsvorbereitungskurs bei einer Hebamme. Zum Teil werden auch die Kosten für die Partnerteilnahme übernommen. Fragen Sie bei Ihrer Krankenkasse nach.

Mit der Geburt ist das Kind plötzlich »wirklich da«. So genau man sich im Voraus alles auch ausgemalt haben mag, der wirkliche Alltag ist anders und fordert die Eltern intensiv. Auf einmal sind Unsicherheiten und Ängste da, die erst mit zunehmender Erfahrung wieder vergehen. Dadurch entstehen Stress und Spannungen, auch Versagensängste. Wenn Sie rechtzeitig Kontakte zu anderen Schwangeren aufgebaut haben, kann Ihnen das jetzt spürbar helfen.

Der frisch gebackene Vater kann in dieser Zeit seine Partnerin aktiv unterstützen, denn gerade mit dem Neugeborenen benötigt die Mutter auch mal etwas Zeit für sich. So kann sich der Partner in die Aufgaben – das Neugeborene baden, wickeln, spazieren gehen und, und, und – einbinden lassen, seine Partnerin damit unterstützen und mit seinem Kind in engen Kontakt treten.

Nach der Geburt eines Kindes, so zeigen Untersuchungen, nimmt die Partnerzufriedenheit auch in vorher gut funktionierenden Beziehungen meist ab. Der Hauptgrund liegt darin, dass die Mutter eine derart starke Ausrichtung ihres Lebens auf das Kind nicht vorausgesehen hat. Die – beispielsweise durch das Stillen – vorgegebene Rollenverteilung zwischen Mann und Frau sowohl zu Hause als auch außerhalb ist nun deutlich anders als zuvor.

Dieser Aufgabenverteilung, die häufig als trennend empfunden wird, lässt sich entgegenwirken, wenn sich die werdenden Eltern bereits in der Schwangerschaft gemeinsam zum Stillen informieren, beraten lassen oder der Partner während der Schwangerschaft einen Säuglingspflegekurs besucht. Das kann sogar hilfreicher sein als der gemeinsame Besuch der Schwangerschaftsgymnastik, denn der Partner ist dann von Anfang an kompetent, wenn das Baby einmal da ist. Dies verstärkt sein Zugehörigkeitsgefühl und gibt auch ihm mehr Sicherheit in der neuen Situation.

Je stärker sich der Mann im Haushalt und bei der Betreuung des Babys engagiert, umso zufriedener ist die Mutter mit ihrem Partner und der Partnerschaft.

Ungünstig wirkt es sich in jedem Fall auf die Beziehung aus, wenn die Einschränkung der Freizeitaktivitäten durch das Kind nur zu Lasten eines Elternteils geht. Denken Sie also weit vor der Geburt über ein neues Regelwerk der einzelnen Pflichten auch im Haushalt nach und besprechen dieses mit Ihrem Partner.

Die meisten Partner sind hierfür durchaus aufgeschlossen, denn sie wollen auch gute Väter sein. Es regelt sich nicht von selbst und es stehen Veränderungen an.

Auch im Freundes- und Bekanntenkreis werden sich Veränderungen ergeben, denn Kontakte zu anderen jungen Eltern werden häufig wichtiger als die zu Kinderlosen. Durch das Kind ändern sich die Interessen der Eltern. Vieles dreht sich sinnvollerweise zunächst nur um das Kind. Es ist verständlich, wenn selbst gute Freundinnen und Freunde ohne Kinder die häufigen Gespräche um das Baby nur schwer ertragen können.

Ein Trost für die ersten Monate: Entgegen manchen Vermutungen hält sich die Einschränkung der Freizeit in der Regel in Grenzen, solange das Kind noch nicht laufen kann. Zu vielen Freizeitaktivitäten kann man das Baby einfach mitnehmen.

Dies ändert sich erst später, wenn das Kind krabbelt und läuft. Dann muss es intensiv betreut werden, allein schon um unerwünschte Folgen zu verhindern. Jetzt schlägt die Stunde der Großeltern und Babysitter, damit genügend Zeit für die Partnerschaft, die eigene Entspannung, Freizeitaktivitäten und Hobbys bleibt.

Wenn das zweite Kind kommt – Geschwisterkinder einbeziehen

Die zweite Schwangerschaft ist für viele Paare einfacher, da sie ja bereits wissen, was in dieser Zeit passiert. Aber das Erstgeborene und zukünftige Geschwisterkind betritt hier völliges Neuland. Es wird allem mit Freude entgegensehen, aber auch Ängste haben. Bereiten Sie Ihr Kind gut und langsam auf die neue Zeit vor. Es ist wichtig, das Erstgeborene möglichst schon in der Schwangerschaft mit am Geschehen teilhaben zu lassen. Erklären Sie, wie das Kind in Ihrem Bauch wächst.

Wichtig ist, dass Sie immer bei der Wahrheit bleiben. Beschreiben Sie das Baby realistisch als hungriges, schreiendes Windelbündel und nicht als Super-Spielgefährten. Später können Sie das große Geschwisterkind aussuchen lassen, welche der Ex-Spielsachen aus der Babyzeit für den Neuankömmling geeignet sind. So entsteht ein Gefühl, ernst genommen zu werden. Das erstgeborene Kind lernt sich leichter von Dingen zu trennen, die es nicht mehr braucht.

Beziehen Sie auch hier Ihren Partner mit ein. Gewöhnen Sie Ihr Kind daran, dass Papa beispielsweise abends die Geschichte zum Einschlafen vorliest oder es in die Betreuungseinrichtung bringt.

Nehmen Sie sich Zeit und schenken Sie Ihrem Erstgeborenen viel Zuwendung.

Empfehlung

Nutzen Sie lieber frühzeitig die angebotenen Hilfen als zu spät. Schwanger sein will gelernt werden. Suchen Sie Kontakt zu anderen Schwangeren. Daraus können auch Kontakte für die spätere Betreuung Ihres Kindes in einer Kindergruppe entstehen.

Einige Männer sind sehr vorsichtig und skeptisch im Umgang mit dem Neugeborenen und haben Angst, dem kleinen Wesen etwas zu tun. Wie wäre es, wenn der Partner den Säuglingspflegekurs besucht?

Motivieren Sie Ihren Partner dazu, das Handbuch BabyCare zu lesen. Denn auch für den werdenden Vater ist es wichtig zu wissen, was in dieser Zeit in Ihrem Körper passiert und wie die Geburt abläuft. Damit auch er versteht, dass Ihre Gefühle von einem zum anderen Moment verrücktspielen können. So teilen Sie auch Ihre Ängste und Erfahrungen.

Wenn Sie Ihr zweites Kind erwarten, lassen Sie Ihr Erstgeborenes möglichst früh am Geschehen teilhaben, so kann sich Ihr Kind langsam an die neue Situation gewöhnen. Und: Schenken Sie Ihrem erstgeborenen Kind viel Zuwendung.

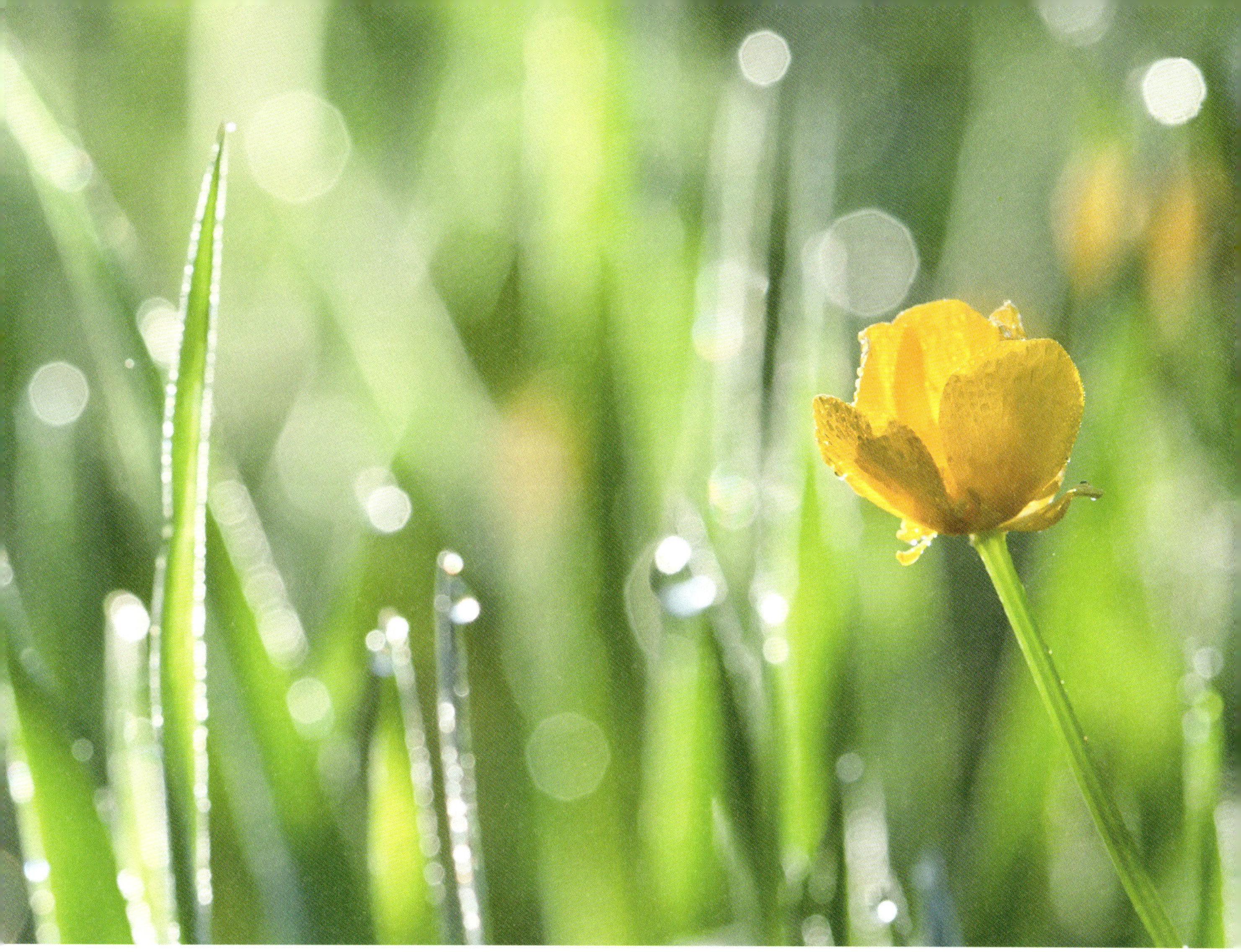

3 Die Schwangerschaft – so verläuft sie normal

Viele Frauen meinen, dass heutzutage eine Schwangerschaft viel zu sehr aus rein medizinischem Blickwinkel betrachtet wird. Dass bei den vielen Arztterminen und Diagnosetests das Natürliche am Kinderkriegen vergessen werde. Das mag sehr wohl sein. Es hat große Anstrengungen gekostet, die seelischen Bedürfnisse der werdenden Mütter wieder zu einem wichtigen Maßstab für das ärztliche Handeln zu machen. Andererseits sollten die Kritikerinnen der »kalten Medizin« die Erfolge der umfassenden medizinischen Schwangerschafts- und Geburtsbetreuung nicht gering schätzen.
Ein Beleg dafür ist unter anderem die drastisch gesunkene Säuglingssterblichkeit. Es gilt die alte Volksweisheit: »Gesundheit ist nicht alles, aber ohne Gesundheit ist alles nichts.«

Gehen Sie also bitte möglichst umgehend zu Ihrer Frauenärztin/Ihrem Frauenarzt, wenn Sie vermuten, schwanger zu sein. Je früher Sie dies tun, desto genauer kann der Zeitpunkt der Empfängnis bestimmt und der Geburtstermin errechnet werden.

Nach den ersten Untersuchungen erhalten Sie den Mutterpass. In ihm werden alle Vorsorgeuntersuchungen, alle Testergebnisse und eventuelle weitere Untersuchungen genau festgehalten. Der Mutterpass ist ein wichtiges Dokument. Sie sollten ihn während der Schwangerschaft immer bei sich haben und auch danach noch gut aufbewahren. Auch eine eventuell eintretende weitere Schwangerschaft wird hier wieder dokumentiert.

»Die größten Wunder gehen in der Stille vor sich.«
Wilhelm Raabe
(Schriftsteller, 1831-1910)

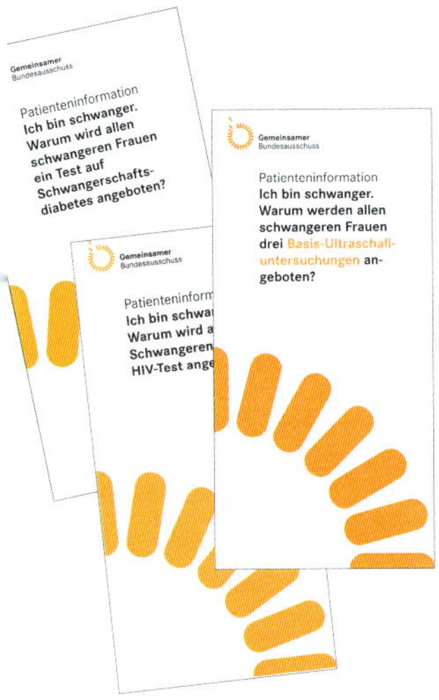

Ihre Frauenärztin/Ihr Frauenarzt hält für einige Untersuchungen gesonderte Informationsblätter für Sie bereit.

Ihre Frauenärztin/Ihren Frauenarzt werden Sie in Zukunft regelmäßig sehen. Zunächst sind bis zur 32. Schwangerschaftswoche Vorsorgetermine im Abstand von vier Wochen vorgesehen und anschließend alle zwei Wochen. Nutzen Sie bitte dieses Angebot und nehmen Sie alle Termine wahr.

Besprechen Sie dabei mit Ihrer Frauenärztin/Ihrem Frauenarzt alles, was Ihnen im Zusammenhang mit Ihrem Kind, Ihrer Schwangerschaft und Ihrer Gesundheit wichtig erscheint.

Bei den Vorsorgeterminen werden unter anderem folgende Untersuchungen durchgeführt und im Mutterpass festgehalten:

- Messung des Körpergewichts
- Messung des Blutdrucks
- Urinuntersuchung auf Eiweiß- und Zuckerwerte sowie auf Nierenfunktionsstörungen
- Blutuntersuchungen: Blutgruppe, Rhesusfaktor, roter Blutfarbstoff, Test auf Clamydieninfektionen, Lues (Syphilis), Hepatitis-B-Test, HIV-Infektion (nach Rücksprache mit Ihnen) und gegebenenfalls andere Infektionserkrankungen (zum Beispiel Toxoplasmose oder CMV)
- Untersuchung des Bauches, um den Fundusstand (Größe der Gebärmutter) und im späteren Schwangerschaftsverlauf die Kindslage festzustellen
- Abhören der kindlichen Herztöne, in der frühen Schwangerschaft mittels Ultraschallverstärker, in der Spätschwangerschaft (ab der 29. Schwangerschaftswoche) in Kombination mit einem Herztonwehenschreiber (CTG)
- Untersuchung der Hände und Beine auf Schwellungen (Ödeme) und Krampfadern (Varikosis)
- Vaginale Untersuchung (Gebärmutterhals, gegebenenfalls Scheidensekret, pH-Messung) und vaginale Sonographie (Ultraschall) der Zervix (des Muttermundes)

Einige zusätzliche Vorsorgeuntersuchungen werden Ihnen angeboten und Sie müssen selbst entscheiden, ob Sie diese durchführen lassen wollen. Dazu gehören der HIV-Test, der Test auf Schwangerschaftsdiabetes und das Ultraschallscreening. Für diese Untersuchungen hält Ihre Frauenärztin/Ihr Frauenarzt jeweils Informationsblätter vorrätig, die Sie bei der Entscheidungsfindung für oder gegen die Untersuchungen unterstützen sollen. Sie haben auch ein Recht auf Nichtwissen!

3.1 Den Mutterpass verstehen

Der Mutterpass enthält viele medizinische Fachbegriffe und die Ergebnisse der Untersuchungen werden oft in Abkürzungen eingetragen. Für den medizinischen Laien wird dieses wichtige Dokument schnell zu einem Buch mit sieben Siegeln. Damit Sie die Informationen, die der Pass über Sie und die Entwicklung Ihres Kindes enthält, besser verstehen können, erläutern wir im Folgenden die einzelnen Begriffe und Vermerke.

Bei der ersten Vorsorgeuntersuchung erhebt Ihre Frauenärztin/Ihr Frauenarzt zuerst eine **Anamnese**. Sie werden nach der Vorgeschichte der jetzigen Schwangerschaft, nach früheren Schwangerschaften und nach bestehenden Krankheiten und Risiken befragt. Dabei werden folgende Begriffe verwendet:

- Gravida: bezeichnet die Zahl der Schwangerschaften (mit Fehlgeburten und gegebenenfalls Schwangerschaftsabbrüchen) einschließlich der jetzigen Schwangerschaft
- Para: gibt an, wie viele Kinder bereits geboren wurden
- Diabetes mellitus: Zuckerkrankheit
- Hypertonie: Bluthochdruck (>140/90 mmHg)
- Genetische Krankheiten: vererbbare Krankheiten (in der eigenen Familie, aber auch bei dem Vater des Kindes oder seiner Familie)
- Rhesus-Inkompatibilität: Unverträglichkeit des Rhesus-Faktors des Blutes von Mutter und Kind
- Adipositas: Übergewicht
- Sterilitätsbehandlung: Kinderwunschbehandlung

- SSW: Schwangerschaftswoche
- Mangelgeburt: untergewichtiges Neugeborenes
- Post partum: nach der Geburt
- Uterusoperation: operativer Eingriff an der Gebärmutter (zum Beispiel Operation am Muttermund, vorheriger Kaiserschnitt)
- Konzeptionstermin: Tag der Empfängnis

Die Angaben zu den **vorangegangenen Schwangerschaften** werden mit folgenden Begriffen dokumentiert:

- Sectio: Kaiserschnitt
- Vaginale Operation: Zangen- oder Saugglockengeburt
- Abort: Fehlgeburt
- Abruptio: Schwangerschaftsabbruch
- EU: Extra-Uteringravidität (Bauchhöhlen- oder Eileiterschwangerschaft)

Im **Gravidogramm**, dem aufklappbaren Teil des Mutterpasses, ist der Schwangerschaftsverlauf grafisch dargestellt. Hier werden alle Vorsorgeuntersuchungen im Einzelnen festgehalten:

- Anti-D-Prophylaxe: Schutz gegen eine Rhesus-Unverträglichkeit bei künftigen Schwangerschaften, wenn der Rhesusfaktor der Mutter negativ ist
- Fundusstand: Höhenstand der Gebärmutter über dem Schambein
- Ödeme: Wassereinlagerungen im Gewebe
- Varikosis: Krampfadern
- RR: Blutdruck
- Hb (Ery): Blutfarbstoff (Zahl der roten Blutkörperchen)
- Sediment: »Bodensatz« des Urins, der auf Krankheitszeichen untersucht wird
- Vaginale Untersuchung: Untersuchung durch die Scheide

Durch Ultraschalluntersuchungen kann das Kind im Mutterleib bildlich dargestellt werden. Allen gesetzlich krankenversicherten Schwangeren werden insgesamt drei Basis-Ultraschalluntersuchungen angeboten (in der 8.-12. SSW, in der 18.-22. SSW und in der 28.-32. SSW). Ihre Frauenärztin/Ihr Frauenarzt händigt Ihnen

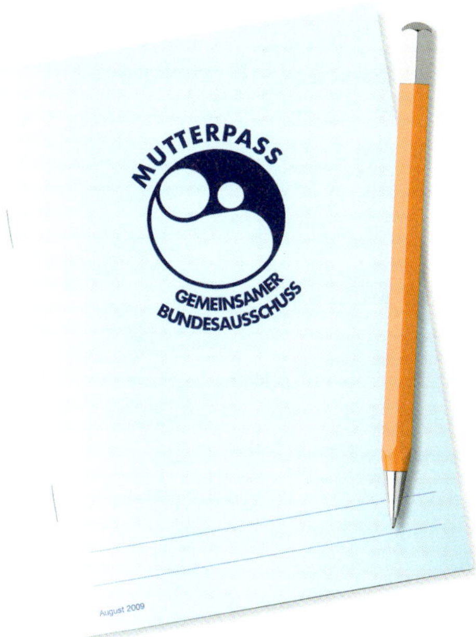

Im Mutterpass werden alle für die Schwangerschaft wichtigen Informationen dokumentiert. Sie sollten ihn stets bei sich tragen.

hierzu ein ausführliches Merkblatt aus, das Sie über diese Ultraschalluntersuchungen detailliert informiert. Im Folgenden werden die im Mutterpass verwendeten Begriffe, Abkürzungen und deren Bedeutung erklärt, wobei der verwendete Begriff »Screening« Suchtest bzw. Reihenuntersuchung bedeutet.

1. Screening: Bestätigung der Schwangerschaft
- Intrauteriner Sitz: Lage des Kindes innerhalb der Gebärmutter
- Monochorial (bei eineiigen Zwillingen): Beide Embryos teilen sich einen Mutterkuchen
- Konsiliaruntersuchung: Kontrolle durch andere/weitere Ärztinnen/Ärzte
- FS: Fundusstand (Höhenstand der Gebärmutter über dem Schambein)
- SSL: Scheitel-Steiß-Länge
- BPD: biparietaler Durchmesser (Durchmesser des Kopfes von Schläfenbein zu Schläfenbein)

2. Screening: Hier können Sie wählen, ob Sie eine Basisuntersuchung (im Mutterpass grau hinterlegt) oder eine erweiterte Basisuntersuchung wollen, die auch bestimmte Körperteile des Kindes genauer untersucht (im Mutterpass nicht grau hinterlegt). Für die Basisuntersuchung wird folgendes eingetragen:

Info

Serologische Untersuchungen (Bluttests) im Rahmen der Vorsorge

Antikörper-Suchtest:
Untersucht, ob im Blut der Mutter Antikörper gegen Blutbestandteile des Babys vorhanden sind (bei unterschiedlichem Rhesusfaktor von Mutter und Kind), die das Baby schädigen könnten.

Nachweis von Chlamydia-trachomatis-DNA:
Anhand einer Urinprobe oder eines Abstrichs vom Muttermund wird nach bakteriellen Erregern gesucht, die den Gebärmutterhals infizieren können. Während der Schwangerschaft kann sich durch eine solche Infektion der Muttermund öffnen, was eine Frühgeburt oder Fehlgeburt auslösen kann. Bei der Geburt kann es zu einer Ansteckung des Kindes kommen.

LSR:
Lues-Serologie, Untersuchung auf die Geschlechtskrankheit Syphilis.

Nachweis von HBs-Antigen aus dem Serum:
Nachweis von Gelbsuchtviren der Gruppe B (Hepatitis B) im Blut nach der 32. Schwangerschaftswoche, möglichst nahe am Geburtstermin.

Blutuntersuchung auf Toxoplasmose:
Eine Infektionskrankheit, die durch den Verzehr von rohem oder unzureichend gebratenem Fleisch, aber auch durch den Kontakt mit Katzenkot übertragen werden kann. Nach den derzeitigen Richtlinien übernimmt Ihre Krankenkassse die Kosten für die Untersuchung auf Toxoplasmose nur bei klinischen Anzeichen einer Infektion (wie eine Lymphknotenschwellung). Andernfalls (zum Beispiel bei alleinigem Verweis auf Katzenhaltung) müssen Sie diese Untersuchung selbst bezahlen.

Ihnen wird auch die Durchführung eines HIV-Tests angeboten, der für Schwangere kostenlos ist. Sie müssen dann entscheiden, ob Sie den Test durchführen lassen. Zur Entscheidungsfindung gibt es in der Praxis Informationsmaterial. In den Mutterpass wird das Ergebnis des HIV-Tests nicht eingetragen.

Weitere Informationen zu Blutuntersuchungen auf Ihren individuellen Infektionsschutz und die entstehenden Kosten bekommen Sie von Ihrer Frauenärztin/Ihrem Frauenarzt.

- Plazentalok./-struktur: Sitz und Aufbau des Mutterkuchens in der Gebärmutter
- FOD/KU: frontookzipitaler Durchmesser (Durchmesser des Kopfes von Stirn zu Hinterhaupt/Kopfumfang)
- ATD: abdominaler Transversaldurchmesser (Querdurchmesser des kindlichen Bauches)
- APD/AU: Anterior-posterior Durchmesser - Durchmesser des kindlichen Bauches (vom Rückrad bis zum Nabel) / Abdomenumfang (kindlicher Bauchumfang)
- FL: Femurlänge (Länge des Oberschenkelknochens)

Bei der erweiterten Basisuntersuchung gibt es folgende medizinische Fachausdrücke:

- Ventrikelauffälligkeiten: Hinweis auf einen Hydrocephalus (Wasserkopf)
- Dorsale Hautkontur: möglicher Hinweis zum Beispiel auf eine Spina bifida (offener Rücken)
- Persistierende Arrhythmie: unregelmäßiger Herzschlag des Kindes
- Konturunterbrechung der vorderen Bauchwand: Ist die vordere Bauchwand geschlossen?

3. Screening: hier wird kontrolliert, ob die Schwangerschaft sich weiter gut entwickelt

Nur wenn es besondere medizinische Gründe gibt, können außerhalb der Basis-Ultraschalluntersuchungen noch andere Ultraschalluntersuchungen notwendig werden, beispielsweise die Feindiagnostik (Organ-Ultraschall), die von besonders ausgebildeten Ultraschallspezialisten

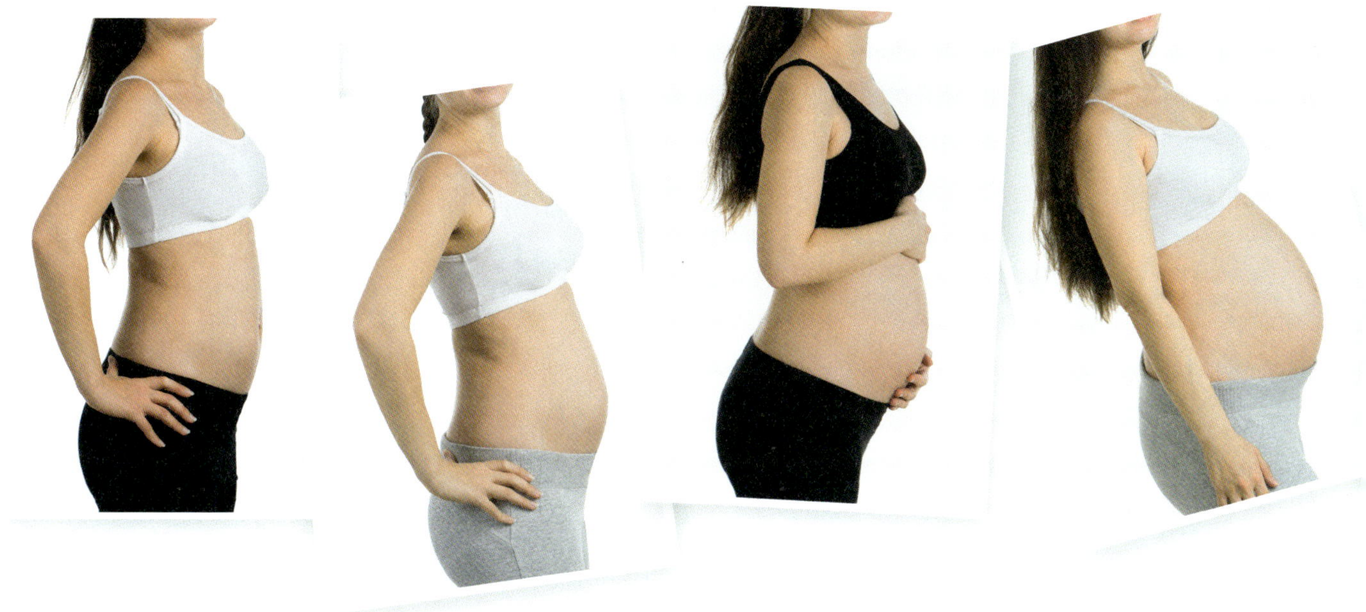

durchgeführt wird. Auch die Dopplersonographie wird nur bei Bedarf eingesetzt, zum Beispiel, wenn die Größenentwicklung des Kindes verzögert ist.

Besondere Befunde im Schwangerschaftsverlauf werden in Abschnitt B des Mutterpasses mit folgenden Begriffen festgehalten:

- Dauermedikation: Medikamente, die regelmäßig eingenommen werden müssen
- Abusus: Missbrauch (zum Beispiel von Medikamenten, Alkohol oder Zigaretten)
- Placenta praevia: Lage des Mutterkuchens im unteren Teil der Gebärmutter vor dem Muttermund, sodass der Geburtsweg eventuell verschlossen bleibt
- Hydramnion: vermehrte Fruchtwassermenge
- Oligohydramnie: verminderte Fruchtwassermenge
- Placenta-Insuffizienz: mangelhafte Funktion des Mutterkuchens, über den die Ernährung und Sauerstoffversorgung des Kindes im Mutterleib erfolgt
- Isthmozervikale Insuffizienz: Verschlussschwäche des Gebärmutterhalses
- Anämie: Blutarmut
- Indirekter Coombs-Test - positiv: positiver Antikörper-Suchtest; das heißt, die Schwangere hat Antikörper gegen das Blut des Babys gebildet
- Hypotonie: niedriger Blutdruck
- Gestationsdiabetes: in der Schwangerschaft neu auftretende Zuckerkrankheit
- Einstellungsanomalie: das Köpfchen liegt nicht in der richtigen Position für eine Spontangeburt

Zwischen der 24. und 28. Schwangerschaftswoche wird Ihnen auch – falls Sie nicht bereits an Diabetes mellitus erkrankt sind - der orale Glukosetoleranztest (oGTT), im Volksmund »Zuckertest«, angeboten. Der Test erfolgt zweistufig und ermittelt, ob Sie einen Schwangerschaftsdiabetes (siehe Seite 148) entwickelt haben.

Zunächst erhalten Sie im Rahmen der Vorsorgeuntersuchung eine Glukoselösung, die Sie trinken und nach einer Stunde wird Ihnen Blut abgenommen und Ihr Blutzuckerwert bestimmt. Ist der Wert erhöht, muss ein zweiter Test (Bestätigungstest) durchgeführt werden, bei dem Sie nüchtern morgens in die Praxis einbestellt werden. Ihnen wird dreimal Blut abgenommen und der Blutzuckerwert gemessen (vor Einnahme der Glukoselösung, nach einer und nach zwei Stunden). Bei einer bestimmten Wertüberschreitung wird die Diagnose »Schwangerschaftsdiabetes« gestellt und das Ergebnis im Mutterpass dokumentiert. Die weitere Betreuung in der Schwangerschaft wird dann zusammen mit einem Facharzt für Innere Medizin (vorzugsweise einem Diabetologen) erfolgen.

Zu jeder Phase der Schwangerschaft gehören bestimmte Vorsorgeuntersuchungen, deren Ergebnisse im Mutterpass festgehalten werden.

Beispiel für die Berechnung des Geburtstermins:

Erster Tag der letzten Periode	23.01.2017
+ 7 Tage	30.01.2017
+ 1 Jahr	30.01.2018
– 3 Monate	30.10.2017

Unter www.baby-care.de, im Bereich Service/Interaktive Tests, können Sie den Geburtstermin ganz einfach berechnen.

Gegen Ende der Schwangerschaft (ab der 29. Woche) werden bei Bedarf auch kardiotokographische Befunde erhoben: In der unter CTG oder Herzton-Wehenschreiber bekannten Untersuchung werden über einen Zeitraum von etwa 20 Minuten die kindlichen Herztöne und die Wehentätigkeit der Mutter aufgezeichnet. Während der Geburt gibt das CTG Hinweise darauf, wie das Kind die Geburt verkraftet.

In der Abschlussuntersuchung (Epikrise) werden Angaben zur Geburt, zur ersten Untersuchung des Kindes, zum Wochenbettverlauf und zur frauenärztlichen Untersuchung sechs bis acht Wochen nach der Geburt dokumentiert. Folgende Begriffe werden verwendet:

- Ante partum: vor der Geburt
- APGAR-Zahl: Beurteilung der Lebensfrische des Kindes direkt nach der Geburt, und dann nach fünf und zehn Minuten
- pH-Wert: Säuregrad des Blutes in der Nabelschnurarterie.

3.2 Was Monat für Monat passiert – die zehn Schwangerschaftsmonate

Sie haben richtig gelesen: zehn Schwangerschaftsmonate. Aber jeder weiß doch, dass es nur neun Monate sind. Ja, für den Laien schon, aber medizinisch korrekt wird die Schwangerschaft nach Mondmonaten zu je 28 Tagen berechnet und beginnt am ersten Tag der letzten Periode. Von diesem Zeitpunkt an dauert sie üblicherweise 280 Tage, das sind 40 Wochen oder zehn Mondmonate.

Nach dem Sonnenkalender berechnet entspricht dies einer Schwangerschaftsdauer von etwa neun Monaten.

Frauen mit einem regelmäßigen Zyklus von 28 Tagen können sich den Geburtstermin ihres Babys leicht selbst ausrechnen. Ist ein Schwangerschaftstest nach Ausbleiben der letzten Periode positiv ausgefallen, ermitteln Sie den ersten Tag der letzten Periode, zählen zuerst sieben Tage und dann nochmals ein Jahr dazu. Von diesem Datum ziehen Sie drei Monate ab. Daraus ergibt sich der Geburtstermin.

Da der erste Tag der letzten Regelblutung den meisten Frauen bekannt ist, beginnt an diesem auch die Zählung der Schwangerschaftswochen, obwohl die eigentliche Befruchtung (Konzeption) erst rund 14 Tage später erfolgt.

Zwar gebären 80 bis 90 Prozent aller Frauen innerhalb einer Spanne von zehn Tagen vor oder nach dem errechneten Termin, doch Sie sollten nicht zu genau planen. Nur vier Prozent der Kinder kommen pünktlich am errechneten Geburtstermin zur Welt.

In den Übersichtstabellen des folgenden Tagebuchs schildern wir den normalen Verlauf einer Schwangerschaft. Monat für Monat können Sie damit die körperlichen und seelischen Veränderungen verfolgen, die Sie an sich selbst feststellen können. Auf der rechten Seite können Sie dann für jeden Monat Ihre eigenen Erfahrungen und Veränderungen festhalten.

! Empfehlung

So informativ und übersichtlich die Angaben in den Übersichtstabellen auch sind, sie sollten stets bedenken, dass alle Zeiten und Maße Durchschnittswerte sind. Sie brauchen also nicht beunruhigt zu sein, wenn manche Zustände bei Ihnen etwas früher oder etwas später eintreten. Bei größeren Abweichungen wird Ihre Frauenärztin/Ihr Frauenarzt mit Ihnen darüber sprechen.

my *Baby*Care

Ihr ganz persönliches Tagebuch – mit vielen hilfreichen Tipps rund um Ihre Schwangerschaft

Halten Sie Ihre Gefühle, Gedanken und besondere Erlebnisse in diesem persönlichen Tagebuch fest. Außerdem können Sie auf den folgenden Seiten für jeden Schwangerschaftsmonat nachlesen, wie sich Ihr Kind im Mutterleib entwickelt und dass die körperlichen und seelischen Veränderungen, die Sie an sich wahrnehmen werden, völlig normal sind.

1. Monat (1.–4. SSW)

Das völlig Ungewohnte und Neue ist meist ganz normal.

Vorsorge	Vielleicht haben Sie das Gefühl oder die Gewissheit, dass eine Befruchtung stattgefunden haben könnte, und sind nicht weiter überrascht, dass die Monatsblutung ausbleibt. Wenn Sie eine Temperaturkurve führen, sehen Sie den typischen Temperaturanstieg zur Zeit des Eisprungs. Bleibt die Temperatur auf dem höheren Niveau stehen, ist dies ein Hinweis auf eine stattgefundene Befruchtung. Bereits zwei bis drei Tage nach Ausbleiben der Periode können Sie bei Ihrer Frauenärztin/Ihrem Frauenarzt einen Schwangerschaftstest durchführen lassen (Frühurin mitbringen). Falls Sie einen Schwangerschaftstest aus der Apotheke verwenden, vereinbaren Sie bei einem positiven Befund einen Arzttermin. Ab dem 16. Tag nach der Befruchtung kann im Ultraschall das Fruchtbläschen sichtbar sein.
Entwicklung des Kindes	Bei der Befruchtung bilden die Eizelle und die Samenzelle eine neue Zelle. Sie teilt sich wiederholt und bildet schließlich eine Zellkugel. Diese Zellkugel wandert innerhalb einer Woche durch den Eileiter in die Gebärmutter und nistet sich wenig später fest in der Gebärmutter ein. Die Zellkugel teilt sich in den Embryo und die Placenta (den Mutterkuchen), die das Kind mit allem versorgt, was es für seine Entwicklung benötigt. Umgeben ist der Embryo vom schützenden Fruchtwasser. Am Ende des ersten Monats, das heißt ungefähr 14 Tage nach der Befruchtung, ist er etwa zehn Millimeter groß. In der dritten Schwangerschaftswoche – gerechnet vom ersten Tag der letzten Periode –, also wenn sich die befruchtete Eizelle noch auf dem Weg zur Gebärmutter befindet, beginnt der Prozess der Organogenese, der Organentwicklung, der bis zur 14. Woche abgeschlossen ist. Schon jetzt sind bestimmte Eigenschaften des Kindes festgelegt, beispielsweise Körperform, Geschlecht, Augen- und Haarfarbe. Während dieser Phase ist der Embryo besonders gefährdet.
Kalorienbedarf	Normal: etwa 2.300 – 2.400 kcal pro Tag. Auf unserer Homepage www.baby-care.de können Sie Ihren individuellen Kalorienbedarf berechnen und wir teilen Ihnen diesen auch in Ihrer Ernährungsanalyse mit, wenn Sie den Fragebogen in der hinteren Umschlagklappe ausfüllen und einsenden. Eine Jod- und Folsäuresubstitution ist sinnvoll. Bei Schilddrüsenerkrankungen Jod nur nach Rücksprache mit Ihrer Ärztin/Ihrem Arzt nehmen.
Gewichtszunahme (des Kindes)	Noch keine. Sie selbst werden über die gesamte Schwangerschaft je nach Körpergröße im Mittel zwischen zwölf und 16 Kilogramm zunehmen.

Tagebuch 1. Monat

» Meine letzte Periode war am

» Erfahren, dass ich schwanger bin am

» Meine Frauenärztin/mein Frauenarzt heißt

» Ich kann mich erinnern, wann es passiert sein könnte

Wann

Wo

» Ich hatte zum ersten Mal das Gefühl schwanger zu sein

Wann

Wo

Situation

Mein Gefühl

» Ich habe meinem Partner von der Schwangerschaft erzählt

Wann

Wo

Situation

Seine Reaktion

» Mein individueller Kalorienbedarf kcal

» Mein Körpergewicht zu Beginn der Schwangerschaft kg

2. Monat (5.–8. SSW)

1. Vorsorgeuntersuchung

Zunächst wird die Anamnese (Krankengeschichte) erhoben, um Hinweise auf Schwangerschaftsrisiken und mögliche Komplikationen zu erhalten. Möglicherweise wird bereits eine Ultraschalluntersuchung durchgeführt, um eine Eileiterschwangerschaft auszuschließen.
Der Geburtstermin wird bestimmt.

Die Blutuntersuchungen auf Blutgruppenzugehörigkeit und Rhesusfaktor, Untersuchungen auf Chlamydien, Syphilis und eventuell HIV (Aids) werden veranlasst. Ein Test auf Toxoplasmose und CMV kann auch durchgeführt werden, muss aber bei fehlenden klinischen Anzeichen der Erkrankung meist selbst bezahlt werden. Manche Krankenkassen bieten hierfür Kostenerstattungen an.

Entwicklung des Kindes

Der Blutkreislauf setzt ein, das Herz wird ausgebildet und beginnt zu schlagen. Das Gehirn wird mit Sauerstoff versorgt, die Arme und Beine wachsen. Am Ende des zweiten Monats bilden sich Wirbel um das Rückenmark – die Wirbelsäule entsteht.

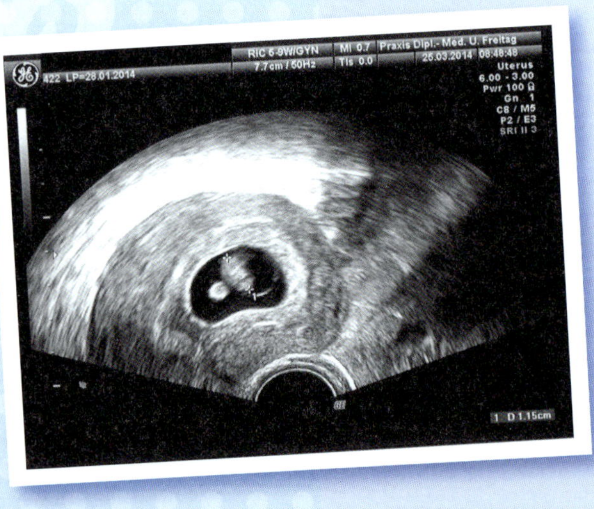

Ein Embryo in der 7. Schwangerschaftswoche

Körperliche und seelische Veränderungen; übliche Beschwerden

Übelkeit am Morgen, oft bis zur zwölften Woche wiederkehrend. Häufig Gewichtsverlust durch Übelkeit und geringere Nahrungsaufnahme. Die Übelkeit kann verschiedene Formen annehmen und sogar als »Seekrankheit« erlebt werden.

Entsprechend der »Verunsicherungsphase«, in der Sie sich befinden, können Ängste, Unwohlsein oder andere psychosomatische Beschwerden auftreten. Häufig wird diese Zeit als sehr stressbelastet erlebt.

Übliche Beschwerden:

- Müdigkeit, aber auch Schlafstörungen
- Verstopfung, Harndrang
- Stimmungsschwankungen (ab der zwölften Woche nachlassend)
- selten morgendliches Erbrechen

Was Sie dagegen tun können,
erfahren Sie in Kapitel 3.4. Sie brauchen viel Ruhe!

Größe und Gewicht (des Kindes)

Am Ende des zweiten Monats ist der Embryo auf 17 bis 22 Millimeter gewachsen und wiegt etwa eineinhalb Gramm.

Für Berufstätige

Teilen Sie Ihrem Arbeitgeber mit, dass Sie schwanger sind.
Als Schwangere unterliegen Sie dem Mutterschutzgesetz und stehen unter einem besonderen Kündigungsschutz.

Tagebuch 2. Monat

» Am ____________ hat meine Frauenärztin/mein Frauenarzt bestätigt,
dass ich schwanger bin. Mein erster Gedanke war

» Meine 1. Vorsorgeuntersuchung

Wann

Besondere Vorkommnisse

Errechneter Geburtstermin

Nächster Vorsorgetermin

» Meine Blutgruppe ist

» Meine körperlichen und seelischen Veränderungen in den letzten Wochen

» Am ________________ habe ich meinem Arbeitgeber mitgeteilt, dass ich schwanger bin
und so hat er reagiert

» Mein Körpergewicht kg

» Mein Bauchumfang am Ende des zweiten Schwangerschaftsmonats cm

MACHEN SIE EINEN KLEINEN SPAZIERGANG IN IHRE EIGENE KINDHEIT ZURÜCK ODER LASSEN SIE SICH GESCHICHTEN VON FRÜHER ERZÄHLEN.

3. Monat (9.-12. SSW)

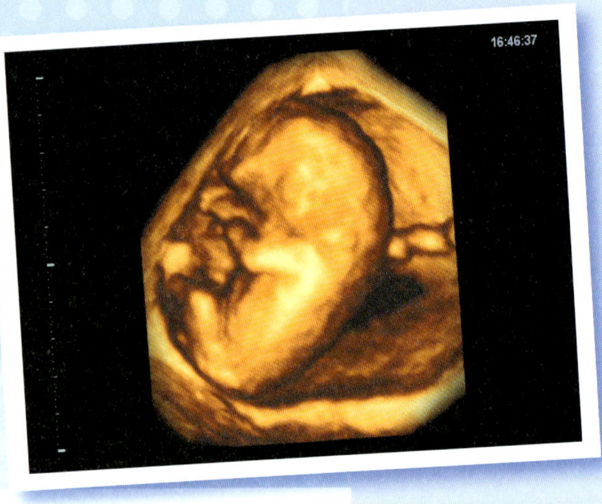

Ein Embryo in der 9. Schwangerschaftswoche

2. Vorsorgeuntersuchung	Basis-Ultraschalluntersuchung. Ab der zehnten Woche ist, zum Beispiel wenn erblich bedingte Risiken vorliegen, eine Chorionzottenbiopsie möglich. Dabei wird mit einer Saugnadel Material aus dem Mutterkuchen entnommen. Die Ergebnisse der Untersuchung liegen nach wenigen Tagen vor und geben Auskunft über tatsächliche, chromosomenbedingte Risiken. Häufig wird zuerst das sogenannte nicht-invasive Ersttrimester-screening durchgeführt, das eine Messung der Nackenfaltendichte mit zwei Serumparametern (freies ß-hCG und PAPP-A) verbindet. Es wird eine Ultraschalluntersuchung und eine Blutentnahme durchgeführt. Diese Untersuchung muss selbst bezahlt werden und kostet ca. 100 – 150 Euro. Bei auffälligem Befund wird dann oft eine Chorionzottenbiopsie oder die Amniozentese (Fruchtwasseruntersuchung) in der 16. Schwangerschaftswoche durchgeführt. Ab der elften Schwangerschaftswoche ist auch die Durchführung eines nichtinvasiven Bluttests (NIPT) möglich, der Aufschluss über das Risiko für Trisomien (zum Beispiel das Down-Syndrom) gibt und ebenfalls selbst bezahlt werden muss (siehe Kapitel 8.15).
Entwicklung des Kindes	Das Baby übt jetzt erste Bewegungen. Die Geschlechtsorgane bilden sich aus.
Körperliche und seelische Veränderungen; übliche Beschwerden	• Übelkeit, verschwindet üblicherweise nach der zwölften Woche. • Harndrang • Zahnfleischbluten Sie fühlen sich möglicherweise oft müde. Gönnen Sie sich häufiger eine Ruhepause (Verunsicherungsphase).
Größe und Gewicht (des Kindes)	Es ist schon fünf Zentimeter groß und wiegt 45 Gramm.
Für Berufstätige	Als Schwangere dürfen Sie bestimmte Arbeiten nicht mehr verrichten, wie z. B. Arbeiten, bei denen eine Infektionsgefahr besteht (mehr dazu finden Sie in Kapitel 5).

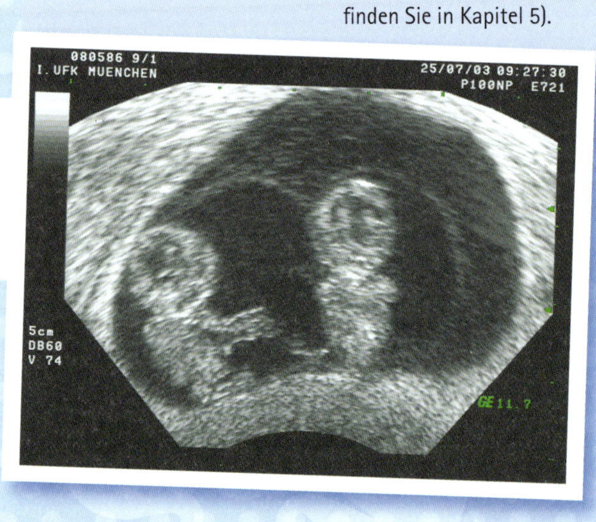

Zwillinge in der 10. Schwangerschaftswoche

Tagebuch 3. Monat

» Meine 2. Vorsorgeuntersuchung

Wann

Besondere Vorkommnisse

Nächster Vorsorgetermin

» Spezielle Schwangerschaftsgymnastik kann mir gut tun. Ich erkundige mich über die Möglichkeiten in meiner Nähe (Fitnesscenter, Yoga-Schulen, Geburtshäuser etc.).

Meine Wahl fällt auf

Aus folgendem Grund

» Meine körperlichen und seelischen Veränderungen in den letzten Wochen

» Mein Körpergewicht kg

» Mein Bauchumfang am Ende des dritten Schwangerschaftsmonats cm

TEILEN SIE IHR GLÜCK MIT FREUNDEN UND GEHEN SIE GEMEINSAM ESSEN.

4. Monat (13.-16. SSW)

3. Vorsorgeuntersuchung	Ab der 15. Woche kann bei Frauen ab 35 Jahren oder wenn erblich bedingte Risiken vorliegen oder bei Verdacht auf Fehlbildungen eine Amniozentese durchgeführt werden. Hierbei wird Fruchtwasser entnommen und untersucht. Das Ergebnis liegt zehn bis 21 Tage nach der Entnahme vor. Diese Diagnostik ist sorgfältig gegen Nutzen und Risiken abzuwägen, da ein Abortrisiko von einem halben bis einem Prozent besteht. Lassen Sie sich vorher durch Ihre Frauenärztin/Ihren Frauenarzt gut beraten.
Entwicklung des Kindes	Das Baby bewegt sich immer häufiger, Sie können es aber noch nicht spüren. Organe und Körpersysteme sind weitgehend ausgebildet. Der Embryo wird nun Fetus genannt; der lateinische Begriff bedeutet »das Junge«. Das zentrale Nervensystem des Kindes beginnt seine Bewegungsabläufe zu steuern.
Körperliche und seelische Veränderungen; übliche Beschwerden	Der Bauch beginnt sichtbar zu wachsen. Man verspürt häufig Müdigkeit. Jetzt beginnt die sogenannte Anpassungsphase. Die Entscheidung für die Schwangerschaft und das Kind, die Planung für die Zukunft und die überschaubare Zeit bis zur Entbindung führen in aller Regel zu einer Phase steigenden Wohlbefindens. Von den meisten Frauen werden die körperlichen und seelischen Veränderungen akzeptiert, die eine Schwangerschaft mit sich bringt. Zur Anpassung trägt weiter bei, dass das bisher unbekannte Kind sinnlich erfahrbar wird, da in dieser Phase die Herztöne hörbar gemacht werden und im Ultraschall das kleine Wesen deutlicher zu sehen ist. Auch dem Vater bietet ein Ultraschallbild die Möglichkeit, das werdende Kind zu erkennen. Dies alles schafft eine gute Grundlage für die Identifikation der Schwangeren mit ihrem Kind und für die Herausbildung der zukünftigen Rolle als Mutter bzw. auch als Vater.
Kalorienbedarf	Ihr Kalorienbedarf erhöht sich um etwa 10 Prozent. Mein neuer individueller Kalorienbedarf, der mir mit der BabyCare-Ernährungsanalayse mitgeteilt wurde: ________kcal. Ausgewogen und abwechslungsreich essen.
Größe und Gewicht (des Kindes)	Nach Ende des vierten Monats ist das Kind zehn Zentimeter lang und wiegt 110 Gramm.
Für Berufstätige	Ab jetzt sieht das Mutterschutzgesetz einige Beschäftigungsverbote vor, wie z. B. schwere körperliche Arbeiten oder Arbeiten mit erhöhter Unfallgefahr (siehe Kapitel 5). Teilen Sie Ihrem Arbeitgeber den voraussichtlichen Geburtstermin Ihres Kindes mit (zum Beispiel mit einer Kopie des unteren Teils der Seite 6 des Mutterpasses).

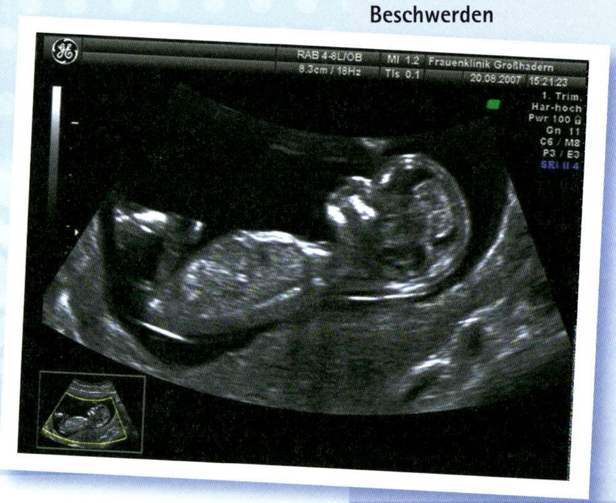

Fetus in der 13. Schwangerschaftswoche

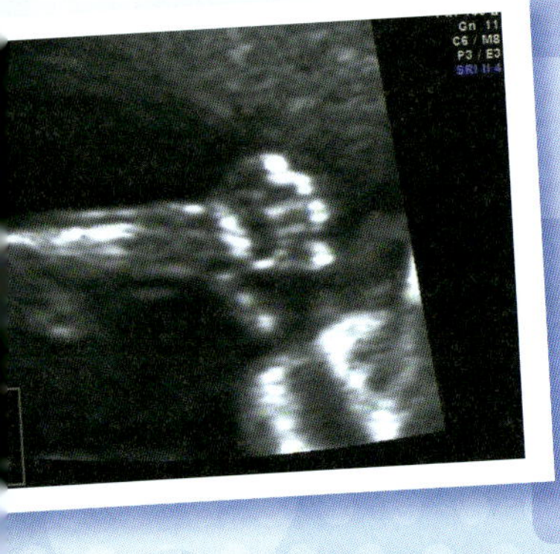

Tagebuch 4. Monat

» Meine 3. Vorsorgeuntersuchung

Wann

Besondere Vorkommnisse

Nächster Vorsorgetermin

» Nun habe ich es endlich meinen Freunden, Verwandten und Bekannten erzählt.

Wie haben diese reagiert?

Wer	Reaktion

» Meine körperlichen und seelischen Veränderungen in den letzten Wochen

» Mein Körpergewicht kg

» Mein Bauchumfang am Ende des vierten Schwangerschaftsmonats cm

VERWÖHNEN SIE SICH: GEBEN SIE IN DIE BADEWANNE EIN PAAR TROPFEN VON IHREM LIEBLINGSAROMAÖL.

5. Monat (17.–20. SSW)

4. Vorsorgeuntersuchung	Ab der 18. Woche 2. Ultraschalluntersuchung mit Wahlmöglichkeit zwischen Basisuntersuchung und erweiterter Basisuntersuchung (siehe Seite 21 und 22).
Entwicklung des Kindes	Jetzt können Sie möglicherweise bereits die ersten Bewegungen des Kindes bemerken. Dies kann jedoch auch erheblich später erfolgen (21.–22. SSW), besonders wenn Sie zum ersten Mal schwanger sind und diese Berührungen eines Kindes noch nicht richtig kennen. Die Sinnesorgane bilden sich aus: Das Kind kann hören. Unterhalten Sie sich mit ihm. Spielen Sie ihm schöne Musik vor und vermeiden Sie Lärm. Sie werden merken, wie sich das Kind sonst durch Strampeln wehrt. Ab der 18. SSW reagiert ihr Kind nun schon auf Licht, da sich die Netzhaut entwickelt hat.
Körperliche und seelische Veränderungen; übliche Beschwerden	Der Bauch wölbt sich. Manche Kleidungsstücke werden zu eng. Verstopfung kann immer noch vorkommen, auch häufiges Schwitzen ist normal. Wenn starkes Schwitzen in Kombination mit anderen Beschwerden (Nervosität, Erschöpfung, Pulsrasen, Fieber) einhergeht, kann eine Schilddrüsenüberfunktion vorliegen. Bitte informieren Sie unbedingt Ihre Frauenärztin/Ihren Frauenarzt darüber!
Größe und Gewicht (des Kindes)	Das Kind wiegt am Ende des fünften Monats etwa 200 Gramm und ist 19 cm lang.

PLATZ FÜR EIN ULTRASCHALLBILD
ODER EIN FOTO VON MEINEM BABYBAUCH

DOSIERTES BEWEGUNGSTRAINING IST GESUND FÜR MUTTER UND KIND. EIN SPEZIELLES GYMNASTIK-PROGRAMM FINDEN SIE IN DIESEM BUCH AB SEITE 212.

Tagebuch 5. Monat

» Das Geschlecht meines Babys wurde jetzt festgestellt. Es ist ein

» Meine ersten Namenseinfälle

» Meine 4. Vorsorgeuntersuchung

Wann

Besondere Vorkommnisse

Nächster Vorsorgetermin

» Zahnarzttermin

» Während ich ______________________, habe ich mein Baby das erste Mal gespürt.

» Da mein Baby nun hören kann, unterhalte ich es immer mit schöner Musik, am liebsten

TIPP

Schauen Sie sich auf Baby-Basaren um! Viele Mütter verkaufen dort auch Schwangerschaftskleidung

» Meine körperlichen und seelischen Veränderungen in den letzten Wochen

» Mein Körpergewicht kg

» Mein Bauchumfang am Ende des fünften Schwangerschaftsmonats cm

6. Monat (21.–24. SSW)

5. Vorsorgeuntersuchung

Routinekontrolle, ob alles in Ordnung ist.

Mit der Wahrnehmung der ersten Kindsbewegungen beginnt die »Konkretisierungsphase«.

Entwicklung des Kindes

Bewegung und Ruhe des Kindes wechseln sich ab. Der Schlaf-Wach-Rhythmus stellt sich ein. Die Käse- oder Fruchtschmiere, die das Kind schützt und das Gleiten während der Geburt erleichtert, wird ausgebildet. Zum Ende des sechsten Monats erreicht die Gebärmutter die Nabelhöhe.

Körperliche und seelische Veränderungen; übliche Beschwerden

Sie spüren das Kind täglich ohne die Hilfe technisch-diagnostischer Verfahren. Nahezu alle Schwangeren empfinden die Beziehung als schön und es kommen Freude und Erleichterung auf. Die Konkretisierungsphase zeichnet sich gegenüber den anderen Phasen durch das geringste Maß an negativen Gefühlen, Ängsten und Unsicherheiten aus. Die Schwangeren bekommen mehr Vertrauen, alles wird konkreter. Auch der zukünftige Vater kann jetzt mehr einbezogen werden; seine Hand auf dem Bauch kann beruhigend auf das Kind wirken. Gespräche, Planung und Handlungen sind auf die Geburt und das zukünftige Kind konzentriert (Schwangerschaftsgymnastik, Geburtsvorbereitungskurse, Namensfindung, Einrichtung des Kinderzimmers). Sie sind auch als aktive Maßnahmen zur Gestaltung der neuen Lebenssituation zu verstehen und verstärken die Gewissheit, sie beherrschen zu können.

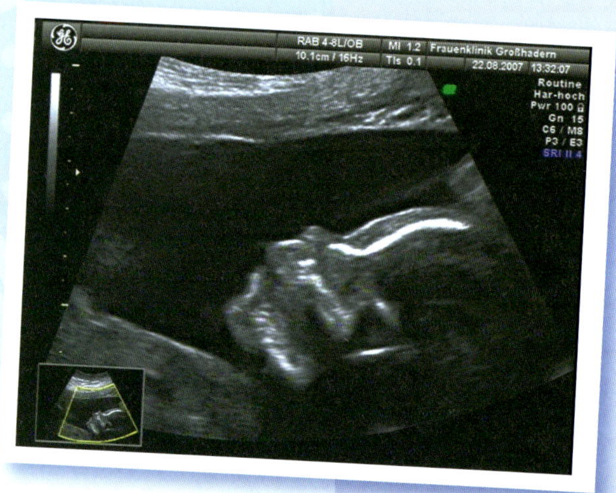

Ein Baby in der 23. Schwangerschaftswoche

Ab der 20.–21. Woche kann es zu Gebärmutterkontraktionen kommen; der Bauch wird manchmal hart.

Durch das Wachstum des Kindes können folgende Beschwerden auftreten:

- Blähungen, Sodbrennen, Verstopfung
- Rücken- und Kreuzschmerzen
- Harndrang
- Muskelkrämpfe, z. B. Wadenkrämpfe; sie können durch Magnesiummangel verursacht sein (siehe Kapitel 8.9)
- Hämorrhoiden
- Krampfadern, Ödeme
- Hautjucken
- Kreislaufprobleme

Planen Sie Ihren Geburtsvorbereitungskurs und nehmen Sie Kontakt zu einer Hebamme auf.

Größe und Gewicht (des Kindes)

Das Kind ist inzwischen etwa 28 bis 30 cm lang und wiegt 500 bis 700 Gramm.

Tagebuch 6. Monat

» Meine 5. Vorsorgeuntersuchung

Wann

Besondere Vorkommnisse

Nächster Vorsorgetermin

» Da die Kurse sehr beliebt sind, wird es Zeit und ich begebe mich auf die Suche nach einem Geburtsvorbereitungskurs und einer Hebamme meines Vertrauens.

Meine Hebamme heißt

» Mein Geburtsvorbereitungskurs wird beginnen am

Wo

TIPP

Finden Sie eine Hebamme in Ihrer Nähe www.hebammensuche.de

» Situationen, in denen ich mein Baby am häufigsten spüre

» Meine körperlichen und seelischen Veränderungen in den letzten Wochen

» Mein Körpergewicht kg

» Mein Bauchumfang am Ende des sechsten Schwangerschaftsmonats cm

MASSIEREN SIE IHREN BAUCH MIT EINEM GUTEN PFLEGEÖL: KLEINE KREISENDE BEWEGUNGEN ODER SANFTES ZUPFEN FÖRDERN DIE DURCHBLUTUNG UND VERBESSERN SO DAS DEHNUNGSVERMÖGEN DES BINDEGEWEBES

7. Monat (25.-28. SSW)

6. Vorsorgeuntersuchung	Kontrolluntersuchung, Test auf Schwangerschaftsdiabetes (oGTT). Falls nicht bereits in der 24. Schwangerschaftswoche erfolgt, wird Ihnen zum Ausschluss einer Blutzuckererkrankung in der Schwangerschaft ein entsprechender Test angeboten. Diesen sollten Sie unbedingt wahrnehmen. Denn bei fünf bis zehn Prozent der Schwangeren entwickelt sich diese Krankheit und nur etwa die Hälfte davon weist entsprechende Risikofaktoren auf.
Entwicklung des Kindes	Ein unverwechselbares Gesicht (Gesichtsphysiognomie) wird ausgebildet. Das Baby kann Schluckauf bekommen, am Ende des siebten Monats die Augen öffnen und hell und dunkel unterscheiden. Ab jetzt wachsen die Überlebenschancen für ein Frühgeborenes. Dennoch weisen viele Kinder, die jetzt schon geboren werden, gesundheitliche Beeinträchtigungen auf.
Körperliche und seelische Veränderungen; übliche Beschwerden	Neben den bereits beschriebenen Beschwerden spüren Sie ab jetzt häufiger Atemnot. Ihre eigenen Organe werden durch die vergrößerte Gebärmutter aus ihrer normalen Lage verdrängt. So zum Beispiel das Zwerchfell, so dass gelegentlich die Atmung erschwert ist. Auch Harndrang kann jetzt wieder verstärkt auftreten. Das Kind belastet Ihre Wirbelsäule; versuchen Sie, diese zu schonen und durch aktive Übungen zu entlasten (siehe Gymnastikkurs ab Seite 212). Schlaflosigkeit kann auftreten – wenn Sie ruhen wollen, ist Ihr Kind besonders aktiv! Bitte keine Schlaf- oder Beruhigungsmittel nehmen!!
Größe und Gewicht (des Kindes)	Das Kind ist jetzt etwa 34 cm lang und wiegt 900 bis 1.100 Gramm. Für »Babyfernsehen« (muss selbst bezahlt werden) ist jetzt eine besonders gute Zeit, ob nun im bewährten oder auch dreidimensionalen Ultraschallbild.

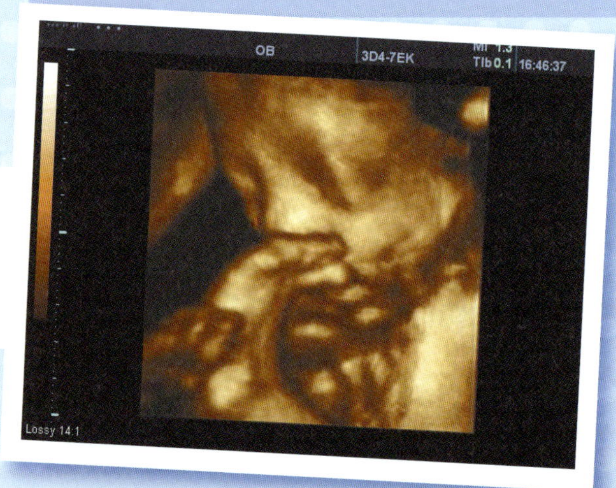

Gesicht und Fuß,
26. Schwangerschaftswoche

Tagebuch 7. Monat

» Weitere Namensideen für mein Baby

TIPP
Auf www.kidsgo.de finden Sie eine Vornamen-Suchmaschine

» Ich habe die Möglichkeit mir kostenpflichtig eine Milchpumpe zu leihen (Apotheke oder Klinik). Da diese sehr begehrt sind, erkundige ich mich früh genug und reserviere mir eine.

Wo

Abholdatum

Für welchen Zeitraum

Kosten

» Meine 6. Vorsorgeuntersuchung

Wann

Besondere Vorkommnisse

Nächster Vorsorgetermin

» Meine körperlichen und seelischen Veränderungen in den letzten Wochen

» Mein Körpergewicht kg

» Mein Bauchumfang am Ende des siebten Schwangerschaftsmonats cm

GEHE ICH ODER MEIN PARTNER IN ELTERNZEIT? INFORMATIONEN ÜBER DIE ANMELDEFRIST BEIM ARBEITGEBER AUF SEITE 61.

8. Monat (29.-32. SSW)

7. Vorsorgeuntersuchung	3. Basis-Ultraschalluntersuchung, CTG (Herzton-Wehenschreiber, nur wenn Risiken vorliegen). Bestimmen Sie den Ort der Geburt. Vereinbaren Sie spätestens jetzt einen Geburtsvorbereitungskurs und suchen Sie sich eine Hebamme. Denn auch bei einer Geburt im Krankenhaus können Sie eine Hebamme zur Nachbetreuung zu Hause in Anspruch nehmen.
Entwicklung des Kindes	Das Kind wächst und nimmt kontinuierlich zu. Der Geschmackssinn bildet sich aus. Die Bewegungen nehmen zu und werden kräftiger.
Körperliche und seelische Veränderungen; übliche Beschwerden	Manchmal Atemnot, Rückenschmerzen, Sodbrennen, Minderung der Belastbarkeit, vor allem bei erhöhter Gewichtszunahme. Vorbereitend auf die Geburt kann sich der Uterus zusammenziehen (erste Wehen). Wenn dies öfter als zehn Mal am Tag vorkommt, unbedingt in ärztliche Behandlung begeben (Praxis/Klinik).
Größe und Gewicht (des Kindes)	Am Ende des achten Monats kann Ihr Kind schon 40 cm groß sein und 1.600 bis 1.800 Gramm wiegen.

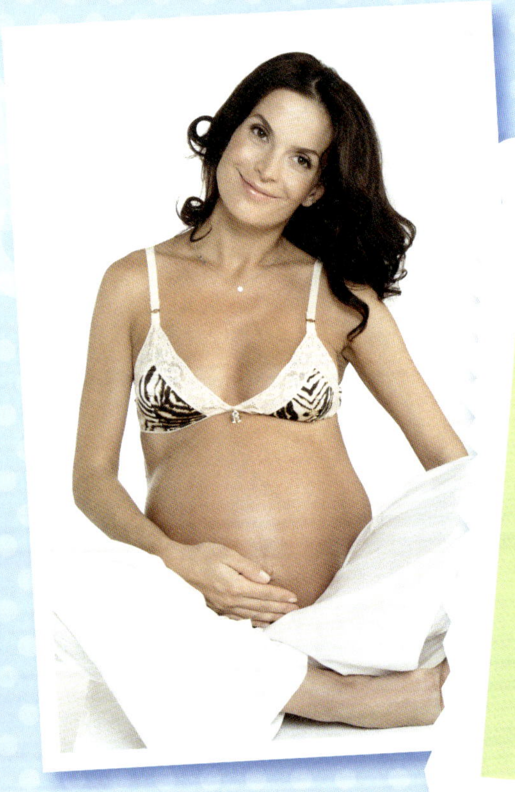

PLATZ FÜR
EIN WEITERES BILD

Tagebuch 8. Monat

» Was ist für mich bei der Geburt wichtig?

» Wo ich mein Kind entbinden möchte (in der Klinik, im Geburtshaus oder zu Hause)

» Ich möchte mein Kind in einer Klinik zur Welt bringen. Ich habe die Möglichkeit den Kreißsaal der verschiedenen Kliniken zu besichtigen. Was ist mir wichtig?

TIPP

Informationen über die verschiedenen Möglichkeiten der Geburt finden Sie ab Seite 173.

» Was hat mir bei der Kreißsaalbesichtigung gefallen? Was hat mir nicht gefallen?

Name der Klinik	Vorteile	Nachteile

Ich habe mich entschieden für

Ich sollte mit meiner Frauenärztin/ meinem Frauenarzt besprechen, wie die Geburt ablaufen soll, ob und was für eine Schmerztherapie angewendet werden soll etc.

Was ich möchte

Was ich nicht möchte

» Meine 7. Vorsorgeuntersuchung

Wann

Besondere Vorkommnisse

Nächster Vorsorgetermin

TIPP

Kriterien zur Wahl der Entbindungsklinik finden Sie ab Seite 177.

» Meine körperlichen und seelischen Veränderungen in den letzten Wochen

» Mein Körpergewicht kg

» Mein Bauchumfang am Ende des achten Schwangerschaftsmonats cm

9. Monat (33.-36. SSW)

8. und 9. Vorsorgeuntersuchung	Die Vorsorgeuntersuchungen werden nun alle 14 Tage durchgeführt. Vier Wochen vor dem errechneten Geburtstermin sollten Sie eine Tasche für die Klinikentbindung packen. Die meisten Geburtskliniken bieten ab der 36. Schwangerschaftswoche eine Konsultation zur Geburtsplanung an. Dieses Angebot sollten Sie nutzen, um sich mit dem Kreißsaal vertraut zu machen. Ihre Frauenärztin/Ihr Frauenarzt stellt Ihnen hierfür eine Überweisung aus. Beginn der Vorbereitungsphase.
Entwicklung des Kindes	Neun von zehn Kindern liegen bereits im neunten Monat mit dem Kopf nach unten, das heißt in der besten Geburtsposition.
Körperliche und seelische Veränderungen; übliche Beschwerden	Etwa vier bis sechs Wochen vor der Geburt senkt sich der Bauch, der kindliche Kopf tritt tiefer in das Becken ein. Der Harndrang wird häufiger, die Atemprobleme lassen nach. Es kann auch zu unregelmäßigen Vorwehen kommen. Die körperlichen Veränderungen sind nun besonders beschwerlich. Die Beweglichkeit ist deutlich eingeschränkt und zahlreiche körperlich-seelische Beschwerden treten auf oder nehmen in ihrer Häufigkeit noch zu. Dies führt häufig zu negativen Gefühlsreaktionen. Kopfschmerzen, Übelkeit, Kreislaufprobleme, Schlafstörungen Bewusst setzen sich die Schwangeren nun häufig praktisch und psychisch mit der körperlichen Trennung von ihrem Kind auseinander. Die emotionale Grundstimmung ist oft eher zwiespalten bis negativ. Ängste und Unsicherheiten nehmen zu. Das Verlangen nach Schutz und Sicherheit sind in besonders hohem Maße ausgeprägt. Die vorsorgliche Beschäftigung mit der Säuglingspflege und der Situation nach der Geburt kann diesen Stress mindern und beim Überwinden helfen.
Größe und Gewicht (des Kindes)	Ab der 33. Woche nimmt das Kind pro Woche um etwa 200 Gramm zu. Am Ende des neunten Monats ist es etwa 45 Zentimeter lang und wiegt 2.400 bis 2.750 Gramm.
Für Berufstätige	Mit 34 (+0) Wochen beginnt der Mutterschutz. Er dauert bis acht Wochen nach der Geburt des Kindes (bei Früh- und Mehrlingsgeburten zwölf Wochen). Mein Mutterschutz beginnt am ____________________

Ein Baby in der 33. Schwangerschaftswoche

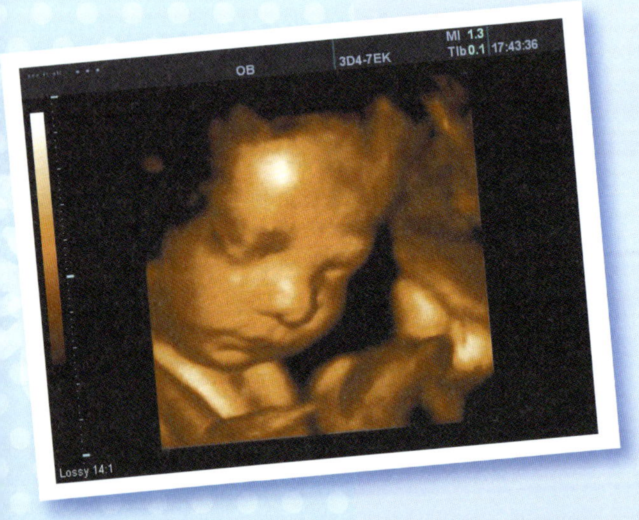

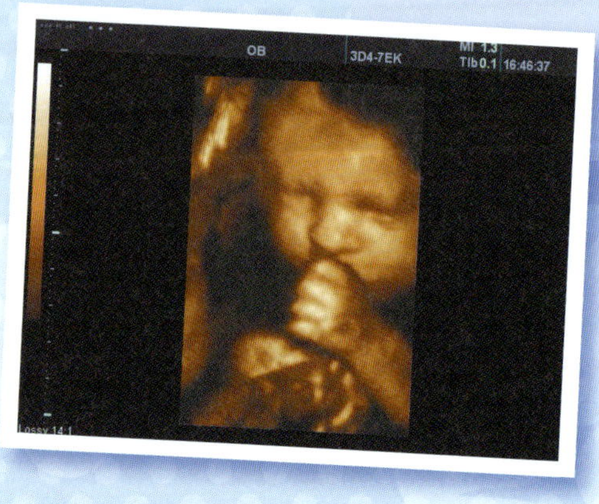

Tagebuch 9. Monat

» Ich packe meinen Klinikkoffer und nehme mit

❍ Mutterpass, Familienstammbuch oder Heiratsurkunde (Geburtsurkunde bei unverheirateten Müttern)

❍ Personalausweis ❍ Versichertenkarte

❍ Zwei Nachthemden oder lange T-Shirts, frische Unterwäsche ❍ Still-BH/Stilleinlagen

❍ Rutschfeste Hausschuhe und dicke Socken ❍ Bademantel

❍ Kleidung für die Zeit im Krankenhaus, Jogginganzug, bequeme Shirts

❍ Bequeme Kleidung für den Weg nach Hause, am besten etwas, das im fünften oder sechsten Monat gepasst hat.

❍ Kosmetikartikel wie Zahnbürste, Zahnpasta, Duschgel, Shampoo, Bürste, Handtücher

❍ Bücher, Musik ❍ Fotoapparat (im Kreißsaal keinen Blitz benutzen), evtl. Videokamera

❍ Monatshygiene (Binden)

❍ Waschlappen (wenn Sie ins Schwitzen kommen)

34. SSW:
Mein Mutterschutz beginnt.

Im Kapitel 5 finden Sie wichtige Informationen rund um »Schwangerschaft und Berufstätigkeit«.

Für mein Baby

❍ Hemdchen, Bodys, Strampler, Socken, Jacke, Mütze und Windeln

❍ Babydecke und Spucktücher

❍ Baby-Sicherheitsschale für den Nachhause-Transport im Auto oder einen Kinderwagen (bringt am besten der Abholer mit).

Eindrücke und Wünsche

» Meine 8. Vorsorgeuntersuchung

Wann ....

Besondere Vorkommnisse ....

Nächster Vorsorgetermin ....

» Meine 9. Vorsorgeuntersuchung

Wann ....

Besondere Vorkommnisse ....

Nächster Vorsorgetermin ....

» Meine körperlichen und seelischen Veränderungen in den letzten Wochen

---

» Mein Körpergewicht .... kg

» Mein Bauchumfang am Ende des neunten Schwangerschaftsmonats .... cm

10. Monat (37.–40. SSW)

10. Vorsorgeuntersuchung	Die letzte Kontrolle Falls Sie sich für eine ambulante Geburt im Krankenhaus oder in einer Geburtsklinik oder eine Hausgeburt entschieden haben, prüfen Sie nochmals, ob alle wichtigen Punkte geregelt sind, beispielsweise Hebamme, Kinderärztin/Kinderarzt.
Entwicklung des Kindes	Das Kind produziert das Hormon Kortison, das seine Lungen für den Zeitpunkt, wenn es den Körper der Mutter verlässt, auf die eigene Atmung vorbereitet. Die Entwicklung des Kindes ist damit abgeschlossen, es ist reif für die Geburt. Zum Ende der Schwangerschaft können die Bewegungen des Kindes nachlassen; das Baby hat einfach keinen Platz mehr zum Strampeln. Nur weniger als fünf Prozent aller Kinder liegen in der Steißlage, also mit den Füßen oder dem Po nach unten.
Körperliche und seelische Veränderungen; übliche Beschwerden	Ein bisschen Aufregung, zunehmende Ungeduld und Nervosität sind normal. Viele Schwangere werden kurz vor der Geburt aktiv, putzen zum Beispiel ihre Wohnung, um für die Ankunft ihres Kindes alles vorbereitet zu haben. Der Geburtsbeginn kündigt sich durch die Zunahme der Wehentätigkeit, den Abgang von Schleim und Blut und eventuell einen Blasensprung an. Wenn Sie über einen Zeitraum von einer Stunde regelmäßig im Abstand von zehn Minuten Wehen haben, Ihre Fruchtblase platzt oder Sie eine leichte Blutung feststellen, sollten Sie in die Klinik fahren, besser noch sich dorthin fahren lassen. Die Geburt des Kindes kann sich aber auch ganz normal verzögern. Ist der errechnete Geburtstermin überschritten, werden Sie anfangs alle zwei Tage und später sogar täglich einbestellt, um mittels CTG (Kardiotokogramm/Wehenschreiber) zu prüfen, ob alles in Ordnung ist. Manchmal ist es notwendig, die Geburt künstlich einzuleiten; in der Geburtsklinik werden Sie dazu beraten.
Größe und Gewicht (des Kindes)	Das reife Kind ist im Durchschnitt 50 bis 54 Zentimeter lang und wiegt 3.000 bis 3.800 Gramm.
Für Berufstätige	Nach der Geburt ist für einen Zeitraum von acht Wochen eine Ausübung des Berufs gesetzlich verboten.

Ein Baby in der 40. Schwangerschaftswoche

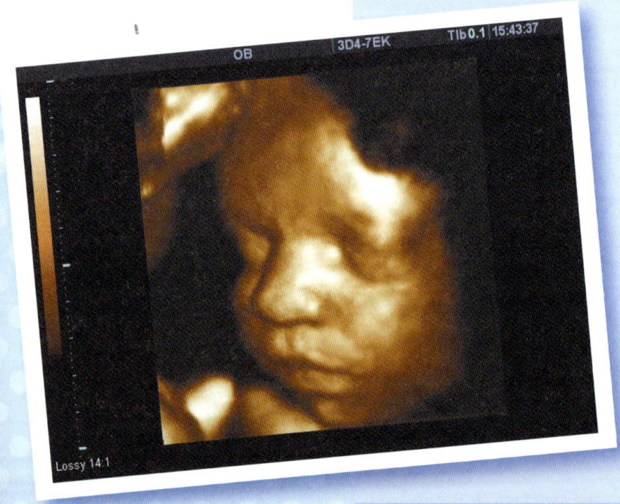

Tagebuch 10. Monat

Mein Baby ist da!

Name

Geburtsdatum

Zeit

Gewicht

Größe

Haarfarbe

Augenfarbe

Sternzeichen

Die ersten Wehen spürte ich am

um

Als meine Fruchtblase geplatzt ist, habe ich gerade

Wie ist meine Geburt verlaufen? Wie lange hat sie gedauert?

Meine ersten Gedanken und Gefühle nach der Geburt

Bei der Geburt war dabei

Wie erging es meiner Begleitung/meinem Partner während der Geburt?

Erste Besucher

Das erste Babyfoto

3.3 Übliche Beschwerden und solche, die Sie ernst nehmen sollten

Vor allem die ersten Wochen einer Schwangerschaft können – aber müssen nicht – unangenehm sein. Übelkeit, Unwohlsein und Erbrechen kommen wegen der hormonellen Veränderungen in Ihrem Körper und der psychischen Anspannung häufiger vor. Auch später können psychische und körperliche Allgemeinsymptome wie Müdigkeit, Jucken der Haut, Kopfschmerzen, Harndrang, Krämpfe in den Beinen, Nasenschleimhautentzündung, Nasenbluten, Schlafstörungen und Rückenschmerzen öfter oder verstärkt auftreten. So abschreckend sich diese Aufzählung anhört, dies alles kann vorkommen und bewegt sich doch im Rahmen des Üblichen. Was dagegen zu tun ist, erfahren Sie im nächsten Kapitel. Wenn diese Symptome oder Beschwerden über längere Zeit auftreten, sollten Sie die Frauenarztpraxis aufsuchen.

Generell gilt: Nehmen Sie bitte jeden der Vorsorgetermine wahr. Falls Sie einmal einen versäumen sollten – das kann vorkommen – machen Sie einen neuen Termin mit Ihrer Frauenärztin/Ihrem Frauenarzt aus. Kontrollieren Sie Ihre Gewichtszunahme und achten Sie auf Ihren Gesundheitszustand. Aber hören Sie nicht täglich ängstlich in sich hinein.

Bei den folgenden Beschwerden oder Vorkommnissen sollten Sie allerdings umgehend zur Frauenärztin/zum Frauenarzt gehen, sollte sie/er einmal nicht erreichbar sein, auch direkt in das nächstgelegene Krankenhaus mit geburtshilflicher Abteilung:

- Blutungen aus der Scheide
- Starke und anhaltende Bauchschmerzen in den ersten Wochen der Schwangerschaft, ungewöhnliche Schmerzen im Unterbauch
- Starke Gewichtszunahme
- Abgehendes Fruchtwasser (vorzeitiger Blasensprung); Symptome wie ein tropfender Wasserhahn
- häufige, starke Kopfschmerzen
- häufiges Nasenbluten
- Schwindel, Schmerzen, Augenflimmern (Hinweiszeichen auf Bluthochdruck)
- Anhaltendes leichtes oder plötzlich hohes Fieber
- Stechende Schmerzen im Oberbauch gegen Ende der Schwangerschaft
- Schwellungen im Gesicht, an Händen, Füßen und Gelenken (Ödeme)
- Starke und anhaltende Kopfschmerzen in der späten Schwangerschaft

3.4 Was Sie gegen Schwangerschaftsbeschwerden tun können

In den zehn Monaten der Schwangerschaft verändert sich sehr viel in Ihrem Körper. Das geht bei vielen Frauen mit Beschwerden einher. Da es sich dabei in der Regel nicht um krankhafte Zustände handelt, sondern um Umstellungsprobleme und Wachstumsschmerzen, kann man nicht wirklich die Ursachen behandeln. Dennoch ist es möglich, viele »Zipperlein« zu lindern.

Hier haben wir für Sie stichwortartig bewährte Tipps und Hausmittel aus dem Erfahrungsschatz einer Hebamme zusammengestellt, die gegen Beschwerden helfen können. Aber erschrecken Sie bitte nicht. Sie können auftreten, müssen es aber nicht.

Wenn es sich bei Ihren Beschwerden nicht um eine Befindlichkeitsstörung, sondern um einen krankhaften Zustand handelt, der behandelt werden muss, ist Ihre Frauenärztin/Ihr Frauenarzt zuständig. Gehen Sie hin, wenn sich die Beschwerden durch die hier vorgeschlagenen Maßnahmen nicht bessern.

Eine besondere Rolle spielen dabei oft sogenannte Aromaöle, die man in Drogerien oder Apotheken kaufen kann. Mit Aromaölen in einer Duftlampe können Sie im ganzen Raum einen schönen Duft verbreiten, eine Kombination für Ihr persönliches »Riechfläschchen«

zusammenstellen, Ihr Massageöl herstellen (insgesamt 15–30 Tropfen auf 100 Milliliter Öl) oder als Badezusatz verwenden (für ein Vollbad 8–15 Tropfen mit etwas Honig, Sahne oder Salz vermischt ins Wasser geben).

Blähungen
- Fenchel-Anis-Kümmel-Tee
- In Ruhe essen, gut kauen
- Auf weißen Zucker verzichten

Aromaöle:
Basilikum, Bergamotte, Fenchel, Lavendel, Majoran, Melisse, Muskatellersalbei, Myrrhe, Pfefferminze, schwarzer Pfeffer, Rosmarin (nicht bei hohem Blutdruck), Sandelholz, Wacholder, Ysop (nicht bei hohem Blutdruck)

Blutdruck zu hoch
- Stress abbauen: Denken Sie darüber nach, was Sie besonders unter Druck setzt und versuchen Sie dann, für Entspannung zu sorgen
- Entspannungsübungen, autogenes Training
- Scharfe Gewürze meiden, keine Lakritze (Süßholz), kein Rosmarin

Kräutertees:
Malve (Hibiskus), Brennnessel

Essen:
Gut sind Kopfsalat, Tomaten, Birnen, Gurken (möglichst reife), Knoblauch und Zwiebeln (möglichst roh), ebenso Aromaöle, vor allem Majoran und Thymian, auch Lavendel, Melisse, Muskatellersalbei; kein Rosmarin, kein Ysop, kein Koffein oder Teein.

Blutdruck zu niedrig
- Ausreichend trinken
- Bürstenmassagen
- Nicht zu warm baden oder duschen
- Rosmarinzusatz im Badewasser
- Wechselduschen und -bäder für Arme und Beine
- Kreislaufanregende gymnastische Übungen
- Schwimmen
- Flott gehen
- Atemübungen, Yoga

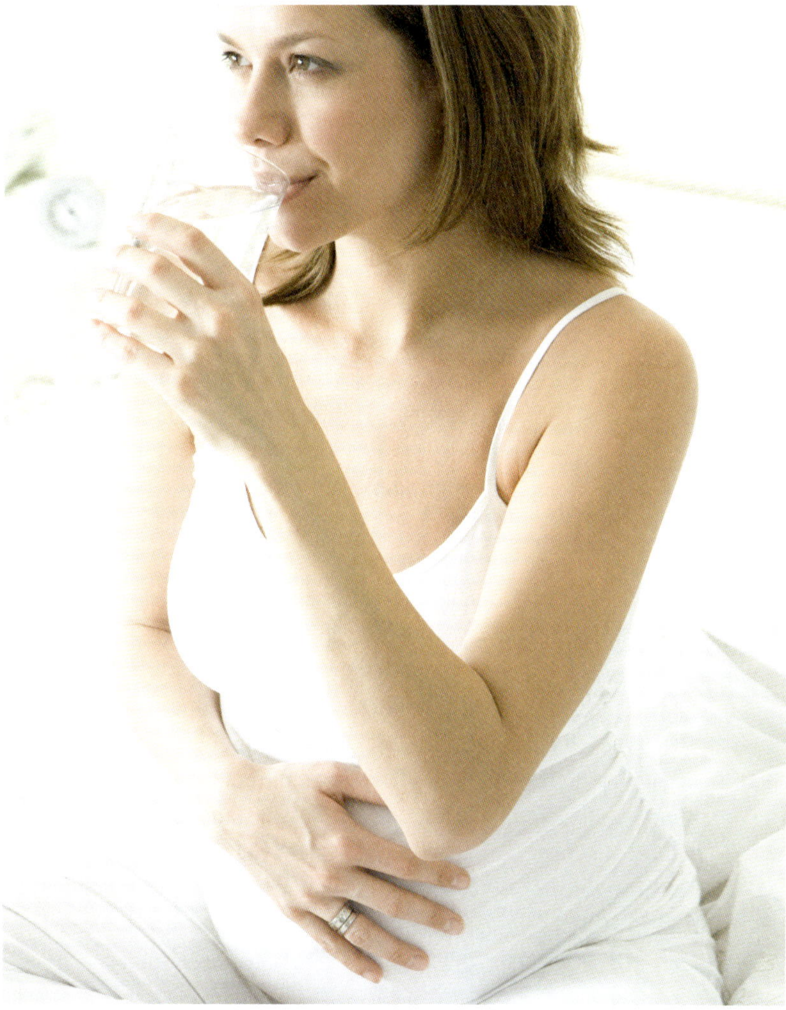

Kreislaufstärkende Aromaöle:
vor allem Rosmarin und Ysop, auch schwarzer Pfeffer, Wacholder

Brustspannen
- Gut stützenden Büstenhalter tragen
- Brustmassage mit dem Öl, das Sie für Ihren Bauch verwenden, aber die Brustwarzen aussparen oder ein warmes Bad mit entspannendem Badezusatz, zum Beispiel Lavendel

Blutarmut
Wichtig sind genügend Eisen, Folsäure, Vitamin C und Vitamin B_{12}.
Wenig Kaffee und schwarzen Tee trinken, weil diese die Aufnahme dieser Stoffe hemmen.

Trinken Sie bei Übelkeit schon vor dem Aufstehen ein Glas Wasser.

Dammvorbereitung

In den letzten vier Wochen vor dem Termin:

- Tägliche Dammmassage mit einem guten Öl
- Ein- bis zweimal täglich einen Esslöffel geschroteten Leinsamen mit viel Flüssigkeit zu sich nehmen, zum Beispiel in Joghurt.
- Himbeerblättertee
- Dampfsitzbad mit Lindenblüten oder Heublumen einmal pro Woche: Blüten in einen Topf mit kochendem Wasser geben, ins Bidet oder die Toilette stellen, abkühlen lassen und sich darüber setzen.

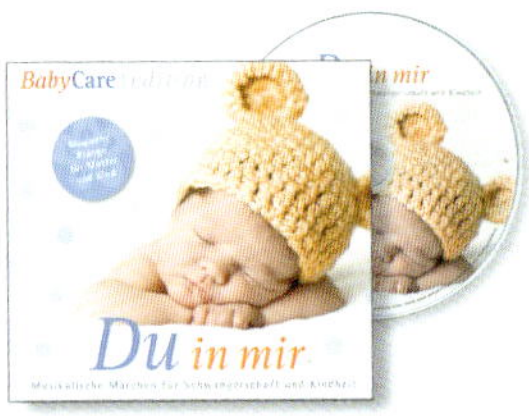

»Du in mir«, Entspannungsmusik für Mutter und Kind, zu bestellen unter www.baby-care.de

Krampfadern (Varizen)

- Kreislauf anregen, zum Beispiel zügig gehen
- Schwimmen
- Für guten Stuhlgang sorgen (siehe Verstopfung)
- Öfter mal die Beine einige Minuten hoch lagern oder senkrecht an einer Wand in die Höhe strecken, dann mit den flachen Händen beklopfen und zum Herz hin streichen (eventuell mit Rosskastanienextrakt, Krampfadernöl oder einem Gel aus der Apotheke)
- Keine Kniestrümpfe tragen; die Beine nicht übereinanderschlagen und nicht im Schneidersitz sitzen; Stützstrümpfe tragen

Aromaöle, örtlich: Zypresse

Hämorrhoiden

- Auflagen mit Quark oder geriebener roher Kartoffel, mit Schwedenbitter (Apotheke) oder Apfelessig betupfen, anschließend Ringelblumensalbe oder Beinwellsalbe
- Kühle Sitzbäder mit Hamamelis, Eichenrinde, Beinwell oder Brennnessel oder mit Aromaölen wie Myrrhe, Schafgarbe, Wacholder oder Zypresse
- Salben oder Zäpfchen aus der Apotheke (es gibt auch naturheilkundliche)
- Keine scharfen Gewürze essen
- Für leichten Stuhlgang sorgen (nicht pressen)

Harnwegsbeschwerden

- Keine parfümierten, desinfizierenden Intimpflegemittel mit Konservierungsstoffen verwenden
- Kein weißer Zucker
- Viel Vitamin C macht den Urin sauer und schwemmt Bakterien aus.

Wichtig sind warme Kleidung sowie Unterwäsche aus Naturfasern (häufig wechseln!).

Aromaöle:
Bergamotte, Lavendel, Sandelholz, Wacholder, Sitzbad mit Zinnkraut (Schachtelhalm)

Hautjucken (Pruritus)

Abwaschung oder Bad mit Apfelessig, Kleie- oder Molkebad

Aromaöle: Jasmin, Pfefferminze

Kreuzschmerzen

- Achten Sie auf Ihre Haltung beim Stehen und Gehen!
- Übungen auf allen Vieren (Katzenbuckel); Gymnastikbeispiele mit Übungen speziell bei Kreuzschmerzen finden Sie auf den Seiten 212-215
  Eine Hebamme, Physiotherapeut/-in oder Yogalehrer/-in kann mit Übungen helfen, zum Beispiel in einem Schwangerenkurs. Auch Massagen können helfen; Vorsicht im Kreuzbeinbereich, kann wehenanregend wirken
- Schwimmen im warmen Wasser, vor allem Rückenschwimmen oder Übungen, die Sie in Kursen wie Schwangerenschwimmen lernen können

Mutterbandschmerzen

- Leichte Massage im Leistenbereich, den Schmerz verteilen und wegstreichen
- Warmes Bad mit entspannenden Zusätzen wie Lavendel oder Melisse

> *Achtung*: Wenn die Schmerzen kommen und gehen und der Bauch dabei hart wird, handelt es sich um Wehen. Wenn der Bauch häufiger als zehnmal am Tag hart wird, wenden Sie sich bitte umgehend an Ihre Frauenärztin/Ihren Frauenarzt, die Geburtsklinik oder Ihre Hebamme.

Verstopfte Nase
Sie ist eine normale Begleiterscheinung der Schwangerschaft.

- Naturheilkundliches Nasenspray oder Nasenbalsam aus der Apotheke

Aromaöle:
Lavendel, Myrrhe, Sandelholz, Weihrauch, Ysop (nicht bei hohem Blutdruck)

Ödeme
- Für mehr Ruhe sorgen
- Belastung, Stress abbauen
- Fußbad mit Salz und Wacholderbadezusatz

Aromaöle:
Fenchel, Geranie, Lavendel, schwarzer Pfeffer, Rosmarin (nicht bei hohem Blutdruck), Sandelholz, Wacholder, Ysop (nicht bei hohem Blutdruck), Zypresse

Essen:
Spargel (nicht bei Nierenproblemen), Salatgurken (möglichst reif), Pellkartoffeln, Reis, Sellerie (vor allem roh), rohe Ananas, Sauerkirschen, Liebstöckel (nicht bei Wehenbereitschaft), Kochsalzreduktion

Schlafprobleme
- Atem- und Entspannungsübungen
- Entspannungsmusik hören
- Warmes Fußbad
- Heiße Milch trinken oder Tee aus Melisse, Orangenblüten (nur kurz ziehen lassen), Hopfen (oder alkoholfreies Bier), Beruhigungs- oder Schlaftee-Mischung

Aromaöle:
Basilikum, Kamille, Lavendel, Majoran, Orangenblüte, Rose, Sandelholz

Schwangerschaftsstreifen
- Häufige Massage, die auch die tieferen Hautschichten erreicht, an Bauch, Gesäß und Oberschenkeln mit einem Öl, das die Hautfunktion anregt
- Bürstenmassagen, Hautrollen, die man über den Bauch wandern lässt; Kneifen oder Zupfen sind wirksamer und nicht so wehenanregend wie große kreisende Bewegungen über dem Bauch.

Sodbrennen
- Langsam essen, gut kauen, kleine Portionen
- Beim Essen nicht trinken, dafür zwischen den Mahlzeiten reichlich Flüssigkeit zu sich nehmen
- Anis- oder Fencheltee nach dem Essen, Papaya nach dem Essen (Früchte, Saft oder Tabletten)
- Magenstärkend wirken Senf, Meerrettich, Ingwer (nicht bei Wehenbereitschaft) und Hopfentee
- Keine scharf gebratenen, fettgebackenen, schwer verdaulichen Nahrungsmittel; auch Süßes und Kaffee reizt den Magen
- Nach dem Essen nicht gleich flach liegen
- Mit erhöhtem Oberkörper schlafen

Essen:
Gut sind Karotten, Kartoffeln, Gerste, Hafer, Milch, Quark, Mandeln oder Nüsse; so lange wie möglich kauen. Bei hartnäckigen Beschwerden Heilerde für die innerliche Anwendung (Apotheke) in Wasser auflösen und trinken.

> *Achtung*: Säurebindende Medikamente vermeiden! Sie binden oft auch Spurenelemente und Mineralien und verhindern deren Aufnahme in den Körper.

Magenstärkende Aromaöle:
Basilikum, Fenchel, Melisse, Muskatellersalbei, Myrrhe, Pfefferminze, schwarzer Pfeffer, Rose, Rosmarin (nicht bei hohem Blutdruck), Wacholder

Übelkeit, Erbrechen
Da diese Beschwerden oft mit niedrigem Blutzucker zusammenhängen, helfen ein kleiner Imbiss (Zwieback) und gesüßter Tee morgens vor dem Aufstehen oder eine kleine Zwischenmahlzeit (Müsliriegel dabeihaben). Ingwer kann auch helfen (Tee, Sticks, Ingwer in den Bauchnabel legen (nicht bei Wehenbereitschaft).

Gegen starke Übelkeit kann auch Akupunktur helfen. Fragen Sie Ihre Hebamme!

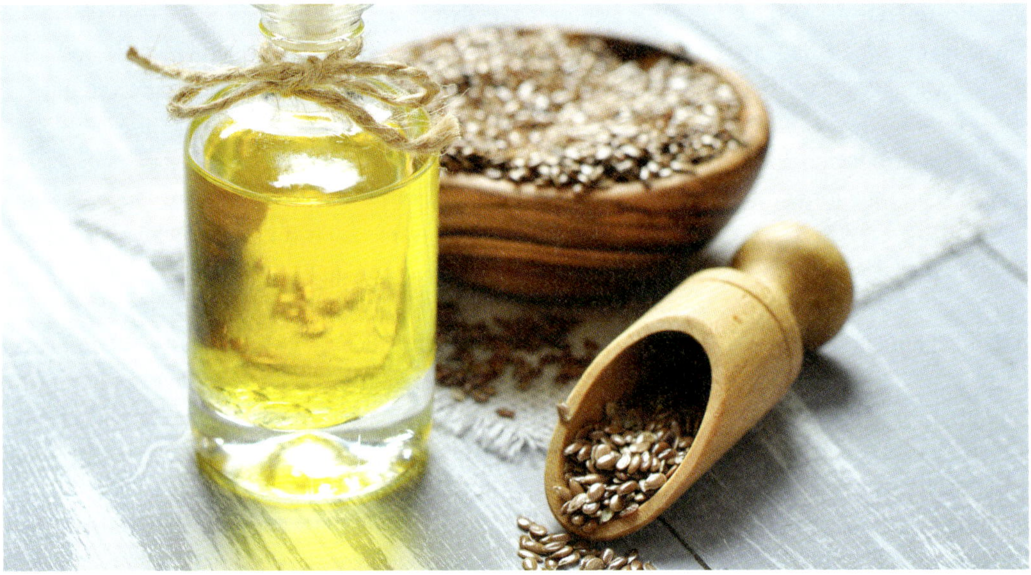

Gegen viele Beschwerden in der Schwangerschaft bieten Naturprodukte wirksame Hilfe.

Tee:
Fenchel, Anis, Melisse, Pfefferminze, Himbeerblätter oder eine Tasse Wasser mit einem Esslöffel Apfelessig

Riechfläschchen mit Aromaölen Ihrer Wahl:
Basilikum, Kardamom, Fenchel, Lavendel, Melisse, Pfefferminze, Rose, Sandelholz, Zitrone, Pampelmuse

Ergänzungsstoffe:
Genügend Eisen, Magnesium, Vitamin B (vor allem B_1 und B_6), viel Vitamin C (Früchte, schwarzer Johannisbeersaft), siehe auch Magenstärkendes bei Sodbrennen

Verstopfung
Sie kommt häufig vor und wird durch Eisengaben verstärkt. Keine starken Abführmittel nehmen; sie könnten Wehen auslösen.

- Mit Hilfe der Ernährung für einen regelmäßigen weichen Stuhlgang sorgen: viele Ballaststoffe, zusätzlicher Milchzucker, eingeweichte Trockenpflaumen (oder als Saft), geschrotete oder mit viel Wasser eingeweichte Leinsamen oder Sauerkrautsaft

Aromaöle:
Fenchel, Majoran, schwarzer Pfeffer, Rose

Wadenkrämpfe
Sie können auf Magnesium- oder Calciummangel hindeuten.
- Kreislauf anregen mit flottem Gehen
- Schwimmen
- Massagen

Wenn die Krämpfe vor allem nachts auftreten, vor dem Schlafengehen Fußgymnastik, Wechselbäder oder -duschen der Beine, anschließend mit kreislaufanregendem Mittel (Apotheke oder Hebamme fragen) beklopfen und massieren.

Zahnfleischbluten
- Auf genügend Vitamin C achten
- Mund mit Salbei, Myrrhentinktur, Mundwasser spülen

Vorzeitige Wehen
Senkwehen etwa vier Wochen vor der Geburt sind normal und meist werden die Kinder vier Wochen nach dem Senken geboren. Aber nicht alle senken sich vorher, sondern manche erst unmittelbar vor der Geburt. Schwangerschaftswehen sind als Übungswehen normal. Dabei wird der Bauch hart. Das tritt oft auf, wenn sich Mutter oder Kind kräftig bewegen. Übungswehen sollten allerdings nicht öfter als zehnmal am Tag vorkommen, sonst sollten Sie ärztlichen Rat suchen.

- Auf genügend Schlaf achten: Schwangere sollen zehn Stunden täglich schlafen!
- Für äußere und innere Ruhe sorgen, also ein geruhsames, faules Leben führen
- Konflikte austragen oder Kontakte mit Menschen, über die man sich ärgert, meiden (egal, ob Schwiegermutter oder Kolleginnen)
- Entspannungsübungen aus dem Geburtsvorbereitungskurs regelmäßig machen
- Yoga, autogenes Training
- Entspannungsmusik hören
- Husten behandeln
- Verstopfung und Blähungen behandeln

Beruhigende Tees:
Melisse, Hopfenblüten (als Tee oder alkoholfreies Bier), Lavendel, Beruhigungs- und Schlaftee-Mischungen ohne Himbeer- und Brombeerblätter (lockert das Gewebe)

Beruhigende Aromaöle:
Bergamotte, Geranie, Jasmin, Lavendel, Majoran, Melisse, Muskatellersalbei, Myrrhe, Orangenblüte, Patschuli, Rose, Sandelholz, Wacholder, Zypresse

*Ölmischung**:
100 Milliliter Mandelöl mit jeweils fünf bis zehn Tropfen ätherischem Öl von Majoran, Lavendel und Rosenholz für eine sanfte Bauchmassage oder mit einem warmen Umschlag (Wärmflasche)

*Teemischung**:
Baldrian, Thymian, Hopfen, Melisse, Johanniskraut, Majoran: pro Tag zwei Tassen schluckweise über den ganzen Tag verteilt trinken.
*Rezepturen aus: Ingeborg Stadelmann, »Hebammensprechstunde«

Alles, was wehenanregend wirkt, sollten Sie unbedingt vermeiden.

- Keine koffeinhaltigen Getränke (Kaffee, schwarzen Tee, Cola und Ähnliches) trinken (alles gibt es auch ohne Koffein bzw. Teein)
- Keine chininhaltigen Getränke (Bitter Lemon, Tonic)
- Bei weichem Muttermund Vorsicht mit Himbeer- und Brombeerblättertee (entspannt das Gewebe auch im Becken)
- Vorsicht auch mit Ölen von Eisenkraut, Kampfer, Rosmarin, Ysop, Zedernholz, Nelke, Ingwer und Zimt
- Keine Manipulation oder Stimulation der Brustwarzen
- Durchfall behandeln
- Nicht zu heftig abführen, aber für regelmäßigen, weichen Stuhlgang sorgen
- Nicht fasten und nicht dursten
- Keine körperlichen Anstrengungen, bei denen der Bauch hart wird
- Bauchmuskulatur schonen
- Nicht vornüberbeugen, sondern in die Knie gehen (um beispielsweise kleine Kinder aufzuheben, sich erst setzen, dann das Kind auf den Schoß nehmen)
- Bauch nicht mit großen kreisenden Bewegungen behandeln, sondern mit sehr kleinen Kreisen oder zupfen oder mit Hautrollen über den Bauch wandern, um ihn zu pflegen.

Kräuter und Gewürze, die zu meiden sind:
Petersilie, Liebstöckel, Basilikum, Oregano, Verbene/Eisenkraut, Zimt, Nelken, Ingwer, Kardamom (wichtig in der Weihnachtszeit)

Empfehlung

Falls Sie homöopathische Arzneimittel zu sich nehmen, lassen Sie sich bei der Verwendung von ätherischen Ölen gut beraten. Hier kann es zu Nebenwirkungen kommen.

Vorsicht mit Kamillentee: Nicht auf alle wirkt er beruhigend, bei manchen sorgt er eher für Unruhe. Außerdem kann er Allergien auslösen. Tee- und Ölrezepte können Sie sich auch in der Apotheke mischen lassen.

Seien Sie vorsichtig bei Ratschlägen von Laien. Auch was sonst hilft, kann in der Schwangerschaft schädlich sein.

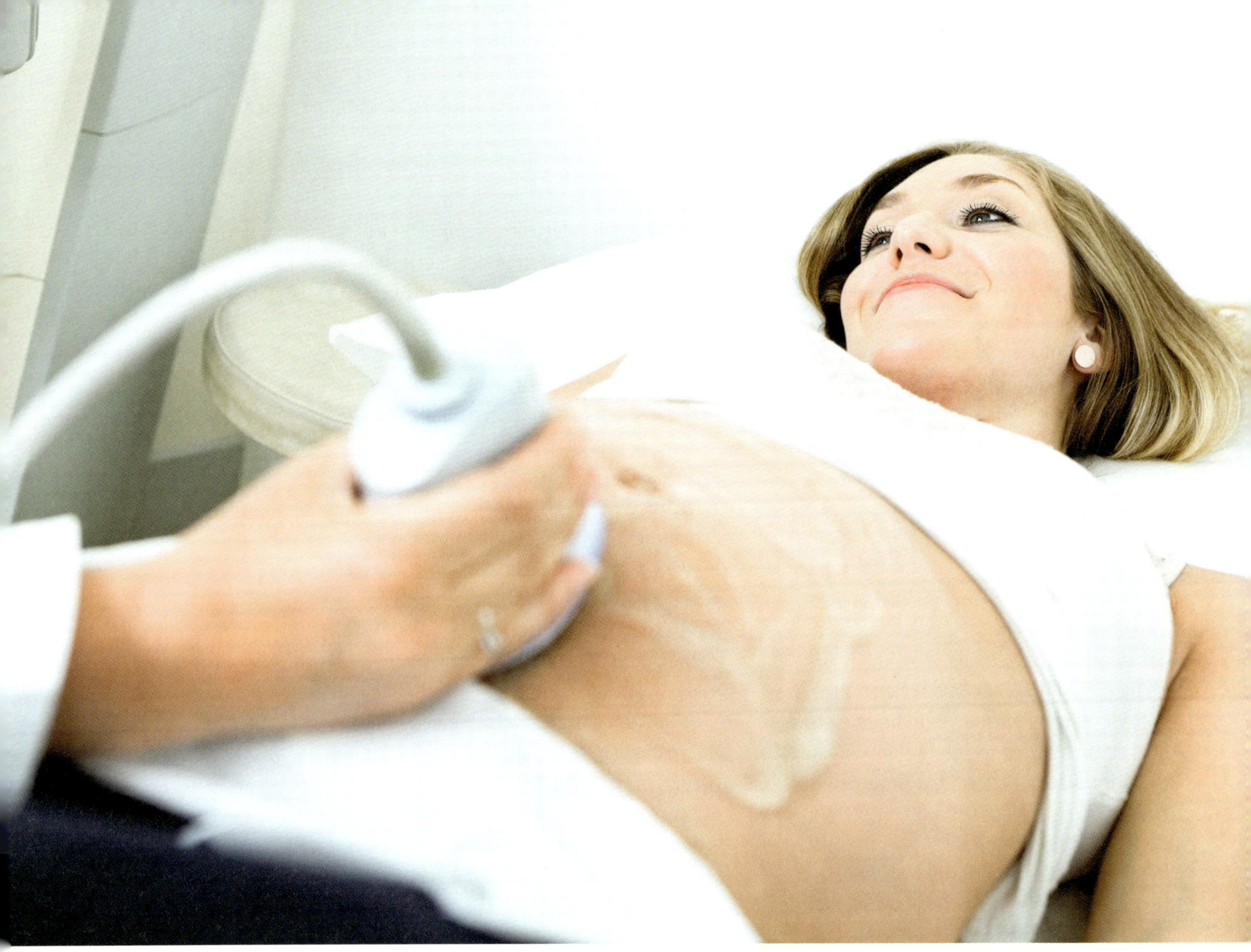

4 Betreuung in der Schwangerschaft

»Wir sind nicht nur verantwortlich für das, was wir tun, sondern auch für das, was wir nicht tun.«
Molière (franz. Schauspieler, Theaterdirektor, Dramatiker, 1622-1673)

Bei Ihrer Frauenärztin/Ihrem Frauenarzt sind Sie in guten Händen. Das ist auch wichtig, denn während der Schwangerschaft werden Sie sich noch häufiger sehen als bisher.

Die Grafik auf der folgenden Seite zeigt, dass Frauenärztinnen und Frauenärzte für die Frauen weitgehend Hausarztfunktionen übernehmen. Frauenarztpraxen werden viel häufiger als Allgemeinarztpraxen besucht, von etwa zwei Drittel ein- bis dreimal pro Jahr. Im Durchschnitt konsultieren 20- bis 39-jährige Frauen Allgemeinarztpraxen zweieinhalbmal, Frauenarztpraxen aber dreieinhalbmal im Jahr.

In der Schwangerschaft nehmen die Arztbesuche in erster Linie wegen der Vorsorgeuntersuchungen an Häufigkeit zu. So haben in unserem Fragebogen die Schwangeren, die im Mittel in der 13. Schwangerschaftswoche waren, angegeben, in den vergangenen zwölf Monaten etwa neunmal bei Frauenärztinnen/Frauenärzten gewesen zu sein. Neben Ihrer Frauenärztin/Ihrem Frauenarzt werden Sie im späteren Verlauf der Schwangerschaft, bei und nach der Geburt auch von einer Hebamme betreut. In vielen Gegenden sind Hebammen knapp. Suchen Sie sich also so früh wie möglich eine Hebamme, zu der Sie Vertrauen finden können.

4.1 Die Frauenärztin, der Frauenarzt

Wie überall in der Medizin ist der Fortschritt auch in der Geburtshilfe und Frauenheilkunde rasant. Die Möglichkeiten, eine Krankheit aufzuspüren und zu heilen, nehmen ständig zu. Durch die Teilnahme an Weiterbildungsveranstaltungen und die Lektüre von Fachzeitschriften kann Ihre Frauenärztin/Ihr Frauenarzt auf dem Laufenden bleiben und Sinnvolles von Überflüssigem unterscheiden.

Eines hat sich allerdings auch gezeigt: Gleichzeitig mit der Ausweitung der Medizintechnik ist der Beratungsbedarf bei schwangeren Frauen deutlich gewachsen. Einerseits liegt dies daran, dass durch die neuen Diagnosemöglichkeiten im Vergleich zu früher eine wahre Informationsflut eingesetzt hat.

Wenn der Spruch gilt: »Was ich nicht weiß, macht mich nicht heiß.«, dann gilt auch seine Umkehrung: Stellen Sie also Fragen zu allen Untersuchungen, die an Ihnen durchgeführt werden und lassen Sie sich die Ergebnisse erläutern.

Andererseits besteht auch ein erhöhter Beratungsbedarf bei eher nichtmedizinischen Themen. Meistens sind es sogenannte psychosoziale Fragen, also solche, die das Alltagsleben betreffen und die heute verstärkt gerade junge Frauen bewegen. Schließlich stellt eine Schwangerschaft eine sehr weitreichende Veränderung aller Lebensbereiche dar und diese sind ja längst nicht mehr so traditionell geordnet und damit »verhaltenssicher« wie früher.

Viele Schwangere kennen ihre Frauenärztin/ihren Frauenarzt schon lange. Andere hingegen – etwa weil sie umgezogen sind – müssen eine vertrauensvolle neue Beziehung zu ihrer Frauenarztpraxis erst aufbauen.

Die Frauenärztin/der Frauenarzt ist Ihre professionelle medizinische Begleitung in der Schwangerschaft. Durch die fachärztliche Ausbildung sowie regelmäßige Fortbildung einerseits und oft langjährige Erfahrung andererseits kennen sie die Probleme und Komplikationen, die in einer Schwangerschaft auftreten und wissen mit diesen umzugehen. Sie kennen aber auch die nicht selten auftretenden Sorgen und Ängste der Schwangeren.

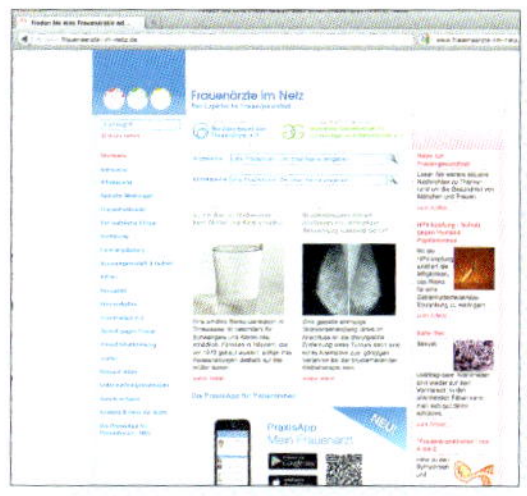

Frauenarztsuche im Internet: www.frauenaerzte-im-netz.de

Zahl der Besuche in Frauenarzt-/Allgemeinarztpraxen pro Jahr

Quelle: Kirschner W., Schäfer A. 1995

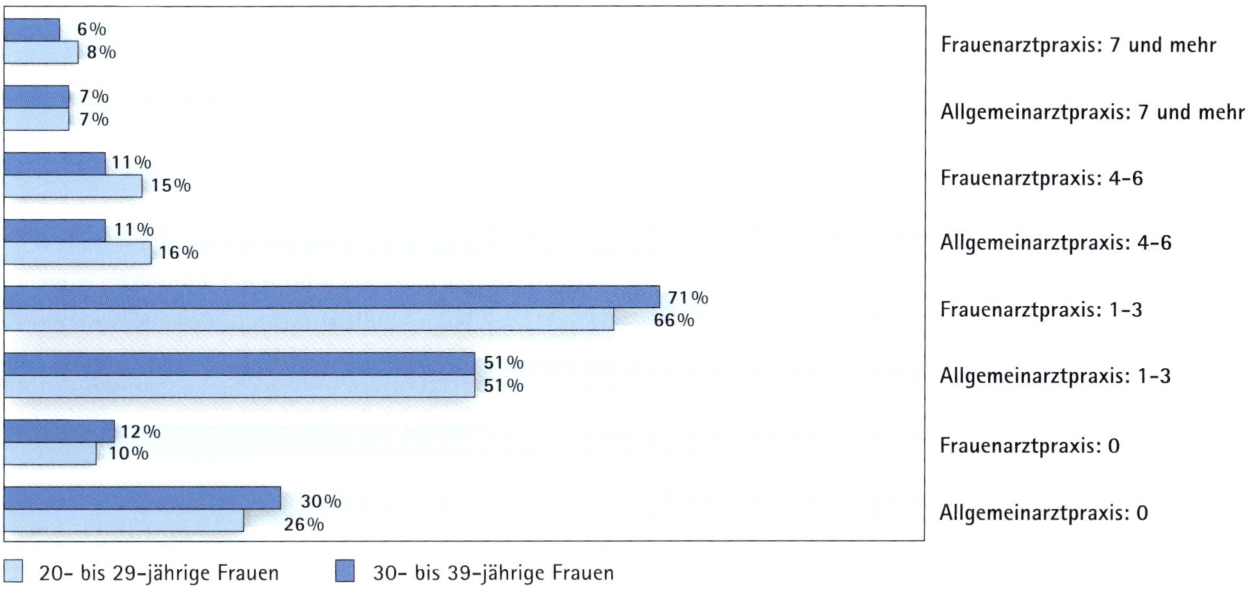

Info

MOMMY-APP - Der mobile Begleiter für das größte Abenteuer im Leben

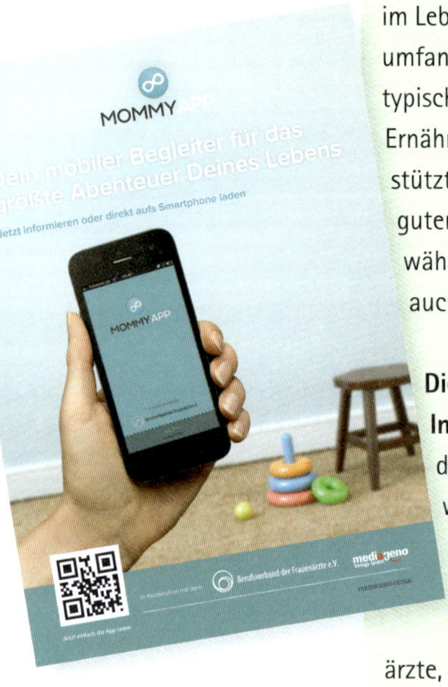

www.mommy-app.com

Eine Schwangerschaft gehört zur spannendsten Zeit im Leben. Die Mommy-App gibt jeden Tag in einem umfangreichen Ereigniskalender nützliche Tipps zu typischen Schwangerschaftsbeschwerden, optimaler Ernährung, Bewegung und Entspannung und unterstützt die werdende Mutter und ihr Baby bei einem guten Start für ein gemeinsames neues Leben während der gesamten Schwangerschaft und auch in den ersten Wochen nach der Geburt.

Die Gesundheitstipps und medizinischen Informationen wurden in Zusammenarbeit mit dem Berufsverband der Frauenärzte e. V. entwickelt und basieren auf jahrzehntelanger Praxiserfahrung in der Geburtshilfe. Keiner kann so gut beurteilen, was schwangere Frauen bewegt wie Frauenärztinnen und Frauenärzte, die jeden Tag schwangere Frauen begleiten.

Die Notiz- und Terminfunktion hat eine wichtige Aufgabe. So dient sie als Terminplaner und Tagebuch und auch zum Vermerken von Informationen aus Arztgesprächen. Durch die Ablage im Schwangerschaftskalender wird der Inhalt dem entsprechenden Zeitraum der Schwangerschaft zugeordnet und kann jederzeit im Nachhinein wieder aufgerufen werden. Mit einer **Fotofunktion** werden die Schwangerschaftsfotos direkt im Smartphone in einem speziellen Mommy-App Bilderordner gespeichert und bilden so ein eigenes Schwangerschafts-Fotoalbum. Auf Wunsch kann aber auch eine Kopie jedes Bildes im allgemeinen Bilderalbum festhalten werden.

Mit der Funktion **Dokumentation** kann die Schwangere eine wichtige Aufgabe im Verlauf einer Schwangerschaft übernehmen und unterstützt auf diese Weise verantwortungsvoll die Betreuung durch die Frauenärztin/den Frauenarzt. Die mütterliche Gewichtsentwicklung in einer individuell nach dem BMI der Schwangeren erstellten Gewichtskurve, vaginale pH-Messung und vieles mehr können in der Mommy-App dokumentiert und kommuniziert werden. Die erstellten Diagramme geben wertvolle Informationen über den Verlauf der Schwangerschaft und ergänzen den gesetzlichen Mutterpass.

Daran hat auch das Internet mit seiner ganzen Informationsflut zum Thema Schwangerschaft und Geburt nichts geändert.

Natürlich spricht gar nichts dagegen, dass Sie sich bei Fragen oder Problemen, die in der Schwangerschaft auftreten, zunächst auch im Internet informieren. Der Berufsverband der Frauenärzte hat in Zusammenarbeit mit der Deutschen Gesellschaft für Gynäkologie und Geburtshilfe eine eigene Internetseite mit Informationen zu Schwangerschaft und Geburt (www.frauenaerzte-im-netz.de), auf der Sie sich auch für einen Newsletter anmelden können.

Achten Sie aber im Internet - insbesondere in Schwangerschaftforen - auf die Qualität. Sie sollten möglichen Ratschlägen oder Vorschlägen, die Sie dort finden, niemals ohne Rücksprache mit Ihrer Frauenärztin/Ihrem Frauenarzt folgen, vor allem wenn es um medizinische Fragen geht.

Man muss heute davon ausgehen, dass eine weitere Verringerung von Komplikationen in der Schwangerschaft – zum Beispiel von Frühgeburten – nur noch zum Teil durch rein medizinisch-technische Maßnahmen zu erreichen ist. Dies scheint vor allem durch allgemeine Gesundheitsförderung (zum Beispiel Ernährung, Sport), durch Vorsorge und psychosoziale Beratung in nennenswertem Umfang gelingen zu können. Haben Sie also keinerlei Scheu, auch diese Bereiche bei Ihrer Frauenärztin/Ihrem Frauenarzt anzusprechen. Sie kennen sich in der Materie aus und werden sich gerne die Zeit nehmen, Ihre Fragen zu beantworten.
Das vorliegende Handbuch unterstützt das Gespräch mit Ihrer Ärztin/Ihrem Arzt. Es kann

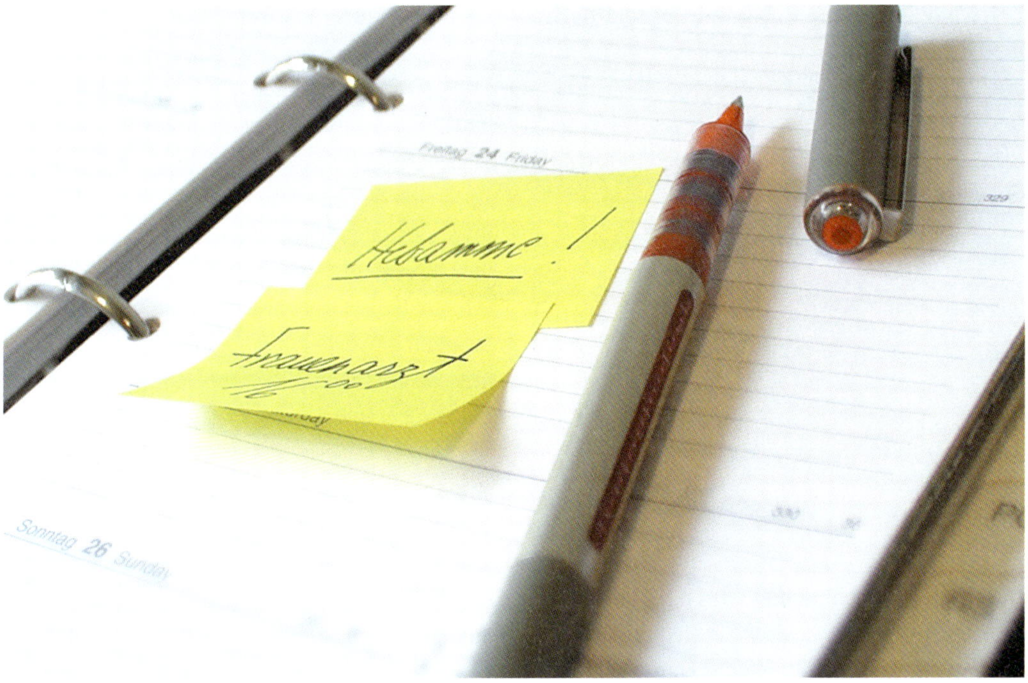

Während der Schwangerschaft ist es wichtig, alle Vorsorgetermine wahrzunehmen.

ein solches Gespräch aber nicht ersetzen, sondern ermöglicht Ihnen, die jeweils für Sie wichtigen Dinge dabei anzusprechen.

4.2 Die Hebamme

Hebammen begleiten nicht nur die Geburt, sondern können auch Ansprechpartnerinnen sowie Begleiterinnen in der gesamten Zeit der Schwangerschaft und auch nach der Geburt sein.

Nicht selten arbeitet Ihre Frauenärztin/Ihr Frauenarzt eng mit Hebammen in der Schwangerenvorsorge zusammen. Das erspart Ihnen die eigene Suche.

In der Geburtshilfe arbeiten Hebammen, die im Krankenhaus angestellt sind und solche, die freiberuflich tätig sind (Beleghebammen). Diese sind selbstständig, haben aber mit einer oder mehreren Geburtskliniken Belegverträge geschlossen. Wenn Sie sich eine Beleghebamme suchen, dann muss die Entbindung auch in einem Krankenhaus stattfinden, mit dem diese einen Vertrag abgeschlossen hat. Da Beleghebammen sehr gefragt sind, sollten Sie sich schon frühzeitig um einen Kontakt bemühen.

Sie können aber auch bei einer freiberuflichen Hebamme Geburtsvorbereitung und die Wochenbettbetreuung in Anspruch nehmen und bei der Entbindung in der Klinik mit der Hebamme gebären, die gerade Dienst hat. Fragen Sie am besten bei Ihrer Hebamme nach, wie diese arbeitet.

Während der Schwangerschaft, während der Geburt sowie nach der Schwangerschaft können Sie Hebammenleistungen in Anspruch nehmen, im Einzelnen für:

- Beratung in der Schwangerschaft (auch telefonisch)
- Schwangerenvorsorge (abgesehen von Ultraschalluntersuchungen)
- Hilfe bei Schwangerschaftsbeschwerden und Vorwehen
- Geburtsvorbereitungskurse
- Betreuung während der Geburt
- Wochenbettbesuche
- Kurse für Rückbildungsgymnastik
- Stillberatung (auch telefonisch)

Betreuung durch die Hebamme vor und nach der Geburt

Quelle: BabyCare Wiederholungsbefragung 2013 (n=2.714)

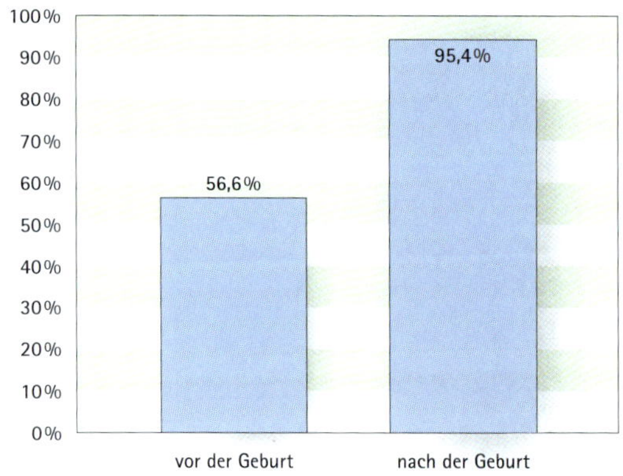

Die Hebamme rechnet dies alles direkt mit Ihrer Krankenkasse ab, ohne dass Sie sich darum kümmern müssen. Sollten Sie privat versichert sein, erhalten Sie eine Rechnung wie gewohnt und reichen diese an Ihre Versicherung weiter.

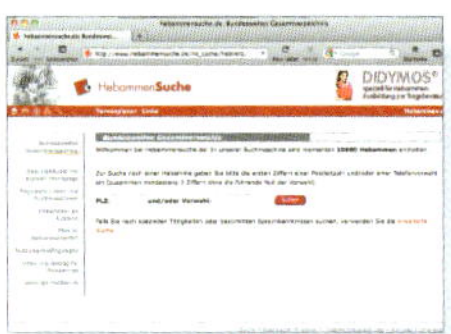

Hebammensuche im Internet unter www.hebammensuche.de

Anders ist das nur bei einer Beleghebamme. Da Sie diese immer anrufen können, müssen Sie die Kosten für die Rufpauschale selbst tragen. Diese schwankt je nach Hebamme und Ihrem Wohnort einmalig zwischen 150 und 300 Euro.

Von der Wochenbettbetreuung einmal abgesehen, die 95 Prozent aller Schwangeren nutzen, werden die anderen genannten vorgeburtlichen Leistungen der Hebammen jedoch nur von etwas mehr als der Hälfte aller Schwangeren in Anspruch genommen.

Betreuung während der Geburt

Zu den Aufgaben einer Hebamme gehört die gesamte Betreuung während einer Geburt: Angefangen von den ersten Wehen oder einem Blasensprung, über die Zeit der Wehen bis zur Geburt des Kindes und der Placenta. Diese Aufgabe ist erst zwei Stunden nach der Geburt beendet, wenn die Hebamme sich überzeugt hat, dass mit dem Kind und der Mutter alles in Ordnung ist. Während die Hebamme eine normal verlaufende Geburt in eigener Verantwortung leitet, ist sie verpflichtet, bei Abweichungen eine Gynäkologin/einen Gynäkologen hinzuzuziehen. Allerdings ist es in den meisten Kliniken ohnehin üblich, zur Geburt die diensthabende Ärztin/den Arzt zu rufen, auch wenn alles normal verläuft.

Im Kreißsaal einer Klinik wird in der Regel eine dort angestellte Hebamme für Sie zuständig sein. Im Schichtdienst wird zumeist alle acht Stunden gewechselt. In einigen Kliniken besteht die Möglichkeit der Geburt mit einer Beleghebamme.

In manchen Kliniken gibt es auch die Möglichkeit, in einem Hebammenkreißsaal zu entbinden. Es handelt sich hier um ein hebammengeleitetes geburtshilfliches Betreuungsmodell in der Frauenklinik, in dem Hebammen gesunde Frauen in der Schwangerschaft, während und nach der Geburt sowie im Wochenbett betreuen. Die Hebammen arbeiten in dieser Abteilung selbstständig und eigenverantwortlich. Sollten während der Geburt im Hebammenkreißsaal weitere medizinische Maßnahmen notwendig werden, wird die Geburt an den ärztlich mitbetreuten Kreißsaal übergeben.

Sie können Ihr Kind auch in einem der etwa 150 Geburtshäuser, die es mittlerweile in Deutschland gibt, zur Welt bringen. In Geburtshäusern gibt es aber in der Regel keine frauenärztliche Betreuung, so dass die Hebamme Sie in die nächste Klinik begleiten muss, wenn es zu Komplikationen kommen sollte. In den meisten Geburtshäusern erfolgt die Entbindung ambulant, denn es fehlt an stationärer Betreuung.

Wenn Sie Ihr Kind zu Hause bekommen wollen, können Sie sich an eine der Hebammen wenden, die auch für die Begleitung von Hausgeburten zur Verfügung stehen.

Allerdings bringen weit über 95 Prozent der Schwangeren in Deutschland ihr Kind in einer Geburtsklinik auf die Welt. Nur Wenige erwägen eine Geburt in einem Geburtshaus oder eine Hausgeburt.

Zur Frage, ob außerklinische Geburten ein höheres Risiko für Komplikationen bei der Geburt aufweisen als klinische Geburten, gibt es unterschiedliche Erkenntnisse. Einige wissenschaftliche Untersuchungen zeigen, dass eine außerklinische Geburt für eine gesunde Schwangere mit einem normalen Schwangerschaftsverlauf – also ohne ersichtliche Risikofaktoren für eine Frühgeburt oder andere Komplikationen – mit keinem erhöhten Risiko verbunden ist (de Jonge, A. et al. 2013). Eine andere große Studie zeigt jedoch, dass sich bei Hausgeburten das Risiko einer Totgeburt verdoppelt (Evers, A. C. et al. 2010).

Wochenbettbesuche

Bei den Wochenbettbesuchen kümmert sich die Hebamme um Sie und Ihr Baby. Sie untersucht das Kind, versorgt den Nabel und achtet darauf, ob es vielleicht eine Neugeborenen-Gelbsucht entwickelt. Bei allen Fragen und Unsicherheiten, die nun in der Zeit nach der Geburt auftauchen können, ist Ihre Hebamme für Sie da. Sie unterstützt Sie beim Stillen, hilft, wenn Probleme auftreten und berät bei Fragen zum Thema Ernährung.

Die Hebamme beobachtet die Rückbildung der Gebärmutter sowie den Wochenfluss und gibt Tipps zur Dammpflege. Sie beobachtet die Brust und hilft bei ersten Anzeichen von Verhärtungen oder wunden Brustwarzen. Sie zeigt Ihnen auch die ersten Übungen der Rückbildungsgymnastik.

Sie haben Anspruch auf tägliche Hebammenhilfe in den ersten zehn Tagen nach der Geburt und, falls nötig, macht die Hebamme während der ersten zwölf Wochen noch bis zu 16 weitere Hausbesuche. Bei Stillproblemen können Sie die Hebamme bis zum Ende der Stillzeit in Anspruch nehmen. Auch nach einer Fehlgeburt steht Ihnen die Betreuung durch eine Hebamme zu.

Die Wochenbettbetreuung ist ein ganz besonders wichtiges Angebot der Hebammen, auf das Sie auch nicht verzichten sollten.

Kurse für Rückbildungsgymnastik

Gymnastische Übungen helfen, die Umstellungsprozesse des Körpers nach Schwangerschaft und Geburt zu unterstützen. Dabei geht es um die Kräftigung der gelockerten und gedehnten Muskulatur, um Entspannung und allgemeine »Rückenstärkung« für den zunächst häufig stressigen Alltag mit dem neuen Baby. Empfehlenswert ist es, vier bis acht Wochen nach der Geburt mit einem Kurs zu beginnen. Die Krankenkasse bezahlt zehn Zeitstunden Rückbildungsgymnastik in einer Gruppe.

Stillberatung

Über die übliche Stillberatung im Rahmen der Wochenbettbesuche hinaus können Sie bei Ihrer Hebamme bis zum Ende der Stillzeit noch zwei weitere Hausbesuche und zwei telefonische Beratungen zu Stillproblemen in Anspruch nehmen, zum Beispiel, wenn Sie eine Brustentzündung befürchten oder Hilfe beim Abstillen benötigen.

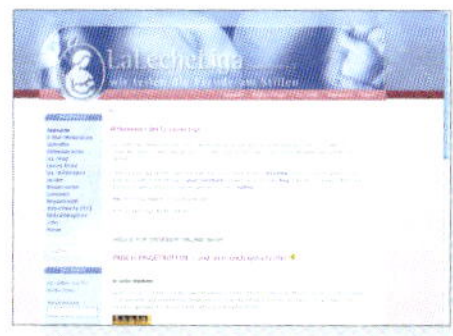

Gute Informationen und Hilfen zum Stillen erhalten Sie auch unter www.lalecheliga.de

Sonstige Angebote

Zusätzlich bieten Hebammen noch andere Kurse an, und zwar für Säuglingspflege, Yoga, Schwimmen, Babymassage und Ähnliches, die zumeist jedoch aus der eigenen Tasche bezahlt werden müssen. Viele haben auch Zusatzqualifikationen in naturheilkundlichen Behandlungsmethoden (Kräuterheilkunde, Homöopathie, Akupunktur, Aromatherapie) oder beherrschen spezielle Massagetechniken und besondere Atem- und Entspannungsmethoden.

Empfehlung

Suchen Sie sich möglichst frühzeitig eine Hebamme, die zu Ihnen passt und bei der Sie sich gut aufgehoben fühlen.

Sechs bis acht Wochen nach der Entbindung sollten Sie sich auf jeden Fall zur Nachuntersuchung bei Ihrer Frauenärztin/Ihrem Frauenarzt vorstellen.

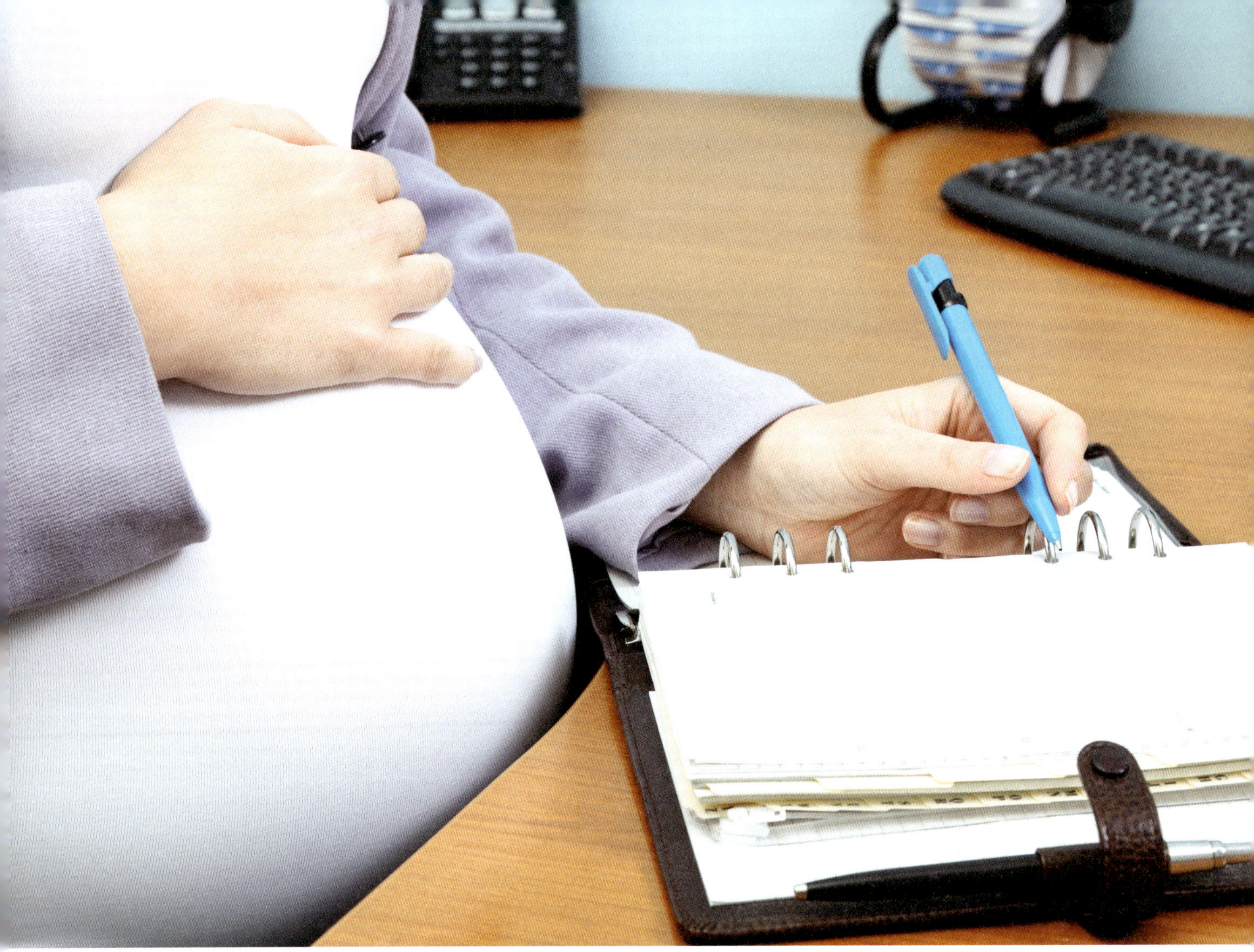

5 Schwangerschaft und Berufstätigkeit

»Die wesentlichen Dinge, um in diesem Leben Glück zu erlangen, sind: etwas zu vollbringen, etwas lieben und auf etwas zu hoffen.«
Joseph Addison (Dichter, 1672-1719)

Vom Beginn der Schwangerschaft bis nach der Entbindung und während der Stillzeit gilt für Frauen, die in einem Arbeitsverhältnis stehen, das Mutterschutzgesetz. Es gilt uneingeschränkt für alle Arbeitnehmerinnen, die in einer Firma, einem Privathaushalt oder in Heimarbeit beschäftigt sind, für Voll- und Teilzeitbeschäftigte, Azubis, Leiharbeitnehmerinnen und geringfügig Beschäftigte. Für Beamtinnen gelten ähnliche Regelungen, die im Beamtenrecht festgelegt sind. Nur Hausfrauen und selbstständig Tätige fallen nicht darunter.

Übrigens: In einem Vorstellungsgespräch ist die Frage nach der Schwangerschaft generell unzulässig. Wenn Sie vom zukünftigen Arbeitgeber danach gefragt werden, dürfen Sie die Unwahrheit sagen. Das heißt, Sie dürfen eine in Wahrheit gegebene Schwangerschaft verheimlichen.

Meldepflicht

Wenn Ihre Schwangerschaft zweifelsfrei festgestellt wurde, sollten Sie Ihren Arbeitgeber darüber sowie über den voraussichtlichen Geburtstermin unterrichten. Denn nur so kann der Fürsorgepflicht Ihnen gegenüber nachgekommen werden. Eine mündliche Information genügt. Verlangt der Arbeitgeber ausdrücklich einen schriftlichen Nachweis der Schwangerschaft, muss dieser die für das Attest anfallenden Kosten tragen. Der Arbeitgeber ist nicht befugt, die Vorlage des Mutterpasses zu verlangen, eine Kopie der Seite mit dem Geburtstermin reicht. Ihr Arbeitgeber ist zudem gesetzlich verpflichtet, jede Schwangerschaft dem Gewerbeaufsichtsamt, das als Aufsichtsbehörde die Einhaltung des Mutterschutzgesetzes überwacht, mitzuteilen.

Andere Personen darf der Arbeitgeber nicht über Ihre Schwangerschaft informieren.

Freizeit für Untersuchungen

Der Arbeitgeber ist verpflichtet, Ihnen die Freizeit zu gewähren, die für die ärztlichen Untersuchungen bei Schwangerschaft und Mutterschaft benötigt wird, einschließlich der Untersuchung zur Feststellung der Schwangerschaft. Voraussetzung ist, dass die Untersuchungen nicht auch außerhalb der üblichen Arbeitszeit erfolgen können.

Berufstätigkeit in der Schwangerschaft

Ihre gewohnte berufliche Tätigkeit kann in der Schwangerschaft weiter ausgeführt werden, außer wenn diese durch das Mutterschutzgesetz untersagt ist (siehe Infokasten auf der nächsten Seite). Die obere Abbildung rechts zeigt, dass 64 Prozent der befragten BabyCare-Teilnehmerinnen während der Schwangerschaft voll berufstätig sind. 18 Prozent üben eine Beschäftigung in Teilzeit aus und neun Prozent arbeiten nicht.

Im Rahmen der täglichen Berufstätigkeit entwickeln sich aber auch Arbeitsbelastungen, die – wenn sie häufig auftreten – negative Auswirkungen auf das Ungeborene beziehungsweise die Mutter haben können. Nahezu die Hälfte der BabyCare-Teilnehmerinnen gibt gelegentliche Arbeitsbelastungen an. Ein Drittel ist sogar häufig oder sehr häufig belastet.

Die Stärke der Arbeitsbelastung schätzen 49 Prozent als »es geht« ein. Stark oder sehr stark belastet fühlen sich aber 39 Prozent der Befragten.

Angaben zur Berufstätigkeit bei BabyCare-Teilnehmerinnen

Quelle: BabyCare-Daten 2013 (n=35.670)

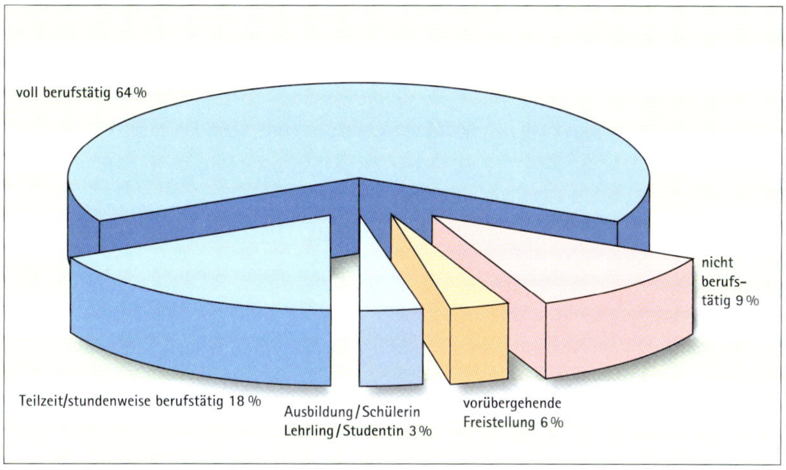

Häufigkeit von Arbeitsbelastungen bei BabyCare-Teilnehmerinnen

Quelle: BabyCare-Daten 2013 (n=27.006)

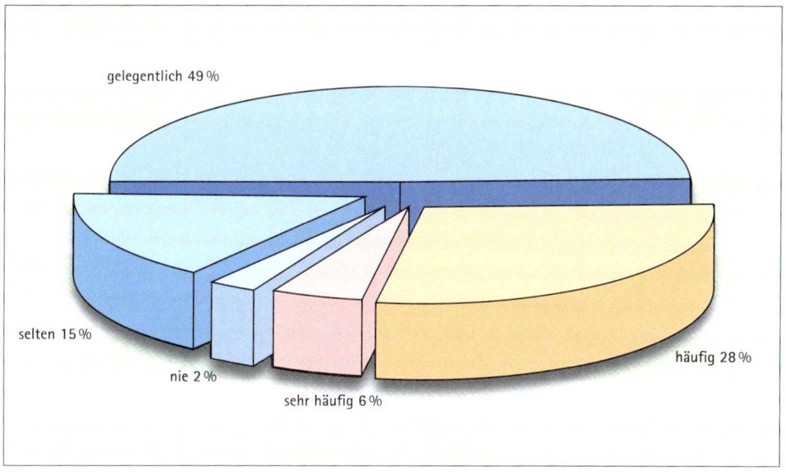

Stärke von Arbeitsbelastungen bei BabyCare-Teilnehmerinnen

Quelle: BabyCare-Daten 2013 (n=26.398)

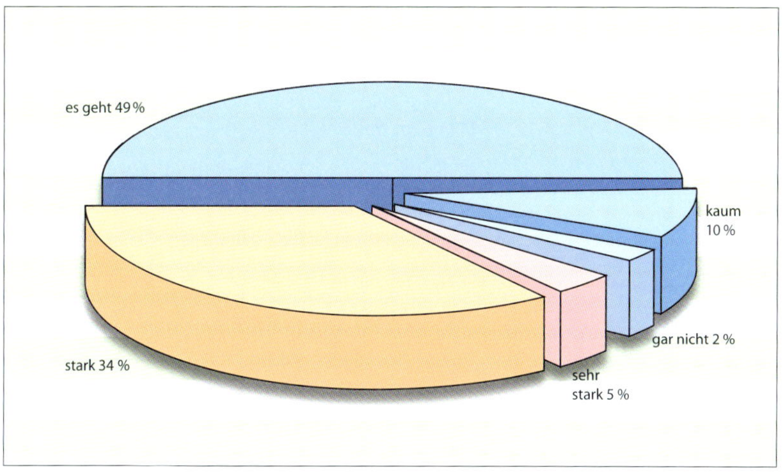

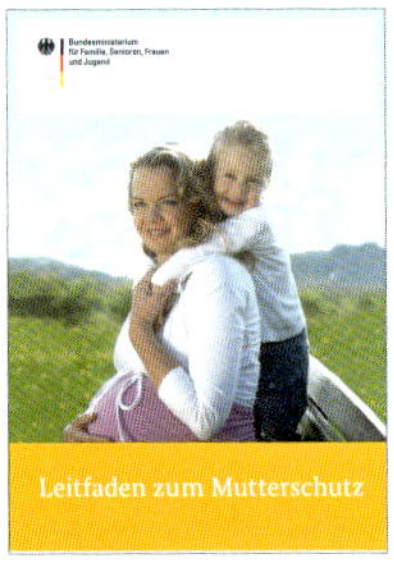

Eine ausführliche Broschüre des zuständigen Bundesministeriums finden Sie im Internet zum Bestellen oder Herunterladen: www.bmfsfj.de Rubrik Gesetze.

Info

Beschäftigungsverbote

Beschäftigungsverbote laut §§ 4 und 8 des Mutterschutzgesetzes sind mit der Bekanntgabe der Schwangerschaft sofort wirksam. Der Arbeitgeber ist verpflichtet, diese umzusetzen.

Sie dürfen nicht an einem Arbeitsplatz beschäftigt werden, der gesundheitliche Gefahren für Sie oder Ihr Kind birgt. Jeder Arbeitgeber ist deshalb verpflichtet, Ihren Arbeitsplatz auf mögliche Gefährdungen hin zu überprüfen. Der Arbeitgeber trägt die volle Verantwortung dafür, dass zum Beispiel folgende Tätigkeiten nicht von Schwangeren ausgeübt werden:

- schwere körperliche Arbeiten oder Arbeiten mit erhöhter Unfallgefahr
- Arbeiten, bei denen man gesundheitsgefährdenden Stoffen oder Strahlen, Staub, Dämpfen, Hitze, Kälte, Lärm oder Erschütterungen ausgesetzt ist
- Arbeiten, bei denen man ständig stehen muss, ohne gelegentlich hin und her gehen oder sich kurz hinsetzen zu können
- Arbeiten, bei denen man sich häufig erheblich strecken oder beugen, dauernd hocken oder sich gebückt halten muss
- Arbeiten, bei denen Infektionsgefahr besteht
- Fließbandarbeit, Akkordarbeit und sonstige Arbeiten, bei denen durch ein gesteigertes Arbeitstempo ein höheres Entgelt erzielt werden kann
- Mehrarbeit, Nachtarbeit und Arbeit an Sonn- und Feiertagen (mit Ausnahmen für bestimmte Berufsgruppen, z. B. Hotel- oder Gaststättengewerbe, Krankenpflege)

Wenn an Ihrem Arbeitsplatz geraucht wird, brauchen Sie das als Schwangere nicht hinzunehmen. Sprechen Sie mit Ihren Vorgesetzten oder dem betriebsärztlichen Dienst darüber.

Schweres Heben und Tragen sind in der Schwangerschaft grundsätzlich zu vermeiden. Empfohlene Höchstgrenzen: Gelegentliches Heben (maximal 2 x pro Stunde): 10kg. Häufiges Heben: 5 kg

Stellt ein Arbeitsgeber fest, dass Gefährdungen vorliegen, muss er sofort handeln, also:

- Abhilfe durch technische oder organisatorische Maßnahmen schaffen
- dafür sorgen, dass die Arbeit gefährdungsfrei verrichtet werden kann
- Sie auf einen anderen Arbeitsplatz umsetzen
- oder Sie aus dem Arbeitsprozess herausnehmen

Auch Ihre Frauenärztin/Ihr Frauenarzt kann aus medizinischen Gründen ein Beschäftigungsverbot erteilen, wenn festgestellt wird, dass bei Fortdauer der Beschäftigung die Gesundheit von Mutter oder Kind gefährdet ist. Hier ist zu entscheiden, ob und wie lange Sie mit leichteren Arbeiten, mit verkürzter Arbeitszeit oder gar nicht mehr beschäftigt werden dürfen.

Durch ein solches Beschäftigungsverbot darf Ihnen kein finanzieller Nachteil entstehen. Selbst wenn Sie völlig mit der Arbeit aussetzen, müssen Sie den Durchschnittsverdienst der letzten drei Monate vor Eintritt der Schwangerschaft erhalten, inklusive aller eventuell gezahlten Zuschläge. In den letzten sechs Wochen vor der Entbindung dürfen Sie grundsätzlich gar nicht beschäftigt werden, es sei denn, Sie selbst wollen weiterarbeiten. In diesem Fall können Sie sich dazu bereit erklären – am besten schriftlich. Allerdings muss der Arbeitgeber dieses Angebot nicht annehmen. Sie können diese Erklärung jederzeit ohne Angabe von Gründen widerrufen. Solange Sie weiterarbeiten, erhalten Sie kein Mutterschaftsgeld, da Sie ja noch Arbeitsentgelt bekommen. Es gibt also keinen finanziellen Anreiz, auf die Schutzfrist vor der Entbindung zu verzichten.

Nach der Geburt dauert die Schutzfrist acht Wochen, nach Früh- und Mehrlingsgeburten zwölf Wochen. Kommt das Kind zu früh, steht Ihnen außerdem die Zeit zu, die Sie aufgrund der verfrühten Entbindung vor der Geburt nicht in Anspruch nehmen konnten. In der Schutzfrist nach der Entbindung besteht für die Mutter ein zwingendes Beschäftigungsverbot.

Wenn Ihnen die Berufstätigkeit zu viel oder zu stressig wird, sprechen Sie mit Ihrer Frauenärztin/Ihrem Frauenarzt darüber.

Mutterschaftsgeld

Ob und wie viel Mutterschaftsgeld Sie erhalten, hängt sehr stark davon ab, wie Sie zu Beginn der Schutzfrist arbeiten und versichert sind.

- Wenn Sie zu Beginn der Schutzfrist mit Anspruch auf Krankengeld versichert sind, erhalten Sie von Ihrer Krankenkasse für den Entbindungstag und die Dauer der Schutzfristen vor und nach der Entbindung Mutterschaftsgeld, und zwar maximal 13 Euro je Kalendertag. Die Differenz zu Ihrem durchschnittlichen Nettoverdienst zahlt Ihr Arbeitgeber.
- Wurde Ihr Arbeitsverhältnis während der Schwangerschaft zulässig aufgelöst, erhalten Sie diesen Zuschuss in voller Höhe ebenfalls von Ihrer Krankenkasse.
- Sind Sie arbeitslos und hatten bei Beginn der Schutzfrist vor der Entbindung Anspruch auf Arbeitslosenbezüge, erhalten Sie Mutterschaftsgeld in Höhe dieser Bezüge.
- Ob und wie viel Mutterschaftsgeld Sie zu Lasten des Bundes erhalten, wenn Sie zu Beginn der Schutzfrist nicht selbst Mitglied einer gesetzlichen Krankenkasse sind, entscheidet im jeweiligen Einzelfall das Bundesversicherungsamt.

Bundesversicherungsamt
- Mutterschaftsgeldstelle -
Friedrich-Ebert-Allee 38
53113 Bonn
Tel. 0228 - 619 1888
www.mutterschaftsgeld.de
mutterschaftsgeldstelle@bva.de

Wenn Sie gesetzlich krankenversichert oder arbeitslos sind, beantragen Sie Mutterschaftsgeld bei Ihrer Krankenkasse.

Sind Sie nicht selbst Mitglied einer gesetzlichen Krankenkasse (familien- oder privatversichert) oder befinden sich in einem sozialversicherungsfreien Job, dann beantragen Sie das Mutterschaftsgeld beim Bundesversicherungsamt.

Elternzeit

Elternzeit ist ein höchstpersönlicher Anspruch auf Freistellung von der Arbeit zur Betreuung und Erziehung von Kindern. Den Anspruch auf Elternzeit haben alle Arbeitnehmerinnen/Arbeitnehmer und Personen in Berufsausbildung, die als Elternteil ein Kind, mit dem sie im Haushalt zusammen leben, betreuen wollen. Die Elternzeit beginnt frühestens mit der Geburt des Kindes, wenn der Vater sie nimmt oder nach dem Ende der Mutterschutzfrist, wenn die Mutter sie nimmt.

Elternzeit ist ein Individualanspruch, Sie oder Ihr Partner haben die Möglichkeit, maximal drei Jahre (bis zur Vollendung des dritten Lebensjahres des Kindes) diese für sich in Anspruch zu nehmen. Elternzeit wird für jeden Elternteil separat betrachtet und kann auch nur für die Partnermonate des Elterngeldes genutzt werden. Zwölf Monate der Elternzeit können auch auf die Zeit bis zum achten Lebensjahr des Kindes übertragen werden.

Übrigens: Die Zeit des Mutterschutzes mindert nicht den vollen Urlaubsanspruch.

Wenn die Elternzeit unmittelbar nach der Geburt des Kindes oder nach der Mutterschutzfrist beginnen soll, muss diese sieben Wochen vor ihrem Beginn schriftlich vom Arbeitgeber des jeweiligen Elternteils verlangt werden. Wird die Anmeldefrist nicht eingehalten, verschiebt sich der Termin für den Beginn der Elternzeit entsprechend. Diese Erklärung gegenüber dem Arbeitgeber ist verbindlich. Wollen Sie dies nachträglich verlängern oder verkürzen, muss der Arbeitgeber zustimmen.

Für Sie oder Ihren Partner ist während der Elternzeit eine Erwerbstätigkeit bis zu 30 Stunden wöchentlich zulässig, allerdings muss das Einkommen aus dieser Teilzeittätigkeit in die Berechnung des Elterngeldes einbezogen werden.

Während der Elternzeit ist eine Kündigung nicht zulässig, dieser Kündigungsschutz beginnt mit der Anmeldung der Elternzeit, frühestens jedoch acht Wochen vor deren Beginn und endet mit dem Ablauf der Elternzeit.

In Unternehmen mit mehr als 15 Beschäftigten besteht ein Anspruch auf Teilzeiterwerbstätigkeit zwischen 15 und 30 Wochenstunden, wenn keine dringenden betrieblichen Gründe dagegen sprechen.

Der vorzeitigen Beendigung der Elternzeit wegen der Geburt eines weiteren Kindes oder wegen eines besonderen Härtefalles kann der Arbeitgeber nur innerhalb von vier Wochen aus dringenden betrieblichen Gründen schriftlich widersprechen.

Elterngeld und ElterngeldPlus

Das Basis-Elterngeld beläuft sich auf 65 beziehungsweise 67 Prozent der laufenden Nettoeinnahmen (ohne Sonderzahlungen) des Elternteils, welches nach der Geburt des Kindes zu Hause bleibt.

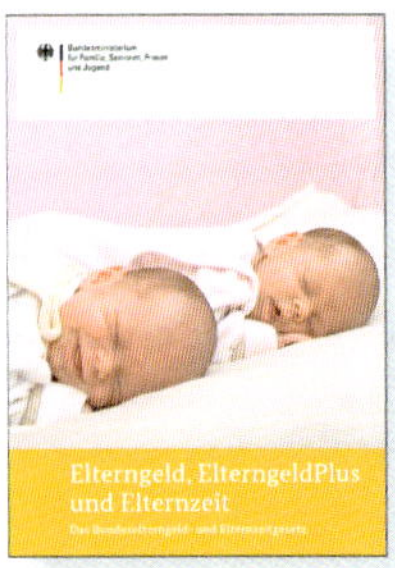

Informieren Sie sich über Ihre Ansprüche mit der Broschüre des Bundesministeriums.

Es beträgt mindestens 300 Euro/Monat und maximal 1.800 Euro/Monat und wird Müttern oder Vätern für maximal 14 Monate (inklusive Partnermonate) gezahlt. Alleinerziehende haben Anspruch darauf, das Elterngeld für volle 14 Monate zu erhalten. Das ElterngeldPlus richtet sich an Eltern, die frühzeitig wieder in Teilzeit arbeiten wollen. Es wird für den doppelten Zeitraum gezahlt, jedoch mit halben Beträgen.

Ausführliche Informationen zu den Themen Elterngeld, ElterngeldPlus und Elternzeit finden Sie in einer kostenlosen Broschüre des Bundesministeriums für Familie, Senioren, Frauen und Jugend, die im Internet unter www.bmfsfj.de bestellt oder heruntergeladen werden kann.

Eltern können zwischen Elterngeld und ElterngeldPlus wählen oder auch beide Modelle kombinieren.

Schon jetzt an die Zeit nach der Geburt denken!

Sobald Ihr Kind auf der Welt ist, werden Sie wenig Zeit haben, sich um organisatorische Dinge zu kümmern. Deshalb geben wir Ihnen hier bereits einige Informationen, was Sie nach der Geburt Ihres Kindes erledigen müssen.

Geburtsurkunde

Innerhalb von einer Woche muss Ihr Kind beim Standesamt des Geburtsortes angezeigt werden. Dort werden dann auch die Geburtsurkunde sowie die erforderlichen Kopien, zum Beispiel für den Eltern- und Kindergeldantrag ausgestellt.

An dieser Stelle erfolgt auch die Wahl des Vor- und Familiennamens Ihres Kindes. Oft kann das Kind aber auch direkt im Krankenhaus angemeldet werden und man muss dann nur noch zum Abholen der Geburtsurkunden zum Standesamt.

Benötigte Unterlagen? Geburtsbescheinigung der Klinik, Personalausweise beider Elternteile, Heiratsurkunde oder beglaubigte Abschrift aus dem Familienbuch.

Nicht verheiratete Paare brauchen zusätzlich die Geburtsurkunde der Mutter und die Vaterschaftsanerkennung.

Die Vaterschaftsanerkennung muss nur bei unverheirateten Paaren vorgenommen werden! Am besten sollte dies bereits vor der Geburt erfolgen, damit der Vater direkt in die Geburtsurkunde aufgenommen werden kann. Die Vaterschaftsanerkennung ist beim Standes- oder Jugendamt des Wohnortes vorzunehmen. Bringen Sie Ihre Personalausweise, Geburtsurkunden oder Abstammungsurkunden und die Geburtsurkunde des Babys mit. Wenn die Vaterschaftsanerkennung bereits vor der Geburt erfolgt ist, reichen Sie die Geburtsurkunde des Babys nach.

Melden Sie Ihr Kind an

Sie sollten Ihr Kind nach der Geburt so früh wie möglich beim Einwohnermeldeamt des Wohnortes anmelden. Normalerweise leitet das Standesamt die Meldung weiter. Rufen Sie aber trotzdem beim Einwohnermeldeamt an, um sich einen überflüssigen Weg zu sparen.

Versicherung des Kindes

»Wie versichere ich mein Kind nach der Geburt?« Diese Frage taucht oft auf und hierzu haben wir drei Varianten des Versicherungsschutzes für Ihr Kind erläutert.

Wenn beide Eltern gesetzlich versichert sind, dann wird Ihr Kind ebenfalls gesetzlich versichert. Sind Sie und Ihr Partner Mitglied in verschiedenen gesetzlichen Krankenkassen, so können Sie die gesetzliche Krankenkasse für das Kind frei wählen.

Sind beide Elternteile privat versichert, dann muss auch das Kind privat versichert werden.

Ist ein Elternteil privat versichert und der andere ist Mitglied einer gesetzlichen Krankenversicherung, dann hängt es von den Einkommensverhältnissen der Eltern ab, ob ein Kind privat oder gesetzlich krankenversichert werden kann.

Lassen Sie sich am besten von Ihrer Versicherungsvertreterin/Ihrem Versicherungsvertreter oder Ihrer Krankenkasse dazu beraten.

Kinderbetreuung

Viele berufstätige Eltern stellen sich bald die Frage: »Wie kann ich sicherstellen, dass mein Kind während meiner Arbeitszeit gut betreut ist?« Darüber sollten Sie sich frühzeitig Gedanken machen – am besten bereits während der Schwangerschaft, denn da haben Sie noch etwas Zeit und Ruhe.

Wenn das Kind dann erst einmal da ist, wird es voll und ganz Ihre Aufmerksamkeit erfordern.

Ob Tagesmutter oder Kita – stellen Sie rechtzeitig einen Antrag, denn gute Kindertageseinrichtungen sind begehrt und führen lange Wartelisten.

Die jeweiligen Einrichtungen stellen Anträge zur Aufnahme des Kindes bereit.

Aber Achtung: Diese sind noch keine verbindliche Zusage, dass das Kind wirklich einen Platz in der entsprechenden Kita erhält. Erst bei Vertragsabschluss hat das Kind einen Anspruch auf die Betreuung in dieser Einrichtung.

Stillzeiten

Wenn Sie noch stillen, nachdem Sie die Arbeit wieder aufgenommen haben, stehen Ihnen voll bezahlte Stillpausen zu. Der Arbeitgeber muss Ihnen auf Ihr Verlangen hin die Zeit einräumen, die zum Stillen erforderlich ist. Auch diese ist genau geregelt, und zwar erhalten Sie mindestens zweimal täglich eine halbe Stunde oder einmal täglich eine Stunde. Haben Sie eine zusammenhängende Arbeitszeit von mehr als acht Stunden, erhöht sich diese Zeit auf zweimal mindestens 45 Minuten. Wenn in der Nähe der Arbeitsstätte keine Stillgelegenheit zur Verfügung steht, soll einmal eine Stillzeit von mindestens 90 Minuten gewährt werden.

Die Stillzeit darf weder vor- noch nachgearbeitet, noch auf die betrieblich festgesetzten Ruhepausen angerechnet werden. Diese Regelungen gelten im Allgemeinen, bis Ihr Kind ein Jahr alt ist.

Lässt sich mit Ihrem Arbeitgeber keine Einigung über Zahl, Lage und Dauer der Stillzeiten erzielen, können Sie das Gewerbeaufsichtsamt um Unterstützung bitten.

Auch wenn Sie Ihr Kind stillen, gelten für Sie bestimmte Beschäftigungsverbote, und zwar:

- Verbot der Nacht-, Mehr-, Sonn- und Feiertagsarbeit (mit Ausnahmen für bestimmte Berufsgruppen)

Unter www.baby-care.de finden Sie in der Rubrik Service – Wissenswertes für Schwangere – Rechtliche Fragen viele weitere Informationen

- Verbot der Beschäftigung mit chemischen Gefahrstoffen, mit biologischen Arbeitsstoffen, mit gefährlichen Gegenständen oder unter sonstigen gesundheitsgefährdenden Arbeitsbedingungen

In Zweifelsfällen wenden Sie sich an den betriebsärztlichen Dienst, die Sicherheitsfachkraft oder das zuständige Gewerbeaufsichtsamt.

Kündigung des Arbeitsverhältnisses

Wenn Sie nach der Geburt Ihres Kindes nicht wieder arbeiten gehen möchten, können Sie Ihr Arbeitsverhältnis während der Schwangerschaft und während der Schutzfrist nach der Entbindung jederzeit ohne Einhaltung einer Frist zum Ende der Schutzfrist kündigen.

Während der Elternzeit können Sie selbst jederzeit unter Einhaltung Ihrer gesetzlichen oder vertraglichen Kündigungsfrist kündigen. Wollen Sie das Arbeitsverhältnis zum Ende der Elternzeit beenden, müssen Sie aber eine Kündigungsfrist von drei Monaten einhalten, damit der Arbeitgeber die Möglichkeit hat, sich rechtzeitig um Ersatz zu bemühen.

Sie selbst können in dieser Zeit kaum gekündigt werden. Vom Beginn der Schwangerschaft bis vier Monate nach der Entbindung und während der Elternzeit genießen Sie einen weitgehenden Kündigungsschutz, der auch gilt, wenn Sie noch in der Probezeit sind.

> Aber beachten Sie, dass durch die Schwangerschaft oder Elternzeit ein befristeter Arbeitsvertrag nicht verlängert wird, sondern zum vereinbarten Zeitpunkt ausläuft. Der Kündigungsschutz für diese Zeit greift hier nicht, denn es erfolgt ja keine Kündigung, lediglich eine Beendigung des Vertrages.

In Ausnahmefällen, zum Beispiel bei Schließung des Betriebes, Wegfall des Arbeitsplatzes oder erheblichem Fehlverhalten der Frau ist eine Kündigung möglich, jedoch nur mit Zustimmung des Gewerbeaufsichtsamtes, das vor der Entscheidung die Betroffene anhören muss. Voraussetzung ist, dass dem Arbeitgeber das Bestehen der Schwangerschaft bekannt ist. Diese Information kann innerhalb von zwei Wochen nach Zugang der Kündigung nachgeholt werden.

Wird Ihnen ohne die erforderliche Genehmigung gekündigt, müssen Sie sich wehren, da Sie sonst Ihre Rechte verlieren könnten. Das heißt, dass Sie der Kündigung schriftlich beim Arbeitgeber widersprechen und, wenn dieser eine Kündigung nicht zurückzieht, beim Arbeitsgericht eine Kündigungsschutzklage erheben müssen. Dafür wird kein Rechtsanwalt benötigt; das Verfahren ist kostenfrei.

Empfehlung

Laut Gesetz müssen Arbeitnehmerinnen den Arbeitgeber von der Schwangerschaft unterrichten, wenn sie davon wissen. Es sind aber keine Sanktionen zu erwarten, wenn Sie – wie viele es tun – bis zur zwölften Woche mit der Meldung warten.

Das Mutterschaftsgeld beantragen Sie bei Ihrer Krankenkasse, wenn Sie gesetzlich krankenversichert oder arbeitslos sind. Sind Sie familienversichert oder in einem sozialversicherungsfreien Job, dann beantragen Sie dieses beim Bundesversicherungsamt – Mutterschaftsgeldstelle. (Die Adresse finden Sie im Infokasten auf Seite 61)

Überdenken Sie die Dauer der Elternzeit bei der Antragstellung sorgfältig, denn eine Beantragung ist zwar ohne, aber die nachträgliche Verlängerung oder auch Verkürzung der Elternzeit nur mit Zustimmung des Arbeitgebers möglich!

Der Antrag auf Elterngeld sollte rechtzeitig gestellt werden, denn rückwirkend können nur die letzten drei Lebensmonate vor Beginn des Monats, in dem der Antrag gestellt wurde, erstattet werden.

Melden Sie Ihr Kind so früh wie möglich nach der Geburt beim zuständigen Einwohnermeldeamt an.

Machen Sie sich Gedanken, wo Sie Ihr Kind unterbringen wollen, wenn Sie nach der Geburt wieder arbeiten gehen. In manchen Regionen gibt es lange Wartelisten.
Die Bertelsmannstiftung hält im Internet eine Checkliste von 14 wichtigen Fragen bereit, die Eltern bei der Suche nach der richtigen Kindertageseinrichtung helfen kann.

Einigen Sie sich mit Ihrem Arbeitgeber über Stillzeiten, denn diese stehen Ihnen zu.

Wer eine nicht zulässige Kündigung akzeptiert oder das Arbeitsverhältnis in gegenseitigem Einvernehmen (zum Beispiel mit einem Auflösungsvertrag) beendet, muss damit rechnen, dass die Arbeitsagentur eine dreimonatige Sperrfrist verhängt. In dieser Zeit wird kein Arbeitslosengeld gezahlt.

Checkliste für meine Schwangerschaft

Leider bleiben Sie auch während der Schwangerschaft nicht vom »Papierkram« befreit. Deshalb haben wir Ihnen eine Liste der lästigen – aber notwendigen – Dinge, die erledigt werden müssen, zusammengestellt.

- ❑ Ich habe meinen Arbeitgeber über meine Schwangerschaft unterrichtet.
  Hinweis: Es gelten ab sofort die besonderen Schutzbestimmungen nach dem Mutterschutzgesetz.
- ❑ Ich habe das Mutterschaftsgeld bei meiner Krankenkasse oder beim Bundesversicherungsamt beantragt.
  Hinweis: Frühestens sieben Wochen vor dem Entbindungstermin beantragen.
- ❑ Ich habe Elternzeit bei meinem Arbeitgeber beantragt.
  Hinweis: Sieben Wochen vor dem Beginn muss der Antrag über Elternzeit (inklusive der Dauer) bei Ihrem Arbeitgeber vorgelegt werden.
- ❑ Ich habe den Elterngeldantrag ausgefüllt.
  Hinweis: Am besten Sie füllen den Antrag noch vor der Geburt Ihres Kindes aus. Denn das Elterngeld wird nur drei Monate rückwirkend bezahlt.
- ❑ Ich habe mich über die Möglichkeiten der Krankenversicherung meines Kindes informiert.
  Hinweis: Lassen Sie sich von Ihrer Krankenkasse beziehungsweise Ihrer Versicherungsvertreterin/ Ihrem Versicherungsvertreter dazu beraten.
- ❑ Ich habe mich über die Möglichkeiten der Kinderbetreuung informiert.
  Hinweis: Gute Kindertageseinrichtungen sind begehrt, stellen Sie rechtzeitig einen Antrag auf Kinderbetreuung in der Kita oder bei der Tagesmutter Ihrer Wahl.
- ❑ Bei nicht verheirateten Paaren: Vaterschaftsanerkennung
  Hinweis: Diese ist beim Standes- oder Jugendamt Ihres Wohnortes vorzunehmen.

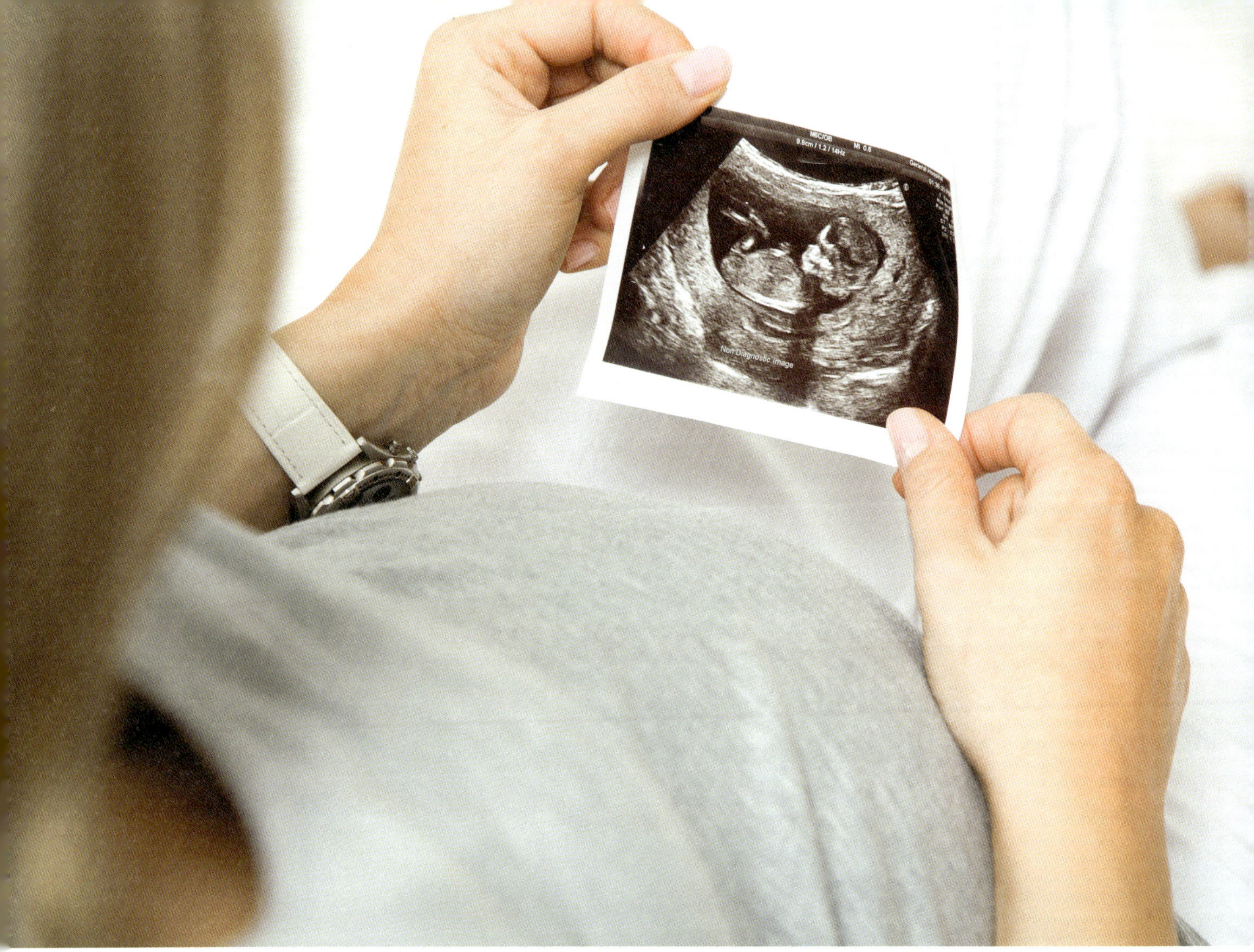

6 Wie Frauen die Schwangerschaft erleben

»Nicht müde werden, sondern dem Wunder leise wie einem Vogel die Hand hinhalten.«
Hilde Domin
(Schriftstellerin, 1909-2006)

Frauen, die zum ersten Mal schwanger sind, sind natürlich neugierig, was sie in den nächsten Monaten alles erleben werden. Aber jede Schwangerschaft ist einzigartig. Das wissen Frauen, die schon zwei oder mehrere Schwangerschaften hinter sich haben. Nur selten verlaufen Schwangerschaften gleichartig, beim zweiten oder dritten Mal kann alles völlig anders sein. Gleichwohl gibt es Gemeinsamkeiten.

6.1 Was beschäftigt die Frauen am meisten?

Im Mittelpunkt steht natürlich die Frage, wie sich das Leben durch das Kind beziehungsweise das weitere Kind nun verändern wird:

- Noch mehr Verantwortung mit einem (weiteren) Kind?
- Wie wird sich meine Beziehung zu meinem Partner verändern?
- Wie viel Zeit bleibt für mich, wenn das Kind einmal da ist?
- Werde ich dem Kind gerecht? Wie viel Zeit brauche ich für das Kind?
- Werden mein Partner und ich die Zukunft gemeinsam meistern?
- Wird es weniger Zeit für mich und den Partner geben?
- Wie wird das Leben mit dem Kind sein?
- Wie verändert sich unser Leben?
- Wie vereinbaren wir Familie und Beruf?
- Wie sieht es später mit Betreuungsmöglichkeiten aus?

Genausoviel Aufmerksamkeit wird Gefühlen, Ängsten und der psychischen Stimmungslage insgesamt geschenkt. Beispiele dafür:

- Besinnung auf sich selbst
- Bangen, ob alles gut geht
- Spannung
- Unmut: Warum ist Deutschland so wenig kinderfreundlich?
- Uneingeschränktes Glücksgefühl
- Zuversicht
- Ungeduld
- Unsicherheit oder Angst vor der Geburt
- Unsicherheit bezüglich bestimmter diagnostischer Maßnahmen
- Vorfreude auf das Kind
- Warten auf die Geburt

6.2 Wie erleben Frauen die Schwangerschaft?

In unserem BabyCare-Fragebogen befragen wir die Schwangeren danach. Nahezu alle Schwangeren freuen sich auf das Kind, auch wenn die Schwangerschaft in einzelnen Fällen der Schwangeren, dem Partner oder der Familie Probleme bereitet.

93 Prozent der Schwangeren haben einen Ansprechpartner bei auftretenden Problemen und das ist gut so, da eine entsprechende Unterstützung durch den Partner, die Mutter oder eine gute Freundin gut für einen gesunden Verlauf der Schwangerschaft ist. 88 Prozent sehen mit Optimismus in die Zukunft, auch

Wie Frauen die Schwangerschaft erleben

Quelle: BabyCare-Daten 2015 (n=53.205)

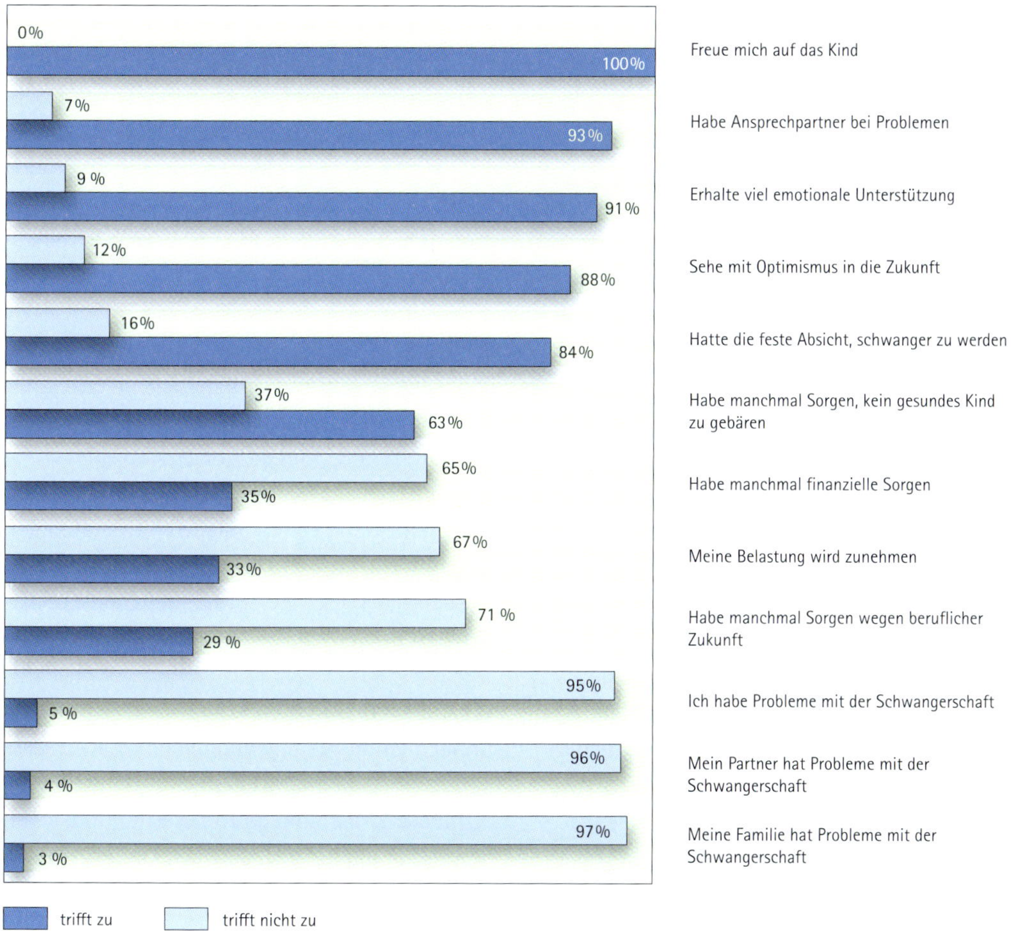

Medizinische Komplikationen in der Schwangerschaft vor der 37. Schwangerschaftswoche

Quelle: BabyCare Wiederholungsbefragung 2004 (n=1.019)

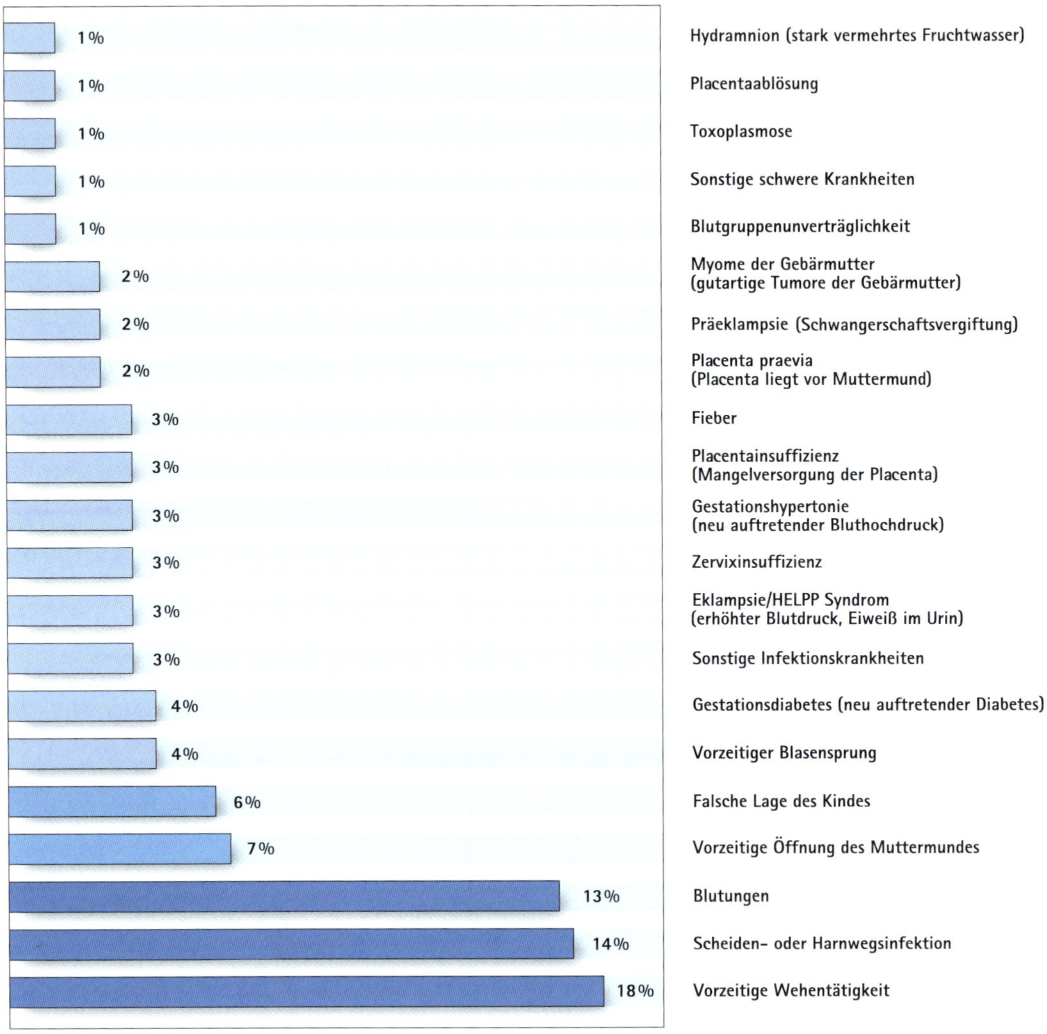

wenn sich etwa ein Drittel der Befragten Sorgen wegen der Finanzen oder wegen der zunehmenden Belastungen macht. Auch Sorgen wegen der beruflichen Zukunft sind nicht selten.

Zwei Drittel der Schwangeren machen sich manchmal Sorgen, kein gesundes Kind zu gebären. Diese Sorge ist ganz normal und glücklicherweise in der großen Mehrzahl der Schwangerschaften unbegründet, da die Häufigkeit der Geburt von Kindern mit schweren Erkrankungen unter zehn Prozent liegt.

Viele Schwangere machen sich auch Sorgen, dass im Verlauf der Schwangerschaft medizinische Komplikationen eintreten könnten. Auch hier gilt es erst einmal Ruhe zu bewahren, denn erstens sind schwere Komplikationen insgesamt recht selten und zweitens können viele – wenn sie rechtzeitig diagnostiziert werden – oft gut medizinisch behandelt oder beherrscht werden.

Welche medizinischen Komplikationen tatsächlich in der Schwangerschaft auftraten, haben wir bei einem Teil unserer BabyCare-Teilnehmerinnen in einer Wiederholungsbefragung nach der Geburt des Kindes erhoben. Die Ergebnisse sind in der Abbildung oben dargestellt.

Am häufigsten kommen vor der 37. Schwangerschaftswoche vorzeitige Wehen, Harnwegsinfektionen oder Blutungen vor. Schwerere Komplikationen, die häufig auch zu einer Frühgeburt führen, treten glücklicherweise nur bei weniger als fünf von 100 Schwangeren auf. Das Risiko von Harnwegsinfektionen können Sie im übrigen durch Schutzmaßnahmen und eine passende Intimhygiene (siehe Kapitel 8.11) verringern und durch die Selbstmessung des pH-Wertes rechtzeitig erkennen (siehe Infokasten auf Seite 132).

6.3 Das Erlebnis der Geburt

Frauen, die zum ersten Mal ein Kind erwarten, sehen dem Geburtstermin verständlicherweise mit großer Spannung und vielleicht auch mit etwas Angst entgegen. Viele Gespräche mit Freundinnen, die diese Erfahrung schon gemacht haben, kreisen um die Frage, wie man die Geburt wohl selbst erleben wird.

In unserer Befragung war die Geburt trotz der damit verbundenen Schmerzen für etwa die Hälfte (47 Prozent) der Frauen, die bereits ein oder mehrere Kinder geboren hatten, ein angenehmes bis sehr angenehmes Erlebnis. 34 Prozent empfanden die Geburt aber als eher oder sogar sehr unangenehm, während 17 Prozent auf diese Frage keine Antwort geben wollten oder konnten.

Bei den Frauen, die das Erlebnis der Geburt als eher unangenehm oder sehr unangenehm bezeichneten, waren in der späten Schwangerschaft oder im Laufe der Geburt deutlich häufiger Komplikationen aufgetreten.

Schwangere, die sich vor der Geburt oder den Geburtschmerzen fürchten, sollten sich eingehend mit den verschiedenen Möglichkeiten der Erleichterung von Geburten und der Verringerung von Geburtsschmerzen informieren. Dazu zählen beispielsweise Akupunktur und Hypnose, aber auch die traditionellen schulmedizinischen Anästhesieverfahren (siehe Kapitel 9.4).

> Knapp die Hälfte der von uns nach der Geburt befragten Schwangeren empfanden die Geburt als angenehm und nur etwa zehn Prozent waren vor der 37. Schwangerschaftswoche von eher schwereren Komplikationen betroffen. Grund genug, die Schwangerschaft mit Optimismus zu durchleben, was die große Mehrzahl der Schwangeren auch tut.

Wie Frauen, die bereits ein Kind geboren haben, die Geburt empfunden haben

Quelle: BabyCare-Daten 2003 (n=1.181)

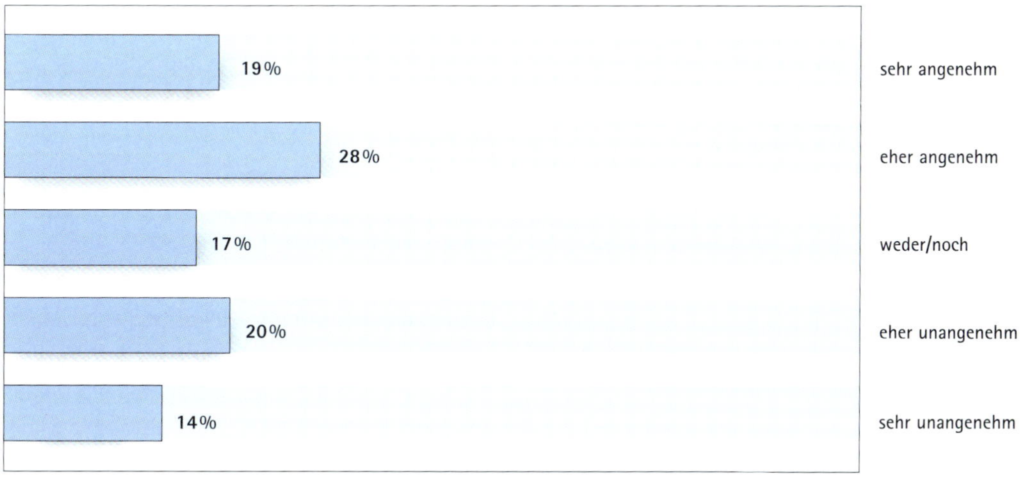

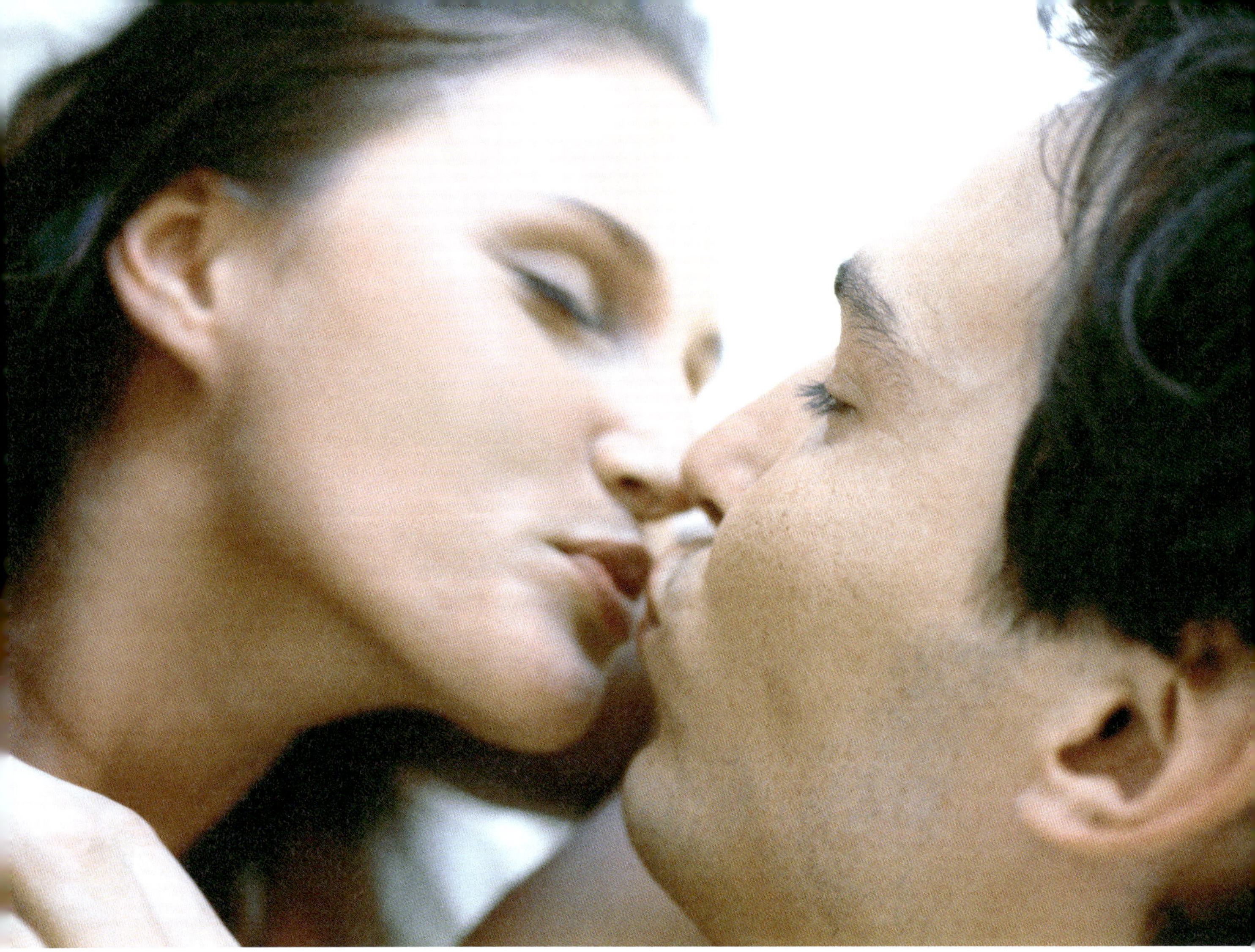

7 Schwangerschaft, Liebe und Sex

»Das Schönste aber hier auf Erden, ist lieben und geliebt zu werden.«
Wilhelm Busch (Dichter und Zeichner, 1832-1908)

Sex während der Schwangerschaft ist für viele Paare ein heikles Thema. Man spürt, dass sich etwas verändert hat, aber man spricht nicht gerne darüber. Doch warum sollte ausgerechnet die Sexualität in der Schwangerschaft von dem häufigen Wechselbad der Gefühle unbeeinflusst bleiben? Dass alles gleich bleibt, dürfte sogar sehr selten der Fall sein.

Meist, nicht in allen Fällen, gehen die Wünsche nach einer Veränderung von der Schwangeren aus. Manche Frauen wollen in dieser Zeit häufiger Verkehr, in der Regel aber ist ihr Verlangen danach weniger stark. Viel stärker ist jetzt der Wunsch nach Zärtlichkeit, nach Schmusen oder liebevoller Massage. Es ist weniger ein sexuelles Verlangen als eine Sehnsucht nach emotionaler Unterstützung in den ersten nicht einfachen Wochen der Schwangerschaft.

Es gibt Männer, die behaupten, »normalerweise« täten es die anderen »viel häufiger« miteinander. Wissen Sie eigentlich, was in dieser Hinsicht »normal« ist? Oder ob man hier überhaupt von Normen sprechen kann?

Frauen im gebährfähigen Alter haben im Durchschnitt sieben Mal im Monat Geschlechtsverkehr. Wie so oft sagt ein Durchschnittswert aber wenig aus. Die Lust auf körperliche Liebe ist sehr unterschiedlich verteilt: Sieben Prozent der Frauen haben nur bis zu zweimal pro Monat Geschlechtsverkehr, 16 Prozent aber zehn Mal und häufiger (Kirschner, W., Schäfer, A. 1997).

Wie es im Einzelfall aussieht, hängt von sehr vielen Faktoren ab: ob ein Paar frisch verliebt oder schon seit Jahren zusammen ist, ob es Kinder gibt, die das Beisammensein stören oder die berufliche Belastung besonders groß ist.

Und auch eine Schwangerschaft und wie dieser Zustand erlebt wird, kann den Stellenwert der Sexualität in der Partnerschaft beeinflussen. Dies ergab eine Umfrage unter Frauen ein Jahr nach der Geburt eines Kindes. Die befragten Frauen wurden gebeten, den Stellenwert auf einer Skala von 0 – 100 im Rückblick für die Zeit vor der Schwangerschaft, während der Schwangerschaft, ein Jahr nach der Geburt und vorausschauend in einem Jahr einzuschätzen. Die Ergebnisse sind in der Abbildung unten ersichtlich und zeigen, dass der Stellenwert der Sexualität in der Schwangerschaft im Durchschnitt nahezu halbiert wird und auch ein Jahr nach der Geburt noch nicht den Stellenwert einnimmt, den er vor der Schwangerschaft hatte. Die Frauen glauben jedoch, dass im Laufe des kommenden Jahres ihr partnerschaftliches Sexualleben wieder das alte Niveau erreichen oder sogar überschreiten wird.

Die mangelnde Lust kann sowohl psychische als auch körperliche Ursachen haben. Wer unter körperlichen Schwangerschaftsbeschwerden leidet, kann häufig keine Lust mehr entwickeln.

Psychisch gesehen kann ein Problem sein, dass die körperlichen Veränderungen der Schwangeren zu Beginn der Schwangerschaft im Unterschied zu den späteren Stadien kaum sichtbar sind: Der Mann reagiert auf die »ohne ersichtlichen Grund« veränderten sexuellen Bedürfnisse seiner Partnerin oft mit Misstrauen oder Angst.

Mancher wird aber auch gerade durch wahrnehmbare körperliche Veränderungen der Frau besonders erregt und entwickelt gesteigerte sexuelle Bedürfnisse. Dabei tritt dann häufig etwas auf, was sich nach der Geburt des Kindes verstärken kann: Er erfährt das Kind als Konkurrenz um die Zuneigung der Partnerin. Er wird neidisch auf die Liebe und Zuwendung, die die Schwangere ihrem heranwachsenden Kind schenkt.

Der wichtigste Rat, den man den Partnern in einer solchen Situation geben kann, ist ehrlich und offen über die Gefühle und die Veränderungen zu sprechen und möglichst verständnisvoll miteinander umzugehen. Selbst wenn es Ihnen nicht leicht fällt, über Sexualität zu sprechen, sollten Sie sich überwinden, denn es ist vor allem jetzt sehr wichtig. Am besten sprechen Sie das Thema schon zu Beginn der Schwangerschaft – auch wenn noch keine Probleme aufgetreten sind – im Hinblick auf die kommenden Monate an. Geschieht es nicht, können sich die Partner auf die Veränderungen in ihrem Sexualleben nicht richtig einstellen.

Besteht etwa der Mann darauf, dass alles so bleibt, wie es war, einschließlich Häufigkeit und Sexualpraktiken, wird es wahrscheinlich zu Enttäuschungen kommen. Vielleicht wird sich die Partnerin emotional von ihm zurückziehen. Jetzt ist mehr Phantasie erforderlich. Veränderungen werden umso leichter verkraftet, je vielfältiger das Sexualleben in der Partnerschaft vorher war. Sehen Sie es positiv: Es ist eine Chance, die bisherige Beziehung auch sexuell mit neuen Ideen weiterzuentwickeln.

Im letzten Drittel der Schwangerschaft wird es für die Frau immer beschwerlicher, beim Geschlechtsverkehr die Rückenlage, die am meisten bevorzugte Stellung, einzunehmen.

Stellenwert der Sexualität in der Partnerschaft auf einer Skala von 0 – 100

Quelle: Dreyer, P. 1993

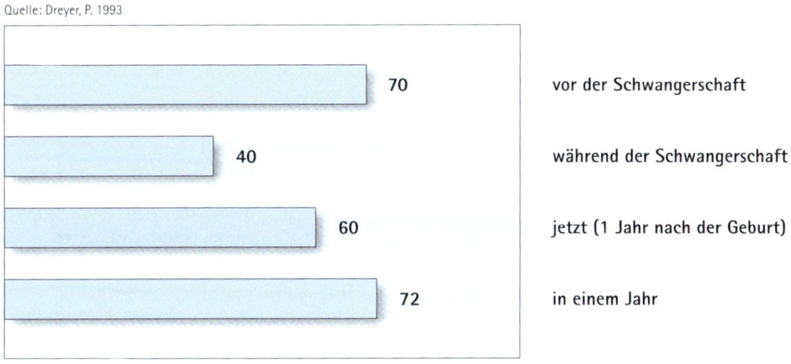

Dann sind Stellungen zu empfehlen, bei denen die Frau dem Mann den Rücken zuwendet, in der Seitenlage, im Liegen, Sitzen oder Knien. Auch Befriedigung durch Masturbation, Petting oder Oralgenitalverkehr ist ebenfalls möglich.

Aus medizinischer Sicht spricht nichts gegen Sex in der gesamten Schwangerschaft. Die Sorge, das Kind oder die Fruchtblase zu verletzen, ist völlig unbegründet. Untersuchungen zeigen wiederholt (Kontoyannis, M. 2012), dass es keinen Zusammenhang zwischen häufigem Sexualverkehr und Frühgeburten gibt. Das ist gut zu wissen, da im zweiten Drittel der Schwangerschaft das sexuelle Verlangen der Frauen häufig wieder deutlich zunimmt. Frauen, bei denen die Gefahr einer Fehlgeburt oder Frühgeburt besteht, sollten auf Geschlechtsverkehr jedoch verzichten.

Wie die Grafik unten zeigt, werden in manchen Partnerschaften, und zwar in jeder fünften, sexuelle Beziehungen zu anderen Partnern toleriert. Diese Paare sollten bei wechselnden oder weiteren Geschlechtspartnern in jedem Fall Kondome verwenden, um eine mögliche Vaginalinfektion, eine der wichtigsten Ursachen der Frühgeburt, zu vermeiden.

Bei Beschwerden wie Jucken, Schmerzen oder Entzündungen im Genitalbereich sollten Sie sich medizinischen Rat einholen und zunächst auf Geschlechtsverkehr verzichten.

Einen Seitensprung würde ich meinem Partner nie verzeihen

Quelle: Kirschner, W. 1992

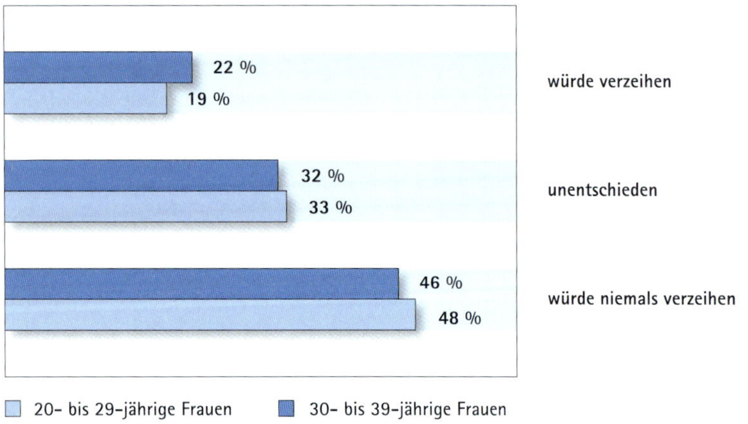

Sex nach der Geburt

Theoretisch ist Geschlechtsverkehr möglich, sobald der Wochenfluss versiegt ist, also nach etwa sechs Wochen. Dann ist auch meist die Wunde eines Dammschnitts verheilt. Während des Wochenflusses – so empfehlen Ärzte – sollten Sie wegen der Infektionsgefahr auf Geschlechtsverkehr verzichten. Wenn Sie jedoch nicht verzichten wollen, benutzen Sie auf jeden Fall ein Kondom.

Bei vielen Paaren aber dauert es Monate, bis sie wieder miteinander schlafen. Spätestens wenn die Stillzeit vorüber ist, lösen sich die Schwierigkeiten dann wieder. Jetzt kann die Frau wieder unabhängiger von ihrem Baby leben. Und je älter das Kind wird, desto sicherer werden auch die Eltern in ihrer neuen Rolle.

Zum Schluss sei noch gesagt: Bei fast der Hälfte aller Paare ist die sexuelle Beziehung nach der Geburt eines Kindes dieselbe wie davor, bei manchen wird sie sogar besser.

Empfehlung

Sprechen Sie mit Ihrem Partner offen über die Veränderungen in Ihrem Sexualleben. Verdrängen Sie Probleme oder Konflikte nicht, denn diese können bis über die Geburt hinaus andauern.

Und scheuen Sie sich nicht, bei anhaltenden Konflikten mit Freunden zu sprechen, die in der gleichen Situation sind oder waren. Sie werden staunen, wie viele Gemeinsamkeiten schwangere Paare haben.

Ihre Frauenärztin/Ihr Frauenarzt oder Ihre Hebamme können Ihnen auch – wenn nötig – den Kontakt zu einer fachlichen Partnerberatung vermitteln.

Benutzen Sie unbedingt Kondome, wenn Sie eine sogenannte »offene Partnerschaft« mit wechselnden Geschlechtspartnern haben, um sich vor Vaginalinfektionen zu schützen.

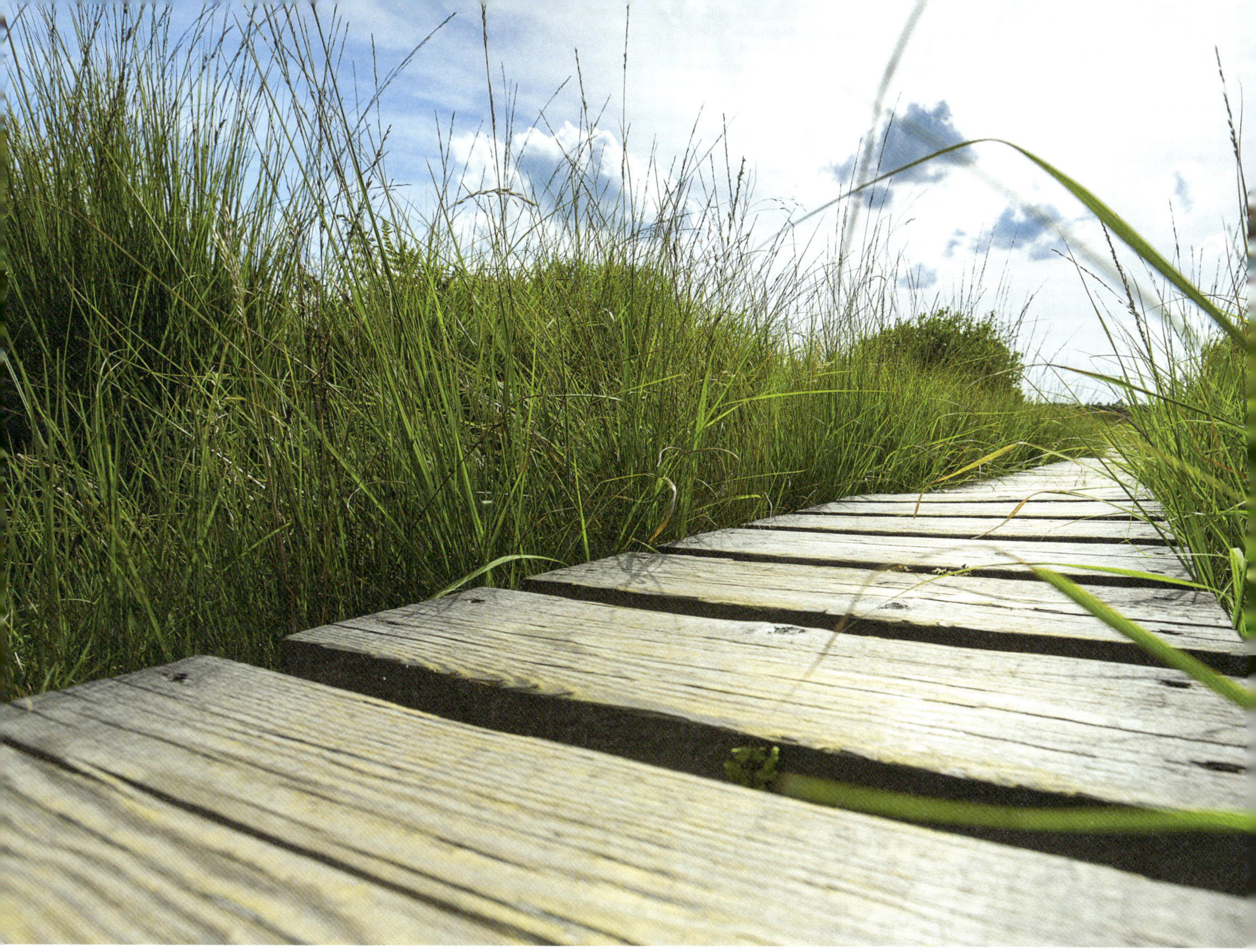

8 Risiken im Verlauf der Schwangerschaft

In diesem Buch wollen und müssen wir Sie auch auf die möglichen Risiken und Gefahren hinweisen, die in einer Schwangerschaft auftreten können. Denn in 20 bis 25 Prozent aller Schwangerschaften kommt es zu Komplikationen. Diese können sowohl die Mutter als auch das ungeborene Kind oder beide betreffen. Um was für Komplikationen handelt es sich im Einzelnen?

- Etwa zehn Prozent der Schwangeren entwickeln in der Schwangerschaft eine Krankheit. Am häufigsten ist dabei der sogenannte Schwangerschafts- oder Gestationsdiabetes, der bei fünf Prozent der Schwangeren in Deutschland auftritt. Aber auch Thrombosen und weitere Krankheiten und Komplikationen treten nicht selten auf.
- Bei einigen Schwangerschaften ist – je nach familiärer Disposition – die Wahrscheinlichkeit erhöht, dass das heranwachsende Kind Fehlbildungen oder andere gesundheitliche Beeinträchtigungen aufweist.
- Fehlgeburten führen in 20 Prozent aller begonnenen Schwangerschaften zu einem frühen und traurigen Ende der Schwangerschaft.
- Knapp zehn Prozent aller Schwangeren sind von einer Frühgeburt betroffen.

Das alles sind Dinge, die man nicht verschweigen darf. In den meisten Fällen kann durch rechtzeitiges Erkennen von Symptomen und/ oder einer schnellen und gezielten Diagnostik medizinisch viel getan werden. Für Sie ist es aber noch viel wichtiger, dass Sie bei einigen

»Zufall ist ein Wort ohne Sinn. Nichts kann ohne Ursache existieren.«
Voltaire
(Schriftsteller, 1694–1778)

der genannten Komplikationen und Risiken durch Ihr persönliches Verhalten selbst sehr viel tun können, um die Wahrscheinlichkeit ihres Eintritts zu verringern. Dies gilt vor allem hinsichtlich des Frühgeburtsrisikos.

Im Laufe der Zeit hat die Wissenschaft viele Faktoren, also Einflüsse, Umstände und Verhaltensweisen entdeckt, die für medizinische Probleme im Verlauf der Schwangerschaft mitverantwortlich sind. In vielen Fällen ist es der Forschung auch gelungen, genau zu ermitteln, wie groß der Einfluss jedes einzelnen Faktors auf den Schwangerschaftsverlauf ist. Das ist ein bedeutender Fortschritt und für jede Frau eine große Hilfe bei der Einschätzung, mit welchem Risiko sie für sich persönlich rechnen muss.

Doch auch wenn auf Sie einige wenige der im Folgenden beschriebenen Risikofaktoren zutreffen sollten, so ist das noch kein Grund zur Panik. Sie haben zwar statistisch gesehen ein etwas erhöhtes Risiko für eine Frühgeburt, aber trotzdem wird Ihr Kind in aller Regel immer noch mit einer Wahrscheinlichkeit von 90 Prozent oder mehr gesund und rechtzeitig zur Welt kommen.

Das Positive dabei: Wenn Sie diese Risikofaktoren kennen und deshalb einiges dafür tun können, diese zu vermeiden beziehungsweise zu verringern, dann können Sie diese Wahrscheinlichkeit noch weiter erhöhen.

Im Folgenden wird die allgemeine Verbreitung jedes Risikofaktors in der weiblichen Bevölkerung der Bundesrepublik Deutschland im Alter zwischen 20 und 39 Jahren aufgezeigt. Anschließend werden die möglichen Folgen dieser Risiken für die Schwangerschaft dargestellt. Als Beleg werden Zahlen und Beispiele aus wissenschaftlichen Studien angeführt. Wenn möglich wird darauf eingegangen, wie stark der einzelne Faktor das Risiko erhöht, in der Schwangerschaft ein medizinisches Problem (in der Regel eine Frühgeburt) zu bekommen.

Dieses Kapitel brauchen Sie nicht von vorn bis hinten durchzulesen, sondern können es einfach als **Nachschlagewerk** benutzen. Wir sind sicher, dass Sie viele neue und überraschende Erkenntnisse gewinnen werden.

8.1 Alkohol

Allgemeiner Konsum

Wer was und vor allem wie viel trinkt, ist aus Befragungen zum Konsumverhalten ziemlich genau bekannt. Etwa die Hälfte der Frauen im gebärfähigen Alter in Deutschland weist einen moderaten Alkoholkonsum auf und jede Vierte bis Fünfte ist abstinent, trinkt also gar keinen Alkohol. Allerdings weist fast jede dritte jüngere (unter 30jährige) Frau und jede fünfte Frau ab 30 Jahren einen riskanten Alkoholkonsum auf (siehe Abbildung unten).

Alkoholkonsum bei Frauen in Deutschland Quelle: GEDA 2010

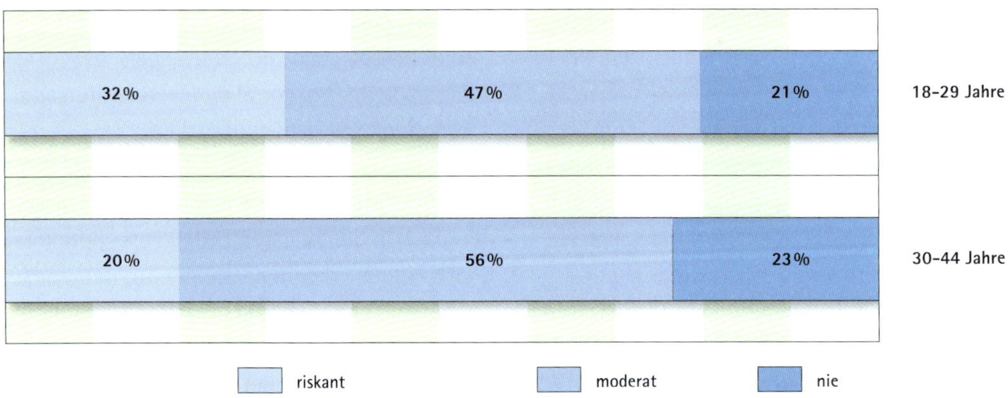

Tägliche Trinkmengen der Weintrinkerinnen

Quelle: Bundes-Gesundheitssurvey 1998

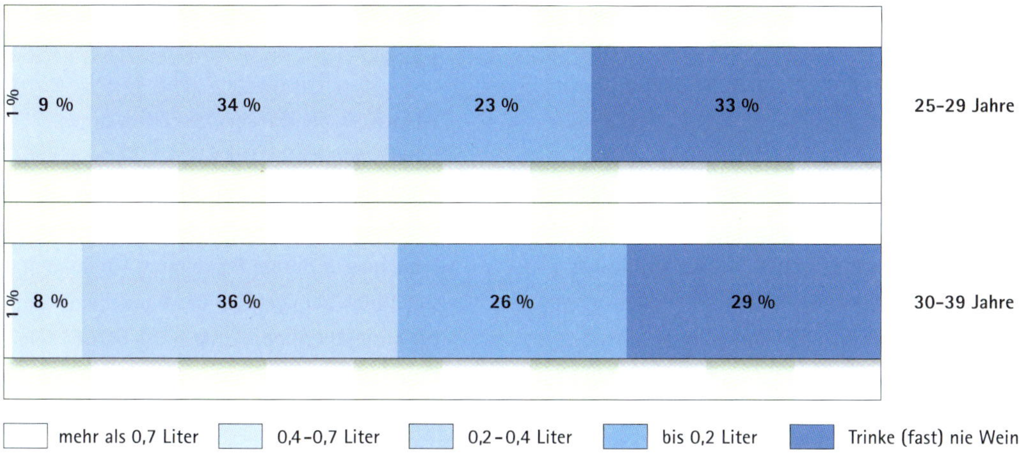

Wer zu viel und regelmäßig trinkt, schädigt langfrisitg seine Gesundheit. Alkohol im Übermaß ist giftig, daran gibt es keinen Zweifel. Im Übermaß heißt für Frauen: 20 Gramm reiner Alkohol und mehr jeden Tag. Das beginnt ab dem dritten Glas Bier oder dem zweiten Glas Wein pro Tag. Man sollte sich nicht von einigen Befunden der letzten Jahre beeindrucken lassen, die dem Alkohol eine schützende Wirkung zuschreiben. Alkohol in Maßen genossen – Betonung auf »in Maßen«! – soll zum Beispiel der Entstehung von Herz-Kreislauf-Erkrankungen entgegenwirken. Das ist auch sicher nicht falsch. Für die Zeit der Schwangerschaft gilt aber auf jeden Fall, dass Alkohol – wie alle auf das Nervensystem wirkende Substanzen – komplett gemieden werden muss. Dies gilt besonders für die Frühschwangerschaft, die Zeit, in der sich die Organe des Embryos auszubilden beginnen.

Frauen greifen eher zu Wein als zu Bier. Von den Weintrinkerinnen nehmen zehn Prozent täglich einen halben Liter oder mehr zu sich. Da Wein einen höheren Alkoholgehalt hat als Bier, erreichen sie so mehr als 40 Gramm reinen Alkohol und liegen damit schon weit über der kritischen Grenze von 20 Gramm Alkohol täglich. Etwa 30 Prozent der Frauen im Alter von 25 bis 39 Jahren trinken nie Wein, ein Viertel trinkt ein Glas Wein pro Tag, ein Drittel bis zu zwei Gläser Wein täglich.

Alkohol und Schwangerschaft

Wie schädlich Alkohol in der Schwangerschaft ist, wurde in der Wissenschaft umfangreich dokumentiert. Am gefährlichsten ist er in der Zeit, in der sich die Organe des Embryos entwickeln, also zwischen dem 15. und 60. Tag nach der Befruchtung. Es kann zu einer ganzen Reihe von folgenschweren Erkrankungen beim Kind kommen:

Alkohol?
In der Schwangerschaft
ganz darauf verzichten!

- zu geringes Wachstum
- zu niedriges Geburtsgewicht
- psychomotorische Störungen
- Hyperaktivität
- Gesichtsanomalien
- Fehlbildungen
- Störungen des zentralen Nervensystems
- geistige Retardierung

In Deutschland werden jährlich etwa 1.700 Kinder (0,25 Prozent) mit schweren Formen dieser Störungen geboren, Mediziner sprechen vom Fetalen Alkoholsyndrom (FAS) oder der Fetalen Alkoholspektrumstörung (FASD). Große Mengen Alkohol wirken wie ein starkes Gift und schädigen das Erbgut, daher gilt auch die Empfehlung, schon vor der Schwangerschaft Alkoholexzesse zu vermeiden.

Gibt es einen Schwellenwert, unter dem Alkohol in der Schwangerschaft nicht schädlich ist?

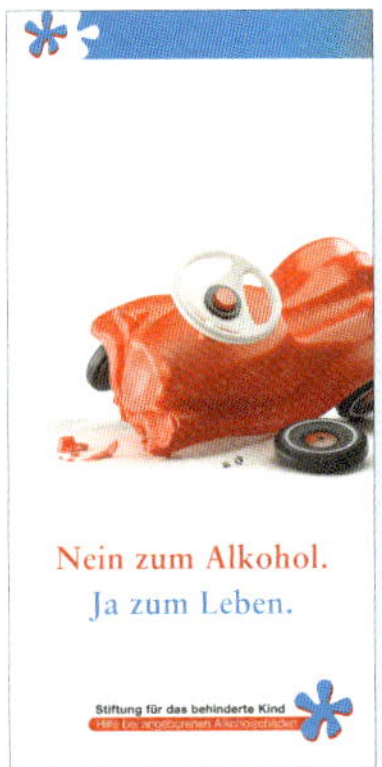

Kampagne »Nein zum Alkohol« (2010) der »Stiftung für das behinderte Kind« www.stiftung-behindertes-kind.de

Ein Gläschen in Ehren kann doch niemand verwehren? Es gibt dazu keine absolut verlässlichen Studiendaten. Doch die ganz große Mehrzahl der medizinischen Fachgesellschaften empfiehlt, während der ganzen Schwangerschaft auf jeden Alkoholkonsum zu verzichten.

Vielleicht überzeugen Sie auch unsere Daten, die wir mit dem BabyCare-Fragebogen über Jahre erhoben haben (siehe Abbildung unten). Das Risiko für Fehl- und Totgeburten verdoppelt sich durch Alkoholkonsum in der Schwangerschaft. Und dies, obwohl von den zehn Prozent der Teilnehmerinnen, die Alkohol in der Schwangerschaft konsumierten, die ganz große Mehrzahl nur recht geringe Alkoholmengen pro Woche (weniger als 60 Gramm) zu sich nahm.

Eines aber sollten Sie in jedem Fall beherzigen: Trinken Sie in den ersten neun Schwangerschaftswochen keinen einzigen Tropfen Alkohol! Denn in dieser Zeit ist die Möglichkeit einer Schädigung des sich entwickelnden Embryos (Organentwicklung) besonders hoch.

Falls Sie vor der Diagnose der Schwangerschaft Alkohol getrunken haben, so sind die möglichen Risiken für den Embryo von der Häufigkeit und der Menge des Alkoholkonsums abhängig. Bei regelmäßigem und hohem Konsum kann es zu einer Fehlgeburt kommen. Fehlgeburten können aber auch eine Reihe anderer Ursachen haben.

Wenn Sie in dieser Zeit ab und zu ein Glas Alkohol getrunken haben, dürfte das Risiko gering sein. Machen Sie sich keine zu großen Sorgen, denn Sie können daran nichts mehr ändern.

Alkohol und das Risiko für Fehl- und Totgeburten

Quelle: BabyCare-Daten 2015 (n=19.684)

BabyCare Teilnehmerinnen		
Alkohol-Konsum	**NEIN**	**JA**
n =	17.678	2.006
Anteile	90 %	10 %
Fehl- und Totgeburten	**1,8 %**	**3,9 %**

Empfehlung

Verzichten Sie während der Schwangerschaft möglichst ganz auf den Konsum von Alkohol in jeglicher Form. Falls Sie damit Probleme haben, sprechen Sie mit Ihrer Frauenärztin/Ihrem Frauenarzt. Sie können sich (auch anonym) bei der Bundeszentrale für gesundheitliche Aufklärung (BZgA) telefonisch beraten lassen: 02 21-89 20 31

8.2 Rauchen

Allgemeines Rauchverhalten

Immer mehr Frauen rauchen: Inzwischen greift mehr als jede dritte Frau im gebärfähigen Alter in Deutschland zumindest gelegentlich zur Zigarette (siehe Abbildung rechts oben). Unter den Schwangeren rauchen noch 18 Prozent; die übrigen verzichten offenbar zumindest während der Zeit ihrer Schwangerschaft darauf.

Die Gefahren des Tabakrauchens für die Gesundheit sind allgemein bekannt. Selbst 90 Prozent der Raucher ist bewusst, dass sie durch den Konsum ihre Gesundheit schädigen. Sie ändern an ihrem Verhalten dennoch nichts. Die Gründe dafür sind Nikotinabhängigkeit, Gewöhnung, Stressabbau, Dazugehörigkeitsgefühl, und »weil das einfach zu einer angenehmen Stimmung passt«.

Mit zunehmendem Alter versuchen immer mehr Frauen, von der Zigarette loszukommen. Mit unterschiedlichem Erfolg. Auch unter den 20- bis 29-jährigen Raucherinnen hat über die Hälfte schon ein- oder mehrmals aufzuhören versucht.

Nicht wenige Frauen, die nicht selbst rauchen, entkommen den Schadstoffen der Zigarette dennoch nicht: Sie sind durch Passivrauchen belastet (siehe Grafik unten rechts).

Rauchverhalten bei 18- bis 44-jährigen Frauen in Deutschland

Quelle: Robert-Koch Institut, DEGS1 2013

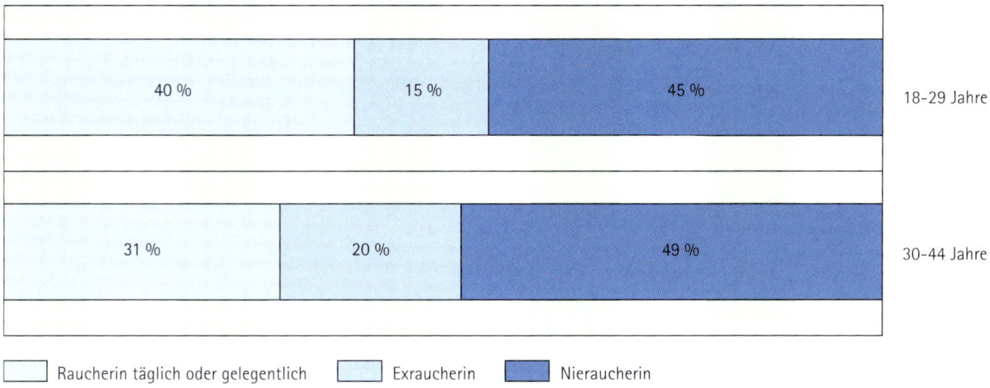

Das bedeutet, dass in ihrer Umgebung viel geraucht wird und sie diesen Tabakrauch einatmen müssen, sei es zu Hause (neun Prozent), im Beruf (sieben Prozent) oder woanders (vier Prozent).

Rauchen und Schwangerschaft

An der Gefährlichkeit des Rauchens in der Schwangerschaft gibt es nichts zu beschönigen. Rauchen schädigt das sich entwickelnde Kind auf mindestens drei Wegen:

- Nikotin verengt die Blutgefäße. Dies führt zu einer verminderten Durchblutung der Plazenta und lässt den kindlichen Blutdruck ansteigen.
- Das im Tabakrauch enthaltene Kohlenmonoxid führt zu einer Verringerung des Sauerstoffgehalts im Blut. Das Kind leidet dadurch praktisch immer unter »Atemnot«.
- Zigaretten enthalten über 100 giftige chemische Substanzen, die ungefiltert an das Kind weitergegeben werden und sogar sein Erbgut schädigen können.

Rauchen vor und während der Schwangerschaft kann das Risiko für das Auftreten folgender Krankheiten oder Komplikationen deutlich erhöhen:

- Unfruchtbarkeit
- Spontanabort
- Geringes Geburtsgewicht
- Frühgeburt
- Erhöhte Krankheitsanfälligkeit des Kindes
- Hyperaktivität des Kindes
- Placenta praevia
  (der Mutterkuchen liegt im unteren Teil der Gebärmutter)
- Kleinwuchs
- Eingeschränkte Stillfähigkeit

Ob Rauchen auch zu Fehlbildungen beim Kind führen kann, ist noch umstritten. Vieles spricht dafür, aber die Studienergebnisse liefern kein eindeutiges Bild. Dafür weiß man über die anderen Komplikationen sehr genau Bescheid. Es kann gemessen werden, wie mit jeder gerauchten Zigarette das Risiko ansteigt. Man spricht von einer klaren

Passivrauchen bei der Arbeit müssen Sie in der Schwangerschaft nicht hinnehmen (siehe Kapitel 5).

Anteil der 18-jährigen und älteren Nichtraucherinnen, die Passivrauchbelastungen ausgesetzt sind Quelle: Robert-Koch Institut, GEDA 2009

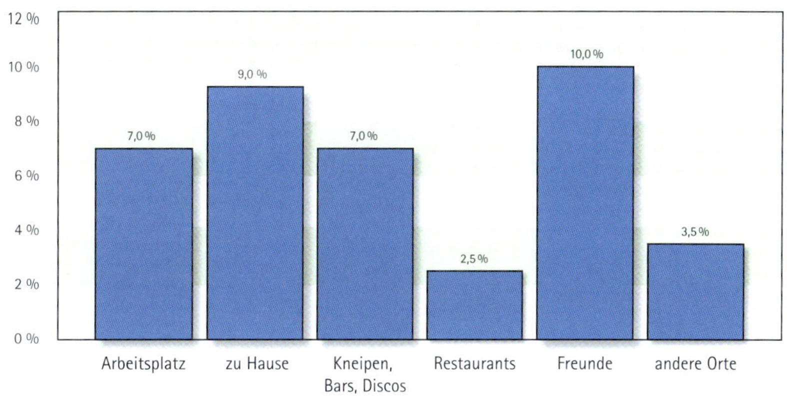

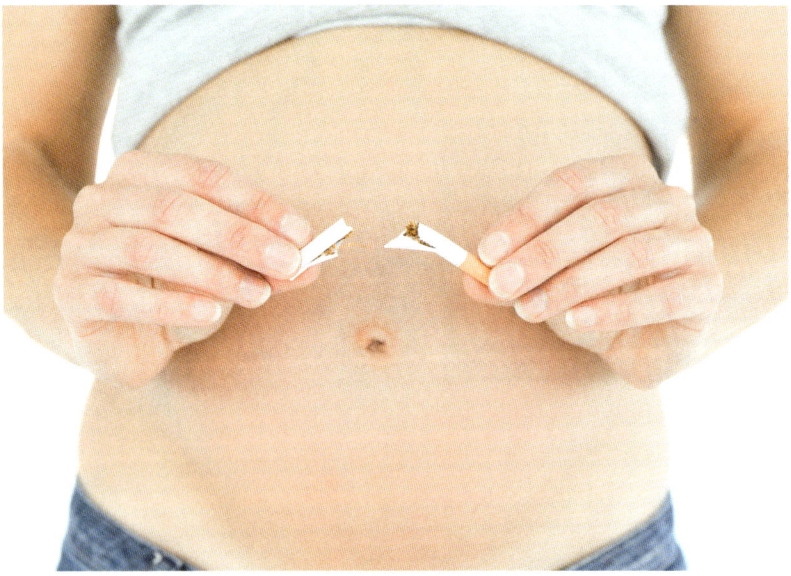

Die Gefahren des Rauchens in der Schwangerschaft für das ungeborene Kind sind eindeutig erwiesen.

»Dosis-Wirkungs-Beziehung«: je höher die Dosis, desto schädlicher die Wirkung.

So nimmt das Geburtsgewicht des Kindes mit zunehmender Menge des inhalierten Tabakrauchs beständig ab. Die Kinder von Raucherinnen sind 150–250 Gramm leichter als die von Nichtraucherinnen. Genauso steigt die Wahrscheinlichkeit, dass es zu einem Spontanabort kommt und die Rate der Frühgeburtlichkeit ist mehr als doppelt so hoch (siehe Grafik unten).

Die Kinder von rauchenden Schwangeren sind in ihrer Kindheit und Jugend deutlich anfälliger für viele Krankheiten. Auch die Folgen des Passivrauchens sind messbar: Schwangere, die selbst nicht rauchen, aber am Arbeitsplatz oder zu Hause starkem Tabakrauch anderer ausgesetzt sind, gebären ebenfalls Kinder mit einem geringeren Geburtsgewicht. Ihre Babys sind bei der Geburt im Schnitt um 30 Gramm leichter als die Babys von Müttern, die überhaupt nicht mit Tabakrauch in Berührung gekommen sind. Rauchende Schwangere stillen ihre Kinder seltener und wenn, dann meistens nur für eine kurze Zeit.

Viele Frauen stellen das Rauchen ein, sobald sie bemerken, dass sie schwanger sind. Intuitiv tun sie das Richtige. Leider schaffen dies andere nicht. Oft sind es die starken Raucherinnen, die der Zigarette nicht ganz entsagen können – viele von ihnen schränken das Rauchen aber deutlich ein. Nikotinersatzpräparate können hilfreich sein. Sie sollten aber erst benutzt werden, wenn das Durchhaltevermögen allein nicht ausreicht.

Nikotinpflaster in der Schwangerschaft?

Sie haben sicher schon gehört, dass viele durch Nikotinpräparate (Pflaster, Kaugummi, Nasalspray) von ihrer Zigarettensucht loskommen. Diese Methode ist in der Schwangerschaft nur dann zu empfehlen, wenn Sie es ohne diese Hilfe nicht schaffen, mit dem Rauchen aufzuhören. Sie müssen diese Möglichkeit aber unbedingt mit Ihrer Frauenärztin/Ihrem Frauenarzt besprechen.

Die Risiken der Nikotinaufnahme durch diese Medikamente müssen gegenüber den Risiken des Zigarettenrauchens abgewogen werden. Entsprechende Präparate werden nur dann empfohlen, wenn Sie zum Beispiel sehr stark rauchen und es Ihnen nicht gelingt, Ihren Zigarettenkonsum in einem nennenswerten Umfang zu reduzieren.

E-Zigaretten als Alternative?

Ob die seit einigen Jahren populären E-Zigaretten eine unbedenkliche Alternative zu gewöhnlichen Zigaretten darstellen, wird derzeit noch kontrovers diskutiert. Insbesondere rauchende Frauen, die eine Schwangerschaft planen oder sogar bereits schwanger sind, mögen sich diese Frage stellen.

Rauchen und Frühgeburten

Quelle: Kirschner, W., Hoeltz, J. 2000

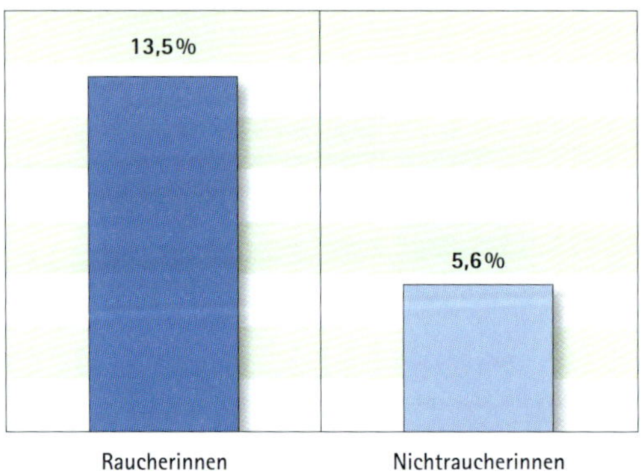

Die sogenannten Liquids, die verdampfenden Flüssigkeiten in E-Zigaretten, bestehen hauptsächlich aus Propylenglykol, Wasser, Glyzerin, Ethanol, verschiedenen Aromastoffen und gegebenenfalls auch Nikotin.

E-Zigaretten enthalten keinen Tabak und es werden beim »Dampfen« weder Kohlenmonoxid, Blausäure, Arsen noch krebserzeugende polyzyklische aromatische Kohlenwasserstoffe erzeugt. Dennoch können zur langfristigen gesundheitlichen Wirkung derzeit keine verlässlichen Aussagen getroffen werden und es ist bereits bekannt, dass das Propylenglykol zumindest kurzfristig Atemwegsirritationen auslösen kann. Zudem wird die Zusammensetzung der Inhalationslösungen für E-Zigaretten nicht einheitlich überwacht, wodurch weitere schädliche Inhaltsstoffe als die angegebenen enthalten sein können.

> Auch wenn es Hinweise gibt, dass von nikotinfreien E-Zigaretten weniger Gesundheitsgefahren ausgehen als von herkömmlichen Zigaretten, kann insbesondere aufgrund der noch unzureichenden Studienlage ein Konsum während der Schwangerschaft keineswegs empfohlen werden und es gilt, dass der komplette Verzicht aufs Rauchen den besten Schutz für die Gesundheit von Mutter und Kind darstellt.

Empfehlung

Was Sie in der Schwangerschaft ganz bestimmt nicht tun sollten, ist rauchen. Verringern Sie auf jeden Fall Ihren Zigarettenkonsum deutlich. Auch ein Umstieg auf das Dampfen (die E-Zigarette), ist in der Schwangerschaft nicht zu empfehlen.

Halten Sie sich auch nicht in Räumen auf, in denen geraucht wird oder wurde.

Telefonberatung zur Rauchentwöhnung: Bundeszentrale für gesundheitliche Aufklärung (BZgA): 0800 8 31 31 31. Die BZgA hat auch gutes Material zur Rauchentwöhnung, speziell für Schwangere und ihre Partner.

8.3 Illegale Drogen

Allgemeiner Konsum

Ab und zu »einen Joint durchzuziehen«, also Haschisch oder Marihuana zu rauchen, gilt unter vielen Jugendlichen als »cool«. Es ist ein Stück Jugendkultur, dem sich einige junge Menschen nicht entziehen können. Nur wenige bleiben an den Drogen hängen, während die meisten es beim Probieren belassen. In den letzten Jahren hat sich zudem der Gebrauch von sogenannten Modedrogen wie Ecstasy und Crystal Meth ausgeweitet.

Im Alter von 25 bis 39 Jahren verwenden Frauen zu höchstens drei Prozent aktuell illegale Drogen, wie die Abbildung auf der nächsten Seite verdeutlicht.

Harte Drogen wie Heroin oder Kokain werden nur von einem kleinen Teil der Jugendlichen und Erwachsenen genommen.

Illegale Drogen und Schwangerschaft

Marihuana: Es ist sehr schwer, dazu genaue Aussagen zu machen. Das liegt vor allem daran, dass meist nicht nur eine Droge genommen wird, sondern mehrere. Wer einen Joint raucht, setzt sich häufig auch den Schadstoffen von Tabak aus. Meist wird dazu noch Alkohol getrunken oder weitere illegale Drogen werden genommen.

Die Schwangere, die nur Marihuana zu sich nimmt, gibt es nur selten oder jedenfalls nicht in so großen Zahlen, dass sich daraus eine statistische Wahrscheinlichkeit für Gesundheitsrisiken sicher berechnen ließe. Das gilt in ähnlicher Weise für die isolierte Betrachtung von allen anderen Drogen.

Bei aller Unsicherheit ist nach dem derzeitigen Forschungsstand nicht auszuschließen, dass der mittlere bis starke Konsum von Marihuana vor und während der Schwangerschaft zu einer Reihe von Komplikationen führt.

Konsum illegaler Drogen

Quelle: Institut für Therapieforschung (IFT) 1999

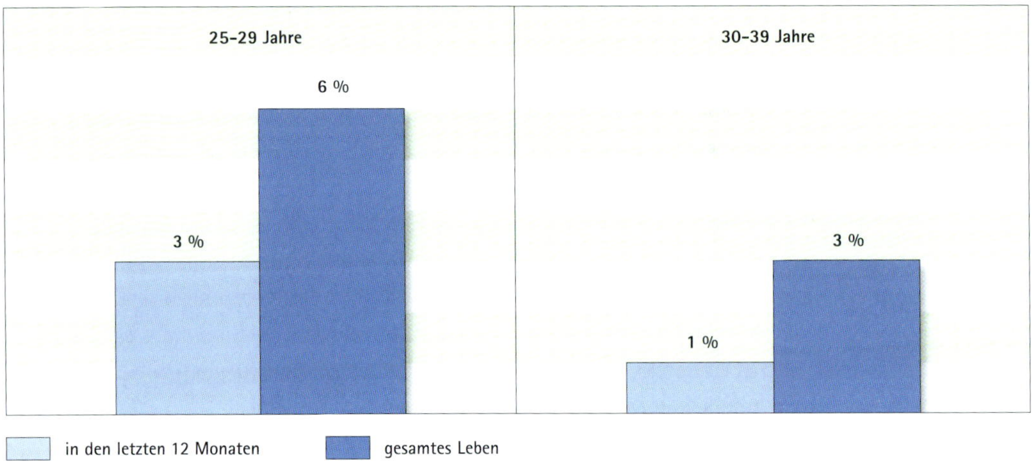

Dazu gehören:

- Frühgeburt
- geringere Gewichtszunahme der Mutter
- Fehlbildungen
- geringeres Geburtsgewicht
- Entwicklungsstörungen des Kindes

Kokain: Was für Marihuana gesagt wurde, gilt auch für Kokain, das jedoch entschieden gefährlicher als Marihuana ist.

Es gibt Hinweise auf Zusammenhänge mit:

- verfrühter Wehentätigkeit
- Spontanabort
- vorzeitigem Blasensprung
- geringerem Geburtsgewicht
- geringerem Wachstum des Kindes
- Frühgeburt
- Verhaltensstörungen des Kindes

Amphetamine (Ecstasy, Speed, Crystal Meth): Untersuchungen aus Großbritannien zeigen Zusammenhänge zwischen dem Konsum und Fehlbildungen sowie Frühgeburten (McElhatton, P. R. et al. 1999, Berghella, V. 2012). Das Methamphetamin Crystal Meth ist plazentagängig, geht also durch den Konsum der Mutter direkt auf das Ungeborene über. Dies kann zur Folge haben, dass betroffene Babys süchtig auf die Welt kommen, viel schreien, schwitzen und unter Unruhezuständen, Schlaflosigkeit und Schmerzen leiden.
Auch über die Muttermilch wird die Droge an das Kind weitergegeben.

LSD: Die Droge steht in Verdacht, Kontraktionen der Gebärmutter auszulösen, weshalb durch den Konsum das Risiko einer Frühgeburt besteht.

Heroin: Heroinabhängigkeit bei Schwangeren ist höchst gefährlich, weil das Risiko, sich von unsauberen Spritzen Infektionen zu holen, außerordentlich groß ist. Deshalb bekommen heroinabhängige werdende Mütter in der Regel den Ersatzstoff Methadon. Ergebnisse zu Folgen des Heroinkonsums auf die Gesundheit des Kindes liegen nicht vor. Sicher ist nur, dass die Kinder nach der Geburt schwere Entzugserscheinungen aufweisen. Das Gleiche gilt leider auch für Babys, die sich unter Methadon entwickeln.

Empfehlung

Meiden Sie Drogen: Sie schaden Körper, Geist und der Seele. Das gilt im besonderen Maße in der Schwangerschaft. Wenn Sie Drogen einnehmen, versuchen Sie, mit fachkundiger Hilfe davon loszukommen.

Sie können sich auch bei der Bundeszentrale für gesundheitliche Aufklärung (BZgA) telefonisch beraten lassen: 02 21-89 20 31.

8.4 Chemikalien und Nahrungszusätze

Allgemeine Bedeutung

Für viele ist dieses Thema mit großen Bedenken und Ängsten verbunden, umgibt uns die Chemie doch ständig und überall. Aus den USA liegen Zahlen vor: 55.000 chemische Verbindungen werden dort in der Industrie verwendet. 35.000 Schädlingsbekämpfungsmittel (Pestizide) und 3.600 Nahrungszusatzstoffe sind registriert. Dieser Bereich ist also allemal einer kritischen Betrachtung wert. Da dies aber auch der Einstellung der Überwachungsbehörden entspricht, gibt es keinen Grund für übertriebene Ängste.

Theoretisch kann es zu drei verschiedenen ernsten Schädigungen kommen:

- Mutagene Effekte (Schädigung des Erbguts und der Fortpflanzungsfähigkeit)
- Teratogene Effekte (Schädigung der Kindesentwicklung)
- Karzinogene Effekte (Krebsverursachung)

Logischerweise hängt die Frage, ob Gesundheitsschäden eintreten, davon ab, wie giftig der einzelne Stoff ist. Dies wird meist im Tierversuch ermittelt. Dann kommt es darauf an, wie viel der Mensch davon in welchem Zeitraum aufnimmt und wie häufig das geschieht. Dies alles im täglichen Leben genau zu erfassen, ist sehr schwierig. Grundsätzlich lässt sich jedoch sagen, dass die Belastungen wesentlich geringer sind, als gemeinhin befürchtet wird.

So ist zum Beispiel das Misstrauen gegen bestimmte Lebensmittel oft übertrieben. In Deutschland regeln strenge gesetzliche Bestimmungen die Verwendung von Zusatzstoffen. Werden negative Auswirkungen auf die Gesundheit bekannt, so werden solche Stoffe verboten.

Zusatzstoffe haben aber auch positive Wirkungen, wie etwa sogenannte Antioxidantien oder solche, die das Schimmeln verhindern. Auch der Einsatz von Pflanzenschutzmitteln und mögliche Rückstände davon in Lebensmitteln werden streng überwacht. Gesundheitsgefahren durch Zusatzstoffe und Pestizidrückstände sind für die Schwangerschaft nach derzeitigem Stand der Wissenschaft bei einer ausgeglichenen Ernährungsweise nicht zu erwarten.

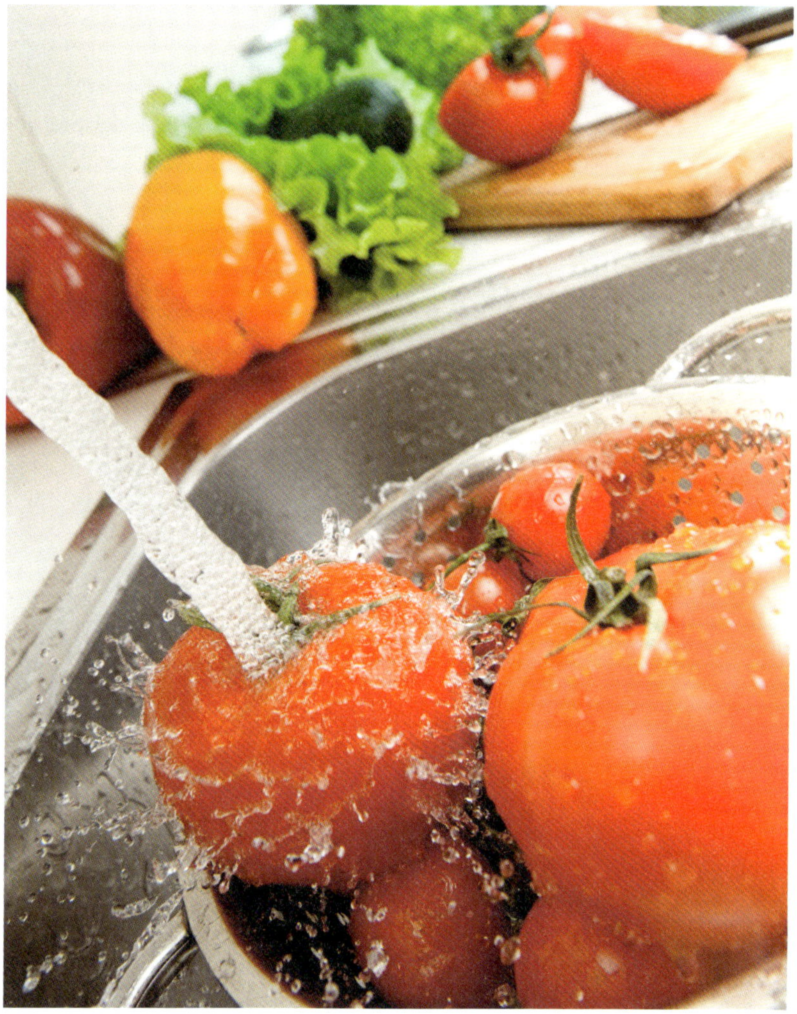

Obst und Gemüse aus kontrolliert-biologischem Anbau enthalten weniger Schadstoffe.

Anhand von Einzelfallstudien, Tierversuchen und Chemikalienkatastrophen lässt sich eine Übersicht über die Wirkung von Stoffen erstellen, die – allerdings nur bei hoher Dosis und längerer Einwirkung – zu Komplikationen im Verlauf der Schwangerschaft und zu anderen Störungen führen können.

Über die Auswirkungen elektromagnetischer Felder (Handys, Stromleitungen, PCs) liegen

Info

Stoffe, Gase und Strahlen, die in der Schwangerschaft zu meiden sind

Stoff	Mögliche Folgen	Vorkommen
Blei	Spermienveränderungen Menstruationsstörungen Spontanaborte Totgeburt Geistige Retardierung	Bleirohre im Haus (Wasserversorgung) Batterien Farben Keramik Automobilabgase Nahrungsmittel (Grundwasserbelastung) Bleiverarbeitung
Quecksilber	Entwicklungsstörungen des Fetus Geistige Retardierung	Tinte Pestizide Amalgamproduktion
Chloroform Benzol Toluol Trichlorethylen	Fehlbildungen	Chemische Reinigungen Entfettungsmittel Korrekturfolien und -flüssigkeit (z. B. Tipp-Ex®) Textilindustrie
Vinylchlorid	Fruchtbarkeitsstörungen Chromosomenveränderungen Spontanabort Totgeburt Fehlbildungen	Kunststoffherstellung und -verarbeitung
Polychlorierte Biphenyle (PCB)	Spontanabort Totgeburt Geburtsschädigungen	Pestizide Kopierpapier Nahrungsmittel
Pestizide	Spontanabort Totgeburt Geburtsschädigungen	Insektenvernichtungsmittel Holzbearbeitung Nahrungsmittel
Kohlenmonoxid	Geringes Geburtsgewicht Totgeburt	Automobilabgase Zigarettenrauch
Röntgenstrahlen v. a. in den ersten sechs Wochen (Organbildung)	Geburtsschäden Fruchtbarkeitsstörungen Fehlbildungen	Medizinische Anwendungen
Kupfer	Bei Neugeborenen: Leberfunktionsstörungen/ Leberzirrhose	Kupferrohre in der Wasserversorgung

keine gesicherten Daten vor. Bei ordnungsgemäßem Umgang mit PC und Handy dürften allerdings keine langfristigen Gesundheitsrisiken zu erwarten sein.

Wurden Sie in den ersten Wochen der Schwangerschaft geröntgt, teilen Sie es, falls noch nicht geschehen, auf jeden Fall Ihrer Frauenärztin/Ihrem Frauenarzt mit. Um jedes Risiko auszuschließen, werden Sie möglicherweise an eine Spezialpraxis zur Feindiagnostik überwiesen.

Die tatsächliche Belastung der Bevölkerung mit den genannten und für die Schwangerschaft gegebenenfalls gefährlichen Schadstoffen ist gering.

Das weiß man aus vielen Untersuchungen, bei denen ermittelt wurde, wie viel von diesen Substanzen sich im Blut, im Haar oder in anderen Organen angereichert hatte. In den allermeisten Fällen lagen die Konzentrationen weit unterhalb gesundheitlich bedenklicher Grenzwerte.

Als Beispiel sei dies an der Belastung der Bevölkerung mit Blei (gemessen im Blut) gezeigt (siehe dazu die untenstehende Abbildung). Man sieht deutlich, dass Bleibelastungen von mehr als 20 Mikrogramm je 100 Milliliter Blut nur bei weniger als einem Prozent der Bevölkerung vorkommen. Dies ist weit unterhalb des Grenzwerts für eine gesundheitliche Gefährdung. Gleiches gilt für die Bleiaufnahme mit der Ernährung.

Blei wird vor allem über das Trinkwasser aufgenommen. Wasserleitungen aus Blei wurden in Deutschland noch bis in die 70er Jahre des 20. Jahrhunderts verwendet. Man erkennt sie im Unterschied zu Kupferleitungen daran, dass sie mit einem spitzen Gegenstand eingeritzt werden können. Die Bleibelastung im Trinkwasser – und die Belastung mit anderen möglichen Schadstoffen – können Sie deutlich verringern, wenn Sie das Wasser (vor allem morgens) etwa ein bis zwei Minuten laufen lassen, bevor Sie es zum Kaffee- oder Teekochen verwenden. Wenn Sie ganz sicher sein wollen, verwenden Sie Tafel- oder Mineralwasser. Pressemeldungen über Schadstoffe in Mineralwässern können Sie getrost ignorieren. Die im Einzelfall gemessenen Konzentrationen liegen auch hier fast immer unter den Grenzwerten für eine gesundheitliche Gefährdung.

Lassen Sie morgens vor dem Wasserkochen das sogenannte Stagnationswasser im Wasserhahn ein bis zwei Minuten ablaufen.

Die Bleibelastung durch Autoabgase ist in den letzten Jahren in Deutschland durch das Benzin-Blei-Gesetz deutlich zurückgegangen.

Problematisch in der Ernährung sind vor allem **Pestizide** (Schädlingsbekämpfungsmittel).

Blei im Blut der deutschen Bevölkerung

Quelle: Umweltsurvey 1991

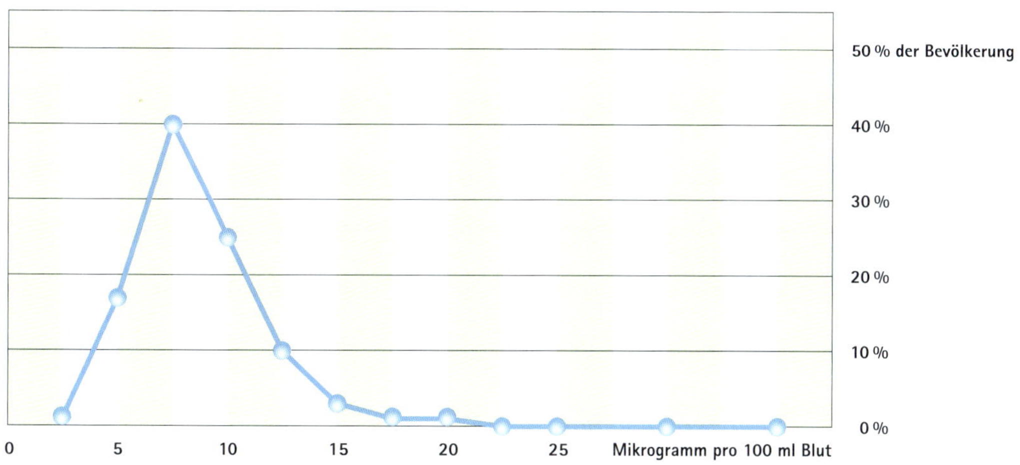

Über 800 davon werden EU-weit in der Landwirtschaft eingesetzt; für 73 gibt es Grenzwerte. Für alle anderen Schädlingsbekämpfungsmittel können die nationalen Behörden Höchstmengen festlegen.

Laut dem Bericht »Monitoring von Rückständen von Schädlingsbekämpfungsmitteln in der Europäischen Union und Norwegen« aus dem Jahre 1998 fanden sich in 39 Prozent der Stichproben Pestizidrückstände unterhalb der nationalen Grenzwerte; in Deutschland waren es 33 Prozent. Bei drei Prozent der europaweit untersuchten 41.000 Früchte- und Gemüseproben wurden die Grenzwerte für Pestizidrückstände überschritten, in Deutschland bei zwei Prozent (89 von 4.257 Proben). In 13 Prozent aller beanstandeten Proben ergaben die Untersuchungen Rückstände gleich mehrerer Pestizide.

Neben der nationalen Überwachung gibt es auch ein koordiniertes EU-Monitoring für sieben Pestizide und zwei Pestizidgruppen, deren Rückstände in Äpfeln, Tomaten, Kopfsalat, Erdbeeren und Weintrauben untersucht wurden. Im Kopfsalat fanden sich die höchsten Rückstände, in Tomaten die geringsten.

Wir können hier keine Lebensmittel nennen, bei denen Sie generell vorsichtig sein müssen. Es kommt immer darauf an, wie viel und wie oft Sie das jeweilige Lebensmittel konsumieren. Wenn Sie bestimmte Obst- und Gemüsearten oder Getränke (Tee, grüner Tee) sehr häufig in großen Mengen verzehren, raten wir Ihnen, (wenigstens diese) Erzeugnisse aus kontrolliert-biologischem Anbau zu kaufen.

Weitere gefährliche Stoffe sind polychlorierte Biphenyle (PCB) und Dioxine. Untersuchungen haben ergeben, dass in dieser Hinsicht deutsche Produkte generell weniger belastet sind als ausländische (LGL Bayern 2011). Wir empfehlen Ihnen, vor allem bei Geflügelprodukten (beispielsweise Eiern) Erzeugnisse aus kontrolliert-biologischem Anbau zu kaufen.

Pestizidbelastung von Obst und Gemüse bei kontrolliert-biologischem und konventionellem Anbau in Deutschland

Quelle: Untersuchungsämter Baden-Württemberg 2015

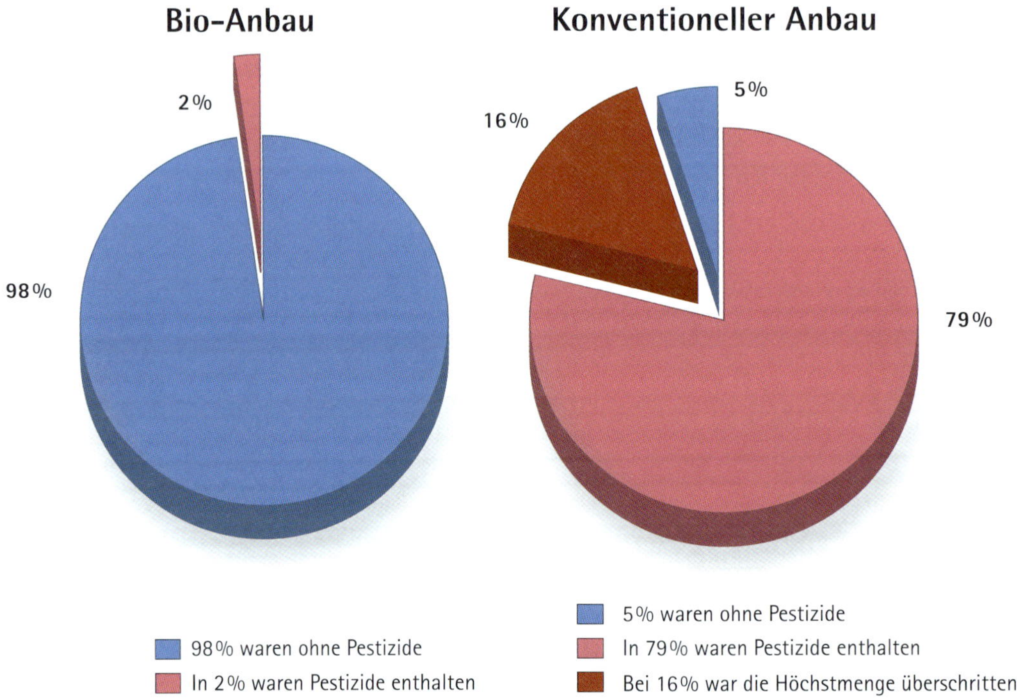

Presseinformation des BgVV zur Kupferbelastung des Trinkwassers vom 02.03.1998

Kupferrohre sind nicht für alle Trinkwasserinstallationen geeignet (so das Bundesinstitut für gesundheitlichen Verbraucherschutz und Veterinärmedizin und das Umweltbundesamt). Der Einsatz sollte bei Wasser mit niedrigem pH-Wert vermieden werden. Dies gilt insbesondere für Hausbrunnen, weil dort vielfach auf eine Aufbereitung des Trinkwassers verzichtet wird.

Durch diese Vorsorgemaßnahme lassen sich mögliche Gefahren für die Gesundheit vermeiden. Ein stark erhöhter Kupfergehalt von Trinkwasser wird mit Leberschäden (Leberzirrhosen) bei Säuglingen in Verbindung gebracht.

Grundsätzlich sollen nur Materialien für die Trinkwasserinstallation benutzt werden, aus denen möglichst wenig Stoffe in das Trinkwasser gelangen können (Minimierungsgebot). Die örtlichen Wasserversorger geben über pH-Werte und geeignete Werkstoffe Auskunft.

Wichtig ist die Unterscheidung zwischen weichen, salzarmen Wässern und Wässern im Härtebereich 4. Bei ersteren ist es möglich, einen hohen pH-Wert, beispielsweise 7,8 und höher, einzustellen. Das wird auch von der Trinkwasserverordnung (TrinkwV) vorgeschrieben und führt zu einer sehr geringen Kupferbelastung. Dagegen kann bei Wässern im Härtebereich 4 aus technischen Gründen der pH-Wert nicht beliebig angehoben werden [...].

Das technische Regelwerk schränkt deshalb für alle Härtebereiche die Verwendung von Kupferrohren auf Wässer mit pH-Werten über 7,0 ein. Nach neueren Erkenntnissen des Umweltbundesamtes, Institut für Wasser-, Boden und Lufthygiene, sind Kupferrohre für den Härtebereich 4 auch im pH-Bereich zwischen 7,0 und 7,3 nicht in allen Fällen geeignet. Es wird empfohlen, sich in Zweifelsfällen vor der Neuinstallation von Kupferleitungen beim Gesundheitsamt zu erkundigen.

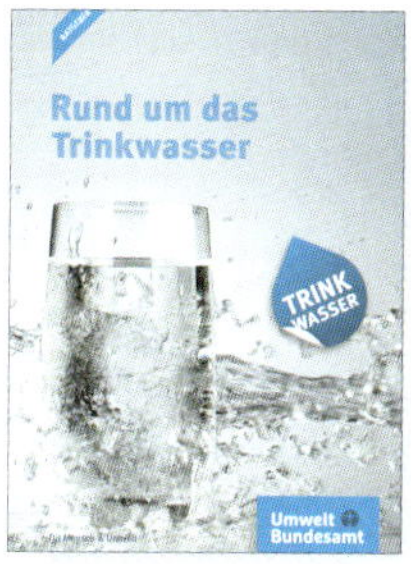

Wissenswerte Informationen bietet die Broschüre »Rund um das Trinkwasser« zum Herunterladen unter www.umweltbundesamt.de/publikationen Suchbegriff: Rund um das Trinkwasser

> Eine abwechslungsreiche Ernährung bewahrt Sie in der Regel vor gesundheitlichen Schäden. Die Dosis ist es, die eine Substanz zu einem Gift macht.

Falls Sie wegen der Qualität Ihres Trinkwassers begründeten Anlass zur Sorge haben, können Sie es unter anderem bei der Stiftung Warentest oder Inlabo auf mögliche Schadstoffe untersuchen lassen. Dies ist auch den rund zwei Prozent der Haushalte mit eigenem Brunnenwasser unbedingt zu empfehlen.

Das Trinkwasser kann gelegentlich erhöhte Kupferwerte aufweisen, Sie brauchen sich dabei jedoch keine übertriebenen Sorgen zu machen. Eine Studie fand heraus, dass zwar 60 Prozent der Haushalte in Deutschland über Kupferrohrleitungen versorgt werden, aber nur in zwei Prozent der Haushalte Konzentrationen von über 0,8 Milligramm Kupfer pro Liter vorliegen (UBA 2003). Bei höheren Werten allerdings wird es bedenklich: Nehmen nicht gestillte Säuglinge solches Wasser längerfristig zu sich, kann es zu Störungen der Leberfunktion kommen. Hohe Kupferwerte treten meist nur dann auf, wenn das Wasser einen hohen Säuregehalt aufweist. Die an der Leber erkrankten Säuglinge lebten alle in Haushalten, die mit Wasser aus Brunnen versorgt wurden, und dieses Wasser ist oft besonders sauer.

Die meisten Menschen neigen dazu, Dinge, die sie nicht beeinflussen können, in ihrer Gefährlichkeit zu überschätzen. Dazu gehören zweifellos die Umweltschadstoffe. Man weiß, dass sie da sind, aber man weiß nicht, wie hoch die Belastung ist, und kann wenig daran ändern. Das Ergebnis ist oft eine überkritische Haltung, die von manchmal reißerischen Medienberichten noch geschürt wird, denen wir aber immerhin unsere strengen Umweltgesetze verdanken. Im Allgemeinen ist eine solche Haltung jedoch nicht sinnvoll, denn auf der einen Seite werden die »Umweltgefahren«, denen man ausgesetzt ist, stark übertrieben und auf der anderen Seite die recht hohen Risiken, etwa durch Bewegungsmangel und einseitige Ernährung, unterschätzt. Die Deutschen schätzen beispielsweise die Gefahren der Luftverschmutzung um fast 20 Prozent höher ein als die Gefahren durch einseitige Ernährung. In Deutschland sterben aber jährlich viel mehr Menschen an ernährungsbedingten Krankheiten als an solchen, die auf die Luftverschmutzung zurückgeführt werden können.

Umweltschadstoffe und Schwangerschaft

Zweifellos sind wir häufig Schadstoffen ausgesetzt, doch die von ihnen ausgehende Gefahr wird oft stark überschätzt.

Medizinische Probleme in der Schwangerschaft durch Umweltschadstoffe sind sehr selten. Unter normalen Arbeitsbedingungen, bei üblichem Freizeitverhalten sowie einer abwechslungsreichen und ausgewogenen Ernährung dürften Umweltschadstoffe kaum vorkommen.

Dass Schadstoffe die Verursacher etwaiger gesundheitlicher Probleme sind, wäre auch nur sehr schwer nachzuweisen.

Ein neueres Beispiel dafür ist die Frage, inwieweit hormonähnlich wirkende Substanzen, die in Industriegesellschaften überall in der Umwelt vorkommen, Schäden verursachen. Die Vorgänge sind sehr kompliziert.

In einer Untersuchung im Jahr 2013 hat der Bund Umwelt und Naturschutz Deutschland (BUND) zum Beispiel zahlreiche Kosmetika hinsichtlich des Vorkommens hormonähnlicher Stoffe untersucht. Dabei zeigte sich, dass knapp ein Drittel der Kosmetika davon betroffen ist.

Hormonähnliche Stoffe können im Körper wie natürliche Hormone wirken. Sie werden mit gesundheitlichen Risiken in Verbindung gebracht (Rückgang der Spermienqualität, bestimmte Krebsarten, verfrühte Pubertät oder veränderte Geschlechterverteilung zugunsten weiblicher Neugeborener). Die Sachlage ist aber umstritten.

Vorsicht bei Ayurveda-Produkten

Nicht wenige Verbraucher schwören auf Ayurveda, seien es Nahrungsergänzungsmittel, Gewürztees und Getränke oder Kosmetik- und Körperpflegeartikel. Hierbei ist gerade in der Schwangerschaft Vorsicht geboten, denn die Ayurveda arbeitet unter anderem bewusst mit Metallen, darunter Kupfer, Silber, Blei, Eisen, Zinn, Zink und sogar Quecksilber. Forscher aus Boston (Saper, R. B. et al. 2004) untersuchten etwa 190 Ayurveda-Produkte, die sie im Internet gekauft hatten, auf das Vorliegen von Schwermetallen. 20 Prozent der Produkte wiesen verschiedene Schwermetalle auf, die teilweise deutlich über den jeweiligen Grenzwerten lagen.

Wenn Sie sehr häufig und intensiv mit Chemikalien in Kontakt kommen, sollten Sie zur Sicherheit eine Umweltberatungsstelle aufsuchen. Wenn dies bei der Arbeit zutrifft, sprechen Sie mit Ihrem betriebsärztlichen Dienst oder Ihren Vorgesetzten.

Dass ausgerechnet in der Schwangerschaft oft die Wohnung renoviert wird und neue Möbel angeschafft werden, ist nicht gerade günstig. Viele Materialien und Einrichtungsgegenstände können durch Chemikalien stark belastet sein, die sie besonders in den ersten Wochen abgeben. Achten Sie deshalb auf die Inhaltsstoffe, wenn Sie etwas kaufen. Lüften Sie renovierte und neu eingerichtete Zimmer regelmäßig durch. Das sollten Sie übrigens auch mit Textilien tun, die von der chemischen Reinigung kommen.

Vermeiden Sie ebenfalls die häufige Anwendung von bestimmten Büromaterialien wie Korrekturfolien und -flüssigkeit (Tipp-Ex®) und den Kontakt zu Tonern in Kopiergeräten. Sie enthalten stark gesundheitsschädigende Substanzen.

Entwarnung kann dagegen beim PC gegeben werden. Die Ergebnisse einer Vielzahl von Studien zeigen, dass die Arbeit am Computer keine gesundheitsschädigende Wirkung durch Strahlung oder elektromagnetische Felder hat (BfR 2008). Voraussetzung ist natürlich, dass die Richtlinien des Arbeitsschutzes für Bildschirm- und Büroarbeitsplätze der Berufsgenossenschaften eingehalten werden.

Empfehlung

Bedenken Sie, dass die Risiken durch Umweltgifte oft überschätzt werden. Wenn Sie am Arbeitsplatz regelmäßig mit Chemikalien, Gasen oder Staub zu tun haben, fragen Sie beim betriebsärztlichen Dienst nach.

Der (richtige) Umgang mit dem PC stellt nach allen bisherigen Untersuchungen keine gesundheitliche Gefahr dar. Vorsicht aber beim Kontakt mit Tonern in Kopiergeräten und bestimmten Büromaterialien wie Korrekturfolien und -flüssigkeit (wie Tipp-Ex®). Sie enthalten stark gesundheitsschädigende Substanzen.

Gehen Sie im Haushalt oder bei Hobbys möglichst selten mit Chemikalien um. Meiden Sie Haus- oder Gartenarbeiten, bei denen Sie mit Farben, Lacken oder anderen Chemikalien längere Zeit in Kontakt kommen.

Lassen Sie morgens, bevor Sie Kaffee oder Tee kochen, ein bis zwei Minuten das Wasser laufen. So können Sie eventuelle Schadstoffe im Trinkwasser vermeiden.

Achten Sie bei der Einrichtung des Kinderzimmers auf einen möglichst geringen Schadstoffgehalt etwa bei Teppichen oder Schränken. Bei ernsten Zweifeln kann Ihnen eine örtliche Umweltberatungsstelle, Verbraucherzentralen oder das Umweltbundesamt weiterhelfen (Tel. 0340-2103-0).

Umweltschadstoffe in der Nahrung (PCB, Dioxine, Pestizide) vermeiden Sie durch eine abwechslungsreiche, ausgewogene und saisonale Ernährung oder durch den Kauf von Produkten aus kontrolliert-biologischem Anbau. Das ist vor allem beim Konsum von Gemüse, Obst, Fleisch und Geflügelprodukten zu empfehlen.

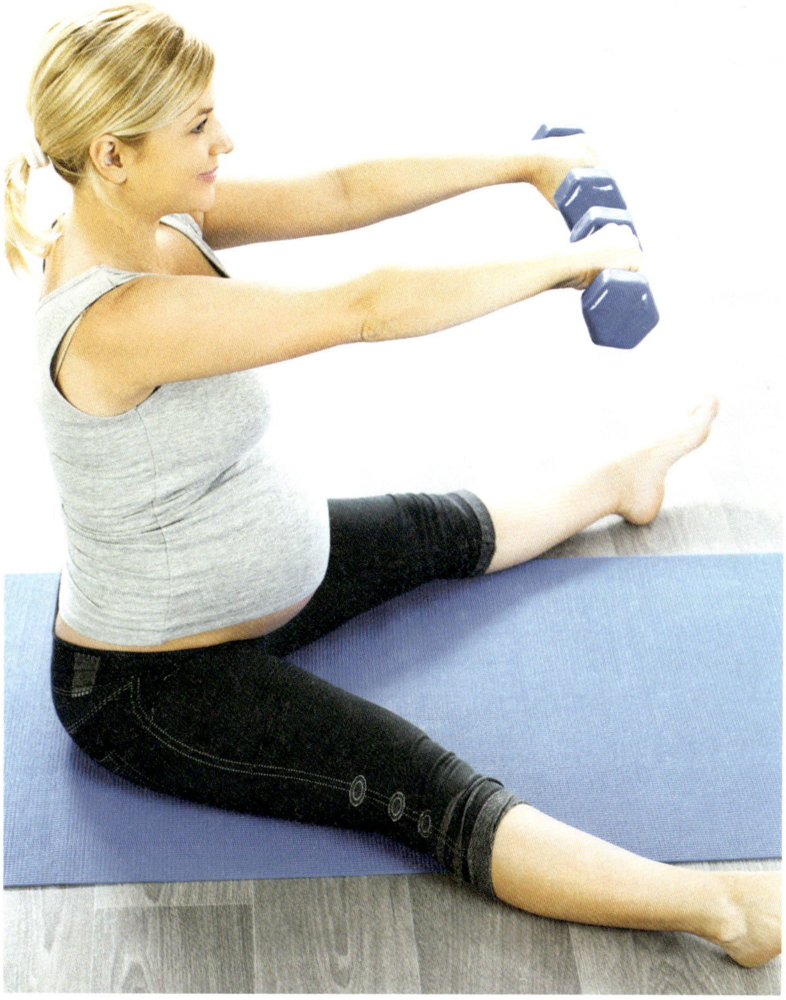

8.5 Sport

Nur etwa die Hälfte der 18- bis 44-jährigen Frauen betreibt regelmäßig Sport.

Sport auf allen Bildschirmen, Fitnessstudios an jeder Ecke – der Eindruck täuscht. Statistisch gesehen ist es mit der körperlichen Bewegung nicht weit her. Nur etwa die Hälfte der 18- bis 44-jährigen Frauen treibt regelmäßig mindestens zwei Stunden Sport pro Woche (siehe Grafik auf Seite 89 unten).

Sport in der Schwangerschaft

Es ist noch gar nicht lange her, da wurde Schwangeren von jeder sportlichen Aktivität abgeraten. Nur ein wenig Gymnastik, schwimmen und spazieren gehen waren laut Experten erlaubt. Das hat sich grundlegend geändert.

Heute werden körperliche Aktivität und Sport in der Schwangerschaft generell empfohlen. Moderater Ausdauersport wie Walking, Radfahren und Schwimmen, aber auch Muskeltraining wie Pilates, Yoga oder leichtes Krafttraining sind empfehlenswert.

Dabei sollten folgende Punkte berücksichtigt werden:

- Eine Schwangerschaft stellt eine besondere Herausforderung für den Körper einer Frau dar. Die Entwicklung des Ungeborenen erfordert die Zusammenarbeit aller körpereigenen Systeme: Herz-Kreislauf-System, Stoffwechsel, Atmung und der gesamte Bewegungsapparat werden in den 40 Wochen einer Schwangerschaft verstärkt beansprucht.
- Schwangerschaftsbedingte körperliche Veränderungen treten vor allem ab dem sechsten Monat ein. Sie sind gerade auch beim regelmäßigen Sporttreiben zu beachten. Der wachsende Uterus führt zu einer Schwerpunktverlagerung und zu einer Kippung des Beckens nach vorn.
- Der Körper gibt während der Schwangerschaft das Hormon Relaxin ab, wodurch Sehnen und Bänder gelockert werden. Deshalb ist es sehr wichtig, Bewegungen nicht abrupt zu beenden, sondern sanft und schonend. Generell sollte bei sportlichen Aktivitäten auf eine richtige Atemtechnik geachtet werden, dass heißt, dass man bei Belastung ausatmen und bei Entlastung einatmen sollte.

Info

Empfohlen

- Schwimmen
- Wandern, längere Spaziergänge
- Radfahren
- Leichtes Laufen (Spezialschuhe, um Stöße zu dämpfen)
- Atemgymnastik
- Muskeltraining (leicht)
- Entspannungsübungen
- Yoga, Tai-Chi , Qigong
- Skilanglauf
- Tanzen

Bedingt geeignet

- Anstrengendes Laufen
- Schnorcheln
- Sauna (für Geübte; nicht in den ersten Wochen; kurze Saunagänge, subjektive Zeichen der Überlastung wie steigende Herzfrequenz und Bauchspannung beachten)
- Aerobic
- Sport in großer Höhe (2.000 Meter und höher nicht zu empfehlen, wenn die werdende Mutter nicht an die Höhe gewöhnt ist.)
- Rudern
- Bodenturnen
- Segeln
- Tischtennis

Nicht zu empfehlen

- Sport mit harten Stößen oder schnellen Beschleunigungen
- Squash (für Ungeübte)
- Tennis (für Ungeübte)
- Tauchen (strengstens verboten)
- Reiten (für Ungeübte)
- Handball
- Fußball
- Kampfsport
- Kraftsport, Bodybuilding
- Fallschirmspringen, Drachenfliegen
- Surfen
- Ski alpin (für Ungeübte)

Denken Sie daran, dass die Schwangerschaft Ihren Körper schon wie beim Leistungssport belastet. Seien Sie nicht zu ehrgeizig. Akzeptieren Sie, dass sich durch steigendes Körpergewicht und zunehmenden Bauchumfang Einschränkungen ergeben werden.

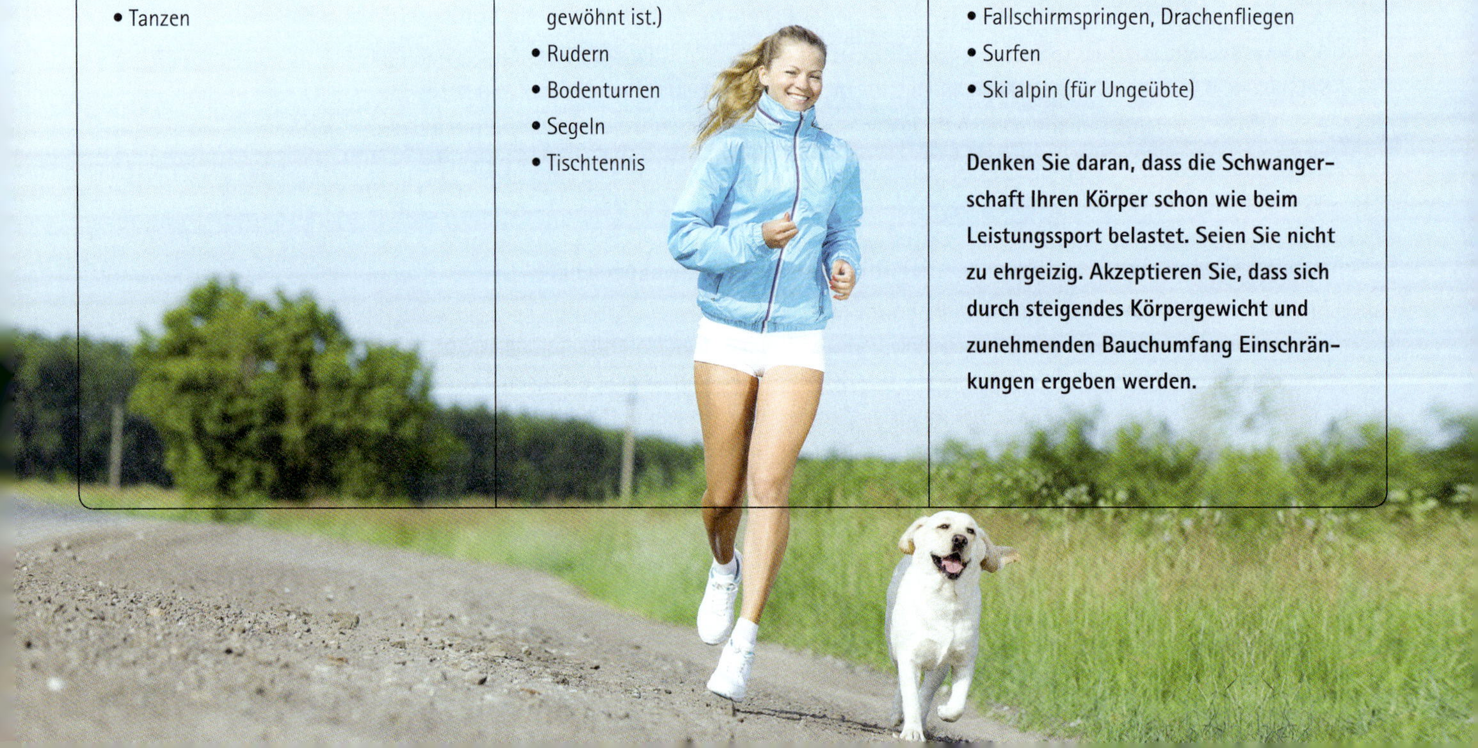

Selbst für Nicht-Sportlerinnen wird der Trainingsbeginn in der Schwangerschaft mittlerweile empfohlen. Sie sollten einen geeigneten Kurs belegen und unter fachlicher Anleitung trainieren, um falsche Bewegungsmuster zu vermeiden. Durch spezielle Übungen sollten auch Bauch- und Beckenmuskulatur gestärkt werden. Die individuelle Intensität kann durch einen einfachen »Talk-Test« bestimmt werden: Wenn Sie sich bei der körperlichen Aktivität noch unterhalten können, ist die Anstrengung nicht zu hoch.

Es sollte mit drei Trainingseinheiten à 15 Minuten pro Woche begonnen und sich langsam auf viermal wöchentlich eine halbe Stunde gesteigert werden. Schwangere Sporteinsteigerinnen sollten aber Sportarten mit höheren Aufprallkräften, Sprüngen und Gegnerkontakt meiden.

Sportlich aktive Frauen dürfen sich in der Schwangerschaft durchaus intensiver betätigen und müssen ihr gewohntes Training nicht aufgeben. Selbst intensives Training schadet dem Fetus nicht. Werden dabei einfache Regeln beachtet, kann man sogar bis kurz vor der Geburt nicht nur den eigenen Körper - sondern auch das Baby fit halten. Weiterführende Informationen zu geeigneten und ungeeigneten Sportarten finden sich im nebenstehenden Infokasten.

Die Vorteile von körperlicher Aktivität und Sport sind unter anderem:

- Steigerung des allgemeinen Wohlbefindens
- Verminderung körperlicher und psychischer Probleme in der Schwangerschaft
- Geburtserleichterung
- Vorbeugung möglicher Probleme im Wochenbett (zum Beispiel Herz-Kreislauf-Probleme)
- Steigerung der Fitness, Energieverbrennung
- Stressbekämpfung
- Stärkung der Muskulatur von Bauch, Beckenboden und Rücken
- Verminderung der schwangerschaftsbedingten Rückenprobleme und Wassereinlagerungen in den Beinen (Ödeme)
- Entgegenwirken von Gestationsdiabetes, Präeklampsie und Depressionen

Das Trainingspensum wird mit fortschreitender Schwangerschaft automatisch reduziert. Stört der wachsende Babybauch irgendwann, sind Schwimmen und Aquagymnastik sehr gute Alternativen. Diese Sportarten kompensieren einen Teil des Körpergewichts und können oft sogar bis kurz vor der Geburt praktiziert werden. Dies hilft, Ödembildung zu vermeiden, außerdem kann wegen des niedrigeren Pulses im Wasser intensiver trainiert werden. Bitte vermeiden Sie zu intensive Belastungen, da sie zu einer Sauerstoffunterversorgung der Mutter und somit zu einer Mangelversorgung des Kindes führen können.

Bei moderatem Training ist das Baby aber nicht gefährdet. Es ist sogar geschützt, weil Schwangere die kritische Laktatschwelle später als Nicht-Schwangere erreichen. Das Laktat wird zwar im Muskel einer Schwangeren genauso produziert wie bei einer Nicht-Schwangeren, aber durch das erhöhte Blutvolumen und die damit verbundene Verdünnung des Blutes treten Übersäuerungseffekte erst wesentlich später auf. Die ideale Wassertemperatur liegt bei 20° C bis 33° C. Das Risiko für Infektionen wird durch Schwimmen und Aquafitness nicht erhöht.

Risikoschwangere (zum Beispiel nach einer Frühgeburt, einem Schwangerschaftsabort oder bei frühzeitiger Wehentätigkeit) sollten ihr Training mit ihrer Frauenärztin/ihrem Frauenarzt absprechen. Es können dann entsprechende Empfehlungen für Sportart und Pensum geben werden.

Sportliche Aktivität von 18- bis 44-jährigen Frauen in Deutschland

Quelle: GEDA 2012

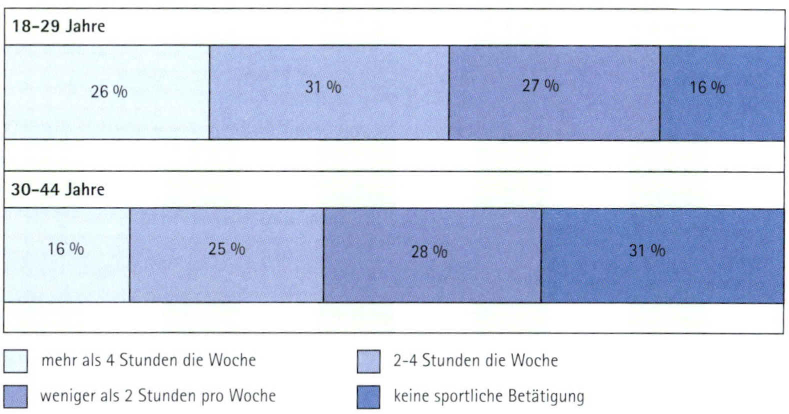

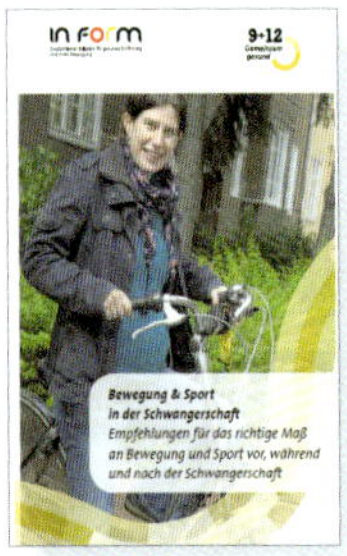

Informationsflyer zu Sport in der Schwangerschaft www.pebonline.de

Eine Auswertung der BabyCare-Daten zu den Sportarten, die in der Schwangerschaft ausgeübt werden, zeigt, dass die übergroße Mehrheit der Schwangeren moderate, für die Schwangerschaft geeignete Sportarten wählt. Mannschaftsspiele oder Sport mit harten Stößen werden nur selten angegeben (siehe Abbildung unten).

Eine dänische Studie warnt vor den Risiken von sportlicher Aktivität mit hoher Frequenz und Intensität in der Frühschwangerschaft (mehr als sieben Stunden pro Woche). Vor allem High-Impact-Sportarten werden in Zusammenhang mit Schwangerschaftsrisiken bis zur 18. Schwangerschaftswoche gebracht (Madson, M. et al. 2007). High-Impact (engl. für »hohe Belastung«) sind Schrittmuster, bei denen für kurze Zeit beide Füße den Bodenkontakt verlieren, also Sport mit Sprüngen wie zum Beispiel Joggen oder Kampfsportarten. Trotzdem spielt auch hier die individuelle körperliche Fitness beziehungsweise der individuelle Trainingszustand der Schwangeren eine große Rolle.

Weitere Informationen finden Sie im Flyer der Plattform Ernährung und Bewegung e. V.

Grundsätzlich gilt auch für **Zwillings- und Mehrlingsschwangerschaften:** Jede sportliche Aktivität, die sich gut anfühlt, schadet den Babys nicht. Auf ihr Bauchgefühl können Schwangere sich normalerweise verlassen. Das Trainingspensum muss bei ihnen jedoch individuell festgelegt und die Wohlbefindens-Grenze sollte dabei nicht überschritten werden. Sobald die Aktivität zu anstrengend wird oder etwas schmerzt, sollte die Bewegung reduziert, eine Pause eingelegt oder damit aufgehört werden.

Ein weiteres Risiko ist die Überwärmung des Körpers (Hyperthermie). Die Körpertemperatur des Fetus ist immer rund ein halbes Grad höher als die der Mutter. Anstrengender Sport, der Sie richtig ins Schwitzen bringt, kann innerhalb einer Stunde zu einer Körpererwärmung um fast zwei Grad führen. Eine Überwärmung des

Ausgeübte Sportarten in der Schwangerschaft

Quelle: BabyCare-Daten 2014 (n=21.803), Befragte mit sportlicher Aktivität, Mehrfachnennungen (208 %)

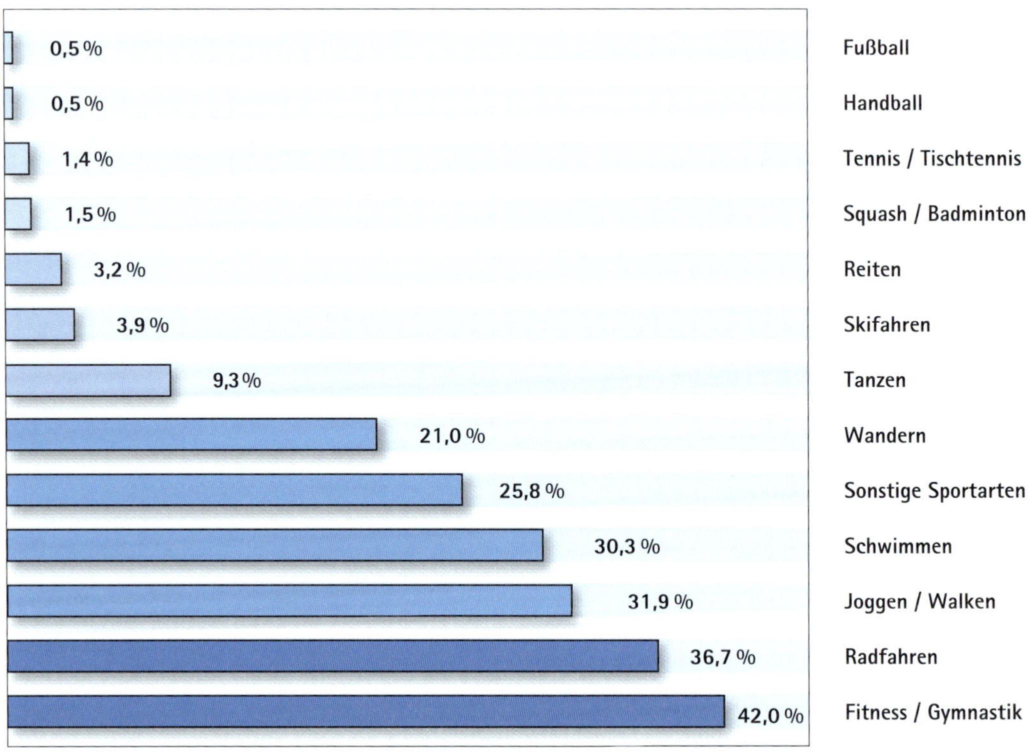

Körpers und vor allem des Fetus wird nach verschiedenen Untersuchungen mit Fehlbildungen in Zusammenhang gebracht und sollte vor allem in der Zeit der Organbildung vermieden werden. Aus diesem Grund sind zumindest am Anfang der Schwangerschaft Besuche in Saunen, Whirlpools, Solarien und heißen Thermen tabu.

Sauna in der Schwangerschaft

Leiden Sie unter Kreislaufproblemen und haben noch keine Saunaerfahrung, ist eine Schwitzkur vor allem in den ersten Monaten der Schwangerschaft nicht ratsam. Auch bei Risikoschwangerschaften, Schwangerschaftskomplikationen oder bei Beschwerden wie Bluthochdruck, Krampfadern und Nierenproblemen muss der Gang in die Sauna ausbleiben. Da die hohen Temperaturen und verschiedene Aromazusätze im Aufguss Wehen auslösen können, sollten Sie Saunagänge kurz vor dem Geburtstermin vermeiden. Nehmen Sie Ihren Körper wahr: sobald Ihr Bauch hart wird und sich die Herzfrequenz deutlich erhöht, sollten Sie die Sauna verlassen. Legen Sie kürzere Saunagänge ein oder besuchen Sie ein Dampfbad!

Bevor Sie mit Sport in der Schwangerschaft beginnen, sollten Sie mit Ihrer Frauenärztin/Ihrem Frauenarzt klären, ob folgende Risikofaktoren vorliegen:

- frühere Fehlgeburten oder andere Schwangerschaftskomplikationen
- Bluthochdruck
- Diabetes mellitus
- Herz-Kreislauf-Krankheiten
- extremes Über- oder Untergewicht

Empfehlung

Schwangere sollen täglich in Bewegung sein. Wenn Sie bisher nicht sportlich aktiv waren, gehen Sie viel spazieren. Wenn Sie geübter sind, machen Sie Nordic Walking oder gehen Sie Schwimmen. Wer regelmäßig Sport treibt, sollte etwas schonender vorgehen und die nicht empfohlenen Sportarten meiden. Leistungssportlerinnen sollten sich sportmedizinisch beraten lassen.

Reiten in der Schwangerschaft

Schadet das der Schwangeren oder dem Kind? Ist das nicht zu gefährlich? Auf diese Fragen gibt es zwei Neins und ein Ja. Erfahrene und gut trainierte Reiterinnen können aus sportlicher und medizinischer Sicht weiterreiten, so lange sie sich leistungsfähig und völlig gesund fühlen. Wenn Krankheiten oder Komplikationen auftreten oder wenn sich eine Schwangere nicht mehr so fit und belastungsfähig fühlt wie früher, dann sollte sie mit dem Reiten aufhören, denn in diesem Fall besteht die Gefahr, dass die Schwangerschaft in eine Frühgeburt mündet.

Viele Reiterinnen passen im Laufe der Schwangerschaft ihre Reitweise an, verzichten auf anstrengendes Dressur- und Springtraining und reiten lieber im Entlastungssitz, statt wie in der klassischen Dressur jede Pferdebewegung tief im Sattel mitzureiten. Wenn die Schwangere gesund und leistungsfähig ist, ist es für das Baby völlig unschädlich, wenn die werdende Mutter reitet, wie neuere Untersuchungen ergeben haben. Die durchschnittliche Dauer der Schwangerschaft, die Entbindung, Größe und Gesundheit der Babys werden durch das Reiten nicht negativ beeinflusst.

Trotzdem ist das Reiten für Schwangere nicht die ideale Sportart: In einer Untersuchung (Kramarz, S. 2011) mit über 1.800 Frauen, die während ihrer Schwangerschaft geritten sind, hatte fast jede Zehnte in dieser Zeit einen Reitunfall oder einen Unfall im Umgang mit den Pferden. Darunter waren sogar viele Frauen, die von sich selbst sagten, dass sie sich mit ihrem Pferd völlig vertraut und sicher gefühlt haben und sehr viele erfahrene, gut trainierte, professionelle Reiterinnen.

Wenn eine Frau in ihrer Schwangerschaft weiter reiten möchte, so sollte sie immer darauf achten, dass sie fit und konzentriert genug ist, um sich auf unerwartete Situationen einstellen zu können und sie sollte jedes vorhersehbare Risiko meiden. Außerdem ist bekannt, dass Anfängerinnen und Anfänger beim Reiten ein sehr hohes Unfallrisiko haben. Deshalb sollten Ungeübte und Gelegenheitsreiterinnen in der Schwangerschaft auf gar keinen Fall in den Sattel steigen.

Ein speziell für die Schwangerschaft entwickeltes Gymnastikprogramm finden Sie auf Seite 212 - 215.

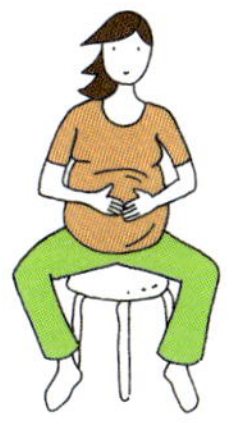

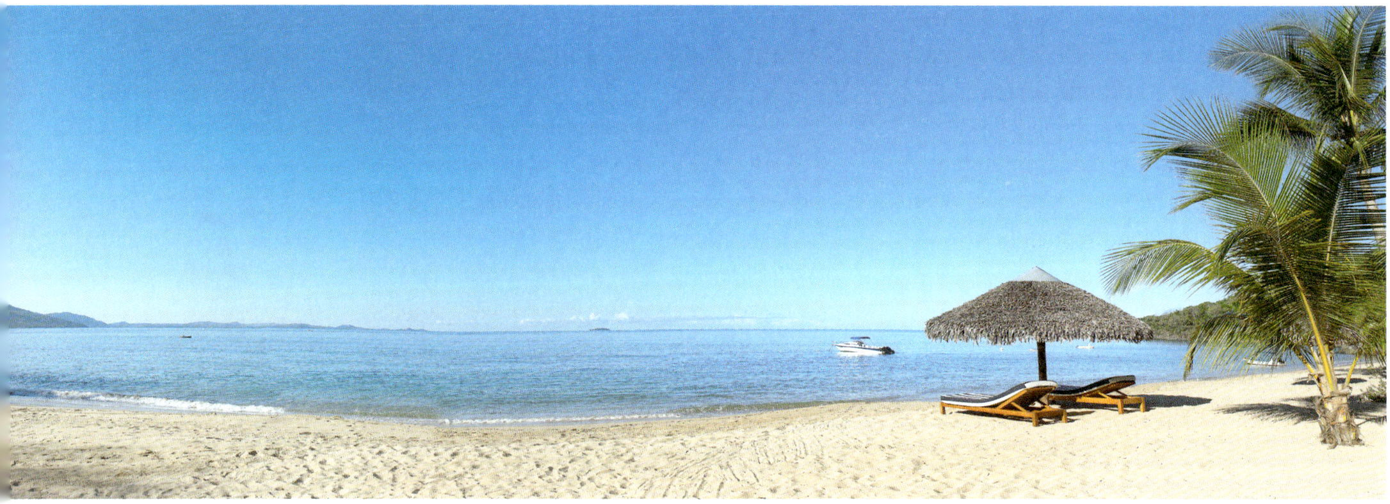

Der Traumurlaub setzt oft lange Flugreisen voraus, die jedoch am Beginn und Ende der Schwangerschaft nicht zu empfehlen sind.

8.6 Reisen

Sie reisen gern und viel? Auch wenn Sie schwanger sind, müssen Sie sich Ihren Traumurlaub nicht verkneifen. Kürzere Flugreisen sind bis auf die letzten vier Wochen vor dem errechneten Geburtstermin unbedenklich. Lange Flugreisen zu Beginn der Schwangerschaft oder am Ende der Schwangerschaft sind nicht zu empfehlen. Im letzteren Fall werden Sie dann von den Fluggesellschaften nicht mehr befördert, außer in dringenden, ärztlich vertretbaren Fällen. Falls Sie den Zeitpunkt der Reise frei wählen können, ist das zweite Drittel der Schwangerschaft am ehesten geeignet.

Die Frage ist nicht, ob Sie in der Schwangerschaft Urlaub machen, sondern wo. 14 Prozent der Bundesbürger im Alter zwischen 20 und 39 Jahren sind in den letzten drei Jahren mindestens einmal ins außereuropäische Ausland gereist. Zieht es auch Sie in der Schwangerschaft in die Ferne, sollten Sie Folgendes beachten:

- Bei Reisen außerhalb Europas werden oft Impfungen empfohlen oder sogar vorgeschrieben. Diese können für Schwangere Risiken bergen (siehe Kapitel 8.7).

- Bei Reisen in Länder mit unterdurchschnittlichen hygienischen Verhältnissen besteht generell ein erhöhtes Risiko für Infektionskrankheiten (siehe auch die Kapitel 8.7 und 8.11). Eine norwegische Studie (Lerdal, A. 2007) unter Touristen, die außerhalb Europas und Nordamerikas unterwegs waren, fand heraus, dass 59 Prozent der Reisenden während des Urlaubs Diarrhoe (Durchfall) hatten, 18 Prozent medizinische Leistungen in Anspruch nehmen mussten, sieben Prozent während des Urlaubs Ärzte oder Krankenhäuser aufsuchen mussten und 25 Prozent noch nach der Rückkehr anhaltende gesundheitliche Probleme hatten.

- Denken Sie bei Fernreisen auch an die langen Flugzeiten und die eingeschränkte Bewegungs- und Beinfreiheit. Dies erhöht die Gefahr einer Thrombosebildung (Blutgerinnselbildung in Venen oder Arterien), vor allem, wenn Sie Ödeme oder Krampfadern haben.

Kennen Sie das Economy-Class-Syndrom?
- Tiefe Beinvenenthrombose
- Risiko einer Lungenembolie
- Dehydration durch geringe Luftfeuchtigkeit und zu geringe Flüssigkeitsaufnahme

Während eines Langstreckenflugs sollte man
- ausreichend Flüssigkeit (nichtalkoholische Getränke) zu sich nehmen
- möglichst einen Gangplatz buchen, um während des Fluges häufiger aufstehen zu können, um sich die Beine zu vertreten und sich zu bewegen

- bei Schwellneigung der Beine Kompressionsstrümpfe tragen
- unbedingt Kompressionsstrümpfe tragen und sich vor der Reise ärztlich beraten lassen, wenn man Risikofaktoren für Thrombosen aufweist.

Auch in der Schwangerschaft sollten Sie beim Autofahren den Gurt benutzen, dabei aber seine Stellung verändern und ihn nicht quer über den Bauch spannen. Legen Sie den Quergurt unter dem Bauch an! Und fahren Sie während der Schwangerschaft besonders vorsichtig.

Wenn Sie sehr häufig mit dem Auto unterwegs sein müssen, empfiehlt sich die Anschaffung eines speziellen Sitzgurtes für Schwangere, der im Babyfachhandel etwa 35 Euro kostet.

Empfehlung

Wenn Sie auf die genannten Hinweise achten, dann steht Ihrem Urlaubsgenuss nichts im Wege. Mit Gesundheitsrisiken verbunden sind vor allem Fernreisen in Länder mit schlechten hygienischen Verhältnissen und die dazu erforderlichen Langstreckenflüge. Vor und nach ausgedehnteren Reisen sollten Schwangere sich ärztlich beraten lassen.

Frauen mit Frühgeburtsrisiken sollten auf Urlaubsreisen ganz verzichten.

8.7 Impfungen

Bei vielen Infektionskrankheiten, die durch Bakterien oder Viren verursacht werden, gibt es heute die Möglichkeit, sich durch Impfungen zu schützen. Keine Schwangerschaft sollte heute ohne einen vollständigen Impfschutz geplant werden. Nur so können die Schwangere, ihr Ungeborenes und das Neugeborene vor Infektionsgefahren geschützt werden.

Frauen, die eine Schwangerschaft planen, sollten vorher mit ihrer Frauenärztin/ihrem Frauenarzt rechtzeitig über die Möglichkeiten und Notwendigkeiten von Impfungen oder Auffrischungsimpfungen sprechen. Die durch die Impfungen gebildeten Antikörper gehen auch auf das Ungeborene über und schützen das Neugeborene während der ersten Lebensmonate (sog. Nestschutz). Dadurch bewahren Sie sowohl sich als auch Ihr Kind in der Schwangerschaft und danach vor einer ganzen Reihe von Krankheiten.

Beim Autofahren auch jetzt den Gurt benutzen! Legen Sie den Quergurt unter dem Bauch an.

Das Beste wäre, wenn jede Frau jederzeit über einen vollständigen Impfschutz verfügte. Dann brauchte man sich in einer Schwangerschaft keine Sorgen über fehlende Impfungen zu machen.

> Notwendig ist ein sicherer Tetanus-, Diphtherie-, Kinderlähmungs- und Keuchhustenschutz. Notwendig ist darüber hinaus ein sicherer Schutz vor Hepatitis B, vor der echten Grippe und vor Masern, Mumps, Röteln und Windpocken.

Allerdings kann man auch in der Schwangerschaft fehlende notwendige Impfungen nachholen. Keine Impfung ist jemals in der Schwangerschaft gefährlich gewesen. Aber dennoch sollten nur wirklich dringend nötige Impfungen in der Schwangerschaft verabreicht werden.

So ist eine Auffrischungsimpfung bei unzureichendem Tetanusschutz oder eine Grundimmunisierung bei fehlendem Schutz vor Hepatitis B auch in der Schwangerschaft dringend zu empfehlen. Jede Schwangere sollte auch in der Schwangerschaft wegen der erheblich höheren Gefahr durch eine Herz- oder Lungenkomplikation eine Grippeimpfung erhalten.

Nicht erlaubt sind Impfungen mit Lebendimpfstoffen gegen Masern, Mumps, Röteln oder Windpocken. Eine versehentlich durchgeführte Impfung mit Lebendimpfstoffen ist jedoch kein Grund zur Sorge oder gar für einen Schwangerschaftsabbruch, denn auch hier besteht nur ein theoretisches Risiko: Es sind keine Fälle bekannt, bei denen eine Lebendimpfung einen Schaden beim Kind bewirkt hat.

Fazit: Gegen welche Krankheiten in der Schwangerschaft geimpft oder nicht geimpft werden darf, finden Sie in nebenstehender Tabelle

Impfmöglichkeit in der Schwangerschaft	
• Tetanus, Diphterie • Grippe • Hepatitis B • Keuchhusten • Kinderlähmung • Frühsommer-Meningoenzephalitis (FSME) • Pneumokokken • Tollwut	**In der Schwangerschaft unbedenklich** **»So viel wie nötig und so wenig wie möglich!«**
• Humane Papillomviren (HPV)	**Impfserie in Schwangerschaft unterbrechen – aber als Totimpfstoff unbedenklich**
• Gelbfieber • Hepatitis A • Meningokokken • Japan-Enzephalitis • Typhus • Cholera	**Strenge Indikationsstellung**
• Masern, Mumps, Röteln • Varizellen	**Verboten – aber bei versehentlicher Impfung unbedenklich**

Die Tabelle zeigt, dass bei Notwendigkeit - außer mit den Lebendimpfstoffen gegen Masern, Mumps, Röteln und Varizellen - alle Impfungen möglich sind. Aufschiebbare Impfungen sollten aber trotzdem während der Schwangerschaft möglichst vermieden werden.

Eine versehentliche Lebendimpfung in der Schwangerschaft wäre aber nie ein Grund für einen Schwangerschaftsabbruch, da nur ein theoretisches Risiko besteht, das sich weltweit bei unzähligen Impfungen in der Schwangerschaft nie als real gezeigt hat. Von Reisen in Gefährdungsgebiete ist Schwangeren dringend abzuraten. Wenn aber eine solche Reise angetreten werden muss, sind notwendige Impfungen immer noch besser als sich einer möglichen Erkrankung auszuliefern. Auch eine Malariaprophylaxe wäre in der Schwangerschaft möglich.

Die Impfempfehlungen der Ständigen Impfkommission (STIKO) enthalten die Grippeimpfung explizit für Schwangere. Experten raten besonders Schwangeren zum Grippeschutz, da Herz- und Lungenkomplikationen bei Schwangeren viel häufiger als bei nicht Nicht-Schwangeren auftreten.

2014 veröffentlichte das Paul-Ehrlich-Institut (PEI) in seinem Bulletin zur Arzneimittelsicherheit eine Auswertung einer Literaturrecherche der bis 2013 erschienenen Studien zu Impfungen in der Schwangerschaft. Das Fazit des PEI: Da weltweit keine Risiken bei Impfungen von Schwangeren erkennbar wurden, sollten Schwangere von notwendigen Impfungen nicht ausgeschlossen werden. Lebendimpfungen bergen nur ein theoretisches Risiko für das Ungeborene.

Der Einsatz ausgewählter Impfstoffe bei Frauen mit Kinderwunsch und Schwangeren ist ein wichtiger Bestandteil der medizinischen Betreuung für Mutter, Ungeborenes und Neugeborenes.

Zusammenfassend gilt: Auch in der Schwangerschaft ist Nichtimpfen gefährlicher als Impfen.

Empfehlung

Vor einer Schwangerschaft alle Impfungen auf aktuellem Stand zu haben, ist die beste Versicherung für einen verlässlichen Infektionsschutz in der Schwangerschaft. Jeder Frau sollte deshalb empfohlen werden, beim nächsten Frauenarzttermin den Impfausweis auf Vollständigkeit überprüfen zu lassen. Aber auch wenn Impfungen in der Schwangerschaft fehlen, können notwendige Impfungen in dieser Zeit noch verabreicht werden. Der Einsatz von Immunglobulinen bei fehlendem Impfschutz sollte nur im Ausnahmefall erwogen werden. Alle Impfungen, die nicht in der Schwangerschaft erfolgen konnten, dürfen im Wochenbett, auch während des Stillens, zeitgleich verabreicht werden.

8.8 Lebensalter

Im Jahr 2012 war über die Hälfte der Schwangeren 30 Jahre und älter. Der Anteil der Schwangeren unter 30 Jahren sinkt seit dem Jahr 2002 von 47 Prozent auf 44 Prozent. Noch deutlicher wird diese Entwicklung, wenn man sich längere Zeiträume betrachtet. Im Jahr 1965 waren die Schwangeren bei der Geburt ihres ersten Kindes im Durchschnitt 25 Jahre alt, heute sind sie 30 Jahre alt.

Sowohl bei sehr jungen werdenden Müttern als auch bei vergleichsweise älteren kann es verstärkt zu medizinischen Komplikationen kommen – aber aus unterschiedlichen Gründen.

Mütter ab 35 Jahren

Frauen, die ab dem 35. Lebensjahr zum ersten Mal schwanger werden, bezeichnet man als »Risikoschwangere«. Der Begriff ist falsch und irreführend. Die Altersgrenze von 35 Jahren, nach der alles so viel riskanter sein soll, gibt es nicht. Mit steigendem Alter der Mutter treten aber zunehmend Chromosomenanomalien (»unnormale« Chromosomen) auf. Diese können in der Tat zu schweren Erkrankungen und Behinderungen des Kindes führen.

Durchschnittsalter der Schwangeren bei der Geburt des ersten Kindes und weiterer Kinder (Westdeutschland)

Quelle: Statistisches Bundesamt 2011

	1. Kind	2. Kind	3. Kind
1965	24,9	27,5	29,9
1975	24,8	27,4	30,1
1985	26,2	28,3	30,4
1995	28,2	29,8	31,3
2000	29,0	30,7	32,1
2005	29,7	31,4	32,7
2010	30,2	31,9	33,3

Altersverteilung der Schwangeren 2002/2012

Quelle: Aqua-Institut 2013

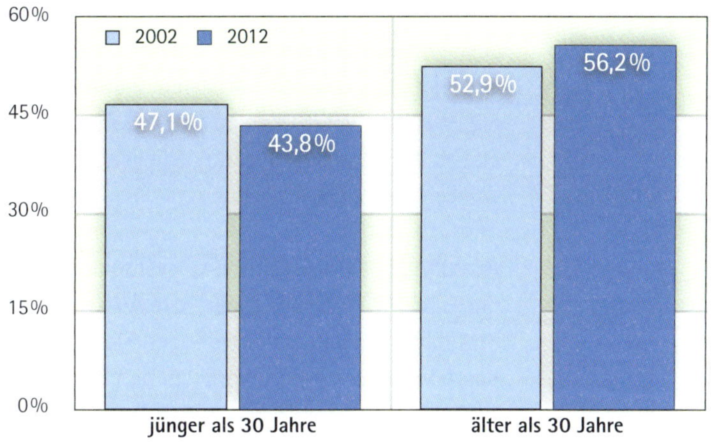

Wahrscheinlichkeit des Auftretens von Chromosomenanomalien (Down-Syndrom) auf 1.000 Geburten nach Alter der Mutter

Quelle: Cefalo/Moos 1995

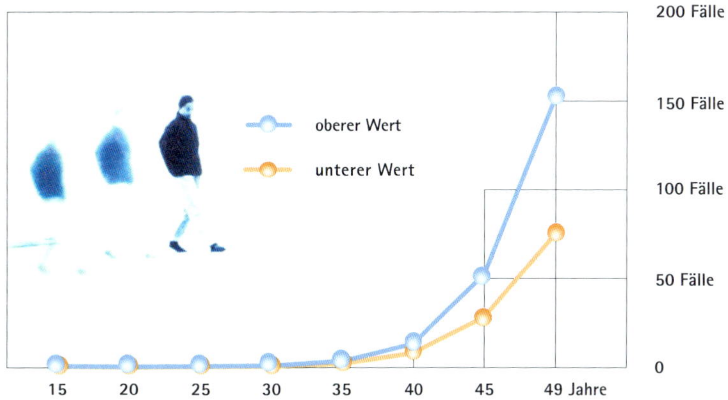

Die »Grenze 35« basiert lediglich darauf, dass ab diesem Zeitpunkt die Kosten für entsprechende diagnostische Maßnahmen von den Krankenkassen übernommen werden. Aber wie groß ist das Risiko ab 35 wirklich?

Betrachten wir einmal die Wahrscheinlichkeit des Auftretens von Chromosomenanomalien nach dem Alter der Schwangeren in der Grafik auf Seite 95 unten. Zur Erläuterung: Von 1.000 Kindern, die von 20-jährigen Frauen geboren werden, haben rechnerisch 0,6 eine solche Chromosomenanomalie. Das Risiko, ein solches Kind zu bekommen, liegt also für 20-Jährige bei 0,06 Prozent. Bei 35-jährigen Frauen beträgt es rund 0,3 Prozent, also drei von 1.000 Kindern können betroffen sein. So stimmt es, dass Frauen mit 35 Jahren ein fünfmal höheres Risiko als 20-Jährige haben, doch positiv ausgedrückt beträgt die Wahrscheinlichkeit für 35-Jährige, ein Kind ohne solche Anomalien zu bekommen, immer noch 99,7 Prozent! Erst ab 40 steigt das Risiko auf 1,4 Prozent, mit 45 auf 5,2 Prozent und mit 49 sogar auf 15,3 Prozent. Erst ab 40, zumindest aber ab 45 liegen also wirklich erhebliche Risiken vor.

Ausführliche Informationen zu pränataldiagnostischen Untersuchungen zum Ausschluss bestimmter Genmutationen finden Sie in Kapitel 8.15. Nach allen vorliegenden Untersuchungen ist aber über alle Problembereiche hinweg die Häufigkeit von Komplikationen bei älteren Schwangeren, also bei solchen ab 35 Jahren, höher als bei jüngeren.

Folgende Krankheiten und Ereignisse können bei älteren Schwangeren etwas häufiger auftreten:

- Hypertonie (Bluthochdruck)
- Diabetes mellitus (Zuckerkrankheit)
- geringes Geburtsgewicht
- Früh- und Totgeburten
- Spontanaborte
- vorzeitiger Blasensprung
- Fehlbildungen
- Mehrlingsschwangerschaften

Das Risiko einer Frühgeburt ist bei Schwangeren ab 40 Jahren gegenüber den 25- bis 29-Jährigen um 40 Prozent erhöht (siehe Abbildung unten).

Andererseits haben auch **ganz junge Schwangere**, das heißt solche, die jünger als 18 Jahre sind, besondere medizinische Probleme. Ihre Kinder haben meist ein niedrigeres Geburtsgewicht. Nicht das Alter spielt hier tatsächlich die entscheidende Rolle, sondern die psychische Belastung der jungen Mädchen. Häufig fehlt eine ausreichende Unterstützung durch den Partner und das Umfeld. Außerdem mangelt es bei den ganz jungen Schwangeren oft am Problembewusstsein im Hinblick auf die nötige Vorsorge (Rauchen, Alkoholkonsum).

Frühgeburtenrate nach dem Gebäralter

Quelle: Perinatalstatistik Niedersachsen 2012

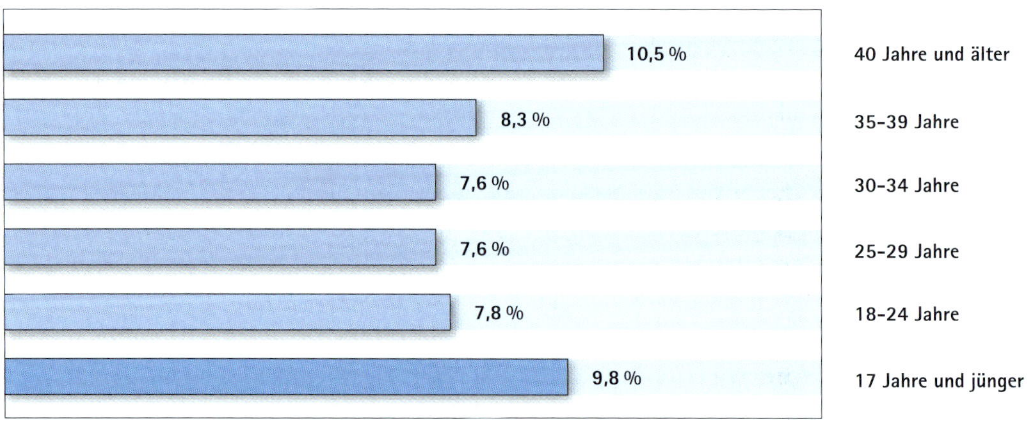

Empfehlung

Die Schwangerschaftsrisiken für Frauen ab 35 Jahren sind leicht, ab 40 Jahren etwas stärker erhöht. Das Risiko, ein Kind mit Fehlbildungen zu gebären, ist leicht erhöht und kann durch pränataldiagnostische Untersuchungen ermittelt werden. Ausführliche Informationen dazu im Kapitel 8.15.

8.9 Ernährung und Gewicht

Das Wichtigste gleich zu Anfang

- Eine Schwangerschaft ist im Normalfall nicht die Zeit für Reduktionsdiäten
- Sie ist aber auch nicht die Zeit, in der man plötzlich »für zwei« essen muss
- Achten Sie auf Ihre Gewichtszunahme
- Wichtig ist vor allem die Zusammensetzung Ihrer Ernährung
- Essen Sie abwechslungsreich mit viel Gemüse und Obst

Für die Mehrzahl der normalgewichtigen Schwangeren gilt, dass sie bis zum Ende des dritten Monats täglich 2.300 bis 2.400 kcal beziehungsweise die ihrer Körpergröße entsprechende Kalorienmenge zu sich nehmen sollten. Ihr täglicher Energiebedarf ist vom Alter, von der Körpergröße und vom Umfang und der Intensität der körperlichen Betätigung abhängig.

Auf unserer Website www.baby-care.de finden Sie einen Energiebedarfsrechner, der das Alter und die körperlichen Aktivitäten berücksichtigt. Er errechnet Ihren individuellen Energiebedarf, der in den letzten Monaten der Schwangerschaft um etwa 10 Prozent erhöht ist.

Ihre Nahrung sollte zu etwa 15 Prozent aus Eiweiß (zum Beispiel Fleisch, Hülsenfrüchte, Milchprodukte), zu 30–35 Prozent aus Fett (möglichst pflanzliches) und zu 50 Prozent aus Kohlenhydraten (Brot, Müsli, Nudeln, Reis, Kartoffeln) bestehen. In Bezug auf die Zusammensetzung Ihrer Nahrung können Sie sich an der Ernährungspyramide auf Seite 99 orientieren.

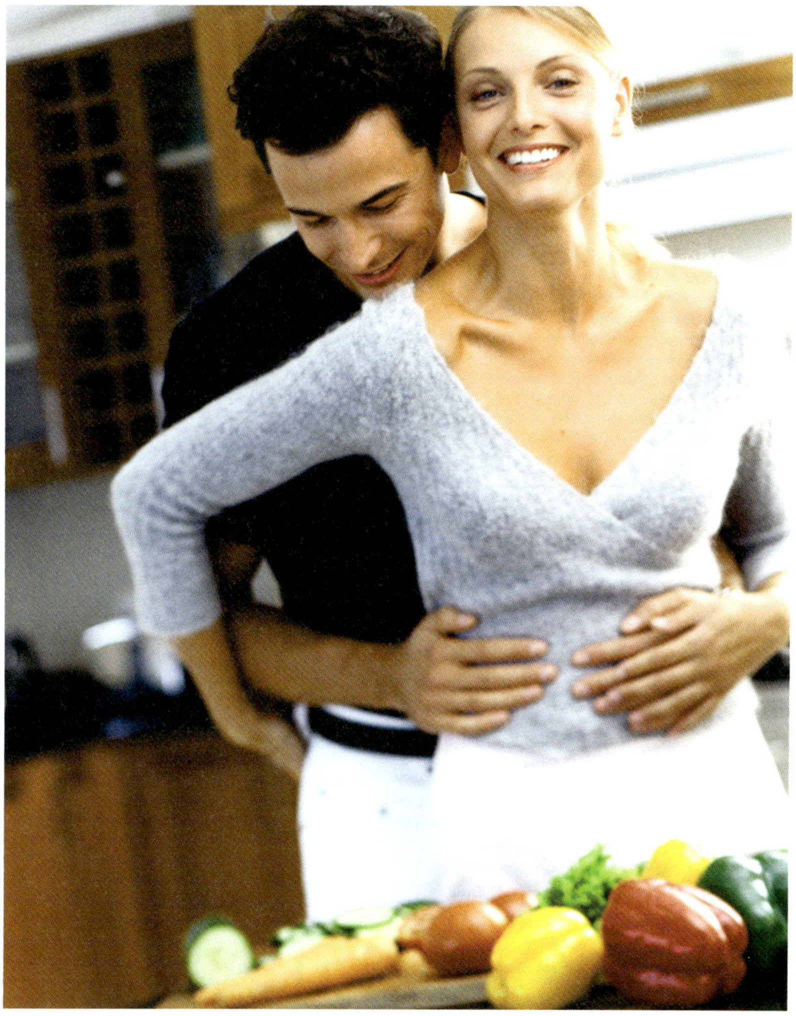

Zur gesunden Ernährung gehört frisches Gemüse und Obst. Es liefert viele Vitamine, die besonders in der Schwangerschaft wichtig sind.

Achten Sie neben der richtigen Zusammensetzung Ihrer Nahrung, was Kohlenhydrate, Eiweiß und Fett anbelangt, auch auf den Gehalt an Mineralstoffen und Vitaminen (Mikronährstoffen). Eine unzureichende Versorgung bei bestimmten Mikronährstoffen erhöht das Risiko, Fehl- oder Frühgeburten zu erleiden oder Kinder mit geringem Geburtsgewicht, aber auch mit Anomalien und Fehlbildungen oder anderen Gesundheitsstörungen zu gebären.

Alle Mineralstoffe und Vitamine sind bereits ab den ersten Schwangerschaftswochen in der Phase der Organbildung des Embryos sehr wichtig. Besonders bedeutsam sind: Calcium, Eisen, Jod und Folsäure.

Empfohlene Nahrungszusammensetzung

Quelle: Empfehlungen der Deutschen Gesellschaft für Ernährung 2013

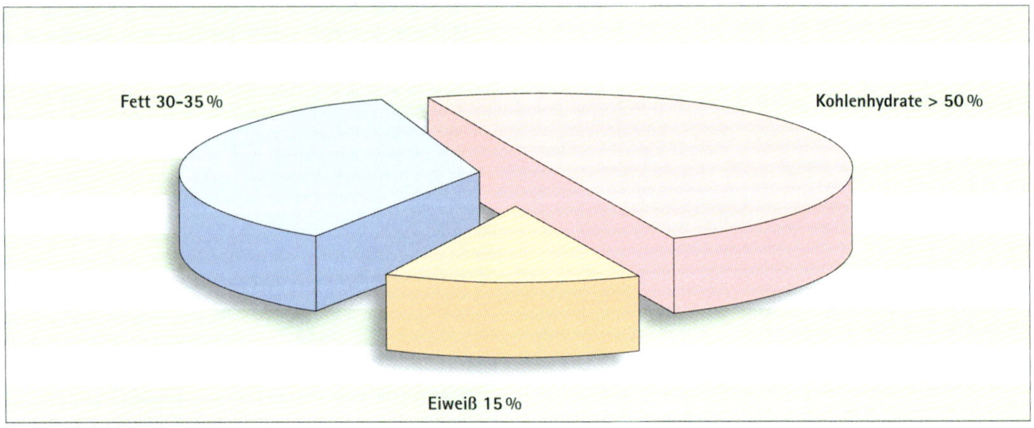

Dennoch müssen Sie keinen Kurs in Ernährungslehre machen, um eine gesunde Schwangerschaft zu erleben und ein gesundes Kind zur Welt zu bringen. Aber etwas Aufmerksamkeit und Mühe lohnt sich schon, um sich über seine Ernährung in der Schwangerschaft bewußt zu werden. Machen Sie doch jetzt einfach den Ernährungs-Check auf der übernächsten Seite, um zu erfahren, ob Sie mit Mikronährstoffen möglicherweise unterversorgt sind.

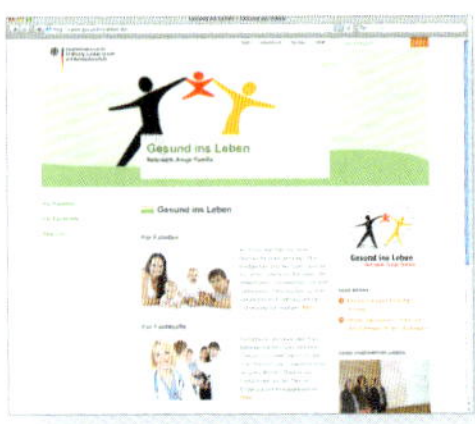

Weitere gute Infomationen zur Ernährung erhalten Sie unter www.gesundinsleben.de

Der Fragebogen in der hinteren Umschlagklappe enthält das Ernährungsprotokoll der Gesellschaft für optimierte Ernährung (GOE). Wenn Sie dort Ihre Ernährung über sieben Tage genau dokumentieren, erhalten Sie mit der übrigen Fragebogenauswertung eine individuelle Analyse Ihres Ernährungsverhaltens, die Ihnen auch Ihre aktuelle Versorgung mit Mikronährstoffen durch die Ernährung anhand einer einfachen Grafik zeigt.

Mit der Ernährunganalyse:

- erfahren Sie Ihre persönliche Versorgungssituation für alle Vitamine und Mineralstoffe sowie für Eiweiß, Fett und Kohlenhydrate
- können Sie den Bedarf leicht erkennen
- können Sie zusammen mit Ihrer Frauenärztin/Ihrem Frauenarzt entscheiden, ob Sie gegebenenfalls Zusatzpräparate benötigen
- können Sie in einer Ernährungsberatung Möglichkeiten finden, Ihre Ernährung zu verbessern.

Die Abbildung unten zeigt Ihnen ein Beispiel der Auswertung eines Ernährungsprotokolls. Anhand der Farbe der Balken können Sie ganz leicht erkennen, ob alles in Ordnung ist. Grün bedeutet mit dem angegebenen Nährstoff gut versorgt zu sein. Bei gelb wird weniger zu sich genommen als empfohlen. Rote Balken in die linke Richtung bedeuten, dass die Empfehlungen erheblich unterschritten werden. Das Risiko einer Unterversorgung ist groß.

Wer es noch genauer wissen will, kann auch die angegebenen Ist-Werte mit den Sollempfehlungen vergleichen.

Vitamin K	60 µg	351 µg	1
Vitamin B1 (Thiamin)	1 mg	1,23 mg	1
Vitamin B2 (Riboflavin)	1,2 mg	1,41 mg	1
Niacinäquivalent	13 mg	23,5 mg	0,88
Pantothensäure	6 mg	4,64 mg	0,96
Vitamin B6 (Pyridoxin)	1,2 mg	1,49 mg	1
Biotin	60 µg	40,2 µg	0,97
Gesamte Folsäure	0,55 mg	0,201 mg	0,15
Vitamin B12 (Cobalamin)	3,5 µg	4,9 µg	1
Vitamin C (Ascorbinsäure)	0,1 g	0,146 g	1
Mineralstoffe			
Natrium	> 0,62 g	2,15 g	1
Kalium	> 2 g	2,65 g	0,99
Calcium	1 g	0,97 g	1
Magnesium	0,31 g	0,359 g	1
Phosphor	0,8 g	1,36 g	0,92
Eisen	30 mg	11,8 mg	0,17
Zink	7 mg	11,6 mg	0,79
Kupfer	1 - 1,5 mg	1,69 mg	0,99
Mangan	2 - 5 mg	5,28 mg	0,99
Fluoride	3,1 mg	1,11 mg	0,97
Jod	0,23 mg	0,103 mg	0,24
Spezielle Inhaltsstoffe			
Ballaststoffe	30 g	27,7 g	0,98
Saccharose, Anteil		19 %	
Saccharose (Rübenzucker)		86,5 g	
Cholesterin	< 0,3 g	0,297 g	0,9
Alkohol	< 1,00 g	0 g	1

Quelle: Gesellschaft für optimierte Ernährung (GOE)

Die Auswertung erfolgt über mehr als 40 angegebene Mikronährstoffe.

Am Ende des Buches finden Sie zusätzlich noch einen Rezeptbeihefter mit vielen Rezepten, die Lebensmittel mit jeweils hohem Gehalt an verschiedenen Mikronährstoffen enthalten und die einfach nachzukochen oder zuzubereiten sind.

In diesem Kapitel erfahren Sie alles zum Thema Ernährung und Gewicht. Zunächst geht es um die Zufuhrempfehlungen der Deutschen Gesellschaft für Ernährung für die in der Schwangerschaft wichtigen Vitamine und Mineralstoffe.

Wir zeigen Ihnen, dass Sie nicht auf mehr als 40 Substanzen achten müssen. Ihre besondere Aufmerksamkeit sollten Sie aber drei Mikronährstoffen schenken, die für Ihre Gesundheit und die Gesundheit des Kindes besonders wichtig sind: Folsäure, Eisen und Jod. Hier gibt es ab Beginn der Schwangerschaft einen deutlich erhöhten Zufuhrbedarf. Wir zeigen Ihnen auch, welche gesundheitlichen Risiken sich bei Unterversorgungen ergeben können.

Durch die Ernährungsanalyse erkennen Sie relativ gut, ob Sie ausreichend versorgt sind oder ob ein Zufuhrmangel bei bestimmten

Am Ende des Buches finden Sie zusätzlich noch einen Rezeptbeihefter mit vielen abwechslungsreichen Verzehrsideen.

Die Ernährungspyramide

Gemüse und Obst sollten Sie zu den Hauptbestandteilen Ihrer Ernährung machen, davon kann man gar nicht zu viel essen. Vollkornprodukte sind verlässliche Ballaststoff-Lieferanten und sollten Weißmehlprodukten vorgezogen werden.

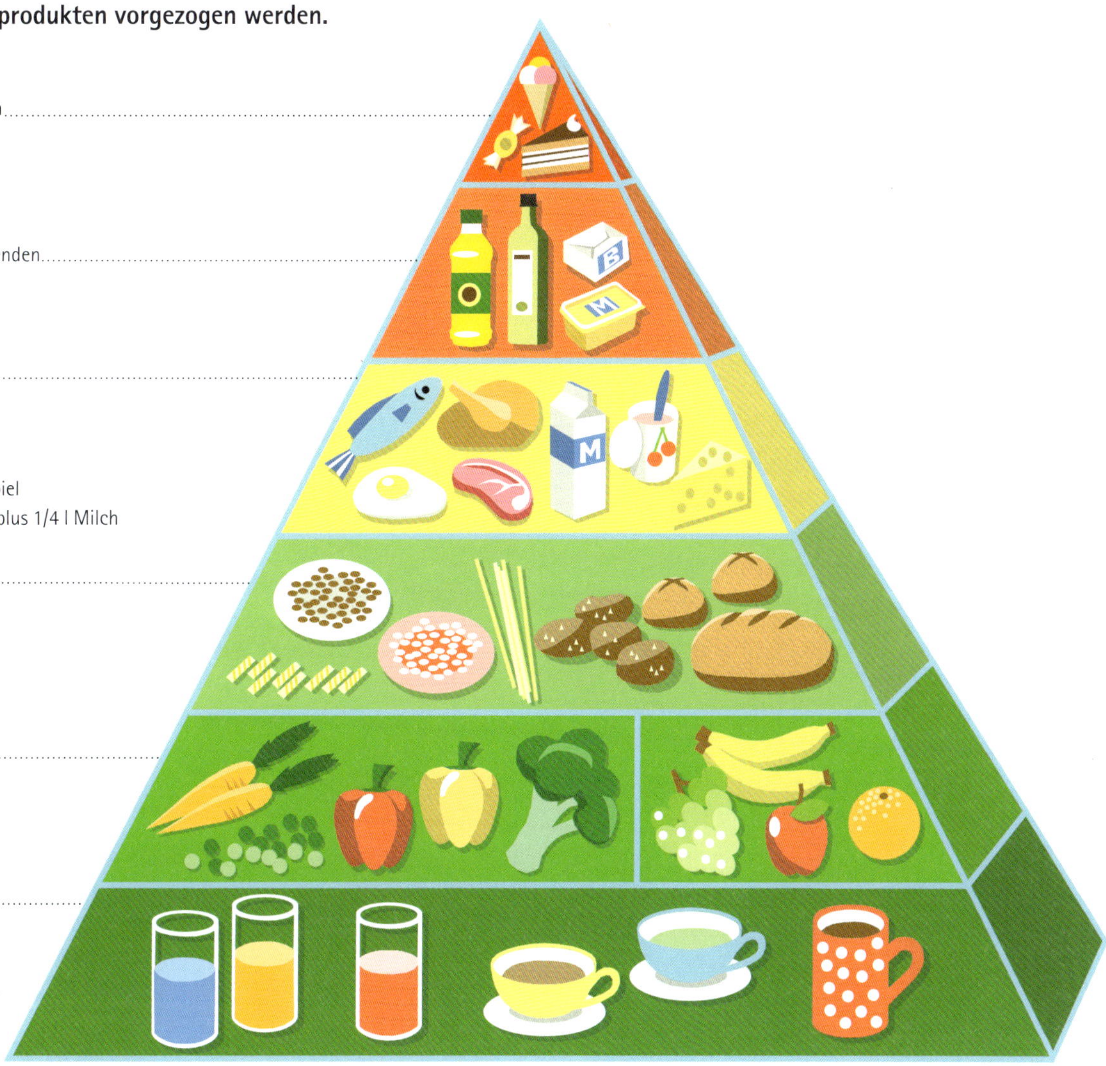

Süßigkeiten, Eis und Kuchen
nur ab und zu

Öle und Fette sparsam verwenden

Tierische Produkte:
Fleisch, Eier und Fisch
jeweils 2-3 pro Woche
Milchprodukte
3 Portionen täglich, zum Beispiel
zwei Scheiben Käse (fettarm) plus 1/4 l Milch

Getreideprodukte:
(möglichst Vollkorn),
Brot, Teigwaren, Kartoffeln,
Hülsenfrüchte
mehrmals täglich

Gemüse
3 Portionen/Tag
Obst
mind. 2x täglich

Getränke
mind. 1,5 bis 2 l täglich
vorwiegend Mineralwasser,
Früchte- und Kräutertees usw.

Der Ernährungs-Check

Wenn Sie die folgenden drei Fragen beantworten, haben Sie einen ersten Anhaltspunkt, wie es um Ihre Versorgung mit Vitaminen und Mineralstoffen steht. Kreuzen Sie die für Sie zutreffenden Antworten an und zählen Sie die jeweils am Ende angegebenen Punkte zusammen. Sicher ist das Ergebnis nicht, da der Test Ihr persönliches Ernährungsverhalten nicht berücksichtigt. Das tut nur das Ernährungsprotokoll, das Teil des Fragebogens in der hinteren Umschlagklappe ist.

Ich ergänze meine Ernährung mit Vitamin- und/oder Mineralstoffpräparaten.

☐ Trifft voll und ganz zu	-5
☐ Trifft zu	-3
☐ Trifft eher nicht zu	3
☐ Trifft gar nicht zu	5

Welchem der sechs Ernährungstypen würden Sie sich zuordnen, welcher Typ beschreibt Ihre Ernährung am zutreffendsten?

☐ Schnell & bequem	2
☐ Gesund & fit	-3
☐ Schnell & preiswert	2
☐ Exklusiv & genussvoll	0
☐ Gesund & natürlich	-3
☐ Traditionell & gut	0

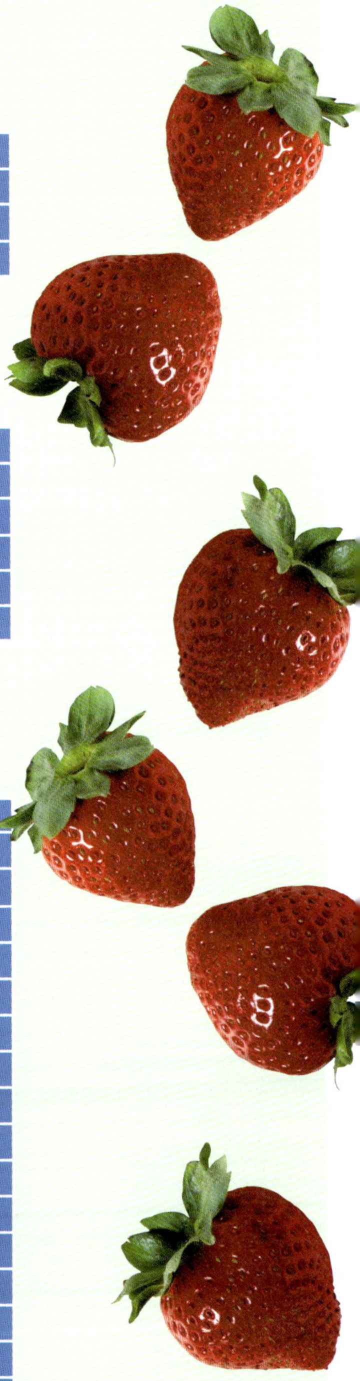

Bitte beantworten Sie folgende Fragen für den Zeitraum der letzten drei Monate (bis heute)
Falls zutreffend, bitte die entsprechende Zeile ankreuzen.

☐ Ich lasse eine Kinderwunschbehandlung durchführen	20
☐ Ich bin schwanger	20
☐ Ich stille	20
☐ Ich habe leichtes Untergewicht	1
☐ Ich habe Diäten durchgeführt	1
☐ Ich rauche bis zu 10 Zigaretten am Tag	3
☐ Ich rauche mehr als 10 Zigaretten am Tag	5
☐ Ich trinke Alkohol eher regelmäßig	1
☐ Ich habe viel Stress	1
☐ Ich verrichte körperlich schwere Arbeit	1
☐ Ich treibe mehr als 5 Stunden Sport pro Woche	2
☐ Ich treibe Leistungssport	5
☐ Ich leide an Krankheiten und Beschwerden	1
☐ Ich nehme Antibiotika oder die Pille ein	1
☐ Ich esse häufiger Fertiggerichte oder in Kantinen/im Imbiss	1
☐ Ich esse nur 1 bis 2 Portionen Obst oder Gemüse pro Tag	1
☐ Ich trinke Obst- und Gemüsesäfte eher nur selten	1
☐ Ich bin Vegetarierin oder Veganerin	10

Die Auswertung des Tests finden Sie rechts oben. >> **Gesamtpunktzahl:..............................**

Testauswertung

bis 5 Punkte	Unterversorgung sehr wahrscheinlich auszuschließen
6 bis 10 Punkte	Unterversorgung nicht sehr wahrscheinlich, aber nicht auszuschließen
11 bis 19 Punkte	Unterversorgung durchaus möglich
20 bis 25 Punkte	Unterversorgung wahrscheinlich
26 bis 34 Punkte	Unterversorgung sehr wahrscheinlich
ab 35 Punkte	Unterversorgung äußerst wahrscheinlich

Nährstoffen besteht. Es stellt sich dann die Frage, wie Sie diesen Mangel decken können. Geht es allein über eine bessere Lebensmittelauswahl oder sollten auch zusätzlich entsprechende Präparate verwendet werden? Dabei müssen die genannten Mikronährstoffe jeweils gesondert unter die Lupe genommen werden.

Es folgt eine Beschreibung, welche Ernährungstypen es in der Bevölkerung und unter Schwangeren gibt. Hier können Sie sich selbst zuordnen und noch einiges mehr über Ihre Versorgung mit Mikronährstoffen erfahren.

Viele Schwangere sind verunsichert, was das Thema »Infektionen und Erkrankungen durch Lebensmittel« betrifft. So wird oft generell Käse als vermeintliches Rohmilchprodukt gemieden. Unklarheiten dazu wollen wir beseitigen und Sie über die wenigen Nahrungsmittel und Mikroorganismen in der Ernährung informieren, die in der Schwangerschaft gefährlich sind, weil ihr Verzehr die Wahrscheinlichkeit für ernährungsbedingte Infektionskrankheiten oder andere Gesundheitsstörungen deutlich erhöhen kann.

Danach geht es um den Flüssigkeitsbedarf in der Schwangerschaft und wie viel und was Sie trinken sollten. Und zum Schluss geht es um die Gewichtszunahme. Wir geben Ihnen wichtige Informationen, worauf Sie achten sollten, wenn Sie unter- oder übergewichtig sind.

Bedarf an Mikronährstoffen vor und in der Schwangerschaft

In der Schwangerschaft erhöht sich der tägliche Bedarf an vielen Mikronährstoffen. So steigt beispielsweise die Empfehlung für die Eisenzufuhr um 100 Prozent von 15 Milligramm auf 30 Milligramm. Die Zufuhrempfehlung für Folsäure steigt bereits ab Beginn der Schwangerschaft um fast 85 Prozent, bei Vitamin B_6 ab dem 4. Schwangerschaftsmonat um fast 60 Prozent und bei Jod liegt sie für die gesamte Schwangerschaft um 15 Prozent höher. Diese erhöhten Zufuhrempfehlungen berücksichtigen damit Ihren eigenen Bedarf und den Mehrbedarf, den Sie zur Versorgung des heranwachsenden Kindes haben.

Glücklicherweise müssen Sie sich nicht über alle möglichen Vitamine und Mineralstoffe Gedanken machen. Denn bei der Mehrzahl dieser ist – wie wir aus den Ernährungsanalysen von mehr als 40.000 Schwangeren wissen – auch der zusätzliche Bedarf in der Schwangerschaft durch die übliche Ernährung in der Regel gedeckt. Bei Mikronährstoffen, bei denen die Aufnahme häufig unter 70 Prozent oder sogar unter 50 Prozent des empfohlenen Aufnahmewertes liegt, ist aber besondere Vorsicht geboten und wirklich Handlungsbedarf angesagt. Dies betrifft die folgenden drei Stoffe: Eisen, Folsäure und Jod.

Wie in der Tabelle unten ersichtlich, verdienen diese drei Nährstoffe Ihre besondere Aufmerksamkeit. Hier waren schon vor der Schwangerschaft viele Frauen deutlich unterversorgt (siehe Grafiken auf Seite 104). Durch die schwangerschaftsbedingten Mehrbedarfe erreichen fast alle Frauen nicht mehr die empfohlenen Mengen, wenn man eine unveränderte Ernährungsweise der Frauen in der Frühschwangerschaft im Vergleich zu der Zeit vor der Schwangerschaft zugrunde legt. War vor der Schwangerschaft immerhin noch fast die Hälfte der Frauen mit Eisen gut versorgt, so kann dies bei bestehender Schwangerschaft oft nicht mehr gelingen.

Ein Teil der Schwangeren ist zusätzlich auch mit Calcium und Vitamin E, aber auch mit Magnesium unterversorgt. Schauen Sie hier bitte genau in Ihre persönliche Ernährungsanalyse. Im Folgenden erläutern wir Ihnen, warum Sie sich um diese Vitamine und Mineralstoffe kümmern sollten und was Sie bei Unterversorgungen jeweils tun können oder sollten.

Die Tabelle unten rechts gibt Ihnen einen Überblick, in welchen Lebensmitteln besonders viele Mikronährstoffe enthalten sind. Die Rezepte und Ideen fürs Frühstück und Abendbrot im Rezeptbeihefter können Ihnen helfen, durch gesundes Essen diesen Mehrbedarf zu decken.

In der Schwangerschaft verdoppelt sich die empfohlene Zufuhrmenge von **Eisen** aus der Nahrung von 15 auf 30 mg pro Tag, allerdings entfällt der Blutverlust durch die Menstruation und Eisen wird besser aufgenommen. Viele Schwangere nehmen jedoch weniger Eisen als empfohlen zu sich.

Eisenmangel gehört weltweit und auch in den Industrieländern immer noch zu den häufigsten Ernährungsdefiziten. Die Bedeutung eines Eisenmangels wird selbst heute häufig noch verkannt und in vielen Fällen nicht oder nicht richtig oder oft nur als Zufallsbefund zu spät diagnostiziert. Die Folge kann eine Vielzahl von Symptomen wie Blässe, Müdigkeit, Abgeschlagenheit, Konzentrationsstörungen, Haarausfall, Veränderungen an den Fingernägeln, Einrisse an den Mundwinkeln und Herzjagen sein, um nur die wichtigsten Symptome zu nennen.

Für Schwangere bedeutet Eisenmangel ein zusätzliches und vermeidbares Risiko. Er steht in Zusammenhang mit Früh- oder sogar Totgeburten, aber auch mit einem zu geringen Geburtsge-

Empfohlene Zufuhr an Mikronährstoffen pro Tag und Bedarfsdeckung

Quellen: Empfehlungen der Deutschen Gesellschaft für Ernährung (DGE) und BabyCare-Daten 2014 (n=34.276)

					Für Schwangere				
							Abweichung vom Bedarf in %		
Mikronährstoff:	Zufuhrbedarf	Frauen 25 <= 51 J.	Schwangere	Stillende	Zusatz abs.	Zusatz %	>=90 %	<70 %	<50 %
Eisen	mg	15	30	20	15	100 %	0,8 %	**96,1 %**	**71,6 %**
Folsäure	µg	300	550	450	250	83 %	4,4 %	**86,0 %**	**53,4 %**
Vitamin B_6	mg	1,2	1,9*	1,9	0,7	58 %	70,8 %	10,4 %	2,1 %
Zink	mg	7	10*	11	3	43 %	76,6 %	7,4 %	1,3 %
Vitamin B_1	mg	1	1,2*	1,3	0,2	20 %	76,1 %	7,9 %	1,6 %
Vitamin B_2	mg	1,1	1,3*	1,4	0,1	8 %	83,6 %	7,4 %	2,2 %
Vitamin E	mg	12	13	17	1	8 %	58,1 %	18,6 %	4,8 %
Vitamin B_{12}	µg	3	3,5	4	0,5	17 %	83,6 %	7,4 %	2,2 %
Niacin	mg	12	14*	16	2	15 %	98,4 %	0,5 %	0,1 %
Jod	µg	200	230	260	30	15 %	13,6 %	**69,7 %**	**42,3 %**
Phosphor	mg	700	800	900	100	14 %	96,4 %	1,0 %	0,2 %
Vitamin C	mg	95	105*	125	10	10 %	90,0 %	4,7 %	1,7 %
Magnesium	mg	300	310	390	10	3 %	82,3 %	6,3 %	1,3 %
Calcium	mg	1000	1000	1000	0	0 %	60,3 %	17,1 %	4,3 %

* = ab dem 4. Schwangerschaftsmonat

wicht des Kindes, was dann für das Neugeborene eine ziemlich schwierige Eisengabe nötig macht. Eisenmangel im Kleinkindalter gefährdet die geistige Entwicklung. Es besteht offenbar auch ein Zusammenhang zwischen dem Aufmerksamkeitsdefizitsyndrom (ADHS) und Eisenmangel. Bei Kindern sind später oft schnelle Ermüdbarkeit, eingeschränktes Leistungsvermögen und Lern- und Konzentrationsstörungen typische Folgen der Unterversorgung mit Eisen.

Es ist nicht einfach, durch die normale Ernährung auf eine tägliche Eisenzufuhr von 30 mg zu kommen, zumal Sie Leberprodukte wegen des hohen Vitamin A-Gehaltes in der Frühschwangerschaft nicht essen sollten. Die Aufnahme von Eisen wird durch den Konsum von Obst und Gemüse erleichtert, da Vitamin C die Aufnahme von Eisen im Körper begünstigt, während Tee- und Kaffeekonsum die Eisenaufnahme behindert.

Die Rezepte im Beihefter zeigen, wie Sie die Eisenzufuhr optimieren können. Ob die Verwendung eines Eisenpräparats zu befürworten ist, muss immer individuell entschieden werden. Dazu muss der Eisenstatus durch Anamnese und Blutuntersuchungen beobachtet werden.

Denn während bei vielen Mikronährstoffen die Ernährungsanalyse gute Hinweise auf die Versorgung im Körper gibt, ist dies bei Eisen nicht immer der Fall. Dies liegt darin begründet, dass die Eisen-

Die aufgeführten Lebensmittel enthalten besonders hohe Anteile an Eisen, Jod, Folsäure und Calcium

Jeweils 100 g des Lebensmittels enthalten (in mg bzw. µg):							
Eisen: mg		Jod: µg		Folsäure: µg		Calcium: mg	
Blutwurst	17	Schellfisch	200	Weizenkeime	520	Mohn	1.460
Hirse	9	Garnelen	130	Rinderleber*	160	Parmesan	1.200
Weizenkeime	8	Fischfilet (gebraten)	120	Sonnenblumenkerne	100	Emmentaler	1.100
Rinderleber*	7,9	Kabeljau	120	Mandeln	96	Gouda	800
Leberwurst*	7	Seelachs	100	Tofu	84	Tilsiter	750
Sonnenblumenkerne	6,3	Miesmuscheln	80	Walnüsse	77	Sesam	738
Haferflocken	4,6	Feldsalat	60	Haselnüsse	71	Blauschimmelkäse	550
Schokolade (Zartbitter)	4,6	Hering	50	Hühnerei	65	Camenbert	500
Miesmuscheln	4,5	Scholle	40	Spargel	65	Schafskäse	450
Haselnüsse	4	Thunfisch (frisch)	40	Erdbeeren	60	Gummibärchen	360
Mandeln	4	Thunfisch in Öl (Dose)	40	Fenchel	60	Ölsardinen	330
Müsli-Frucht	3,3	Makrele	36	Leberwurst	54	Mandeln	250
Müsli-Schoko	3,2	Sardinen	22	Brokkoli	50	Haselnüsse	230
Getrocknete Feigen	3	Käse (hart, frisch)	20	Erdnussbutter	50	Grünkohl	210
Kichererbsen	3	Champignons (Pilze gesamt)	18	Paprika (frisch)	50	Leinsamen	200
Mangold	3	Hühnerei	18	Linsen	48	Tofu	159
Roggenvollkornbrot	3	Brokkoli	15	Toastbrot	46	Milcheis	150
Spinat	3	Rinderleber*	14	Kakaopulver	44	Weiße Bohnen	130
Weiße Bohnen	2,7	Sonnenblumenkerne	14	Weiße dicke Bohnen	44	Garnelen	125
Weizenvollkornbrot	2,67	Grünkohl (Rosenkohl)	12	Salat (frisch)	42	Milch	120
Linsen	2,64	Salat (frisch)	12	Artischoke	40	Quark (Magerstufe)	120
Schinken (gekocht)	2,59	Möhren	11	Tomaten	40	Joghurt	120
Tofu	2,5	Schwarzwurzeln	11	Porree	39	Fenchel	110
Walnüsse	2,5	Mangold/Spinat	10	Müsli-Frucht	38	Brokkoli	105
Getrocknete Pflaumen	2,44	Milch	10	Mangold	37	Mangold	103
Fenchel	2,3	Quark (Magerstufe)	10	Spinat	37	Sonnenblumenkerne	100
Kalbfleisch	2,3	Getrocknete Feigen	9	Roggenvollkornbrot	36	Porree	90

*Leber (rot markiert) sollte im ersten Schwangerschaftsdrittel aufgrund ihres hohen Vitamin A-Gehalts nicht gegessen werden (siehe Infokasten auf Seite 109)

Eisenaufnahme vor und in der Schwangerschaft

Quelle: BabyCare-Daten 2013 (n=25.229)

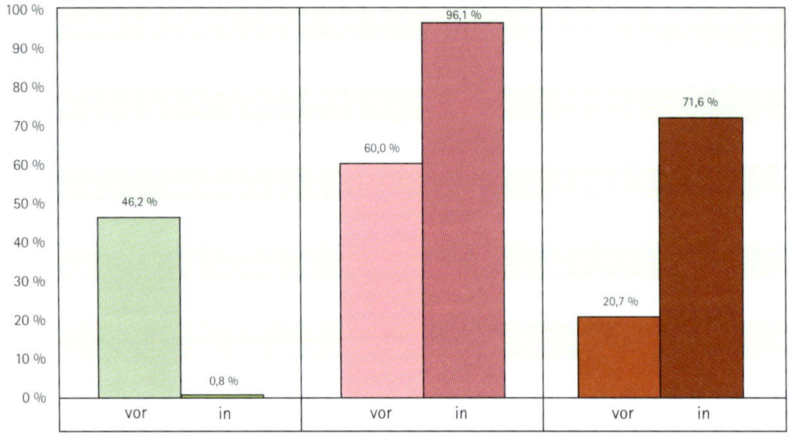

fast Sollwert (mehr als 90 %) weniger als 70 % vom Soll weniger als 50 % vom Soll
Sollaufnahme vor der Schwangerschaft 15 mg, in der Schwangerschaft 30 mg

Jodaufnahme vor und in der Schwangerschaft

Quelle: BabyCare-Daten 2013 (n=25.229)

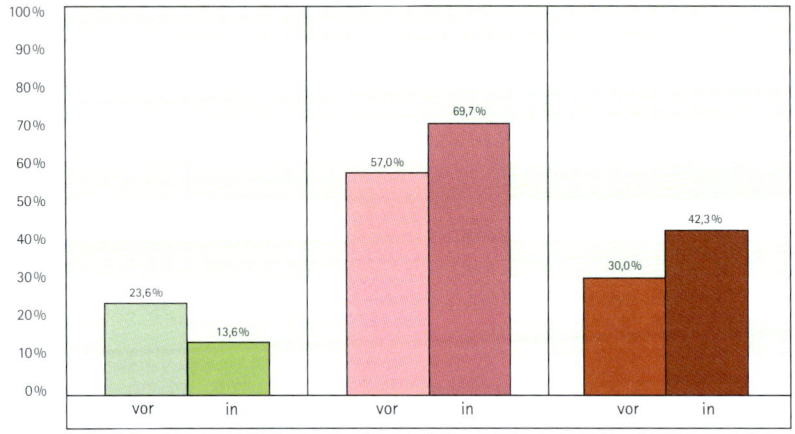

fast Sollwert (mehr als 90%) weniger als 70% vom Soll weniger als 50% vom Soll
Sollaufnahme vor der Schwangerschaft 200 Mikrogramm, in der Schwangerschaft 230 Mikrogramm

Folsäureaufnahme vor und in der Schwangerschaft

Quelle: BabyCare-Daten 2013 (n=25.229)

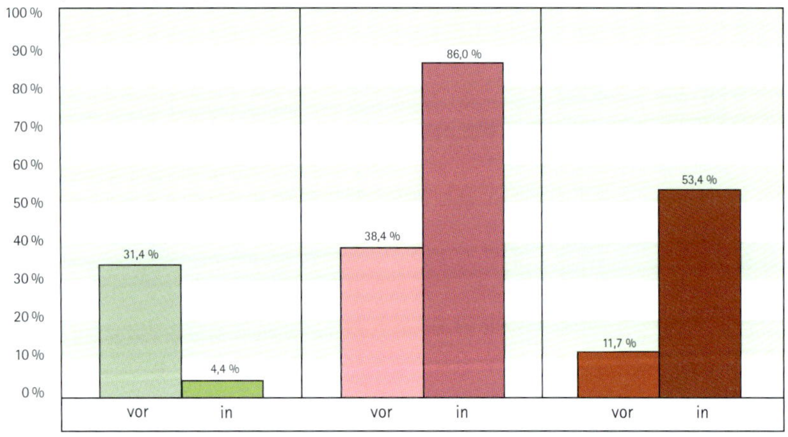

fast Sollwert (mehr als 90 %) weniger als 70 % vom Soll weniger als 50 % vom Soll
Sollaufnahme vor der Schwangerschaft 300 Mikrogramm, in der Schwangerschaft 550 Mikrogramm

versorgung nicht nur von der nahrungsbedingten Eisenaufnahme, sondern auch vom Eisenverlust bestimmt wird. Und dieser kann bei Frauen mit starker Menstruation, bei Blutspenderinnen, Sportlerinnen, Vegetarierinnen oder bei Schwangeren mit kurz zurückliegenden Geburten sehr hoch sein. So gehen diese Frauen bereits mit sehr geringen Eisenspeichern in die Schwangerschaft. Bei Eisen ist daher zusätzlich auch eine Bestimmung der Eisenspeicher durch eine Blutabnahme und Laboranalyse sehr zu empfehlen.

Eine von uns durchgeführte Untersuchung mit Schwangeren (Kirschner, W. et al. 2015) zeigte, dass eine alleinige Bestimmung des Hämoglobin-Wertes (Hb) nicht ausreicht, um einen Eisenmangel zu diagnostizieren. In der Untersuchung wurde ein Eisenmangel bei alleiniger Bestimmung des Hb-Wertes nur bei 15 Prozent der Frauen diagnostiziert. Es hatten jedoch weitere 32 Prozent einen deutlichen Eisenmangel, der nur über die Serum-Ferritin Bestimmung entdeckt wurde.

Empfehlung

Zur sicheren Bestimmung des individuellen Eisenstatus sind eine Blutprobe und die Analyse verschiedener Werte (Hb-Wert, Serum-Ferritin, Transferrinsättigung und CRP-Wert) optimal. Das Serum-Ferritin ist sehr aussagekräftig, kann jedoch bei bestimmten Krankheiten einen Eisenmangel oder eine Eisenmangelanämie verschleiern.

Eine Eisenpräparateinnahme sollte nur in Absprache mit Ihrer Frauenärztin/Ihrem Frauenarzt erfolgen.

Bei **Folsäure** ist es schon vor der Schwangerschaft nicht einfach, die empfohlenen Mengen von 300 Mikrogramm Folsäure durch die Ernährung zu sich zu nehmen. Hier sind bereits 40 Prozent der Frauen unterversorgt. In der Schwangerschaft nehmen fast 90 Prozent der Schwangeren weniger als 70 Prozent zu sich, jede Zweite nimmt sogar weniger als die Hälfte der empfohlenen Mengen auf (siehe nebenstehende Grafik).

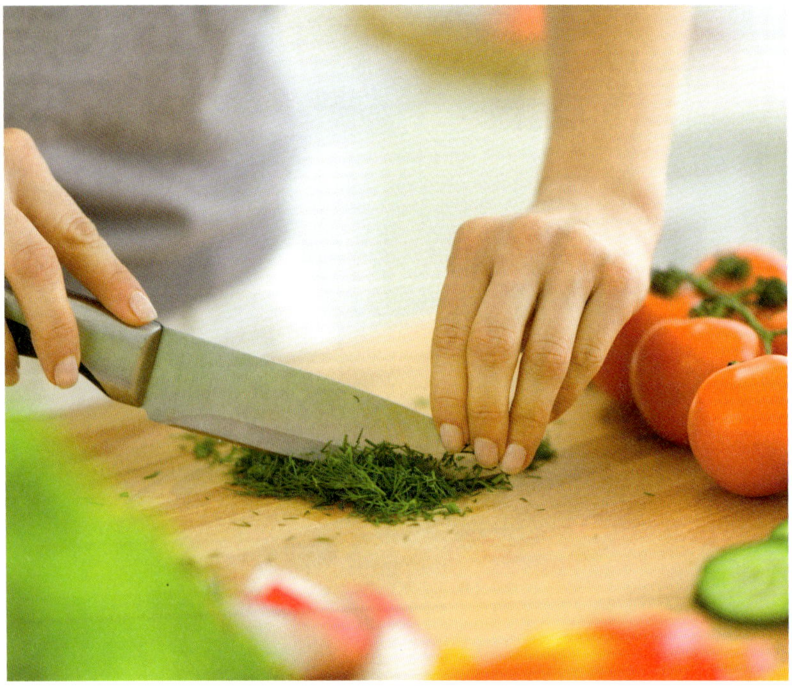

Wichtig für die Gesundheit von Mutter und Kind ist eine ausgewogene Ernährung.

Der Mangel an Folsäure führt nicht nur zu einem erhöhten Risiko für Fehl- und Frühgeburten. Es ist gesichert, dass eine Supplementierung mit 400 Mikrogramm Folsäure pro Tag das Risiko für Fehlbildungen erheblich senkt. Frauen mit Kinderwunsch sollten deshalb zusätzlich zu einer ausgewogenen Ernährung 400 Mikrogramm Folsäure täglich einnehmen und mindestens bis zum Ende des dritten Schwangerschaftsmonats damit fortfahren. Wer ungeplant schwanger wird, sollte in den ersten Schwangerschaftswochen zusätzlich Folsäure zu sich nehmen. Die meisten Präparate enthalten Dosierungen zwischen 400 und 600 Mikrogramm, da von einer Aufnahme von durchschnittlich 250 Mikrogramm Folsäure pro Tag durch die normale Ernährung ausgegangen werden kann.

Den Mehrbedarf in der Schwangerschaft durch die normale Ernährung vollständig zu decken, ist sehr schwer oder sogar unmöglich. Folsäure ist ein sehr hitze- und lichtempfindliches Vitamin, der Vitamingehalt verringert sich durch Kochen oder längeres Lagern. Im Rezeptbeihefter finden Sie Rezepte, die die Folsäureaufnahme optimieren. Wird die empfohlene Zufuhr trotzdem nicht erreicht, sprechen Sie mit Ihrer Frauenärztin/Ihrem Frauenarzt über die Verwendung eines Folsäurepräparates. Folsäurepräparate sind durchweg sehr gut verträglich.

Auch bei **Jod** ist es schon vor der Schwangerschaft nicht einfach, die empfohlenen Mengen von 200 Mikrogramm Jod pro Tag durch die Ernährung zu sich zu nehmen. Sind schon vor der Schwangerschaft fast 60 Prozent der Frauen unterversorgt (weniger als 70 Prozent vom Soll), so nehmen in der Schwangerschaft nahezu alle Frauen zu wenig zu sich, fast die Hälfte nimmt weniger als 50 Prozent der empfohlenen täglichen Jodmenge auf (siehe die mittlere Grafik auf Seite 104).

Jodmangel kann neben einem Kropf beim Neugeborenen (und bei der Mutter) zum geistigen Zurückbleiben des Kindes führen. Schilddrüsenhormone spielen bei der fetalen Gehirnentwicklung eine herausragende Rolle. Untersuchungen haben gezeigt, dass auch leichte Formen der Schilddrüsenunterfunktion bei Schwangeren, die häufig unerkannt bleiben, die Intelligenz der Kinder mindern können (Barth, S. et al. 2013). Bis zur 20. Schwangerschaftswoche ist das Ungeborene ausschließlich von der mütterlichen Schilddrüsenfunktion abhängig. In einigen Ländern wird daher erwogen, ein Screening (Reihenuntersuchung) auf Jodmangel und Schilddrüsenunterfunktion in der Schwangerschaft einzuführen. Dies ist bislang allerdings in Deutschland nicht der Fall.

Dem Jodmangel kann selbst durch die regelmäßige Verwendung von jodiertem Speisesalz oder den Verzehr von Seefisch und Produkten, die mit Jodsalz hergestellt werden (beispielsweise Brot), nicht mit Sicherheit vorgebeugt werden. Lesen Sie dazu auch die Pressemitteilung des Arbeitskreises Jodmangel auf Seite 108.

Für Erwachsene empfiehlt die Deutsche Gesellschaft für Ernährung eine tägliche Jodaufnahme von 200 Mikrogramm. Die durchschnittliche Jodaufnahme der deutschen Bevölkerung beträgt aber nur 119 Mikrogramm. Vor allem bei Schwangeren und Wöchnerinnen ist sie viel zu gering. Hier betragen die Empfehlungen für die Tagesdosis 230 Mikrogramm Jod für Schwangere und 260 Mikrogramm für Stillende.

Die Tabelle auf Seite 103 listet auch Nahrungsmittel auf, die viel Jod enthalten. Wir können es hier ganz kurz machen: Wer keinen Seefisch oder keine Meeresfrüchte mag und keine Milch oder Milchprodukte verzehrt, hat ersichtlich größte Schwierigkeiten, den Tagesbedarf zu decken. Die Rezepte im Beihefter helfen Ihnen, Ihre Jodaufnahme zu optimieren. Oft wird der empfohlene Bedarf dennoch nicht erreicht. Die Verwendung eines Jodpräparates wird daher empfohlen. Frauen mit Schilddrüsenerkrankungen sollten die zusätzliche Jodverwendung aber unbedingt ärztlich klären lassen. Näheres dazu auf Seite 141.

> Allgemein gilt: Von der Verwendung getrockneter Algen- und Tangpräparate ist abzuraten. Große Raubfische wie Thunfisch oder Schwertfisch sollten möglichst selten verzehrt werden.

Die gute Versorgung mit Vitamin E vor der Schwangerschaft ist bei Schwangeren oft nicht mehr gegeben. Kritische Aufnahmemengen liegen allerdings nur bei knapp 20 Prozent der Schwangeren vor. Studien legen nahe, dass die Unterversorgung mit Vitamin E zu einem erhöhten Risiko für allergische Erkrankungen des Kindes, vor allem zu Asthma führt (Devereux, G. et al. 2006). Symptome des Vitamin E Mangels können Müdigkeit, Muskelschwund, Unlust und eine Vielzahl weiterer unspezifischer Symptome sein. Pflanzliche Öle wie Sonnenblumen-, Mais-, Soja- und Weizenkeimöl, Nüsse, Leinsamen, Haferflocken, Eier, Schwarzwurzel, Grünkohl und Avocado enthalten viel Vitamin E. Auf diese Lebensmittel sollte bei einer Unterversorgung besonders geachtet werden. Eine Supplementierung sollte nur bei einer Versorgung unter 70 Prozent in der Ernährungsanalyse erwogen werden.

Laut Nationaler Verzehrsstudie (NVS II) erreichen 55 Prozent aller Frauen die Empfehlungen für **Calcium** (1.000 Milligramm) nicht. Daher kommen Schwangere mit ihrer gewohnten Kost häufig in eine Unterversorgung.

Calcium wird vor allem zur Knochenbildung des Fetus benötigt. Ein Calciummangel in der Schwangerschaft erhöht das Risiko für Präeklampsie (Schwangerschaftshypertonie). Dies ist eine sehr schwere Komplikation im Verlauf der Schwangerschaft, die häufig zu Kaiserschnitten und Frügeburten führt. Es gibt auch Hinweise auf ein erhöhtes Risiko für eine spätere Hypertonie der Kinder. Symptome des Calciummangels können Muskelkrämpfe und eine ganze Reihe weiterer unspezifischer Symptome sein.

Wenn Sie gerne Milch und Milchprodukte wie Käse und Joghurt essen, gelingt die

Info

Mitteilung des Arbeitskreises Jodmangel, Jod & Schwangerschaft

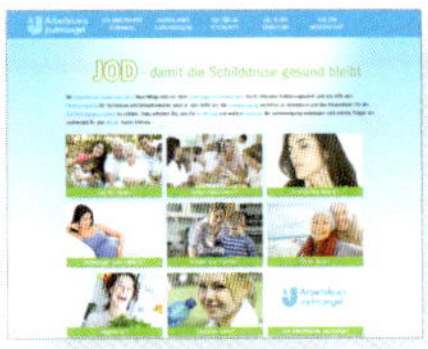

Weitere Informationen unter: www.jodmangel.de

Jodmangel bei schwangeren Frauen gefährdet die Intelligenz ihrer Kinder. Wenig Jod in der Nahrung bedeutet zu wenig Schilddrüsenhormone. Experten empfehlen werdenden Müttern Jodtabletten und Jodsalz. Ein Mangel an Schilddrüsenhormonen in der Schwangerschaft führt zu einer verzögerten oder auch schlechteren geistigen Entwicklung des Kindes. Dies stellten amerikanische Forscher in einer Untersuchung zum wiederholten Male fest.

Ein Mangel an Schilddrüsenhormonen kann durch eine Schilddrüsenimmunentzündung entstehen, in Deutschland ist jedoch meist ein ernährungsbedingter Jodmangel die Ursache. In beiden Fällen fehlen dem mütterlichen Körper die wichtigen Hormone, die den Stoffwechsel ausreichend »anfeuern«.

Besonders empfindlich reagieren auf diesen Mangel die Nerven- und Gehirnzellen des Kindes im Mutterleib, insbesondere während der frühkindlichen Entwicklung. In Deutschland, einem ausgeprägten Jodmangelgebiet, leidet etwa ein Viertel aller Schwangeren unter dem Schilddrüsenhormonmangel und entsprechend sind genauso viele Kinder als Folge davon in ihrer geistigen Entwicklung gefährdet. Denn in den ersten Monaten der Schwangerschaft ist der kindliche Stoffwechsel von den Hormonen der Mutter abhängig.

Meist ist der Hormonmangel der Schwangeren nicht so stark ausgeprägt, dass man klare Anzeichen hierfür erkennen kann. Auch beim sogenannten Neugeborenen-Screening fallen diese Kinder nicht auf. Der Hormonmangel reicht aber aus, um den Intelligenzquotienten (IQ) unter den der Kinder gesunder und ausreichend mit Jod versorgter Mütter fallen zu lassen. 19 Prozent der Kinder, deren Mütter in der in den USA durchgeführten Studie einen Schilddrüsenmangel aufwiesen, hatten einen IQ unter 85.

Den Mangel an Schilddrüsenhormonen kann man nur mit einer Blutuntersuchung feststellen. Deswegen fordern der Frauenarzt und Schilddrüsenspezialist Prof. Dr. Heinz G. Bohnet, Hamburg, und die Experten des Arbeitskreises Jodmangel für Schwangere eine Blutreihenuntersuchung über den Schilddrüsenfunktionszustand im zweiten oder dritten Schwangerschaftsmonat.

Gleichzeitig fordern die Wissenschaftler eine Gabe von bis zu 150 Mikrogramm Jod am Tag als Tablette für jede Schwangere in Deutschland, um den in der Schwangerschaft erhöhten Jodbedarf sicher abzudecken. Gleiches gilt auch für die Stillzeit.

Schwangeren und Stillenden empfehlen sie weiterhin, auf jeden Fall regelmäßig Seefisch und Milchprodukte zu essen, im Haushalt nur Jodsalz zu verwenden und bevorzugt Lebensmittel einzukaufen, die mit Jodsalz hergestellt sind. Dies sollte lebenslang erfolgen, denn Jodmangel muss das ganze Leben lang ausgeglichen werden.

Info

Informationen zu Vitamin A und Provitamin A

Die maximale tägliche Zufuhrempfehlung der DGE beträgt für **Vitamin A** 0,8 mg, ab dem 4. Monat der Schwangerschaft 1,1 mg. Eine Überdosierung von Vitamin A kann in der Frühschwangerschaft zu Schädigungen bei der Kindesentwicklung führen. Deshalb sollten Sie im ersten Schwangerschaftsdrittel auf den Verzehr von zum Beispiel Leber verzichten. Auch wenn Sie Multivitaminpräparate verwenden, sollten Sie deren Zusammensetzung sehr genau prüfen, und die auf der Packung angegebenen Vitamin-A-Werte (angegeben ist meist Retinol oder Retinolacetat) zusammenzählen. Es besteht jedoch keine Gefahr, wenn die Produkte, was häufig der Fall ist, das **Provitamin A**, eine Vorstufe des Vitamins A (zum Beispiel das **Betacarotin**), enthalten. Dieses verwandelt unser Körper nur bei Bedarf in Vitamin A, so dass es nicht überdosiert werden kann.

Lebensmittel mit viel Vitamin A (je 100 g)
- Kalbsinnereien 25,9 mg, Fischleberöl 24,0 mg
- Rinderleber 14,2 mg, Schweineleber 9,0 mg
- Schlag- oder Saure Sahne 40 % Fett 0,6 mg

Lebensmittel mit viel Provitamin A (je 100 g)
- Karotten 1,6 mg, Petersilie 1,2 mg
- Grünkohl 0,8 mg, Feldsalat 0,6 mg
- Fenchel 0,6 mg, Spinat 0,5 mg

Deckung des Bedarfs aus der Ernährung. Auch calciumreiche Mineralwässer (über 300 mg/l) helfen beim Erreichen des Ziels. Achten Sie auf calciumreiche Nahrungsmittel (siehe Übersichtstabelle auf Seite 103) und die entsprechenden Rezepte im Rezeptbeihefter.

Eine Supplementierung von Calcium sollte bei einer Versorgung unter 70 Prozent in der Ernährungsanalyse unbedingt erwogen werden. Eine generelle Supplementierung ist nicht notwendig, da eine ausgewogene Ernährung den Calciumbedarf decken kann. Wichtig: Um Calcium richtig aufnehmen zu können, ist eine ausreichende Vitamin D-Versorgung notwendig.

Die Deutsche Gesellschaft für Ernährung (DGE) empfiehlt eine tägliche Zufuhrmenge von 310 mg **Magnesium** aus der normalen Ernährung. Auch wenn mit der Ernährungsanalyse mehr als 80 Prozent der Schwangeren eine ausreichend gute Versorgung mit Magnesium aus der üblichen Ernährung aufweisen, kommen Unterversorgungen durchaus vereinzelt vor. Sechs Prozent der schwangeren Frauen nehmen weniger als 70 Prozent vom Soll auf, ein Prozent erreicht nur die Hälfte der empfohlenen Mengen.

Verschiedene Untersuchungen des Magnesiumspiegels im Serum von Schwangeren zeigen zudem, dass knapp 30 Prozent Werte unterhalb des Referenzwertes von 0,8 mmol/l aufweisen. Frauen, die unter Stress stehen und Sportlerinnen haben einen höheren Magnesiumbedarf.

Ein Magnesiummangel ist in der Regel die Ursache für die ab dem zweiten Schwangerschaftsdrittel sehr häufig auftretenden

Aufnahme von Magnesium vor und in der Schwangerschaft

Quelle: BabyCare-Daten 2013 (n=25.229)

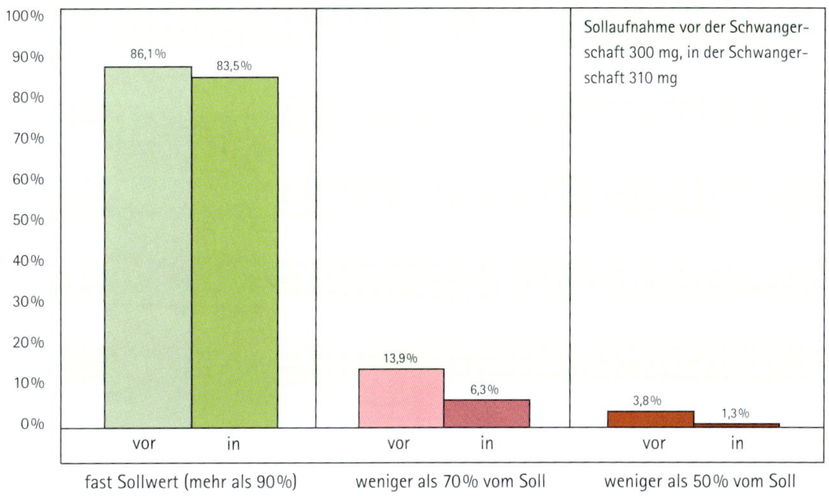

Achtung: Leber soll aufgrund des hohen Vitamin-A-Gehalts im ersten Schwangerschaftsdrittel nicht gegessen werden (siehe Infokasten auf Seite 109).

Info

Vitamine

Vitamin	empfohlene Tageszufuhr (mg = Milligramm, µg = Mikrogamm)	Lebensmittel mit dem höchsten Gehalt (je 100 g)
Vitamin B_1	Frauen: 1,0 mg Schwangere ab dem 2. Trimester: 1,2 mg, ab dem 3. Trimester: 1,3 mg	Schweinefleisch (Muskelfleisch) 0,90 mg, Schinken 0,80 mg Schweine- und Rinderleber je 0,30 mg Erbsen (grün) 0,30 mg Haferflocken 0,60 mg, Weizen (Vollmehl) 0,50 mg Roggen (Vollmehl), Reis (Vollkorn), Mais (Vollmehl) je 0,40 mg
Vitamin B_2	Frauen: 1,1 mg Schwangere ab dem 2. Trimester 1,3 mg, ab dem 3. Trimester: 1,4 mg	Rinderleber 2,88 mg, Rindfleisch 0,26 mg Schweinefleisch 0,23 mg Huhn 0,16 mg Hering 0,22 mg Gorgonzola 0,43 mg, Emmentaler 0,34 mg Frischkäse je 0,23 mg, Vollmilch 0,18 mg Grünkohl 0,25 mg, Erbsen oder Bohnen je 0,16 mg Weizenvollkornbrot 0,15 mg
Vitamin B_6	Frauen: 1,2 mg Schwangere ab 4. Monat: 1,9 mg	Leber 0,9 mg Schweinefleisch 0,3–0,5 mg, Huhn 0,3–0,6 mg Fisch 0,3–0,8 mg Bohnen 0,1–0,6 mg, Avocado 0,4 mg, Spinat 0,3 mg Kartoffeln 0,3 mg, Broccoli oder Mais je 0,2 mg Pilze 0,1–0,2 mg, Erdnüsse 0,4 mg, Reis 0,1–0,4 mg Getreideprodukte 0,3 mg, Brot 0,1–0,2 mg
Vitamin B_{12}	Frauen: 3,0 µg Schwangere: 3,5 µg	Kalbsleber 62 µg, Kalbsniere 29 µg, Kaninchen 9 µg Sprotte 7 µg, Miesmuschel 7 µg, Forelle 5 µg Tintenfisch 5 µg, Rotbarsch 4 µg, Rindfleisch 4 µg Kalbfleisch 2 µg, Gouda 2 µg, Eier 2 µg Quark (20%) 1 µg, Joghurt (3,5%) 0,5 µg Buttermilch 0,2 µg
Vitamin C	Frauen: 95 mg Schwangere ab 4. Monat: 105 mg	Alle Früchte, Paprika, grünes Gemüse, Sanddorn 2 Äpfel und 2 Kiwis decken den Tagesbedarf 5 Portionen Obst oder Gemüse pro Tag Grüner Tee
Vitamin D	Frauen: 20 µg Schwangere: 20 µg	Vitamin D wird bei UV-(Sonnen-)Bestrahlung in der Haut gebildet. Nahrungsmittel enthalten bis auf Margarine, Eigelb und fettreiche Fische kaum Vitamin D.

Wadenkrämpfe oder Schulter-Nacken-Rückenmuskel-Verspannungen. Weitere Symptome, die auch auf einen Magnesiummangel hinweisen können, sind:

- Appetitlosigkeit
- Übelkeit und Erbrechen
- Müdigkeit und Schwäche

Milch und Milchprodukte, Vollkornprodukte, Geflügel, Fisch, Kartoffeln, Reis, Bohnen, Linsen, Tofu, Sonnenblumenkerne und Nüsse enthalten viel Magnesium.

Achten Sie auf magnesiumreiche Lebensmittel in Ihrer Nahrung. Ist eine Veränderung der Ernährung nicht möglich, sollte eine Supplementierung bei einer angezeigten Unterversorgung in der Ernährungsanalyse erwogen werden. Das gilt auch, wenn sich aus den weiteren Fragebogenangaben Hinweise auf einen möglichen Magnesiummangel ergeben, zum Beispiel bei Stress, Sport oder einschlägigen Symptomen.

Ob Sie möglicherweide einen Magnesiummangel haben, teilen wir Ihnen im Auswertungsschreiben mit. Eine generelle Supplementierung von Magnesium ist aber nicht notwendig.

Zusammenfassend ist eine gesunde Ernährung mit vielen Vitaminen und Mineralstoffen (Mikronährstoffen) in der Schwangerschaft wichtig. Eine Einnahme von Supplementen kann eine ausgewogene Ernährung nicht ersetzen. Eine Vielzahl von Untersuchungen über die gesundheitlichen Folgen einer Unterversorgung mit bestimmten Mikronährstoffen und die Daten über das Ernährungsverhalten von Frauen im gebärfähigen Alter sowie Schwangeren zeigen ohne jeden Zweifel, dass:

- der oft erhöhte Bedarf in der Schwangerschaft bei der großen Mehrzahl der Mikronährstoffe durch eine normale Ernährung gedeckt werden kann
- bei Folsäure und auch bei Jod eine Supplementierung notwendig ist und bei Eisen eine individuelle Abklärung empfohlen wird
- Frauen, die in der Ernährungsanalyse Unterversorgungen bei Calcium, Magnesium und Vitamin E aufweisen, sich gezielt nährstoffreicher ernähren und eine qualifizierte Ernährungsberatung in Erwägung ziehen sollten. Bei Bedarf sollten sie entsprechende Präparate verwenden.

Vegetarisch lebende Schwangere sollten zusätzlich eine Ernährungsberatung durchführen, um die empfohlene Nährstoffaufnahme in der Schwangerschaft sicher zu erreichen.

Vor **rein veganer Ernährung** raten wir in der Schwangerschaft dringend ab. Die daraus resultierende mangelnde Nährstoffversorgung gefährdet das Wachstum des Babys. Eine individuelle Ernährungsberatung und die Einnahme von Nährstoffsupplementen sind absolut notwendig, um den Nährstoffbedarf zu decken.

Info

Vorsicht bei übermäßigem Konsum von Lakritz

Lakritz wird neben medizinischen Anwendungen – es wirkt entzündungshemmend und krampflösend – nicht selten auch gerne genascht. Gerade Schwangere greifen im Rahmen der hormonell bedingten Heißhungerattacken häufig auch nach Lakritz.

Bei Lakritz-Erzeugnissen, die viel Glycyrrhizin enthalten, kann es bei regelmäßigem oder übermäßigem Verzehr zu gesundheitlichen Problemen wie Kopfschmerzen, Schwindel, Bluthochdruck, Wassereinlagerungen oder Muskelschwäche kommen. Doch nicht nur diese »Nebenwirkungen« sind in der Schwangerschaft zu vermeiden. Ein übermäßiger Verzehr in der Schwangerschaft ist ein Risikofaktor für Frühgeburten und auch geistige Entwicklungsstörungen des Kindes, wie eine norwegische Untersuchung zeigte (Raikkonen, K. et al. 2009). Danach stellt der Konsum von mehr als 500 Milligramm Glycyrrhizin pro Woche ein hohes gesundheitliches Risiko dar.

Empfehlung

Generell sollten Sie die zusätzliche Verwendung von Medikamenten und auch von Mikronährstoffpräparaten mit Ihrer Frauenärztin/Ihrem Frauenarzt besprechen. In besonderem Maße gilt dies aber für Jod, Eisen, Calcium und Magnesium. Wenn auch selten, kann es hier auch zu Gegenanzeigen – medizinischer Fachausdruck Kontraindikationen – aufgrund bestehender Krankheiten kommen, zum Beispiel, dass Jod bei bestimmten Schilddrüsenerkrankungen nicht zusätzlich eingenommen werden darf.

Um Ihre Versorgung mit Vitaminen und Mineralstoffen zu klären, empfehlen wir Ihnen, den BabyCare-Fragebogen und das Ernährungsprotokoll auszufüllen. Dies gilt gerade auch für Schwangere, die eine Unterversorgung vermuten (siehe Ernährungs-Check auf Seite 100) und insbesondere auch für Vegetarierinnen und Veganerinnen.

Ernährungstypen unter BabyCare-Teilnehmerinnen

Quelle: BabyCare-Daten 2013 (n=29.815)

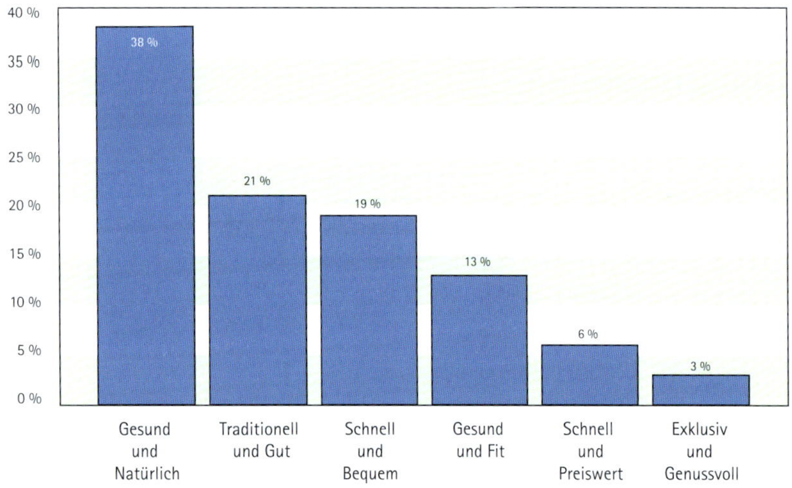

Unzureichende Mikronährstoffzufuhr nach Ernährungstypen

Quelle: BabyCare-Daten 2013 (n=29.815)

	Schnell & Bequem	Schnell & Preiswert	Exklusiv & Genussvoll	Traditionell & Gut	Gesund & Natürlich	Gesund & Fit
n=	5.652	1.739	914	6.304	11.465	3.741
Eisen <50 %	79,4 %	74,9 %	73,4 %	74,7 %	66,8 %	65,1 %
Folsäure <50 %	80,6 %	77,4 %	73,0 %	77,1 %	66,0 %	63,5 %
Jod <50 %	47,6 %	47,2 %	31,8 %	40,6 %	30,1 %	27,6 %
Calcium <70 %	20,5 %	20,7 %	18,6 %	20,0 %	13,4 %	10,8 %
Magnesium <70 %	7,7 %	8,3 %	6,7 %	5,9 %	4,2 %	4,5 %
Vitamin E <70 %	23,1 %	22,5 %	16,4 %	19,3 %	13,1 %	11,4 %

Ernährungstypen unter Schwangeren

Eine Unterversorgung mit den erläuterten Mikronährstoffen in der Schwangerschaft ist mit erheblichen und vermeidbaren Risiken für die Gesundheit der Mutter und die des Kindes verbunden. Wenn Sie nun der Meinung sind, dass Sie sich von Haus aus immer so gesund ernähren, dass Sie diese Mikronährstoffe nicht zusätzlich benötigen, schauen Sie im Ernährungs-Check auf Seite 100 nach, welchem der sechs Ernährungstypen Sie sich zugeordnet haben, um zu erfahren, wie es um Ihre eigene Versorgung mit den kritischen Nährstoffen bestellt ist.

Wenn Sie sich den beiden »gesunden« Ernährungstypen zugeordnet haben, ist die Zufuhr der kritischen Mikronährstoffe im Vergleich zu den anderen Ernährungstypen signifikant besser (siehe Tabelle links unten). Gleichwohl bleibt bei Folsäure, Jod und gegebenenfalls Eisen die ausreichende Versorgung kritisch. Hiermit bestätigt sich, dass auch eine sehr gesundheitsbewusste Ernährung die Zufuhrbedarfe nicht immer hinreichend decken kann.

Umgekehrt sollten sich Schwangere, die sich den Typen »schnell & bequem« sowie »schnell & preiswert« zuordnen, noch intensiver um ihre Versorgung mit diesen Mikronährstoffen kümmern. Eine Ernährungsberatung kann dabei helfen.

Rohmilchprodukte, roher Fisch, rohes Fleisch

Diese unbehandelten oder unverarbeiteten Lebensmittel sind in der Schwangerschaft bedenklich und gefährlich, weil sie durch Bakterien oder Viren verunreinigt sein können, die häufig zu Infektionen des Magen-Darm Traktes führen (siehe Kap. 8.11 Infektionskrankheiten). Sind derartige Infektionen auch in

Info

Rohmilch, rohes Fleisch und roher Fisch & Listeriose und Co.

Rohmilchprodukte, rohes Fleisch und roher Fisch erhöhen das Risiko für Infektionskrankheiten, die Sie in der Schwangerschaft wegen der Immunlage ohnehin meiden sollten. Dazu gehören Salmonelleninfektionen, aber auch Listeriose und Toxoplasmose. Letztere können zu schweren Schädigungen des Kindes führen. Essen Sie deshalb kein rohes oder nicht ganz durchgebratenes Fleisch. Dasselbe gilt für Fisch, rohes Ei (zum Beispiel Mayonnaise) und Rohmilchprodukte. Schwangere wissen, dass sie auf den Genuss von rohem Fleisch und Fisch wegen der möglichen Infektionsgefahren besser verzichten sollten. Bestellen Sie also beim Italiener kein Tiramisu oder Carpaccio, beim Japaner kein Sushi und im Gasthaus kein Tartar oder Steak, das nicht durchgebraten ist. Auch rosarotes Lammfleisch ist tabu!

Was sind Rohmilchprodukte?

Rohmilchprodukte sind Milch und Milchprodukte (Butter, Käse, Quark), die nicht wärmebehandelt, also nicht pasteurisiert oder sterilisiert sind (zu erkennen durch den Hinweis »mit Rohmilch hergestellt« auf der Verpackung). Bei unverpackten Käsesorten nachfragen. Verzichten Sie auf Rohmilchprodukte und Rohmilchkäse, mit Ausnahme von lang gereiftem Hartkäse. Meiden Sie auch Weichkäse aus pasteurisierter Milch, Käse mit Oberflächenschmiere, eingelegten Käse aus offenen Gefäßen und vorgefertigten Reibekäse.

Was ist rohes Fleisch oder roher Fisch?

Dies lässt sich weniger gut durch die Auflistung einzelner Lebensmittel beantworten, sondern mit einem Blick auf den Herstellungsprozess. Kochen, Braten, Pökeln, Sterilisieren und Pasteurisieren tötet die Bakterien ab. So besteht also keine Infektionsgefahr, wenn Sie beispielsweise aus Rohmilchkäse eine Käsesauce zubereiten. Dagegen sollte Teewurst, Mettwurst, Salami und Rohschinken, gar rohes Hackfleisch (Tartar) in der Schwangerschaft nicht konsumiert werden, da hier beim Herstellungsprozess Bakterien unter Umständen nicht hinlänglich abgetötet werden. Auch geräucherte oder gebeizte Fischerzeugnisse wie Räucherlachs, geräucherte Forellenfilets oder Matjes sollten Sie in der Schwangerschaft meiden.

Gefahren durch Verunreinigungen

Bei allen Lebensmitteln besteht prinzipiell die Gefahr von sogenannten Querinfektionen oder Querkontaminationen. Dies gilt sogar für einen ganz normalen Salat. Solche Querkontaminationen können schon beim Herstellungsprozess, beim Verkauf der Waren (Aufschnittmaschine, Messer) oder beim Zubereiten von Speisen in der Restaurantküche oder zu Hause auftreten. Verbreiten können sich die Erreger auch bei reduziertem Sauerstoffangebot (vakuumverpackte Ware) und bei langen Lagerzeiten bei Kühlung. Vorgefertigte Salate und Salate aus Salattheken sollten zum Schutz vor Listeriose gemieden werden. Tiefkühlobst und -gemüse sowie Sprossen und Keimlinge sollten vor dem Verzehr auf über 70 °C erhitzt werden.

Informationen zur Listeriose auch auf Seite 129.

Eine Untersuchung in Niedersachsen (Landesamt für Verbraucherschutz, 2009) ergab, dass von insgesamt 4.123 untersuchten Lebensmitteln bei 2% Listerien nachweisbar waren und 0,2% Keimgehalte von mehr als 100 Einheiten aufwiesen, bei denen nach dem Verzehr eine Erkrankung sehr wahrscheinlich ist. Bei 9% der Rohwürste wurden Listerien nachgewiesen.

Lebensmittelgruppe	Probenzahl	Listerien ja	Über 100 Einheiten
Fisch & Fischerzeugnisse	460	10,7 %	0,7 %
Fleisch- & Wurstwaren	543	4,8 %	0,7 %
Fertiggerichte	171	1,2 %	0,0 %
Milchprodukte	953	0,2 %	0,1 %
Feinkost-, Mischsalate, Antipasti	426	2,3 %	0,0 %
Süßspeisen, Speiseeis, Backwaren	1.480	0,1 %	0,0 %
Proben insgesamt	**4.123**	**2,2 %**	**0,2 %**

Einen absoluten Schutz gegen Lebensmittelinfektionen kann es nicht geben. Sie können aber das Risiko dafür deutlich reduzieren, indem Sie auf den Verzehr entsprechender Produkte verzichten. Auch sauberes Arbeiten in der heimischen Küche kann Infektionen vermindern: Ei, Geflügel, Fisch und Fleisch sollten getrennt von den anderen Lebensmitteln verarbeitet werden. Die Arbeitsflächen sollten zwischen den einzelnen Arbeitsschritten gereinigt werden.

der Schwangerschaft meist beherrschbar, so sind sie dennoch möglichst zu vermeiden, weil auch bloß länger anhaltendes Fieber ein Risiko für den Fetus darstellt. Besonders gefährlich ist in der Schwangerschaft eine Listerieninfektion, weil es zur Infektion des Feten und zu Aborten, Frühgeburten und zu schweren Infektionen beim Neugeborenen kommen kann. Weitere Informationen im Infokasten auf der vorherigen Seite.

Getränke in der Schwangerschaft

Auf Alkohol, der in der Schwangerschaft tabu ist und warum, sind wir ja bereits in Kap. 8.1 eingegangen. In der Schwangerschaft sollten Sie täglich mindestens eineinhalb, besser zwei Liter Flüssigkeit zu sich nehmen. Das »schaffen« viele Schwangere nicht. Am häufigsten wird in der Schwangerschaft **Mineralwasser** getrunken.

Chininhaltige Getränke wie Bitter-Lemon sollten Sie in der Schwangerschaft nicht konsumieren. Sie könnten Wehen auslösen.

Ein empfehlenswertes Mineralwasser sollte insgesamt mindestens 1.000 Milligramm Mineralstoffe pro Liter enthalten, davon mindestens 300 Milligramm Calcium. Mit einer sorgfältigen Auswahl des Mineralwassers in der Schwangerschaft können Sie also Ihre Versorgung zum Beispiel mit Calcium optimieren. Achten Sie auf die Inhaltsstoffe.

Kaffee ist neben Mineralwasser das beliebteste Getränk der Deutschen und auch der Frauen im Alter von 25 bis 39 Jahren, die nur zu etwa 15 Prozent fast nie Kaffee trinken.

In der Schwangerschaft führen jedoch Früchte- und Kräutertee die Hitliste an. Nur 33 Prozent der Schwangeren trinken täglich koffeinhaltigen Kaffee, weitere neun Prozent trinken täglich schwarzen und vier Prozent grünen Tee.

Studien zum Zusammenhang zwischen hohem Kaffeekonsum und Schwangerschaftskomplikationen erbrachten widersprüchliche Ergebnisse (zum Beispiel Li, J. et al. 2015). Einige zeigen bei sehr hohem Kaffeekonsum (mehr als sechs Tassen pro Tag) ein erniedrigtes Geburtsgewicht und erhöhte Risiken für Früh- und Fehlgeburten. Eine Studienauswertung zeigt beim Verzehr von bis zu 3 Tassen Kaffee pro Tag in der Schwangerschaft keine nachteilige Wirkung auf das Geburtsgewicht oder auf die Schwangerschaftsdauer. Vorsichtshalber sollten Schwangere den Kaffeekonsum auf bis zu 3 Tassen täglich beschränken oder zu koffeinfreiem Kaffee wechseln.

Als kritische Grenze gilt etwa 300 mg Koffein pro Tag. Die obenstehende Tabelle gibt einen Überblick, wie viel Koffein in den einzelnen Getränken enthalten ist.

Für **schwarzen Tee** gilt dasselbe wie für Kaffee: nicht mehr als drei Tassen pro Tag. Der Koffeingehalt bei grünem und schwarzem Tee

Nichtalkoholische Getränke

Quelle: BabyCare-Daten (n = 29.746)

	Täglich	3-4 Tassen	>=5 Tassen
Mineralwasser	84,0 %		
Milch	58,4 %	10,9 %	1,9 %
Obstsäfte	38,1 %		
Leitungswasser	35,1 %		
Kräutertee	34,5 %	20,7 %	21,4 %
Kaffee mit Koffein	33,1 %	4,7 %	0,5 %
Früchtetee	28,9 %	20,7 %	21,4 %
Vitaminsaft	26,9 %		
Cola, Fanta etc.	13,1 %		
Kaffee ohne Koffein	9,8 %	1,6 %	0,2 %
Schwarzer Tee	8,9 %	15,4 %	6,3 %
Grüner Tee	4,1 %	2,9 %	1,2 %
Sportlergetränke	0,6 %		

Koffein – so viel steckt drin

200-ml-Tasse Filterkaffee	90 mg
60-ml-Tasse Espresso	80 mg
200ml-Tasse Schwarz- oder Grüntee	30-45 mg
330-ml-Glas Colagetränk	35 mg
250-ml-Dose Energy-Drink	80 mg

Quelle: Europäische Behörde für Lebensmittelsicherheit (2015)

ist in etwa gleich. Wie viel Koffein in den frisch aufgebrühten Tee übergeht, hängt von der Zubereitungsart ab. Zum einen hat die Länge der Ziehzeit Einfluss auf den Koffeingehalt, zum anderen die Wassertemperatur. Da grüner Tee nicht wie schwarzer Tee mit kochendem Wasser aufgebrüht wird, ist der Koffeingehalt bei grünem Tee im Aufguss geringer.

Grüner Tee gilt als gesundheitsfördernd, denn er enthält sogenannte Antioxidantien, die vor Krankheiten wie Krebs, Herzkreislauferkrankungen aber auch Infektionen schützen. Verschiedene Untersuchungen (zum Beispiel Yazdy, MM. et al. 2012) haben nun herausgefunden, dass bestimmte Inhaltsstoffe des grünen Tees die Aufnahme von Folsäure im Körper behindern. Daher wird empfohlen, den täglichen Konsum von grünem Tee generell auf wenige Tassen zu begrenzen.

Viele Schwangere trinken gerne **Kräutertees**. Hier ist darauf zu achten, dass die Inhaltsstoffe in der Schwangerschaft nicht kontraindiziert sind. Bestimmte Kräuter können Wehen auslösend wirken wie beispielsweise Frauenmantel, Frauenwurzel, Gelbwurz, Goldenes Kreuzkraut. Dieser Hinweis ist wichtig, denn von den 35 Prozent Kräuterteekonsumentinnen trinken 21 Prozent täglich fünf und mehr Tassen davon.

Körpergewicht

Die Abbildung unten zeigt die durchschnittliche Gewichtszunahme und das Größenwachstum Ihres Kindes sowie Ihre eigene Gewichtszunahme in der Schwangerschaft.

Sie können sehen, dass Sie in viel stärkerem Maße zunehmen als das Kind schwerer wird. Dies liegt daran, dass nicht nur das Kind wächst, sondern dass auch andere Körperteile und Flüssigkeiten zunehmen, wie folgende Tabelle am Beispiel der durchschnittlichen zwölf Kilo Gewichtszunahme zeigt.

Gewicht des Kindes	3.400	Gramm
Placenta	600	Gramm
Fruchtwasser	1.000	Gramm
Gebärmutter	1.000	Gramm
Brust	500	Gramm
Blut	1.500	Gramm
Fett	1.750	Gramm
Wasser	2.250	Gramm
Summe	**12.000**	**Gramm**

Informationen über die Wirkungsweisen einzelner Kräuter unter www.heilkraeuter.de.

Wachstum des Kindes / Durchschnittliche mütterliche Gewichtszunahme / Gewichtszunahme des Kindes

Quelle: Eigene Darstellung

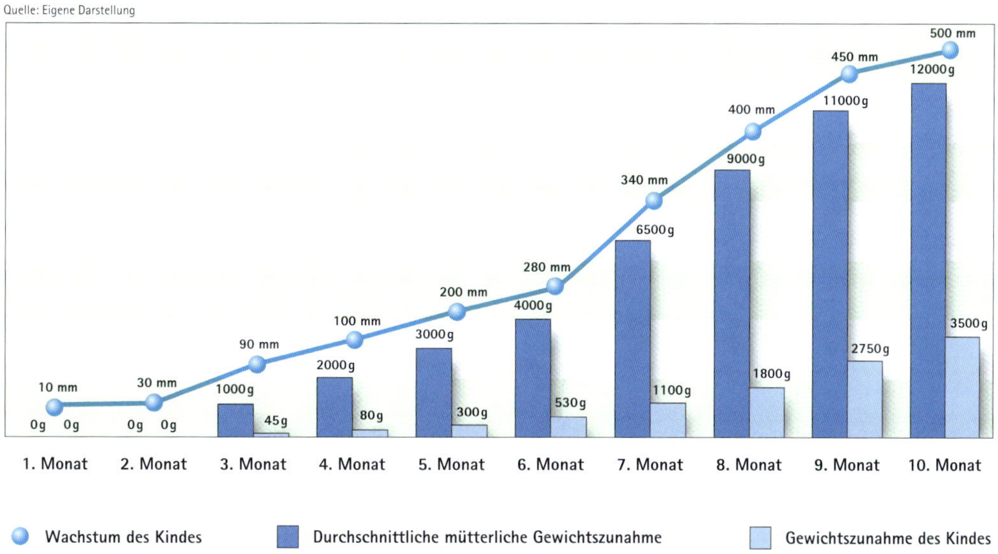

Unter- und Übergewicht

Auch Ihr Körpergewicht hat Auswirkungen auf den Verlauf der Schwangerschaft und die Geburt. Zur Bewertung des Gewichts wird heute mehrheitlich der sogenannte Body-Mass-Index (BMI) verwendet.

Es gibt auch andere Methoden zur Gewichtsbewertung wie die Broca-Formel, die Bestimmung des Körperfetts oder die Messung des Verhältnisses zwischen Taillenumfang und Körpergröße. Letztere berücksichtigt stärker das im Bauch gelagerte Fett, ist aber in der Schwangerschaft wegen der Zunahme des Bauchumfangs ungeeignet.

In der ärztlichen Praxis und in epidemiologischen Studien wird überwiegend der BMI verwendet, weil er recht einfach zu bestimmen ist und in gewissen Grenzen durchaus zuverlässig und aussagefähig ist. Aus diesem Grunde wird er auch bei BabyCare verwendet.

Epidemiologische Untersuchungen zeigen, dass Schwangere, deren Gewicht zu Beginn der Schwangerschaft nicht im Bereich des Normalgewichts liegt, deutlich häufiger Komplikationen im Verlauf der Schwangerschaft und bei der Geburt haben (Manzanares, G. S. et al. 2012).

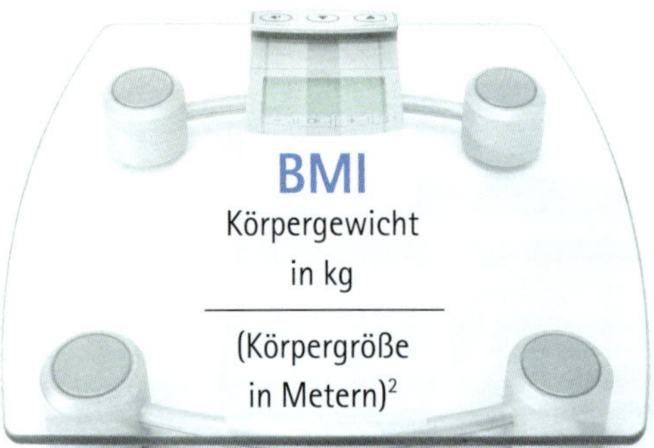

Beispiel

Körpergewicht: 70 kg
Körpergröße: 1,75 m

$$\text{BMI: } \frac{70}{(1{,}75)^2} = 22{,}9$$

Auf unserer Website www.baby-care.de finden Sie unter Service/Interaktive Tests auch einen Rechner, mit dem Sie Ihren Body-Mass-Index bestimmen können.

Übergewicht erhöht das Risiko für Bluthochdruck, Schwangerschaftsdiabetes, Thrombosen sowie für eine Früh- oder Kaiserschnittgeburt. Daher sollten übergewichtige Frauen ihr Körpergewicht während der Schwangerschaft im Blick behalten. Diäten in der Schwangerschaft sind auf jeden Fall tabu. Bei extremen Ausnahmefällen sprechen Sie bitte mit Ihrer Frauenärztin/Ihrem Frauenarzt über eine Ernährungsberatung. Übergewichtige Schwangere sollten nur moderat zunehmen und auf eine ausgewogene Ernährung und regelmäßige Bewegung besonders achten.

Untergewichtige Schwangere haben ein erhöhtes Risiko für vorzeitigen Blasensprung, Frühgeburt und Kinder mit Wachstumsstörungen. Untergewichtige Frauen, die während der Schwangerschaft nicht zwölf bis 18 Kilogramm zunehmen, gebären häufiger zu kleine Kinder. Das Risiko für ein untergewichtiges Kind ist um 50 Prozent höher (Han, Z. et al. 2010). Legen Sie also ruhig ein paar Kilogramm zu. Mit Sport, Gymnastik und einer angepassten Ernährung sind Sie diese nach der Schwangerschaft schnell wieder los.

Eine normale Gewichtszunahme in der Schwangerschaft liegt für normalgewichtige Frauen zwischen zehn und 16 kg. Untergewichtige Frauen sollten deutlich zunehmen, übergewichtige eher moderat. Diese Empfehlungen zur Gewichtszunahme in der Schwangerschaft sind allerdings lediglich Richtwerte. Derzeit kann Schwangeren mit Gewichtsproblemen keine zuverlässige individuelle Empfehlung zur Gewichtszunahme an die Hand gegeben werden.

Empfehlung

Achten Sie auf eine gesunde, abwechslungsreiche und ausgewogene Ernährung. Achten Sie auf die richtige Verteilung von Kohlenhydraten, Fetten und Eiweiß. Denken Sie auch an Vitamine, Mineralstoffe und Spurenelemente.

Essen Sie kein rohes oder nicht hinreichend gegartes Fleisch, auch keinen rohen Fisch und verzichten Sie auf Rohmilchprodukte. Achten Sie auf eine optimale Küchenhygiene.

Essen Sie keine Produkte aus Leber im ersten Schwangerschaftsdrittel. Die darin enthaltenen hohen Mengen an Vitamin A können hier den Embryo schädigen. Überdosierungen bei anderen Vitaminen und Mineralstoffen sind unschädlich, aber auch nicht nützlich.

Füllen Sie den BabyCare-Fragebogen aus. So erhalten Sie eine individuelle Analyse Ihrer Ernährungsgewohnheiten. Dass Ausfüllen des Ernährungsprotokolls ist zwar relativ aufwendig, es gibt aber derzeit für die Erfassung der Ernährung keine wirklich bessere Alternative.

Dafür erhalten Sie eine zuverlässige individuelle Analyse Ihrer Ernährung, wie in der Abbildung auf Seite 98 dargestellt. Sie und auch Ihre Frauenärztin/Ihr Frauenarzt können hier genau erkennen, wo Unterversorgungen bei Vitaminen oder Mineralstoffen bestehen und ob im Einzelfall Zusatzgaben von Vitaminen und Mineralstoffen erforderlich sind.

Folsäure sollte bis zum Ende des dritten Schwangerschaftsmonats und Jod während der gesamten Schwangerschaft als Supplement eingenommen werden. Schwangere mit Schilddrüsenerkrankungen müssen die Jodeinnahme mit den betreuenden Ärzten besprechen.

Mit der Auswertung des BabyCare-Fragebogens geben wir Ihnen auch Informationen, ob sich bei Ihnen möglicherweise Hinweise auf einen Eisenmangel ergeben.

Bei Gewichts- oder Ernährungsproblemen und zur Verbesserung der Lebensmittelauswahl bei Hinweisen auf eine Unterversorgung empfehlen wir eine professionelle Ernährungsberatung. Diese kann Ihre Frauenärztin/Ihr Frauenarzt budgetneutral verordnen. Fragen Sie auch bei Ihrer Krankenkasse nach, ob dort eine Ernährungsberatung angeboten wird.

Makrosomie (große und schwere Kinder)

Neben der unverändert hohen Zahl an Frühgeburten macht den Geburtsmedizinern national und international auch die hohe und steigende Zahl an Neugeborenen mit einem sehr hohen Geburtsgewicht Sorge. Auch für dieses Problem gibt es – wenn auch begrenzte – Möglichkeiten der Prävention.

Von Makrosomie spricht man, wenn große und schwere Kinder geboren werden. Die Definition richtet sich nach dem Geburtsgewicht, wobei dabei unterschiedliche Grenzwerte festgelegt werden. In der Regel wird bei einem Geburtsgewicht ab 4.000 Gramm von Makrosomie gesprochen.

Laut einer Studie des AQUA-Instituts aus dem Jahr 2014 kamen in Deutschland 9,9 Prozent aller Neugeborenen mit einem Gewicht ab 4.000 Gramm zur Welt.

Die Makrosomie erhöht das Risiko für eine Reihe von kindlichen, aber auch mütterlichen gesundheitlichen Beeinträchtigungen:

- Schulterdystokie (Schulter des Kindes im Geburtskanal eingeklemmt)
- neurologisch bedingte Störungen durch Schädigung des Plexus brachialis (Armnervengeflecht)
- Asphyxie (Kreislaufschwäche und Atemdepression bis Atemstillstand
- Hypoxie (Sauerstoffmangel)
- postpartale Blutungen (Blutverlust aus dem Genitaltrakt von mehr als 500 ml innerhalb von 24 Stunden nach der Geburt)
- verzögerte Geburtsverläufe (Geburtsdauer von mehr als 18 Stunden)

Die beschriebenen Komplikationen versuchen die Geburtshelfer dadurch zu verhindern, dass die Geburt von sehr großen und schweren Kindern durch einen Kaiserschnitt (Sectio) erfolgt. Dies hat zur Folge, dass die Häufigkeit der Kaiserschnittentbindungen bei makrosomen Kindern deutlich erhöht ist.

Langfristige Folgen der Makrosomie sind erhöhte Risiken für Übergewicht und Diabetes mellitus Typ 2 im Erwachsenenalter. Auf dieses Thema gehen wir im übernächsten Abschnitt »Peri- und postnatale Programmierung« ausführlicher ein (siehe Seite 120).

Risikofaktoren für Makrosomie

Die Wahrscheinlichkeit, ein übergewichtiges Kind zu gebären, hängt zunächst von der Körpergröße und dem BMI der Mutter ab. Aber auch die Körpergröße des Partners spielt eine Rolle, wofür allerdings derzeit keine Studiendaten zur Verfügung stehen.

Untergewichtige und normalgewichtige Schwangere mit einer Körpergröße bis zu 174 Zentimeter haben mit höchstens acht Prozent ein sehr geringes Risiko, ein übergewichtiges Kind zur Welt zu bringen.

Bei mittelgroßen Schwangeren mit Übergewicht oder Adipositas steigt das Risiko auf 13 bis 14 Prozent. In dieser Größenordnung liegt auch das Risiko für große Schwangere

Info

Richtig essen in der Schwangerschaft – was ist zu tun?

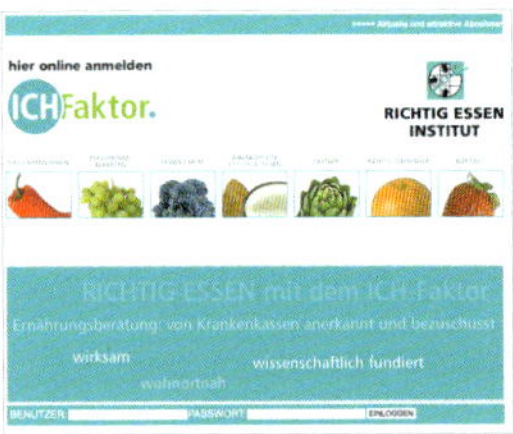

RICHTIG ESSEN-Coaching für werdende Mütter (wird im Rahmen der Prävention von Krankenkassen bezuschusst): www.richtig-essen-institut.de

Die Schwangerschaft ist eine hochsensible Zeit, für die Frau als auch für das werdende Leben. Bereits im Mutterleib werden erste Weichen für das spätere Leben des Kindes gestellt. Häufig auftretende Probleme, wie Heißhungerattacken oder plötzlich kein Appetit mehr, Übelkeit oder Erbrechen, Gereiztheit, Müdigkeit oder schnelle Erschöpfung sind nur einige Schwierigkeiten, die mit einer individuell zusammengestellten Ernährung verbessert werden können.

Oder die Gewichtsentwicklung der werdenden Mutter ist deutlich höher als die Empfehlung lautet. So haben diese Frauen erhöhte Risiken zum Beispiel für Schwangerschaftsdiabetes und Bluthochdruck und damit auch für weitere Komplikationen, wie etwa eine Geburt per Kaiserschnitt. Babys übergewichtiger Mütter weisen zudem häufiger ein höheres Risiko für Übergewicht und gewichtsbedingte Krankheiten im späteren Leben auf.

Bei Übergewicht ist eine Gewichtsreduktion **vor** einer geplanten Schwangerschaft dringend zu empfehlen, um die damit verbundenen Risiken zu senken. **Während** einer Schwangerschaft gilt diese Empfehlung allerdings auf keinen Fall. Denn gerade jetzt ist die Versorgung mit vielen Nährstoffen besonders schwer zu realisieren. Das heißt, wer jetzt Essen reduziert, um abzunehmen, läuft Gefahr, das Baby und sich selbst mit Nährstoffen unterzuversorgen. Eine amerikanische Studie deutet sogar darauf hin, dass Kinder, deren Mütter während der Schwangerschaft hungerten, ein erhöhtes Risiko für Übergewicht im späteren Leben aufwiesen (Stein, A. D. 2015).

Es kommt demzufolge darauf an, zum Beispiel Lebensmittel besonders sorgfältig auszuwählen und gut miteinander zu kombinieren. In der Schwangerschaft heißt es also, für das neue Leben vorzusorgen.

Unterstützung für eine gesunde Entwicklung bieten die Experten des RICHTIG ESSEN INSTITUTs. Das »RICHTIG ESSEN – Coaching für werdende Mütter« hilft Ihnen individuell und gezielt bei Ernährungsfragen und sorgt für eine optimale Nährstoffversorgung.

Nach der Geburt können die Tipps der Experten dann zum Abnehmen genutzt werden. Melden Sie sich einfach mit der Postkarte am Ende des BabyCare-Handbuchs an.

Sie erreichen das »RICHTIG ESSEN« - Institut telefonisch
Montag bis Donnerstag
von 9.00 bis 17.00 Uhr
und Freitag von 9.00 bis 15.00 Uhr.
Telefon: **08031-350 999 30**
E-Mail: **info@richtig-essen-institut.de**

mit Unter- oder Normalgewicht. Bei großen und übergewichtigen Frauen steigt das Risiko dann allerdings auf 25 Prozent, also jedes vierte Kind in dieser Gruppe kommt mit einem sehr hohen Geburtsgewicht zur Welt.

Weitere Risikofaktoren für ein makrosomes Kind (ab 4.000 Gramm) sind:

- höheres mütterliches Alter ab 40 Jahre
- mehrere vorausgegangene Geburten
- bereits makrosomes Kind geboren
- Gestationsdiabetes in vorausgegangenen Schwangerschaften
- Übertragen des Kindes (41. - 42. SSW)
- männlicher Fetus sowie
- eine hohe Gewichtszunahme in der Schwangerschaft.

Von den genannten Risikofaktoren ist lediglich die Gewichtszunahme in der Schwangerschaft noch zu beeinflussen.

Wichtig zu wissen ist, dass die Mehrzahl der übergewichtigen Kinder (64 Prozent) von Schwangeren mit einem normalen BMI zwischen 18,5 bis unter 25 stammt. Nur ein Drittel der übergewichtigen Kinder stammt von Schwangeren mit einem BMI ab 25. Mit Ausnahme der Untergewichtigen sollten also alle Schwangeren auf eine nicht zu starke Gewichtzunahme in der Schwangerschaft achten.

Trotz der großen Bedeutung einer adäquaten Gewichtszunahme in der Schwangerschaft gibt es laut eines Berichts der Weltgesundheitsorganisation (WHO) aus dem Jahr 2016 in Europa keine konsentierten Empfehlungen der zuständigen Behörden und Fachgesellschaften für eine angemessene Gewichtszunahme in der Schwangerschaft in Abhängigkeit vom Ausgangsgewicht vor der Schwangerschaft und dem BMI.

Empfehlungen zur Gewichtszunahme in Abhängigkeit vom BMI liegen lediglich vom US-amerikanischen Institute of Medicine (IOM) aus dem Jahr 2009 vor, die vom Institut für Qualität und Wirtschaftlichkeit im Gesundheitswesen (IQWiG) in Deutschland übernommen worden sind (siehe Abbildung unten).

Da das IOM allerdings nur den BMI und nicht zusätzlich auch die Körpergröße der Schwangeren berücksichtigt, sind die Empfehlungen nur grobe Orientierungen. Zudem basieren diese Gewichtsempfehlungen auf US-amerikanischen Daten von Schwangeren, die kaum auf deutsche Verhältnisse übertragbar sind, da die Häufigkeiten des Übergewichts und der Adipositas in den USA sehr viel höher sind als in Deutschland (siehe Abbildung auf Seite 120) und auch in der Mehrzahl der europäischen Staaten. Gleichzeitig ist auch die überdurchschnittliche Gewichtszunahme in der Schwangerschaft in den USA deutlich höher.

In der Praxis der Schwangerenberatung ist eine kontinuierliche Überwachung der Gewichtszunahme zu empfehlen, die sich an Daten von Schwangeren in Deutschland orientieren sollten.

Häufigkeit der Makrosomie nach der Körpergröße und dem BMI der Mutter

Quelle: BabyCare Daten 2014 (n=16.560)

BMI-Klassen	Gesamt	unter 18,5	18,5 - 24,9	25 - 29,9	ab 30
n=	16.560	769	11.914	2.654	1.223
Körpergröße in cm					
unter 162	5,2 %	0,0 %	4,9 %	6,7 %	7,2 %
162 - 173	8,9 %	4,6 %	7,8 %	12,6 %	13,9 %
ab 174	17,6 %	14,9 %	15,4 %	24,8 %	26,6 %
Gesamt	**9,9 %**	**6,2 %**	**8,8 %**	**13,8 %**	**15,0 %**

US-amerikanische-Empfehlung zur Gewichtszunahme in der Schwangerschaft (IOM)

Quelle: Institut für Qualität und Wirtschaftlichkeit im Gesundheitswesen (IQWiG) 2009

BMI vor der Schwangerschaft		Empfohlene Gewichtszunahme in der Schwangerschaft in kg
Untergewicht	**unter 18,5**	**12,5 - 18**
Normalgewicht	**18,5 - 24,9**	**11,5 - 16**
Übergewicht	**25 - 29,9**	**7 - 11,5**
Adipositas	**ab 30**	**5 - 9**

Die Abbildung auf Seite 121 zeigt die Gewichtszunahme von BabyCare-Teilnehmerinnen im Verlauf der Schwangerschaft, die vor Schwangerschaftseintritt normalgewichtig waren, also einen BMI zwischen 18,5 und unter 25 aufwiesen. Die blaue Linie stellt die durchschnittliche Gewichtszunahme der Schwangeren in den einzelnen Schwangerschaftswochen dar. In der 19. Schwangerschaftswoche beträgt diese zum Beispiel 4,8 Kilogramm. Wenn Sie bis zu dieser Woche mehr als 7,7 Kilogramm zugenommen haben, liegt das deutlich über dem Durchschnitt. Wenn Sie bis dahin weniger als 2,2 Kilogramm zugenommen haben, liegen Sie unter dem Durchschnitt. In beiden Fällen sollten Sie mit Ihrer Frauenärztin/Ihrem Frauenarzt darüber sprechen.

Empfehlung

Achten Sie auf Ihre Gewichtszunahme. Wenn Sie normal- oder übergewichtig sind, sollten Sie nicht zu stark zunehmen. Im Internet können Sie unter gewichtszunahme.baby-care.de regelmäßig überprüfen, ob Ihre Gewichtszunahme im empfohlenen Bereich bleibt oder ob Sie zu viel oder zu wenig zunehmen.

Peri- und postnatale Programmierung

Ein relativ neues medizinisches Forschungsgebiet beschäftigt sich mit dem Einfluss äußerer Faktoren auf die Entwicklung des Kindes im Mutterleib (fetale Programmierung), wo zum Beispiel der Einfluss mütterlicher Blutzuckerwerte auf den fetalen Glukosestoffwechsel untersucht wird. Dabei stehen laut einer Studie aus dem Jahr 2008 kritische vorgeburtliche und nachgeburtliche Entwicklungsphasen des Kindes im Fokus, in denen »durch Einwirkungen von Faktoren wie Ernährung und Hormonen die künftige Funktionsweise von Organen und Organsystemen dauerhaft geprägt wird, so dass im Fall einer Störung dieser Programmierung daraus im späteren Leben chronische Erkrankungen wie Übergewicht oder Diabetes mellitus entstehen können« (Plagemann, A. et al. 2008, S. 216).

Vergleich des präkonzeptionellen BMI von Schwangeren in Deutschland und den USA

Quelle: Dudenhausen, J. W. et al. 2015

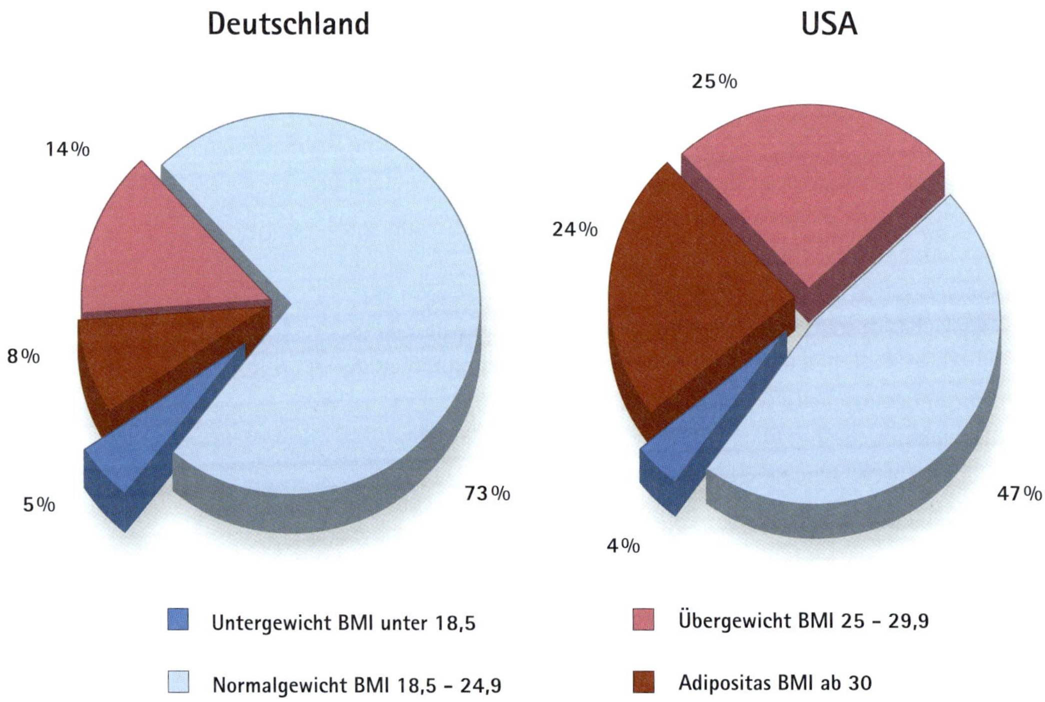

Im Zentrum der Forschung stehen die gesundheitlichen Auswirkungen von vorliegenden Glukosetoleranzstörungen, Diabetes mellitus, Übergewicht beziehungsweise Adipositas von Schwangeren, die Gewichtszunahme der Schwangeren, das Geburtsgewicht des Kindes und die Folgen der Gewichtszunahme des Neugeborenen für die Erkrankungswahrscheinlichkeiten der Kinder im Kindes-, Jugend- und späteren Erwachsenenalter.

Hier die Fakten:

- Kinder von Müttern mit Gestationsdiabetes (GDM) sowie Typ-1- oder Typ-2-Diabetes mellitus in der Schwangerschaft weisen ein mehr als dreifach erhöhtes Risiko für die Entwicklung von Übergewicht/Adipositas, Diabetes sowie Herz-Kreislauferkrankungen im späteren Leben auf
- Kinder von Schwangeren mit Übergewicht oder Adipositas haben ein erhöhtes Diabetes- sowie Adipositasrisiko im späteren Leben
- Untergewichtig geborene Kinder haben - wahrscheinlich infolge einer häufig frühen Überernährung nach der Geburt - im späteren Leben ein erhöhtes Risiko für Diabetes mellitus und Adipositas
- Gleiches gilt für Neugeborene mit einem Geburtsgewicht ab 4.000 Gramm

Diabetes mellitus, Übergewicht, Adipositas, ein zu geringes oder zu hohes Geburtsgewicht stellen also nicht nur Risikofaktoren für den Verlauf der Schwangerschaft und die Geburt dar, die wir im vorausgegangenen Kapitel beschrieben haben, sie können den Gesundheitszustand Ihres Kindes und dessen Krankheitsdisposition nachhaltig und lebenslang negativ beeinflussen.

Die Häufigkeit von Übergewicht (und Adipositas) in Deutschland steigt mit dem Alter der Frauen an, von 30 Prozent in der jüngsten Altersgruppe auf 80 Prozent unter den 70- bis 79-Jährigen (siehe Abbildung auf Seite 122). Das zunehmende Übergewicht von Frauen erhöht das Risiko für das Auftreten eines Gestationsdiabetes. Bis zum Jahr 2012 wurde in der Schwangerenvorsorge ein generelles

Gewichtszunahme in der Schwangerschaft für normalgewichtige Frauen mit einem präkonzeptionellen BMI zwischen 18,5 und unter 25

Quelle: Quelle: BabyCare Daten 2014 (n=33.179)

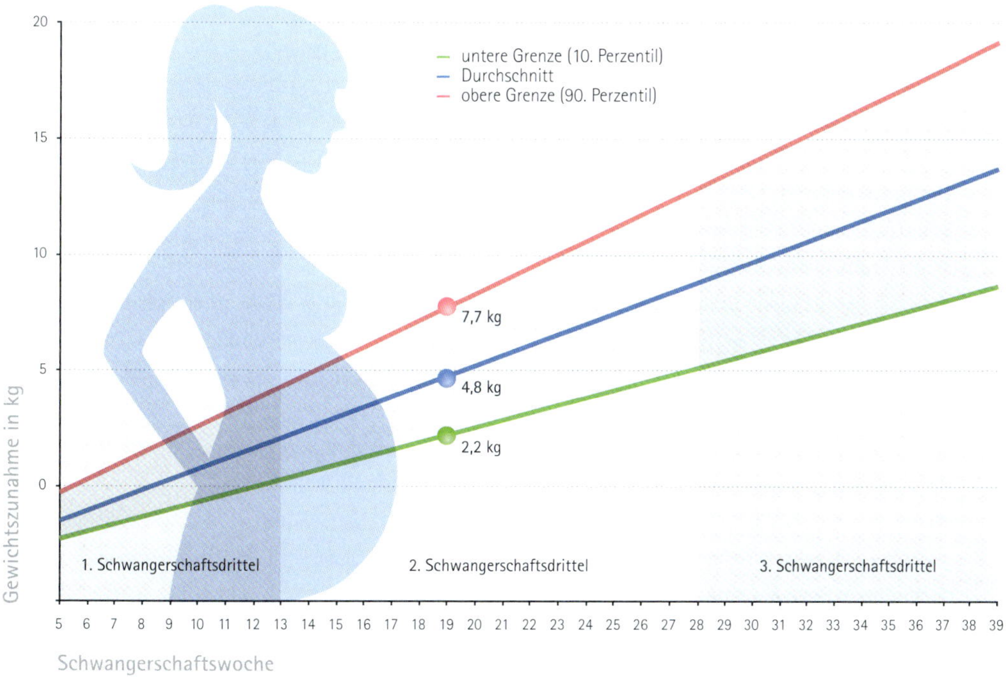

Die durchschnittliche Gewichtszunahme sowie die oberen und unteren Grenzen für die anderen BMI-Klassen finden Sie auf unserer Homepage unter gewichtszunahme.baby-care.de

Übergewicht und Adipositas bei Frauen in Deutschland nach Alter

Quelle: Robert Koch Institut, DEGS 2013

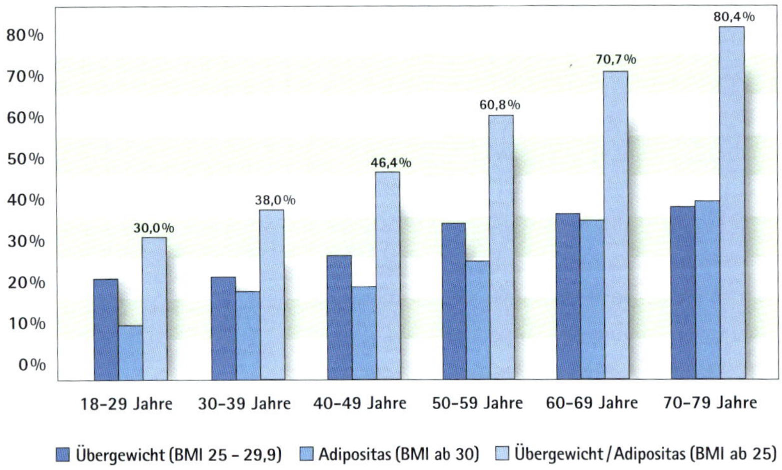

Screening auf Gestationsdiabetes nicht durchgeführt, so dass dieser nur bei etwa vier Prozent der Schwangeren auch entdeckt wurde. Seit der Einführung als Leistung der gesetzlichen Krankenversicherung nimmt die Zahl der neuentdeckten Fälle zu.

Gewichtskurven für Mädchen finden Sie auch im Internet unter: http://u-untersuchungen.de/koerpergewicht-maedchen/ oder für Jungen unter: http://u-untersuchungen.de/koerpergewicht-jungen/

Empfehlung

- **Falls Sie noch nicht schwanger und übergewichtig sind, sollten Sie Ihr Körpergewicht vor dem Eintritt der Schwangerschaft durch eine gezielte Ernährungsumstellung, mehr Alltagsbewegung und Sport reduzieren. Falls Sie keinen Diabetes haben, lassen Sie unbedingt den oralen Glukosetoleranztest oGTT (Infokasten rechts) im Rahmen der Vorsorgeuntersuchungen bei Ihrer Frauenärztin/Ihrem Frauenarzt durchführen.**
- **Falls Sie bereits einen Diabetes mellitus haben, sollten Sie die ärztlichen Empfehlungen konsequent umsetzen.**
- **Kontrollieren Sie regelmäßig (beispielsweise wöchentlich) Ihre Gewichtszunahme in der Schwangerschaft und prüfen Sie, ob diese im Normbereich Ihrer BMI-Klasse liegt. Ist dies nicht der Fall sollten Sie mit Ihrer Frauenärztin/Ihrem Frauenarzt darüber sprechen.**
- **Betreiben Sie in der Schwangerschaft auch bei Übergewicht und Adipositas nach Rücksprache mit Ihrer Frauenärztin/Ihrem Frauenarzt mehr Sport.**
- **Steigern Sie Ihre Energiezufuhr in der Schwangerschaft nicht um mehr als zehn Prozent. Mehr dazu erfahren Sie durch die BabyCare-Ernährungsanalyse.**
- **Informieren Sie sich über das Stillen; die wichtigsten Informationen dazu geben wir Ihnen im Kapitel 9.7.**
- **Achten Sie nach der Geburt auf eine normale Gewichtszunahme Ihres Kindes. Die entsprechenden Gewichtskurven für Jungen und Mädchen finden Sie im Kinderuntersuchungsheft. Der Kinderarzt wird das Köpergewicht im Rahmen der Kindervorsorgeuntersuchungen genau verfolgen und im Untersuchungsheft dokumentieren.**

Info

Oraler Glukosetoleranztest (oGTT) im Rahmen der Mutterschaftsvorsorge

Seit dem Jahr 2012 ist der oGTT - im Volksmund auch »Zuckertest« genannt - Bestandteil der Mutterschaftsrichtlinien. Er wird allen Schwangeren im Rahmen der Vorsorgeuntersuchungen angeboten und von den gesetzlichen Krankenkassen bezahlt. Nach jüngsten Erkenntnissen aus dem Jahr 2016 gilt: »Der Gesetzgeber hat mit 24+0 bis 27+6 Schwangerschaftswochen ein Screening mit einem 50-g Glucose-Challenge-Test vorgeschrieben. Hierdurch werden 20–30 Prozent der Fälle übersehen. Die Deutsche Diabetes-Gesellschaft präferiert ein einzeitiges Vorgehen mit einem 75-g oralen Glukose-Toleranz-Test, entsprechend den WHO-Empfehlungen von 2013. Die Therapie des GDM gelingt zielgerecht mit Blutglukose-Selbstkontrolle, Ernährungsumstellung, körperlicher Bewegung und Gewichtskontrolle in 80 Prozent. In 20 Prozent ist eine pharmakologische Therapie mit Insulin erforderlich.« (Kleinwechter, H., Diabetes aktuell 2016, S. 168)

Mit einem gut eingestellten und gegebenenfalls mit Insulin therapierten Diabetes mellitus können Sie die oben beschriebenen Folgen vermeiden.

8.10 Stress

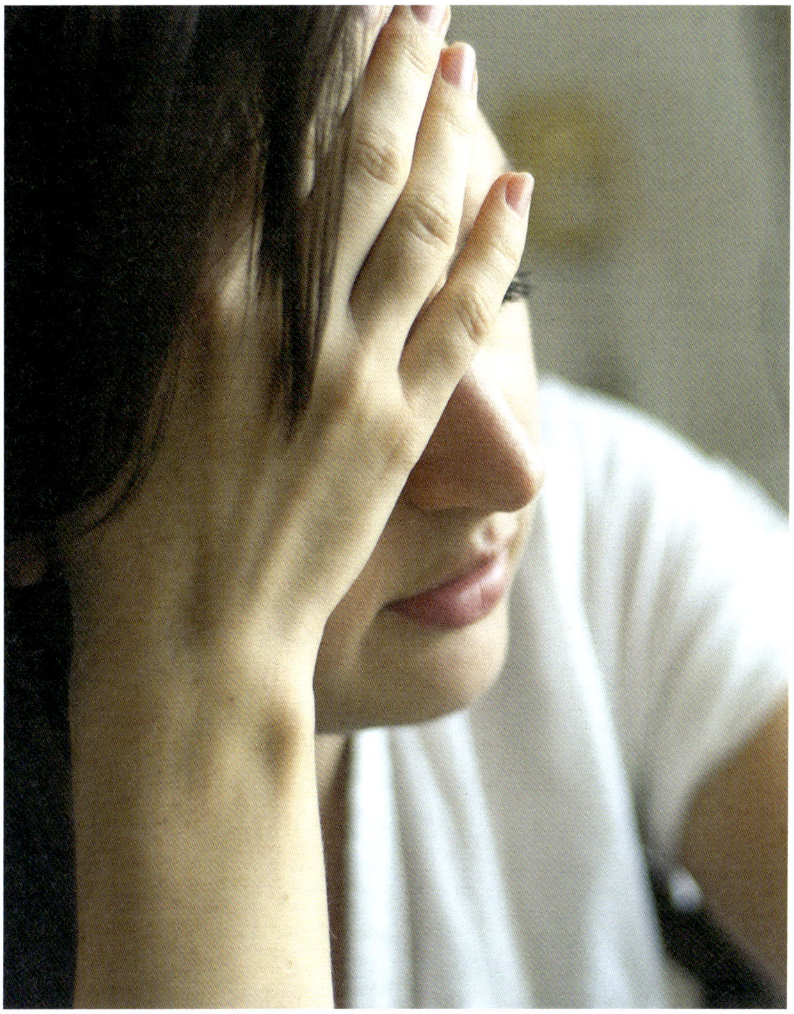

Stress ist ein Faktor, der auch in der Schwangerschaft eine wichtige Rolle spielt und der durchaus negative Auswirkungen haben kann. Ihn in Grenzen zu halten beziehungsweise Mittel und Wege zu lernen, mit ihm umzugehen, ist eine wichtige Aufgabe, die die Schwangere selbst erfüllen muss und kann.

Doch was ist das, Stress? Was ist damit gemeint? Es gibt eine Fülle von Definitionen, seit der Forscher Hans Selye den Begriff eingeführt hat. Zusammengefasst kann man es in etwa so formulieren:

Der Begriff Stress beschreibt grundsätzlich jede Reaktion einer Person auf eine individuell empfundene von innen oder außen kommende Anforderung (Stressor). Besitzt die betroffene Person keine passenden Reserven, um mit dem Stressor zurecht zu kommen, so wird dieser als Bedrohung empfunden - es kommt zu negativem Stress (Distress). Hat die betroffene Person jedoch die »passende Antwort« auf den Stressor, so empfindet sie diesen als Herausforderung, an der sie wachsen kann (positiver Stress / Eustress). Die Schwangerschaft ist in der Regel eine solche Herausforderung, die uns dazu bringt, in die Elternrolle hineinzuwachsen. Da alles Unvorhergesehene, alles Überraschende, alles Unbekannte, was auf einen Menschen zukommt, einen Reiz darstellt, den er zunächst als negativ (Stress) oder positiv (Herausforderung) einstuft und dann entsprechend reagiert, kann auch eine Schwangerschaft oder ein Geschehen während einer Schwangerschaft Stress hervorrufen. Allerdings reagieren die Menschen unterschiedlich empfindlich auf Stressreize. »Stress ist, was man dafür hält«, wie es der Neurowissenschaftler Manfred Spitzer ausgedrückt hat.

Die Stressreaktion bewirkt, dass der betroffene Organismus für die Bewältigung alle seine Systeme auf die Überwindung der Bedrohung ausrichtet. Gelingt die Überwindung, flaut die Stressreaktion ab und der Organismus schaltet wieder auf Normalfunktion. Das ist im Prinzip gesund. Problematisch wird es erst und nur, wenn ein Mensch zu vielen solcher Stresssituationen ausgesetzt ist oder wenn es zu einer Dauerbelastung kommt. Dann können daraus verschiedene körperliche Beschwerden resultieren, aber auch eine erhöhte Reizbarkeit, Überforderungsgefühle und Verzagtheit bis hin zu Depressionenen. Eine Befragung von 18- bis 44-jährigen Frauen ergab, dass 15 Prozent der jüngeren und elf Prozent der älteren Frauen durch seelische Belastungen beeinträchtigt sind (siehe Abbildung auf der nächsten Seite).

Die Abbildung auf Seite 125 zeigt, unter welchen Allgemeinbeschwerden 30 bis 39-jährige Frauen leiden, die auch mit Stressbelastungen in ihrem Alltag zusammenhängen können.

Wenn Ihnen alles über den Kopf wächst, helfen Entspannungsübungen, einen kühlen Kopf zu bewahren.

Stress und Schwangerschaft

Eine Schwangerschaft geht nicht nur mit einer Fülle von körperlichen, sondern auch mit seelischen Veränderungen einher, die insbesondere bei Erstschwangeren nicht durch Vorerfahrungen bekannt sind. Das bedeutet, dass viele Situationen und Phasen als stressig erlebt werden. Hinzu kommt, dass auch im Umgang mit der Umgebung und mit dem Partner – insbesondere bei dem ersten Kind – Neuland betreten wird. All diese Faktoren können als Stressoren erlebt werden und zu entsprechenden stressbedingten Beschwerden führen. Es liegt auf der Hand, dass Stress in der Schwangerschaft Einfluss auf deren Verlauf hat. Leider ist dieser wahrscheinliche Zusammenhang bisher noch nicht ausreichend untersucht worden.

Sicher weiß man nur, dass Stress zu vermehrten Frühgeburten führt. Unsere Auswertungen aus dem BabyCare-Programm zeigen, dass die Frühgeburtenrate bei Schwangeren mit mehr als zehn Belastungen um ein Prozent höher ist als bei Frauen ohne entsprechende Belastung (siehe Abbildung rechts unten).

Viele Studien zeigen einen Zusammenhang zwischen Stress und Frühgeburt. Eine neuere Studie aus Schweden zeigt, dass Stress das Risiko für eine Frühgeburt um das Zweifache erhöht (Lilliecreutz, C. et al. 2016). Warum das so ist, konnte noch nicht geklärt werden. Man vermutet, dass die vermehrte Ausschüttung von Stresshormonen die Gebärmutter zu vorzeitigen Kontraktionen veranlasst.

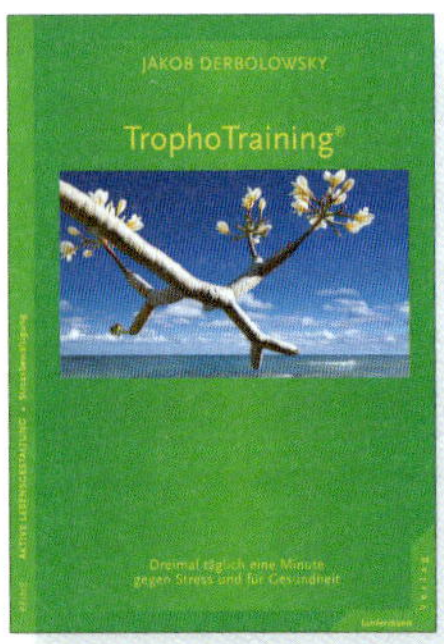

BUCHTIPP
»TrophoTraining® – Dreimal täglich eine Minute gegen Stress und für Gesundheit«
Jakob Derbolowsky
Junfermann Verlag 2014

Damit dies und das Wissen darüber nicht selbst zum Stressor wird, gilt es, frühzeitig und immer wieder gegen Stressbelastungen vorzugehen und eine gewisse Stressresistenz zu entwickeln. Das hilft im Übrigen dann auch im Geschehen unter der Geburt. Glücklicherweise gibt es einige Vorgehensweisen, die die Schwangere schnell und einfach erlernen und jederzeit und überall anwenden kann, um die Stressbelastungen zu reduzieren. Was können Sie also tun bei akutem Auftreten von Stress?

Als Soforthilfe empfiehlt sich, auf einen Reiz mit einer Abstandsübung zu reagieren, sich sofort ganz bewusst dem eigenen Atem zuzuwenden und auf drei Atemzüge zu achten, bevor man auf ihn reagiert. Das ist so wie das erst einmal »Überschlafen« vor wichtigen Entscheidungen. Sieben Strategien gegen Stress:

1. Üben Sie anderen und anderem gegenüber »Nein« zu sagen.
2. Lösen Sie sich von Perfektionismus. Manches darf auch unvollkommen sein.
3. Setzen Sie Prioritäten: Was muss gleich erledigt werden, was kann warten, was kann getrost vergessen werden?

Beeinträchtigung durch seelische Belastung bei Frauen in Deutschland
Quelle: GEDA (2012)

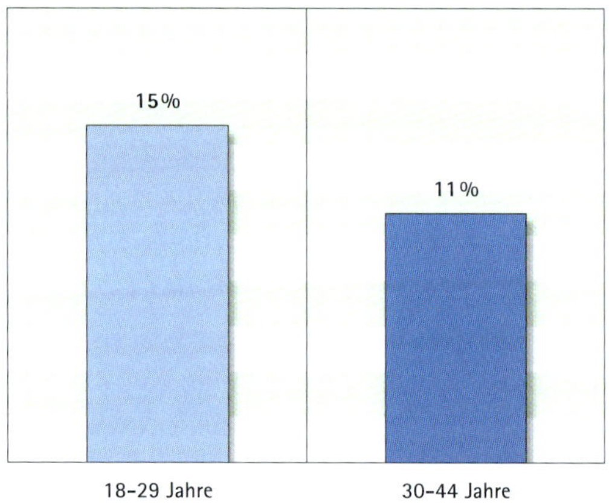

Frühgeburtenrate nach der Anzahl psychischer Beschwerden
Quelle: BabyCare-Daten 2015 (n=19.290)

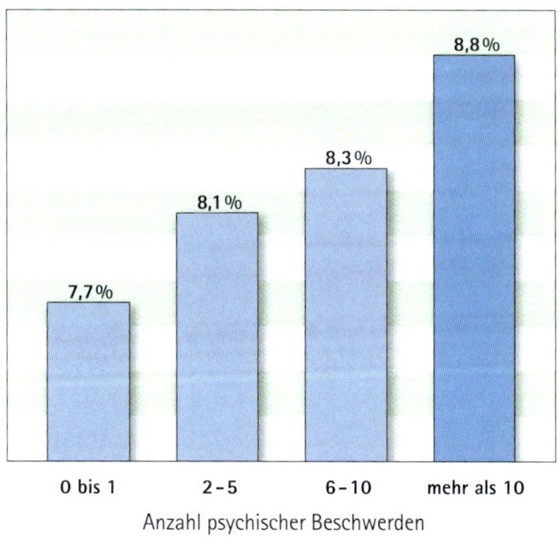

Art und Häufigkeit von Allgemeinbeschwerden bei 30 bis 39-jährigen Frauen

Quelle: Bundes-Gesundheitssurvey 1998

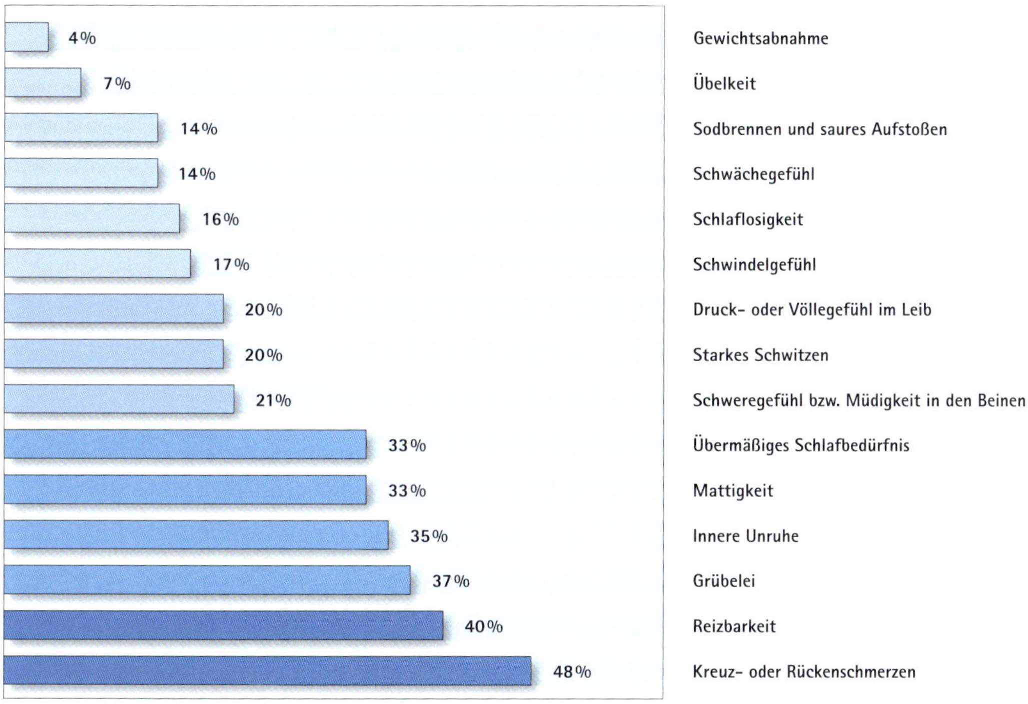

4. Stellen Sie nur realistische Anforderungen, vor allem an sich selbst.
5. Tun Sie jeden Tag etwas, dass Ihnen Freude macht.
6. Sorgen Sie für Freiräume: Auch kurze Auszeiten schaffen einen nötigen Ausgleich.
7. Delegieren Sie, wann immer es möglich ist.

Empfehlung

Ganz allgemein hilft es Stress abzubauen, wenn man eine Entspannungsmethode erlernt hat, wie zum Beispiel Autogenes Training, Meditation oder auch Progressive Muskelentspannung nach Jacobson.

Ohne viel Zeitaufwand lässt sich schnell und einfach das 3x täglich 1 Minute Übungsprogramm »TrophoTraining« erlernen (bei einigen AOK's unter dem Namen »AOK-Blitzentspannung« angeboten). Es wurde von dem Frauenarzt und Psychotherapeuten Dr. Jakob Derbolowsky entwickelt. Verschiedene Krankenkassen und Institutionen der Erwachsenenbildung bieten (teilweise kostenlose oder bezuschusste) Kurse zur Entspannung an.

Es gibt auch spezielle Kuren für Schwangere, die bei Vorliegen einer Risikoschwangerschaft ärztlich verordnet werden können und von den Krankenkassen bezahlt werden. Lassen Sie sich gegebenenfalls von Ihrer Frauenärztin/Ihrem Frauenarzt beraten.

8.11 Infektionskrankheiten

Es wurde bisher schon öfter erwähnt: Während der Schwangerschaft ist Ihr Immunsystem stark beansprucht. Schon allein deshalb sollten Sie sich in dieser Zeit doppelt vor Infektionen hüten. Infektionskrankheiten sind weit verbreitet. An erster Stelle stehen die Infektionen der oberen Luftwege, des Mund- und Rachenraumes wie Schnupfen, grippeähnliche Symptome oder gar die echte Grippe.

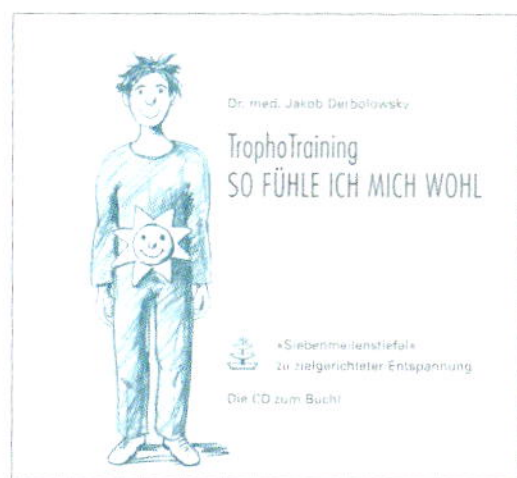

TIPP:
Stressprävention »TrophoTraining«. Die Anleitung als Hörbuch-CD.
Psychopädica Verlag
www.psychopaedica.de

Stark zunehmend sind in den letzten Jahren Infektionen des Magen- und Darmtraktes durch Bakterien, Viren oder andere Erreger, die sich häufig durch Erbrechen, Durchfälle und Fieber bemerkbar machen.

Derartige Infektionen können Ihnen die Schwangerschaft für einige Tage oder gar Wochen schwer machen, auch wenn direkte gesundheitliche Gefahren für die Gesundheit des Kindes nur in seltenen Fällen bestehen.

Auch wenn eine Krankheit an sich harmlos sein mag: schon wenn Sie nur Fieber bekommen, ist das nicht gut für Ihr Kind und Medikamente sollten Sie als Schwangere ohnehin so wenig wie möglich zu sich nehmen.

Nicht nur lästig, sondern gefährlich sind in der Schwangerschaft aber Vaginalinfektionen beziehungsweise sexuell übertragbare Krankheiten sowie einige Infektionen, die sonst harmlos verlaufen, aber gerade in der Schwangerschaft für die Gesundheit der Mutter oder des Kindes eine Gefahr darstellen.

Im ärztlichen Anamnesegespräch und anhand Ihrer Unterlagen wird genau nachgeforscht, ob

- diese Krankheiten früher schon einmal bei Ihnen aufgetreten sind
- sie derzeit bei Ihnen vorliegen oder
- auch nur ein erhöhtes Risiko dafür besteht, dass Sie in Zukunft daran erkranken.

Falls etwas davon zutrifft, werden weitere Untersuchungen veranlasst und alles Nötige mit Ihnen besprochen. Dieses Buch will helfen, dass Sie dabei mitreden können und unnötige Ansteckungsrisiken vermeiden.

Cytomegalie Virus Infektion (CMV)

Näheres über die CMV-Infektion erfahren Sie im Internet bei ICON: www.icon-cmv.de oder beim Grünen Kreuz: www.dgk.de.

Die häufigste Infektionserkrankung in der Schwangerschaft mit möglichen Folgen für das ungeborene Kind ist die Cytomegalie Virus Infektion (CMV). In Deutschland besitzen etwa 58 Prozent der Frauen im gebärfähigen Alter keine Antikörper gegen CMV und damit keinen Schutz. Sie sind »CMV-seronegativ«. Infiziert sich eine werdende Mutter erstmals während der Schwangerschaft, bleibt dies häufig unbemerkt, da bei Gesunden gar keine oder nur leichte grippeähnliche Beschwerden auftreten. Wird das Virus auf das Kind übertragen – das geschieht in nahezu jedem zweiten Fall – bleiben die Babys trotzdem meistens gesund.

Die Kinder aber, bei denen die Krankheit ausbricht (etwa 1.200 Kinder jährlich in Deutschland), haben oft schwere gesundheitliche Beeinträchtigungen. Neben dem Risiko, zu früh oder mit einem geringen Geburtsgewicht schwächer ins Leben zu starten, können insbesondere bei einer Infektion in der Frühschwangerschaft lebenslange geistige und körperliche Entwicklungsstörungen auftreten. Hörstörungen und Beeinträchtigungen des Sehvermögens sind die häufigsten Folgen angeborener Cytomegalie.

Wie kommt es zu einer CMV Infektion?
Das Virus wird von infizierten Menschen mit den Körperflüssigkeiten ausgeschieden und durch engen Kontakt – insbesondere mit Kleinkindern – auf andere übertragen, etwa durch Speichel, Blut, Tränen und Urin. Das Tückische ist, dass die CMV-Infektion in den meisten Fällen beim gesunden Erwachsenen kaum bemerkt wird. Auch ein infiziertes Kind ist bei der Geburt häufig ohne Beschwerden, so dass die Folgen (zum Beispiel Hörschäden) oft zu spät oder ohne Zusammenhang zur Infektion festgestellt werden.

Kennen Sie Ihr Risiko?
Mit Hilfe eines CMV-Tests (Bluttest) – möglichst bereits bei Kinderwunsch – können Sie feststellen, ob Sie zur Risikogruppe der CMV-Negativen gehören. Ist das Ergebnis positiv, brauchen Sie sich weiter keine Sorgen zu machen, da Sie gegen die Infektion immun sind. Sie besitzen Antikörper gegen das Virus. Nur in ganz seltenen Fällen kann es auch bei Schwangeren mit Immunität zu einer Reaktivierung

oder Neuinfektion mit dem Virus kommen, dabei ist jedoch die Übertragung auf das Kind mit einem Prozent sehr gering. Sollten Sie zur Risikogruppe der CMV-negativen Schwangeren gehören, ist der beste Schutz für Ihr ungeborenes Kind, dass Sie sich selbst während der Schwangerschaft vor einer Infektion mit Cytomegalie schützen. Dabei ist der enge Kontakt zu Kleinkindern für Sie das größte Risiko. Jedes vierte Kind im Kindergarten scheidet aktiv CMV-Viren – zum Teil in einer sehr hohen Konzentration – aus. Haben Sie beruflich engen Kontakt zu Kindern dieser Altersgruppe, sollte der betriebsärztliche Dienst die Erteilung eines Beschäftigungsverbots prüfen.

Das Ansteckungsrisiko kann erheblich verringert werden, wenn Sie folgende Hygieneregeln beachten:

1. Waschen Sie Ihre Hände mehrmals am Tag mit Wasser und Seife, ganz besonders sorgfältig, nachdem Sie Kleinkindern die Nase geputzt, sie gefüttert oder gewickelt haben.
2. Benutzen Sie eigenes Geschirr und Besteck, nehmen Sie den Löffel Ihres Kindes nicht in den Mund. Auch Zahnbürste und Handtuch sollten Sie nicht gemeinsam benutzen.
3. Nehmen Sie den heruntergefallenen Schnuller Ihres Kindes nicht in den Mund. Spülen Sie ihn gründlich ab.
4. Küssen Sie Ihr Kind nicht auf den Mund!

Eine positive Nachricht zum Schluss. Falls es bei Ihnen zu einer Erstinfektion in der Schwangerschaft kommen sollte, besteht heute mit der Gabe von CMV-Hyperimmunglobulinen gegebenenfalls die Möglichkeit, das Risiko einer Infektion des Kindes zu senken. Wir wünschen Ihnen aber, dass es gar nicht dazu kommt.

Empfehlung

Machen Sie einen CMV-Test. 58 Prozent der untersuchten Schwangeren haben keinen Schutz. Wenn Sie zu dieser Gruppe gehören, also CMV-seronegativ sind und keine Immunität haben, sollten Sie den Test während der Schwangerschaft sicherheitshalber alle sechs bis acht Wochen wiederholen und die oben beschriebenen Hygieneregeln beachten.

Wenn Sie mit kleinen Kindern arbeiten, lassen Sie die Möglichkeit eines Beschäftigungsverbotes prüfen.

Infektionen des Magen-Darm-Traktes

Infektionen in der Schwangerschaft sollten – wenn immer möglich – vermieden werden. Dies gilt auch für Infektionen des Magen-Darm-Traktes, die zu den häufigsten akuten Krankheiten in Deutschland gehören und Symptome wie Verstopfungen, Erbrechen, Durchfälle und Fieber aufweisen.

Häufigkeit von Magen-Darm-Infektionen nach Erreger

	Überträger	Häufigkeit	Anteil	
Norovirus Erkrankung	Virus	70.539	27,3 %	
Rotavirus Erkrankung	Virus	66.376	25,7 %	
Salmonellose	Bakterien	51.755	20,1 %	93,0 %
Campylobacter Enteritis	Bakterien	51.089	19,8 %	
Sonstige E. coli Erreger	Bakterien	6.358	2,5 %	
Yersiniose	Bakterien	5.075	2,0 %	
Giardiasis	Parasiten	3.614	1,4 %	
Kryptosporidiose	Parasiten	1.187	0,5 %	
EHEC Erkrankung	Bakterien	1.185	0,5 %	
Shigellose	Bakterien	802	0,3 %	
Gesamt		**257.979**		

An das Robert Koch Institut im Jahr 2006 gemeldete Fälle.

Quelle: RKI, Epidemiologisches Bulletin, 2/2007

In der Schwangerschaft treten die meist infektionsbedingten Erkrankungen in einer Häufigkeit von fünf Prozent auf, womit diese insgesamt recht selten, aber dennoch nicht zu unterschätzen sind.

Über 90 Prozent der Erkrankungen werden hauptsächlich durch vier Erreger verursacht (siehe Tabelle oben). Dabei machen Norovirus- und Rotavirusinfektionen mehr als die Hälfte der Erkrankungen aus und weitere 40 Prozent entfallen auf Salmonelleninfektionen oder Infektionen mit dem Bakterium Campylobacter jejuni.

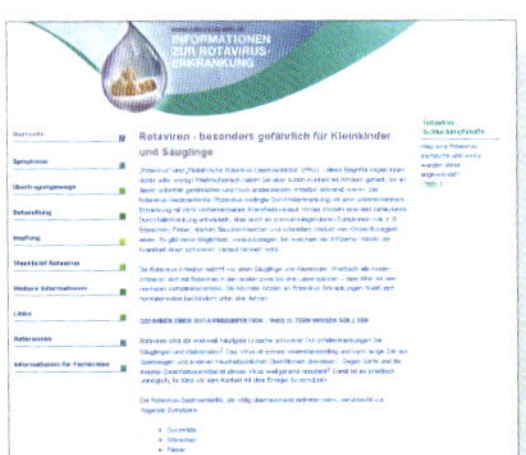

Weitere Informationen zum Rotavirus auf folgender Internetseite: www.rotavirus-info.de

Für die Schwangerschaft und den Schwangerschaftsverlauf sind derartige Erkrankungen jedoch ungefährlich und haben in der Regel auch keine schädlichen Auswirkungen auf die Entwicklung des heranwachsenden Kindes. Trotzdem gilt es zu bedenken, dass die damit häufig verbundenen Beschwerden und Symptome wie Erbrechen, Durchfall oder Fieber in der Schwangerschaft eine zusätzliche Belastung für den Körper darstellen und somit möglichst vermieden werden sollten.

Aufpassen sollten Sie vor allem bei hohem und anhaltendem Fieber, das wegen der möglichen Überwärmung des Körpers auch für das Heranwachsende gefährlich sein kann. Dies erfordert dann häufig auch den Einsatz fiebersenkender Medikamente, die auf die Schwangerschaft abgestimmt werden müssen.

Den meist durch Lebensmittel oder Trinkwasser übertragenen Infektionen (Salmonellen, Campylobacter) lässt sich durch strenge Hygienemaßnahmen gut vorbeugen. Dabei gilt für die Küchenhygiene zu Hause:

- Hände waschen vor der Nahrungszubereitung
- Alle Nahrungsmittel zunächst gut waschen
- Getrennte Schneidebrettchen für Fleisch und Gemüse beziehungsweise Salat, um Querinfektionen zu vermeiden
- Schneidebrettchen besser nicht aus Holz, sondern aus Plastik, Glas oder Marmor
- Regelmäßige Reinigung (Kochen) beziehungsweise Wechsel des Küchenlappens
- Vorsicht bei Speiseeis, Eiern und Fleisch
- Fleisch in der Schwangerschaft immer gut durchgebraten essen (keine rosaroten Stellen)

Besonders wichtig, aber auch schwierig ist die Vermeidung von Nahrungsmittelinfektionen auf Reisen. Hier gilt es beispielsweise auch darauf zu achten, nur abgepacktes Wasser zu trinken.

Norovirus-Infektion: Noroviren sind hoch infektiös und werden vorwiegend fäkal-oral direkt von Mensch zu Mensch übertragen. Auch kontaminierte Speisen, Getränke und Gegenstände können Überträger sein. Da sich diese Infektionen in den Wintermonaten häufen, ist des Weiteren auch von einer Übertragung durch Tröpfcheninfektionen (Husten, Niesen) auszugehen. Die Erkrankung äußert sich typischerweise durch plötzlich auftretendes Erbrechen und wässrigen Durchfall.

Die Therapie ist in erster Linie symptomatisch und besteht wie bei anderen Durchfallerkrankungen aus der ausreichenden Flüssigkeits- und Elektrolytsubstitution. Das heißt, der Körper muss mit den wichtigen biologischen Elektrolyten wie Natrium, Kalium, Calcium, Magnesium, Chlorid und Phosphat ergänzend versorgt werden.

In schweren Fällen ist eine immunsuppressive Therapie in Erwägung zu ziehen.

Rotavirus-Brechdurchfall (Gastroenteritis): Die Wahrscheinlichkeit, sich mit dem Rotavirus in der Schwangerschaft zu infizieren, ist erhöht, wenn Sie bereits Kleinkinder haben oder beruflich/privat sehr viel mit Kleinkindern zu tun haben. Rotaviren sind die häufigsten Erreger von Brechdurchfall (Gastroenteritis) bei Säuglingen und Kleinkindern. Fast 50 Prozent aller Gastroenteriden werden dadurch verursacht. Das Virus ist leicht übertragbar und oft resistent gegenüber Seifen oder sogar Desinfektionsmitteln. Auch Infektionen beispielsweise über Spielzeug sind so möglich.

In Deutschland werden deshalb pro Jahr etwa 20.000 Kinder bis zu fünf Jahren im Krankenhaus behandelt. Dies muss nicht sein, da es mittlerweile eine Impfung gegen diese Infektion gibt.

Salmonellen: Die Salmonellen sind als Erreger von Magen-Darmerkrankungen in der Bevölkerung gut bekannt. Die meisten Infektionen erfolgen durch Nahrungsmittel. Durchfälle, Erbrechen und Fieber sind die charakteristischen Krankheitssymptome.

Campylobacter jejuni: Die Bakterien werden von Tieren über Nahrungsmittel (Rohmilch, Fleisch) auf den Menschen übertragen.
Es treten starke Bauchschmerzen, Durchfälle, Erbrechen und Fieber auf. Gefährlich bei einer Infektion mit dem Erreger ist vor allem, dass er auch zu schweren chronischen Erkrankungen wie Hirnhaut- und Rückenmarksentzündungen führen kann.

Empfehlung

Eine Magen-Darm-Infektion in der Schwangerschaft mit den beschriebenen Erregern, auch mit dem Rotavirus, ist im Allgemeinen ungefährlich, aber sehr lästig. In der Schwangerschaft gilt jedoch immer: wenn Magen-Darm-Probleme mit Durchfällen oder Erbrechen auftreten, suchen Sie bitte Ihre Frauenärztin/Ihren Frauenarzt auf, um die Art der Infektion klären zu lassen und geeignete therapeutische Maßnahmen einzuleiten. Bei Durchfallerkrankungen ist auf eine ausreichende Flüssigkeitszufuhr zu achten.

Denken Sie nach der Geburt an die Impfmöglichkeiten Ihres Kindes gegen die Rotavirusinfektion.

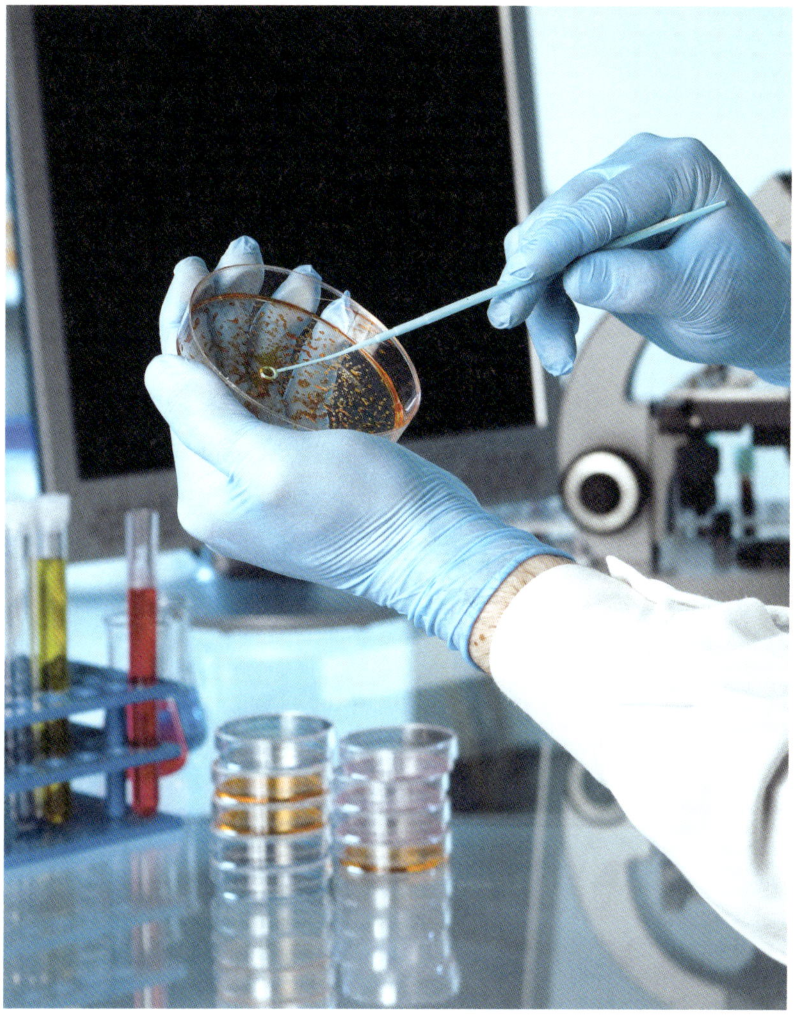

Viren und Bakterien verursachen Infektionskrankheiten, vor denen Schwangere sich weitestgehend schützen sollten.

Besonders gefährliche Infektionskrankheiten in der Schwangerschaft

Listeriose: Die Listeriose ist eine seltene Krankheit in der Durchschnittsbevölkerung. Bei Schwangeren tritt sie – bedingt durch das geschwächte Immunsystem – häufiger auf. Krankheitserschei-

Anzahl der Sexualpartner in den letzten 5 Jahren

Quelle: Kirschner, W., Schäfer, A. 1997

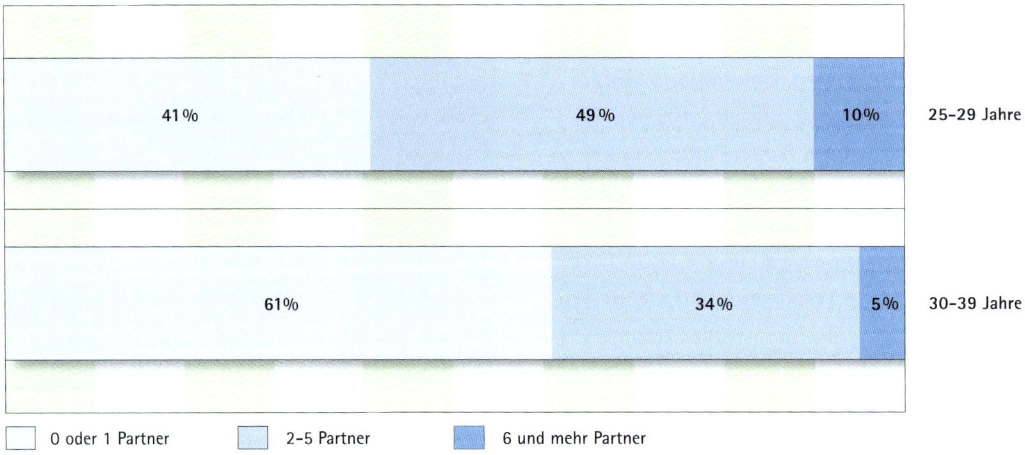

nungen sind grippeartige Beschwerden, aber auch Meningitis und Sepsis. Die Listeriose kann zu einem Abort, aber auch zu schweren Erkrankungen des Kindes führen. Die Bakterien, die die Krankheit verursachen, können in vielen Lebensmitteln enthalten sein. Kochen, Braten, Pasteurisieren und Sterilisieren tötet die Bakterien ab.

Schwangere sollten deshalb kein rohes Fleisch oder rohen Fisch zu sich nehmen, sondern beides vollständig durchgaren. Sie sollten keine Rohmilch oder Rohmilchkäse verwenden und vor dem Verzehr von Käse prinzipiell die Rinde entfernen. Wichtig ist es auch, generell auf eine optimale Küchenhygiene zu achten (siehe Infokasten auf Seite 113).

Toxoplasmose: Infektionen mit Toxoplasmose sind recht häufig, verlaufen jedoch in 90 Prozent der Fälle ohne Symptome. Zeigen sich Auswirkungen, so verläuft die Toxoplasmose trotzdem recht milde – außer in der Schwangerschaft. Sie wird durch Tiere (besonders Katzen) beziehungsweise deren Exkremente und Körperflüssigkeiten übertragen. Der bloße Tierkontakt ist nicht ansteckend. Ein weiterer Ansteckungsweg ist der Genuss von infiziertem rohem Fleisch (vor allem Lamm- und Schweinefleisch).

Wer schon einmal Toxoplasmose hatte, ist gegen Neuinfektionen immun. Schwangere sind also nur gefährdet, wenn sie vor der Schwangerschaft noch nie infiziert waren. Das trifft in Deutschland auf etwa 30 Prozent der Schwangeren zu. Die Zahl der Erstinfektionen in der Schwangerschaft wird auf 0,2 Prozent geschätzt, das sind immerhin jährlich 1.300 Frauen. Und die meisten merken davon nichts.

Nach den derzeitigen Mutterschaftsrichtlinien darf nur bei begründetem Verdacht auf eine Infektion ein für Sie kostenloser Toxoplasmosetest durchgeführt werden (zum Beispiel bei Lymphknotenschwellung). Allein ein Hinweis auf Katzenhaltung reicht für eine Kostenübernahme nicht aus. In diesem Fall müssen sie den Test selbst bezahlen. Wenn Sie eine Katze halten, können Sie auch diese auf Toxoplasmose untersuchen lassen. Bei negativem Befund nützt Ihnen das aber nicht viel, da sich die Katze jederzeit durch das Fressen von Mäusen oder rohem Fleisch neu infizieren kann.

Von den jährlich 1.300 werdenden Müttern, die sich erstmalig mit Toxoplasmose infiziert haben, kommt es bei der Hälfte zu einer Ansteckung des Kindes im Mutterleib. Jedes zehnte der infizierten Kinder wird dadurch schwer geschädigt, erkrankt zum Beispiel am Nervensystem.

Röteln: Es handelt sich um eine virusbedingte Infektionskrankheit, die wie eine abgeschwächte

Masernerkrankung, das heißt mit ähnlichem, aber blasserem und kleinfleckigerem Ausschlag verläuft. Häufig ist eine stille Feiung (unbemerkte Immunisierung), die durch einen unerkannten oder kaum bemerkten Verlauf entstanden ist. Typisch sind kleine Lymphknotenschwellungen hinter den Ohren.

Die Inkubationszeit (die Zeit, bis die Erkrankung ausbricht) beträgt zwei bis drei Wochen. Als Ansteckungszeit sollte sicherheitshalber die Zeit vier Tage vor bis acht Tage nach Auftreten des Ausschlages angenommen werden.

Röteln stellen eine große Gefahr für das ungeborene Leben dar. Infiziert sich eine Schwangere in den ersten drei Schwangerschaftsmonaten, kann es zum Absterben der Frucht oder zur Rötelnembryopathie (Fehlbildungen an Augen, Herz und Gehirn) kommen. Wenn Sie schon einmal Röteln hatten oder erfolgreich geimpft sind, brauchen Sie sich keine Sorgen zu machen. Dann sind Sie immun.

Geschlechtskrankheiten, sexuell übertragbare Krankheiten

Die Wahrscheinlichkeit, sich mit einer sexuell übertragbaren Krankheit zu infizieren, steigt bei beiden Partnern mit

- der Anzahl der Sexualpartner, die man in einer bestimmten Zeit hat
- der nicht regelmäßigen Benutzung von Kondomen oder Vaginalschaum beim Geschlechtsverkehr mit wechselnden Partnern.

Partner, die in einer festen Beziehung leben und beide treu sind, haben natürlich keine direkten Infektionsrisiken.

Eine Studie in Berlin mit Frauen im Alter zwischen 20 und 39 Jahren (Kirschner, W., Schäfer, A. 1997) ergab, dass vier Prozent der Frauen mit Chlamydien infiziert waren und 20 Prozent mit dem Humanen Papillomvirus (HPV). Die Infektionen bleiben bei den Betroffenen oft unbemerkt. Die Häufigkeit der Infektionen steigt mit der Zahl der Sexualpartner fast gleichmäßig an (siehe Abbildung ganz unten).

Nach den Ergebnissen dieser Untersuchung (siehe Abbildung links) hatte etwa die Hälfte der Frauen in den letzten fünf Jahren mehr als einen, fünf bis zehn Prozent mehr als fünf Sexualpartner.

Die Ansteckungsgefahr ist von Krankheit zu Krankheit sehr unterschiedlich. Der medizinische Fachausdruck ist Kontagiosität, das heißt Übertragungswahrscheinlichkeit. Diese ist zum Beispiel bei Chlamydien und Gonorrhoe sehr hoch, bei HIV (Aids) relativ gering.

Häufigkeit der Infektionen nach Alter

Quelle: Kirschner, W., Schäfer A. 1997

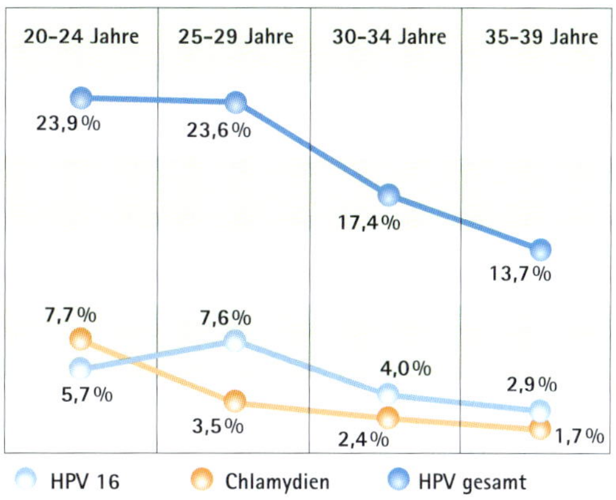

Häufigkeit der Infektionen nach der Anzahl der Sexualpartner

Quelle: Kirschner, W., Schäfer A. 1997

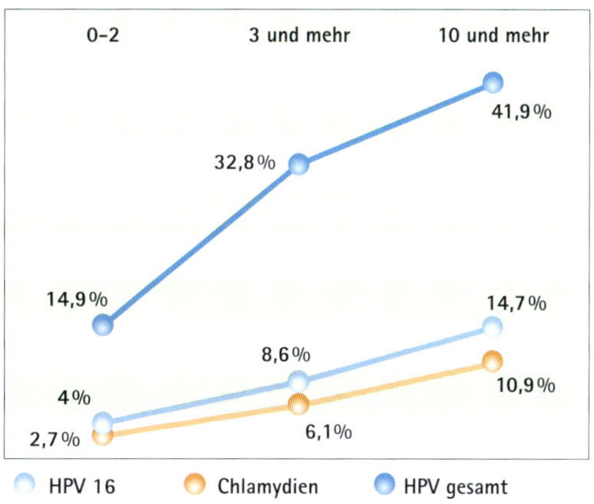

Vaginalinfektionen rechtzeitig erkennen

Bereits 1989 wurde von dem Berliner Geburtsmediziner Prof. Erich Saling ein ärztliches Programm zur Vermeidung von Frühgeburten entwickelt. Aus diesem Programm ging die Selbstvorsorge-Aktion für Schwangere hervor. Sie soll die zumeist vierwöchige Lücke zwischen den üblichen Vorsorgeuntersuchungen schließen. So können Sie erstens selbst messen, ob sich bei Ihnen eine Scheidenentzündung anbahnt, und zweitens durch Selbstbeobachtung andere frühe Warnhinweise erkennen.

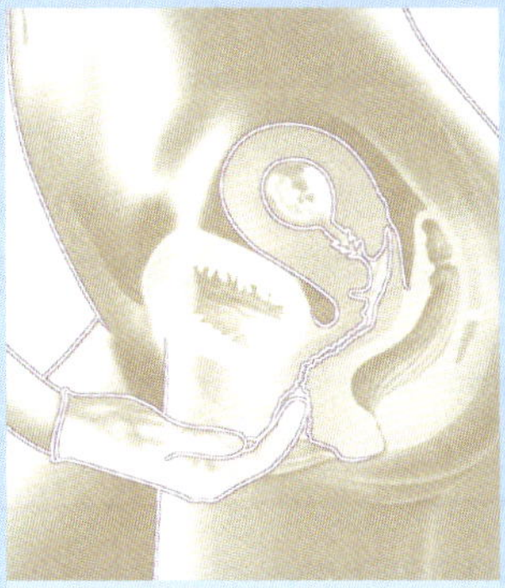

Selbstbeobachtung des vaginalen pH-Wertes

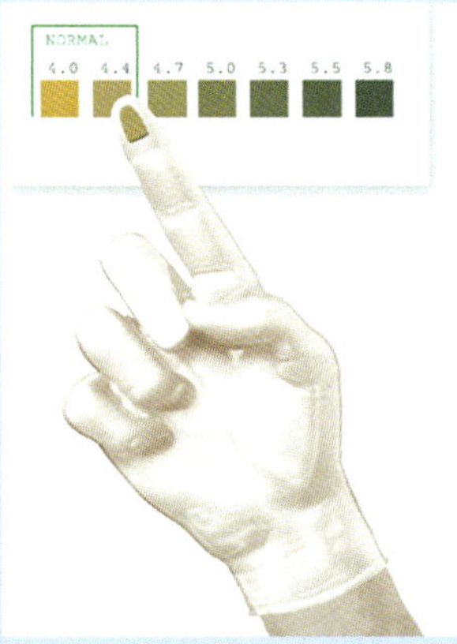

Vaginale pH-Messung

Es wird empfohlen, den pH-Wert (Säuregehalt) der Scheide selbst zweimal pro Woche (bei Risikoschwangerschaften oder Beschwerden auch öfter) zu bestimmen. Für diese Messungen wurden spezielle Handschuhe (in der Apotheke erhältlich) entwickelt, auf die eine Testfläche aufgetragen ist. Sie können sie auch bei Teilnahme an der Selbstvorsorge-Aktion über das **Erich Saling-Institut für Perinatale Medizin** (Tel. 030-13 01 48 33 5 oder info@saling-institut.de) einschließlich Informationsmaterial zum Selbstkostenpreis beziehen.* Die Messung ist einfach und ungefährlich. Die Fläche mit dem Testfeld (Indikatorfläche) wird zwei bis drei Zentimeter tief in die Scheide eingeführt und von der Scheidenflüssigkeit benetzt. Dabei kommt es zu einer Verfärbung der Indikatorschicht. Sie können dann die Farbe mit einer Farbskala vergleichen und den pH-Wert ablesen.

Bei erhöhten Werten (4,7 oder höher) sollte zunächst geprüft werden, ob harmlose Gründe für eine Erhöhung vorliegen (etwa Messung nach Geschlechtsverkehr oder eine versehentliche Benetzung mit Urin). Dann sollte die Messung einige Stunden später oder am darauf folgenden Tag wiederholt werden. Ist der pH-Wert immer noch erhöht, sollten Sie einen baldigen Arzttermin vereinbaren. Sie sollten auch während einer anschließenden Behandlung weiterhin messen, um den Einfluss der Therapie auf das Scheidenmilieu zu erkennen. Am besten ist, Sie notieren sich die jeweiligen Messwerte. Mit diesen Selbstmessungen können Sie eine Milieustörung erkennen und Hinweise auf eine drohende oder bereits vorhandene Infektion Ihrer Scheide erkennen, bevor Sie etwas davon wahrnehmen. Je später eine Infektion erkannt wird, umso größer ist das Risiko für Ihr Kind. Einige Keime, insbesondere Pilze, können sich leider auch im sauren Milieu vermehren (Pilzinfektionen alleine führen aber in der Regel nicht zu Frühgeburten). Ein saures Scheidenmilieu (normaler pH-Wert) bedeutet daher keinen ganz sicheren, wohl aber einen sehr guten Schutz gegen die meisten frühgeburtsauslösenden Keime.

Suchen Sie Ihre Frauenärztin/Ihren Frauenarzt auch bei anderen Warnhinweisen auf. Zum Beispiel, wenn es beim Wasserlassen brennt oder Sie auffallend häufig Harndrang verspüren. Oder bei Schmierblutungen, übel riechendem oder stark vermehrtem Ausfluss und verstärkter Wehentätigkeit.

Diese Warnhinweise sind sowohl in der Gebrauchsanweisung für die Handschuhe als auch im Informationsmaterial der Selbstvorsorge-Aktion sowie auf der Homepage des Instituts (www.saling-institut.de) ausführlich dargestellt. Das Saling-Institut bietet auch Beratungen zur Vermeidung von Frühgeburten an.

* Wegen eines Wechsels der Vertriebsfirma sind die Testhandschuhe zur Zeit vorübergehend nicht lieferbar.

Vorstadien einer Vaginalinfektion und Möglichkeiten der Früherkennung

Vorstadium einer vaginalen Infektion ist häufig eine so genannte »vaginale Milieustörung«. Dabei sind die »guten« Milchsäure bildenden Bakterien (Lactobacillus-Flora) vermindert. Zumeist kann schon bei einem erhöhten pH-Wert (Maßzahl für den Säuregrad) der Scheidenflüssigkeit mindestens eine Milieustörung vermutet werden. Möglicherweise haben dann die Krankheitserreger schon so zugenommen, dass bereits eine bakterielle Scheidenentzündung (Bakterielle Vaginose, siehe Seite 135) vorliegt. In einer Studie (Hengst et al. 1992) wurde ermittelt, dass Schwangere, die bereits bei ausschließlich erhöhten pH-Werten mit Lactobacillus-Präparaten (und gegebenenfalls zusätzlich mit Milchsäure-Präparaten) behandelt wurden, weniger häufig eine Frühgeburt erlitten als Schwangere ohne eine solche frühzeitige Behandlung. Der pH-Wert der Scheidenflüssigkeit kann recht einfach selbst gemessen werden. Entsprechende Tests gibt es in der Apotheke oder über das Erich Saling-Institut. Weitere Informationen zur Anwendung im nebenstehenden Infokasten.

Chlamydia trachomatis: Chlamydieninfektionen sind weit verbreitet. Rund drei Prozent der 20- bis 39-jährigen Frauen in Deutschland sind akut erkrankt. Jährlich kommt es zu rund 500.000 Neuinfektionen. Die Mehrzahl dieser Infektionen bleibt unentdeckt, denn 60-70 Prozent der Frauen merken davon gar nichts. Chlamydieninfektionen ziehen manchmal schwere Folgeerkrankungen nach sich, zum Beispiel eine Eileiterentzündung. Aufgestiegene Chlamydieninfektionen führen bei jeder zehnten bis zwanzigsten Frau zu Unfruchtbarkeit. Bei wiederholten Infektionen verdoppelt sich das Risiko, unfruchtbar zu werden. In der Schwangerschaft kann die Krankheit für vorzeitigen Blasensprung und Frühgeburten verantwortlich sein. Auch Erkrankungen des Kindes, zum Beispiel schwere Lungenentzündungen, können Folge einer Chlamydieninfektion sein.

Im Rahmen der Schwangerenvorsorgeuntersuchungen in Deutschland wird bei jeder Frau auch ein Test auf eine Chlamydieninfektion durchgeführt (solche Reihenuntersuchungen nennt man Screening). Bei einem positiven Befund werden die Schwangere und ihr Partner (wichtig!) mit einem Antibiotikum behandelt. Trotzdem waren bei einer durchgeführten Studie unter Schwangeren 2,9 Prozent bisher unerkannt mit Chlamydien infiziert.

Humanes Papillomvirus (HPV): Es gibt über 100 verschiedene Typen, von denen etwa 40 Veränderungen der Haut und Schleimhaut verursachen können. Die Infektion erfolgt bei direkter Berührung, meist beim Geschlechtsverkehr, wobei 70 Prozent aller Frauen einmal in ihrem Leben dieses Virus in ihrem Körper hatten. Die meisten merken gar nichts davon und ihr Immunsystem beseitigt die Viren innerhalb von ein bis zwei Jahren. Bei einem Prozent der dauerhaft infizierten Frauen können die HPV-Typen 16 und 18 innerhalb von acht bis 15 Jahren zur Entwicklung eines Gebärmutterhalskrebses führen. Die Virustypen 6 und 11 entwickeln im Bereich der Scheide und auch manchmal am Darmausgang gutartige Warzen (Kondylome). In der Schwangerschaft kann es schwierig sein, diese erfolgreich zu behandeln. Manchmal ist bei ausgedehntem Befall mit Feigwarzen sogar ein Kaiserschnitt erforderlich, da dieser das Kind vor drohenden schwerwiegenden Erkrankungen der Atemwege schützen kann.

Herpes (genitalis)/HSV 2: Die Infektion ist ebenfalls sehr häufig. Die Viren können sich nach einer Infektion »verstecken« und später zeitweise wieder aktiv werden. Diese Aktiv-Phasen verlaufen häufig ohne sichtbare Anzeichen. Kinder können nur angesteckt werden, wenn es während der Schwangerschaft zur Erstinfektion kommt oder wenn während der Geburt die Viren im Genitalbereich eine Aktiv-Phase durchlaufen. Der Befall kann Fehlbildungen beim Kind verursachen. Einfache und sichere Screening-Verfahren gibt es bislang nicht. Herpes am Mund (HSV 1) spielt als Infektionsquelle für das Ungeborene kaum eine Rolle, wohl aber nach der Geburt. Das Kind kann angesteckt werden.

Gonorrhoe: Nach wie vor ist Gonorrhoe (umgangssprachlich Tripper) auch in Deutschland eine verbreitete Infektionskrankheit, die sexuell übertragen wird. Jährlich infizieren sich damit hierzulande 21.000 Frauen im gebärfähigen Alter. Die Ansteckungsgefahr ist bei einem Sexualkontakt mit einem Erkrankten sehr hoch. Die Krankheit ist aber mit Antibiotika recht gut behandelbar.

Auch Gonorrhoe-Infektionen verlaufen häufig unbemerkt, können aber in der Schwangerschaft Folgen für das Kind haben. Die schlimmste ist, dass das Kind durch eine Infektion im Geburtskanal erblinden kann. Nur die schnelle Gabe von hochverdünntem Silbernitrat (Augentropfen für das Neugeborene) und Antibiotika können das verhindern. Ein vorzeitiger Blasensprung und eine Frühgeburt sind ebenfalls möglich.

Syphilis (Lues): Syphilis ist im Vergleich zu Gonorrhoe in Deutschland sehr selten, hat in den letzten Jahren aber wieder zugenommen. Auch Syphilis kann relativ leicht ausgeheilt werden, wenn sie frühzeitig erkannt und mit Antibiotika therapiert wird. In fortgeschrittenen Stadien wird sie jedoch zu einer sehr ernsten Erkrankung. Sie kann dann zu Schwellungen der Lymphknoten, Störungen des Herz-Kreislauf-Systems und zu neurologischen Störungen (»Gehirnerweichung«) führen.

Bei infizierten Schwangeren verursacht eine Syphilis häufig Frühgeburten. Auch das Kind wird mit hoher Wahrscheinlichkeit angesteckt, erkrankt meist aber nur leicht und kann gut geheilt werden. In Deutschland erfolgt im Rahmen der Schwangerschaftsvorsorge ein Screening auf Syphilis.

Hepatitis B: Hepatitis B (Gelbsucht) kann auf das ungeborene Kind übertragen werden. Sie werden im Rahmen der Laboruntersuchungen auch auf diese Infektion hin »durchgecheckt«. Sollte sich dabei herausstellen, dass Sie das Virus in sich tragen, so kann Ihr Baby in den ersten Stunden seines Lebens gegen Hepatitis B geimpft werden. So kann dem Risiko einer chronischen Hepatitis und anderer Lebererkrankungen Ihres Kindes aktiv vorgebeugt werden.

Human Immunodeficiency Virus (HIV, »Aids«): Unter dem Namen Aids sind Infektionen mit dem HI-Virus bekannt geworden. Genau genommen bezeichnet Aids die bereits sichtbar ausgebrochene Krankheit. Man kann das HI-Virus jedoch in sich tragen, ohne dass es aktiv ist und Probleme bereitet. Trotzdem ist es auch in diesem Stadium ansteckend.

Die üblichen Ansteckungsrisiken sind bekannt: wechselnde Sexualpartnerschaften, Geschlechtsverkehr ohne Kondome, unsaubere Spritzen bei Drogengebrauch. Trifft eines dieser Risiken auf Sie zu, dann sollten Sie Ihr Blut auf eine HIV-Infektion untersuchen lassen. Nur wenn Sie und Ihr Partner beide ganz sicher jedes Risiko ausschließen können, ist ein HIV-Test überflüssig.

Generell wird in Deutschland aber ein Screening auf HIV in der Schwangerschaft empfohlen. Früher wurde bei HIV-infizierten Schwangeren in der Regel ein Kaiserschnitt durchgeführt. Auf der Grundlage neuerer Studien kommt heute auch eine vaginale Entbindung in Frage, wenn die Frau mit einer antiretroviralen Kombinationstherapie behandelt wurde, die Viruslast am Ende der Schwangerschaft sehr niedrig liegt und keine weiteren geburtshilflichen Risiken im Weg stehen.

Bakterielle Vaginose: Die bakterielle Vaginalinfektion (Scheidenentzündung) ist eine der häufigsten Infektionskrankheiten im Genitalbereich. Sie macht sich durch Juckreiz und Ausfluss mit fischigem Geruch bemerkbar. Die Infektion ist leicht zu behandeln. Unerkannt erhöht sie das Risiko einer Frühgeburt auf das Doppelte. In einer aktuellen Studie mit Schwangeren (Kirschner, W. et al. 2016) wurde bei zehn Prozent eine »Bakterielle Vaginose« diagnostiziert.

Sie sollten sich auf eine bakterielle Vaginose hin untersuchen lassen. Dies gilt vor allem dann, wenn bei Ihnen häufiger Vaginalinfektionen auftreten und/oder bereits eine Früh- oder Fehlgeburt aufgetreten ist. Diese Untersuchung erfolgt durch einen Vaginalabstrich durch Ihre Frauenärztin/Ihren Frauenarzt. Ein erhöhter pH-Wert (siehe Infokasten auf Seite 132) kann bereits auf eine bakterielle Vaginose hinweisen.

Pilzinfektionen: Auch vaginale Pilzinfektionen sind weit verbreitet. Sie dauern oft lange an und kehren häufig wieder. Die genitale Pilzinfektion gehört zu den häufigsten Krankheitsbildern in der gynäkologischen Praxis. Mehr als die Hälfte der geschlechtsreifen Frauen erleidet mindestens einmal im Leben eine symptomatische Pilzinfektion. Verursacher dieser Infektion sind in mehr als 90 Prozent der Fälle Candidapilze. Eine Infektion macht sich hier oft durch einen bröckeligen Ausfluss und Juckreiz bemerkbar.

Pilzinfektionen führen zwar nur in ganz seltenen Fällen zu Frühgeburten, sie können aber Wegbereiter für weitere Infektionen sein. Auch das Neugeborene kann vom Pilzbefall angesteckt werden. Pilzinfektionen können und sollten in der Regel auch in der Schwangerschaft behandelt werden. Es gibt gut verträgliche Präparate.

Benutzen Sie Slipeinlagen oder Tampons?

Slipeinlagen	
Ja, aber nur während der Periode	29 %
Ja, auch außerhalb der Periode	40 %
Nein	32 %
Tampons während der Periode	55 %

Quelle: Friese, Siebert, Kirschner 1998

Infektionen durch richtige Hygiene wirksam vorbeugen

Sie können Infektionen durch Pilze und andere Erreger teilweise durch eine regelmäßige Reinigung der Genitalien vorbeugen. Wichtig ist eine sorgfältige Toilettenhygiene, bei der die Reinigung immer von der Scheide zum After hin erfolgen sollte, um Analkeime nicht in die Vagina zu verschleppen.

Wer aber glaubt, sich durch besondere Hygiene vor Infektionen zu schützen, erreicht dadurch oft das Gegenteil. Es gibt zahlreiche Dusch- und Badepräparate, die zur Reinigung des Intimbereichs nicht geeignet sind. Bei häufiger Anwendung zerstören sie den natürlichen Säureschutzmantel der Haut, wodurch oft erst die

Daten zur Häufigkeit sexuell übertragbarer Krankheiten in Deutschland

	Prävalenz (Häufigkeit) bei Frauen von 20 bis 39 Jahren	Infektion während der Schwangerschaft
Herpes genitalis	12 % (Gesamtbevölkerung mit nichtsymptomatischen Fällen)	0,1 auf 1.000 Lebendgeburten[1)]
Chlamydia trachomatis	3 %	30 auf 1.000 Lebendgeburten[1)]
Humane Papillomviren (alle Typen)	20 %	Keine Daten
Gonorrhoe*	0,53 %	Keine Daten
Syphilis*	0,015 %	Keine Daten
Hepatitis B*	0,051 %	Keine Daten
HIV / AIDS	0,1 %	Bei erfolgreicher antiretroviraler Therapie praktisch keine Übertragung mehr

...* = jährliche Neuerkrankungsrate

Quelle: Kirschner, W., Schäfer, A., 1997, Kirschner, W., Schwartländer, B. 1996, Kirschner, W., Koch, J. 1997 1) Cefalo, Moos 1995

Voraussetzung für eine Infektion durch Bakterien und Pilze geschaffen wird. Es gibt speziell für den Intimbereich entwickelte Pflegemittel, die die natürliche Scheidenflora erhalten.

Manche Frauen tun hier des Guten einfach zu viel. Sie verwenden aggressive Seifen, Intimsprays oder tragen auch außerhalb der Monatsblutung Slipeinlagen (siehe Abbildung links). Slipeinlagen (besonders die luftundurchlässigen) sind – wenn man sie ständig benutzt – der beste Nährboden für Pilze und andere Erreger und begünstigen Infektionen anstatt sie zu verhindern.

Ansteckungsgefahren lauern auch in Schwimmbädern, besonders in Thermalbädern bei einer Wassertemperatur von mehr als 26 Grad. Hüten Sie sich insbesondere auch vor öffentlichen Whirlpools. Diese sollten Sie in der Schwangerschaft unbedingt meiden!

Empfehlung

Benutzen Sie für die Intimpflege keine aggressiven Seifen oder Intimsprays. Tragen Sie keine Strings oder Tangas, nur Unterwäsche aus Baumwolle und trocknen Sie den Intimbereich nach dem Baden oder Duschen sorgfältig ab.

Das Risiko, sich mit sexuell übertragbaren Krankheiten zu infizieren, kann man reduzieren, indem man die Zahl der Sexualpartner einschränkt und Kondome benutzt. Bei einer Partnerschaft, in der beide wirklich treu sind, ist es natürlich nicht notwendig, Kondome zu verwenden.

Banale Erkrankungen in der Schwangerschaft – manchmal sehr lästig

Schnupfen, Erkältung, Fieber – damit haben die meisten Menschen zwei- oder dreimal im Jahr zu kämpfen. Über 60 Prozent der Deutschen haben mindestens einmal pro Jahr einen grippalen Infekt. Entsprechend hat jeder seine eigenen Methoden, diese Beschwerden zu lindern.

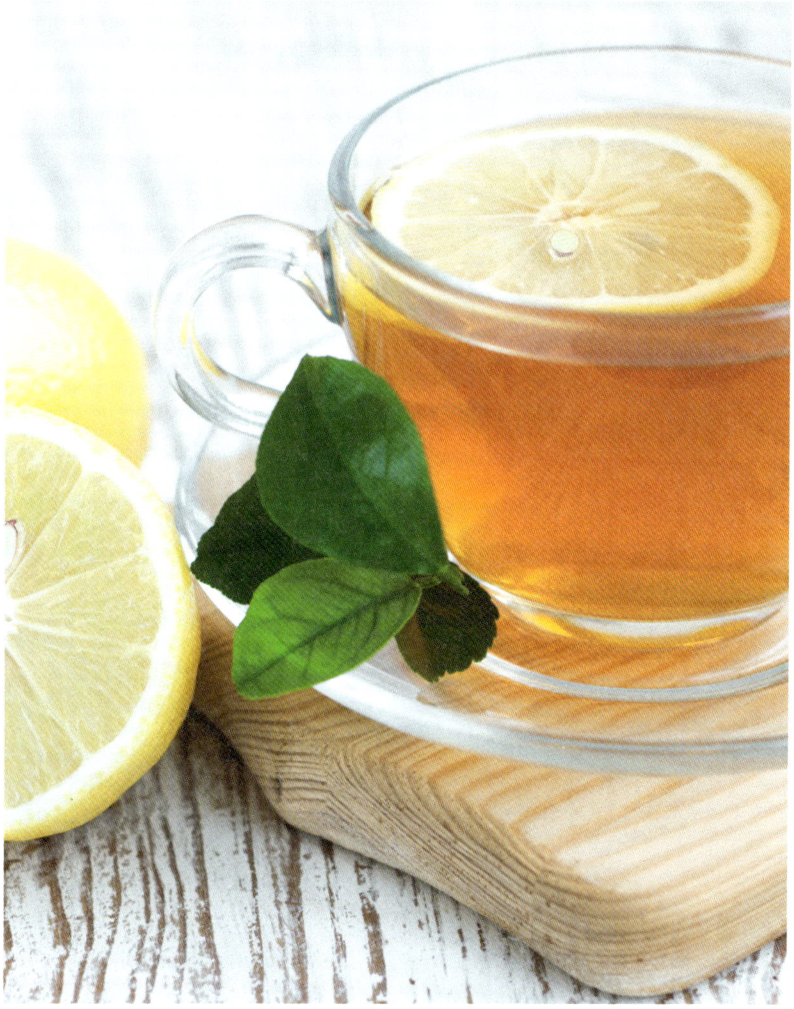

In der Schwangerschaft müssen Sie hier aber womöglich umlernen, besonders dann, wenn Sie diese Krankheiten bisher mit (starken) Arzneimitteln erfolgreich bekämpft haben. Im Fall einer Erkältungskrankheit sollten Sie – vor allem in den ersten Wochen der Schwangerschaft (Zeit der Organbildung) – auf diese Mittel verzichten und auf natürliche Heilmethoden umsteigen. Hier eine Auswahl von Möglichkeiten:

- Heiße Zitrone mit viel Honig
- Kräutertee
- Statt Nasenspray besser Salzwasser verwenden
- Bei Husten: Eukalyptus
- Bei Bronchitis: pflanzliche Arzneimittel
- Bei Kopfschmerzen: Kompressen oder Minzöl; auch Paracetamol ist erlaubt
- Bei Fieber: viel trinken und Wadenwickel

Bekämpfen Sie Erkältungskrankheiten in der Schwangerschaft mit bewährten Hausmitteln.

Bei andauernden Beschwerden versorgen Sie sich bitte nicht einfach mit rezeptfreien Medikamenten aus der Apotheke, sondern suchen Sie Ihre Frauenarztpraxis auf. Hier kann Ihnen auch in der Schwangerschaft mit guten Arzneimitteln geholfen werden. Sie kennen dort alle guten Präparate und können Nutzen und Risiken der Medikamente genau abwägen.

Sie erfahren, welche Substanzen den Embryo schädigen können und ob Sie zum Beispiel manche Präparate (wie Hustensäfte) wegen ihres hohen Alkoholgehalts meiden sollten.

Sie können aber auch mit altbewährten Hausmitteln einiges tun, um Erkältungskrankheiten erfolgreich vorzubeugen:

- Treiben Sie Sport oder Gymnastik
- Essen Sie immer ausgewogen und abwechslungsreich
- Nehmen Sie vitaminreiche Kost zu sich
- Halten Sie sich so häufig wie möglich an der frischen Luft auf
- Schlafen Sie im Winter nicht in überheizten Räumen
- Lüften Sie Ihre Wohnung regelmäßig
- Meiden Sie in der kalten Jahreszeit möglichst Menschenansammlungen
- Härten Sie sich mit Kneipp-Bädern ab
- Gehen Sie in die Sauna, wenn Sie bereits daran gewöhnt sind

Empfehlung

In der Schwangerschaft sind Sie anfälliger für Infektionskrankheiten. Ihre Frauenärztin/Ihr Frauenarzt wird Ihnen je nach Ihrer Krankengeschichte die Durchführung von Untersuchungen zum Ausschluss von (sexuell) übertragbaren Krankheiten empfehlen.

Vaginale Infektionen in der späten Schwangerschaft erhöhen das Risiko für Frühgeburten. Sie können zwischen den Vorsorgeterminen mithilfe eines einfachen Tests (in der Apotheke zu beziehen) selbst feststellen, ob Sie eine vaginale Infektion haben. Wenn Sie Vaginalinfektionen haben, denken Sie daran, dass auch Ihr Partner unbedingt untersucht und mitbehandelt werden muss. Um sexuell übertragbaren Krankheiten vorzubeugen, schützen Sie sich, wenn nötig, mit Kondomen.

Meiden Sie den Kontakt zu Haustieren, vor allem zu Katzen. Falls Sie eine Katze halten, achten Sie besonders auf Hygiene und sorgen Sie für eine regelmäßige Desinfektion des Katzenklos. Überlassen Sie diese Arbeiten anderen Personen. Nehmen Sie Ihre Katze nicht mit ins Bett und lassen Sie sie gegebenenfalls auf Toxoplasmose untersuchen.

Verzichten Sie auf rohes Fleisch, rohen Fisch, Rohmilch und Rohmilchkäse. Entfernen Sie beim Verzehr von Käse immer die Rinde. Essen Sie nur gut durchgebratenes Fleisch beziehungsweise Fisch und nur gut gekochte oder durchgebratene Eier (Salmonellengefahr). Achten Sie auf eine optimale Küchenhygiene.

Greifen Sie bei den üblichen Erkältungskrankheiten zu bewährten Hausmitteln. Suchen Sie Ihre Frauenärztin/Ihren Frauenarzt auf, wenn die Beschwerden nicht besser werden.

8.12 Chronische Krankheiten

Verbreitung

Unter chronischen Krankheiten versteht man – im Gegensatz zu akuten Krankheiten – solche Erkrankungen, die dauerhaft bestehen. Chronische Krankheiten sind bei Frauen im gebärfähigen Alter noch relativ selten. Sie steigen erst ab dem 40. Lebensjahr deutlich an.

Aus den Angaben im BabyCare-Fragebogen wissen wir genau, welche Krankheiten den Schwangeren gegebenenfalls zu schaffen machen. Am häufigsten sind Migräne, Allergien, Eisenmangel und Schilddrüsenerkrankungen. Diabetes mellitus ist mit weniger als ein Prozent noch relativ selten. Wir sagen Ihnen, was Sie in

Die häufigsten chronischen Krankheiten bei Frauen im gebärfähigen Alter (in den letzten zwölf Monaten vor Eintritt der Schwangerschaft)

Quelle: BabyCare-Daten 2015 (n=29.209)

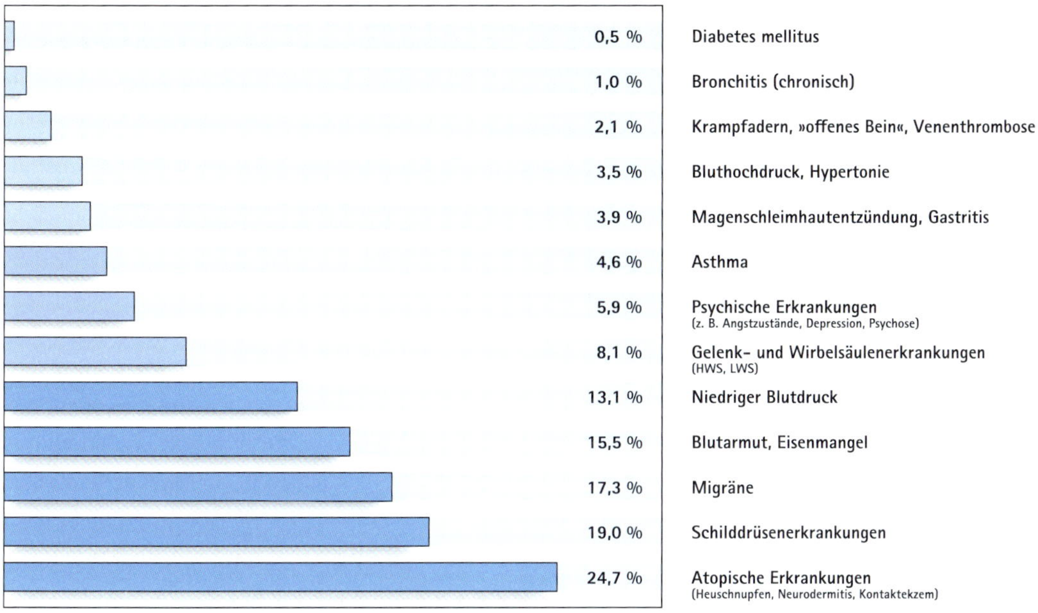

der Schwangerschaft beachten sollten, wenn Sie an einer der genannten Krankheiten oder Beschwerden leiden.

Wenn Sie an chronischen Krankheiten leiden, die seltener sind als die im Folgenden aufgeführten, erhalten Sie entsprechende Informationen in unserem Antwortschreiben, wenn Sie den BabyCare-Fragebogen einsenden.

Liegen bei Ihnen chronische Krankheiten vor, so werden Sie von den Sie betreuenden Ärztinnen und Ärzten über alle möglichen Risiken für sich und das Kind in der Schwangerschaft aufgeklärt.

Oftmals finden auch zusätzliche Untersuchungen statt. Wichtig ist, dass die Krankheit gut »eingestellt« ist.

Liegt bei Ihnen keine der bisher genannten Krankheiten vor, so können Sie sich glücklich schätzen. Bei unklaren Symptomen wird Ihre Frauenärztin/Ihr Frauenarzt immer versuchen abzuklären, ob Sie nicht doch eine bisher unentdeckte Krankheit haben, die Auswirkungen auf die Schwangerschaft haben könnte. Wenn es zum Beispiel bei der letzten Schwangerschaft zu einer Früh- oder gar Totgeburt kam oder das Kind deutlich übergewichtig war, so kann dies auf Diabetes mellitus hindeuten. Einige Krankheiten werden vererbt oder treten in Familien gehäuft auf. Mit drei Ausnahmen sind sogenannte erblich bedingte Krankheiten recht selten. Diese Ausnahmen sind Schilddrüsenerkrankungen, Diabetes mellitus und Thrombosen. Im BabyCare-Fragebogen wird erfragt, ob diese Krankheiten familiär aufgetreten sind, aber auch nach Risikofaktoren, die die Wahrscheinlichkeit erhöhen, dass es zu klinischen Symptomen dieser Krankheiten kommt.

Informationen zu den häufigsten chronischen Krankheiten

Wer unter **Migräne** leidet, hat neben starken Kopfschmerzen meist noch weitere Symptome. Dazu gehören Übelkeit, Erbrechen und Durchfall sowie Licht- und Lärmempfindlichkeit, seltener Gleichgewichts- und Sprachstörungen, Lähmungen und Appetitlosigkeit. Migräne-

Achtung!
Glutenunverträglichkeit / Sprue / Zöliakie

Wenn Sie nicht wissen, was dies ist, brauchen Sie hier nicht weiterzulesen, da diese Krankheit in der Regel nicht unbemerkt auftreten kann. Es handelt sich um eine Unverträglichkeitsreaktion gegen Gluten, das in zahlreichen Getreidesorten enthalten ist. Charakteristisch sind Durchfälle und ein aufgetriebener Bauch. Diese Krankheit verlangt die Einhaltung einer konsequent glutenfreien Ernährung. Schwangere mit dieser Erkrankung haben ein mehr als zweifach erhöhtes Risiko für Früh- oder Fehlgeburten, wenn sie die Diät nicht einhalten.

attacken können bis zu drei Tage lang dauern. Migräne ist nicht heilbar, kann aber durchaus erfolgreich behandelt werden.

Die medikamentöse Therapie richtet sich nach der Häufigkeit und dem Schweregrad der Krankheit. Bei Menschen, die an leichter Migräne leiden, kann es ausreichen, wenn sie sich in dunkle und ruhige Räume zurückziehen und sich Stirn und Schläfen kühlen. Durch regelmäßige sportliche Aktivität und Entspannungsübungen lässt sich die Schwere der Migräneattacken in einigen Fällen deutlich mindern. Außerdem empfiehlt es sich, Situationen zu vermeiden, die Attacken auslösen können. Weiterhin kann eine regelmäßige Magnesiumeinnahme – bei Vorbotensymptomen auch höher dosiert – die Migränehäufigkeit deutlich reduzieren.

Schwerere Migräne muss medikamentös behandelt werden. Dabei sollten Sie – auch wenn es rezeptfreie Medikamente in der Apotheke gibt – nur die ärztlich verordneten Medikamente einnehmen. Eingesetzt werden im Akutfall meist Triptane. Zur Vorbeugung werden auch Betarezeptorenblocker und Calciumantagonisten eingesetzt sowie Mittel gegen Erbrechen (Antiemetika). Ergotamintartrat und Dihydroergotamintartrat sind in der Schwangerschaft absolut kontraindiziert. Ergotamintartrat wirkt embryotoxisch, das Risiko für Fehlbildungen ist erhöht.

Schwangere sollten lediglich Paracetamol einnehmen. Ab dem zweiten Schwangerschaftsdrittel darf in der Regel bis zur 30. Schwangerschaftswoche auch Acetylsalicylsäure (ASS) eingenommen werden. Andere Schmerzmittel (beziehungsweise Antirheumatika) sollten nur im Ausnahmefall genommen werden. Magnesium darf, auch in höherer Dosierung, immer verwendet werden. Häufig kommt es während der Schwangerschaft ab dem dritten Monat zu einer Besserung des Krankheitsbildes.

Zur Vorbeugung dürfen bis auf Magnesium nur Betarezeptorenblocker wie Metoprolol in der Schwangerschaft angewendet werden. Bei schweren Migräneformen muss und wird bei der medikamentösen Therapie der Nutzen für die Gesundheit der Mutter gegenüber den möglichen Risiken für das Kind abgewogen.

Die Auswertung der BabyCare-Daten zeigt, dass die Babys von Schwangeren mit Migräne leider häufiger als Frühgeborene zur Welt kommen. Die Migräne birgt aber sonst keine größeren Gefahren für die Gesundheit des Kindes und den Geburtsverlauf.

Eisenmangel und Anämie

Bei einer Anämie (Blutarmut) handelt es sich um einen Mangel an roten Blutkörperchen. Eine Anämie resultiert häufig aus einem Eisenmangel, da dieser eine verminderte Bildung von Blutfarbstoff und roten Blutkörperchen zur Folge hat. So treten beide häufig ab der zweiten Schwangerschaftshälfte wegen des erhöhten Bedarfes an Eisen auf.

Symptome sind Müdigkeit, blasse Haut, eingeschränkte Leistungsfähigkeit, Kopfschmerzen, Schwindel und seltener auch Herzkreislaufbeschwerden. Die Diagnose erfolgt labordiagnostisch durch eine Blutuntersuchung. Beachten Sie hierfür auch die Informationen ab Seite 102.

Zur Bildung der roten Blutkörperchen reicht die zusätzliche Einnahme von Eisen jedoch häufig nicht aus, weil gleichzeitig der Bedarf an Vitamin B12 und an Folsäure sichergestellt sein muss. Beim Vorliegen einer Anämie ist also immer auch an einen Folsäuremangel zu denken. Wenn Sie den Fragebogen eingesandt haben, vergleichen Sie dazu auch die Ergebnisse der Ernährungsanalyse im Auswertungsschreiben. Der Mangel an Eisen und Folsäure kann zu Fehlgeburten und Frühgeburten führen.

Erkrankungen der Schilddrüse

Das körpereigene Immunsystem hat die Aufgabe, Antikörper zum Schutz vor Krankheitserregern zu bilden. Manchmal bildet es aber auch Antikörper gegen Bestandteile des eigenen Körpers. Bei Schilddrüsenerkrankungen liegen Schilddrüsenantikörper vor (häufig TPO-Antikörper), die zu Über- und Unterfunktion oder zur Vergrößerung oder Verkleinerung der Schilddrüse führen können. Eine erhöhte Anzahl dieser Antikörper im Blut führt bei Frauen zu Fruchtbarkeitsstörungen. Auch die Wahrscheinlichkeit einer Fehlgeburt ist deutlich erhöht.

Schilddrüsenunterfunktion (Hypothyreose)

In diesem Fall produziert die Schilddrüse zu wenig Hormone (Thyroxin, T4 und Trijodthyronin, T3). Mitunter kann eine Schilddrüsenunterfunktion dadurch bedingt sein, dass zu wenig Jod mit der Nahrung zugeführt wird. Die Schilddrüsenunterfunktion zeigt sich durch unterschiedliche Symptome wie zum Beispiel Leistungsschwäche, Appetitlosigkeit, ungeklärte Gewichtszunahme, Abgeschlagenheit, Haut- und Haarprobleme, Erkrankungen des Herz-Kreislauf-Systems sowie Zyklusstörungen. Eine einfach durchzuführende Hormonbestimmung aus einer Blutprobe kann auch leichte Formen einer Unterfunktion feststellen.

Zu beachten ist allerdings, dass sich die Schilddrüsennormwerte in der Schwangerschaft deutlich verändern. Was außerhalb der Schwangerschaft als normal gilt, kann in der Schwangerschaft bereits pathologisch sein.

Glücklicherweise kann eine Unterfunktion mit einem individuell abgestimmten Schilddrüsenhormon, das in Tablettenform eingenommen wird (Thyroxin), behandelt werden. Bei richtiger Dosierung treten keine Nebenwirkungen auf. Bei Frauen mit ausgeprägter Schilddrüsenunterfunktion liegen vor der Schwangerschaft häufig Zyklusstörungen vor, die sich nach der Behandlung normalisieren. Tritt bei einer Frau, die bereits wegen einer Unterfunktion behandelt wird, eine Schwangerschaft ein, so kann eine deutliche Dosissteigerung um etwa ein Drittel erforderlich sein. Werden zusätzlich eisenhaltige Präparate eingenommen, sollte man wegen der Wechselwirkung von Eisen und Thyroxin auf einen zeitlichen Abstand der Einnahme achten. L-Thyroxin sollte immer morgens eingenommen werden, das Eisen dann abends.

Schilddrüsenüberfunktion (Hyperthyreose)

Eine überaktive Schilddrüse kann zu Symptomen wie Schwitzen, Pulsveränderungen, Schlafprobleme, Nervosität, Abgeschlagenheit und Müdigkeit führen. Die Wahrscheinlichkeiten, dass bei Frauen mit einem solchen Krankheitsbild eine Schwangerschaft eintritt, ist um ein Drittel verringert. Allerdings verbessert sich der Gesundheitszustand der Frauen mit einer Schilddrüsenüberfunktion häufig im Verlauf der Schwangerschaft.

Bei etwa einer von 1.000 Frauen kommt es während der Schwangerschaft zu einer Schilddrüsenüberfunktion, die mit einem Thyreostatikum (Substanz, die die Hormonproduktion der Schilddrüse hemmt) behandelt werden muss.

Eine unbehandelte Schilddrüsenüberfunktion kann in der Schwangerschaft zu Fehlgeburten und einer Präeklampsie (Schwangerschaftshypertonie) und anderen Komplikationen führen. Mit Fortschritt der Schwangerschaft nimmt der Schweregrad der Hyperthyreose oft ab, so dass TSH und Schilddrüsenhormone (freies T3 und T4) mindestens einmal pro Monat kontrolliert werden sollten, um die Dosis der Medikation anzupassen.

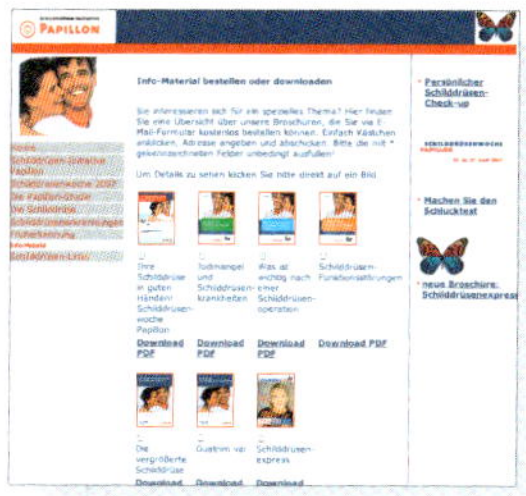

Eine sehr gute Internetseite zu Schilddrüsenerkrankungen ist www.forum-schilddruese.de/

In der Schwangerschaft wird die tägliche Einnahme von Jod empfohlen, da die meisten Frauen einen ausgeprägten Jodmangel haben, besonders, wenn jahrelang die Pille verwendet wurde. Jedoch sollten Sie bei einem Verdacht auf eine Schilddrüsenerkrankung mit Ihrer Frauenärztin/Ihrem Frauenarzt besprechen, ob eine Jodeinnahme bei Ihnen angezeigt ist. Die Einnahme von Jodtabletten sollte dann individuell dosiert werden und falls erforderlich, eine zusätzliche Therapie mit Schilddrüsenhormonen eingeleitet werden. Diese Hormone dürfen auch in der Schwangerschaft eingenommen werden, sind also nicht kontraindiziert. Auch bei einer Schilddrüsenüberfunktion ist eine Jodsubstitution bis 250 µg unbedenklich.

Empfehlung

Vor einer geplanten Schwangerschaft sollte die Schilddrüsenfunktion möglichst lange stabil sein. Eine medikamentöse Therapie oder eine Schilddrüsenoperation sollten also frühzeitig erfolgen. Als Medikamente kommen Thyreostatika in der niedrigsten Dosis in Frage, die die Produktion von Schilddrüsenhormonen auf normale Werte drosseln. Die Schilddrüsenunterfunktion wird mit Thyroxin behandelt.

Magenschleimhautentzündung (Gastritis)

Man unterscheidet zwischen akuten und chronischen Formen der Magenschleimhautentzündung. Die akuten können durch Medikamente oder Lebensmittelvergiftungen hervorgerufen werden. Chronische Entzündungen sind häufig auf Rauchen, Alkoholkonsum und Stress zurückzuführen.

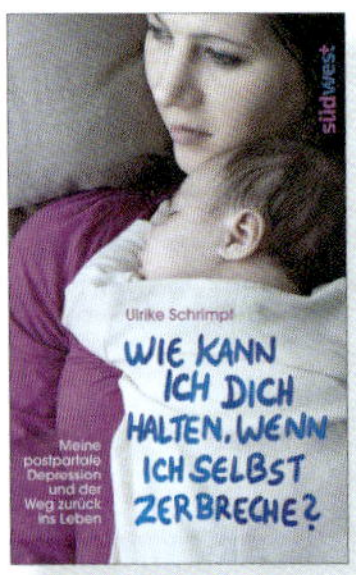

BUCHTIPP
»Wie kann ich dich halten, wenn ich selbst zerbreche?«
Ulrike Schrimpf
Südwest Verlag

Es gibt im wesentlichen drei Arten:

- die recht seltene Autoimmungastritis (A-Gastritis), die die Aufnahme von Vitamine B12 und Eisen beeinträchtigt
- die bakterielle Gastritis (B-Gastritis), verursacht durch das Bakterium Helicobacter pylori
- die chemische Gastritis (C-Gastritis), die häufig durch Medikamente (z. B. Diclofenac, Acetylsalicylsäure) oder Giftstoffe verursacht wird, aber auch durch die oben genannten Gründe bedingt sein kann

Die Gastritis äußert sich in Unwohlsein, Bauchschmerzen, Krämpfen, auch in Übelkeit und Erbrechen. Sie kann aber auch wie im Fall der Autoimmun-Gastritis symptomfrei verlaufen.

Akute Magenschleimhautentzündungen werden mit Antazida, zum Beispiel Sucralfat oder Magaldrat (säurehemmende Mittel zur Neutralisation der Magensäure) behandelt. Wenn diese nicht ausreichend wirken, kann ein H2-Blocker (zum Beispiel Ranitidin oder Cimetidin), der die Produktion der Magensäure blockiert, verordnet werden. Bei der A-Gastritis wird Vitamin B12 verordnet. Die B-Gastritis wird mit einer Dreifachtherapie aus Omeprazol, Clarithromycin, Metronidazol oder Amoxicillin behandelt.

Psychische Erkrankungen / Depressionen

Hierbei handelt es sich um Erkrankungen, die durch ein gestörtes Umgangsverhalten Betroffener mit sich und ihrer Umgebung gekennzeichnet sind. Unter den vielfältigen Krankheitsbildern sind Depressionen am häufigsten. Etwa zwei Prozent der Bevölkerung erkranken jedes Jahr neu an einer solchen Störung. In der Schwangerschaft treten sie jedoch eher seltener auf.

Das Wochenbett aber, so wird der Zeitraum von der Geburt bis sechs Wochen danach bezeichnet, gilt als »Wetterwinkel« für psychische Erkrankungen, insbesondere für depressive Störungen. Eine häufige vorübergehende Störung dieser Art ist der sogenannte »Post Partum Blues« oder auf Deutsch der »Heultag«. Er tritt als eine Art depressive Verstimmung um den dritten Tag nach der Geburt auf und vergeht rasch von selbst.

Bei ungefähr jeder zwanzigsten Wöchnerin treten darüber hinaus länger anhaltende depressive Verstimmungen auf (»Wochenbettdepression«), die in der Regel gut behandelbar sind. Hier sollte unbedingt eine entsprechende fachliche Betreuung erfolgen, auch um eine seltene aber sehr gefährliche Wochenbettpsychose auszuschließen, die dann einer intensiven psychiatrischen Behandlung bedarf. Solche Wochenbettdepressionen sind im Übrigen kein persönliches Versagen und auch kein Zeichen dafür, dass eine Frau eine schlechte Mutter ist oder ihr Kind nicht genügend liebt. Im Interesse der Mutter und des Kindes sollte unbedingt fachkundige Hilfe in Anspruch genommen werden.

Risikofaktoren für depressive oder andere psychische Problematiken sind:

- Gleichartige Erkrankungen in der eigenen oder familiären Vorgeschichte
- Vorausgegangene Früh- und/oder Fehlgeburten
- Traumatische Geburtserfahrungen
- Schicksalhafte Lebensereignisse

Häufige Symptome sind:

- Schlafstörungen
- Müdigkeit
- Reizbarkeit und innere Unruhe
- Appetitveränderungen und Verdauungsprobleme
- Schuldgefühle und Ängste

Im Wochenbett kommen dazu:

- starke emotionale Labilität
- Unfähigkeit, warme Gefühle für das eigene Kind zu entwickeln
- übermäßige Angst und Sorge um das Wohlergehen des Kindes
- unrealistische Gedanken und Zweifel an den eigenen Fähigkeiten als Mutter: »Mein Baby mag mich nicht«, »Ich bin eine schlechte Mutter«, »Ich kann mein Kind nicht versorgen«

Liegt eine psychische/depressive Störung vor, sollte die Behandlung auf jeden Fall unter fachkundiger Leitung erfolgen. Zur Anwendung können verschiedene psychotherapeutische Methoden und auch Selbsthilfegruppen kommen. In anderen Fällen kann eine medikamentöse Therapie mit speziell für die Schwangerschaft geeigneten Psychopharmaka unbedingt erforderlich sein. Inwieweit sich Stillen mit einer medikamentösen Therapie verträgt, muss dann im Einzelfall abgeklärt werden.

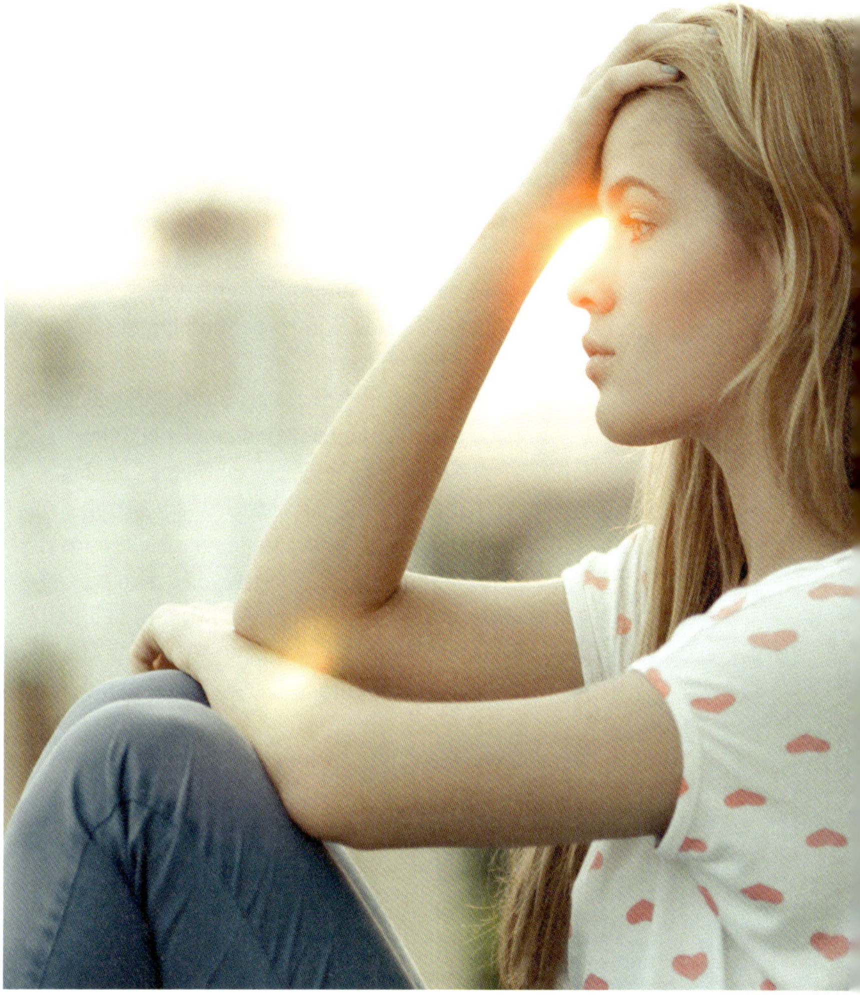

Nach der Geburt treten bei vielen Frauen depressive Verstimmungen auf, die aber meist rasch von selbst wieder vergehen.

Gelenk-, Muskel- und Wirbelsäulenerkrankungen

Hierbei sind entzündliche und nichtentzündliche chronisch-degenerative Krankheiten zu unterscheiden. Am häufigsten und bekanntesten sind die Rückenschmerzen. Gemeinsam ist allen Erkrankungen das Auftreten von starken Schmerzen.

Rückenschmerzen treten auch in der Schwangerschaft neu oder wiederholt auf. Dies kann viele Ursachen haben. Aufgrund der hormonellen Umstellung ist das Bindegewebe sehr viel dehnbarer. Zusätzlich belastet das Gewicht des Kindes die Gelenke und der wachsende Bauch führt zu einer Haltungsveränderung der werdenden Mutter. Sorgen Sie daher für eine Entlastung des Rückens, indem Sie den Oberkörper immer gerade halten und beim Bücken immer in die Hocke gehen. Stärken können Sie Ihren Rücken mit spezieller Gymnastik und Schwimmen. Schwimmen ist eine Wohltat für werdende Mütter, da das Wasser die Gelenke vom Gewicht befreit. Am Ende des Buches finden Sie ein Gymnastikprogramm für Schwangere, das auch spezielle Übungen zur Stärkung des Rückens beinhaltet.

Aufgrund der oft starken Schmerzsymptomatik stellt sich die Frage einer medikamentösen Therapie. Infrage kommen in der Schwangerschaft und Stillzeit Paracetamol oder Acetylsalicylsäure (ASS), letzteres allerdings nur von der 13. bis zur 30. Schwangerschaftswoche. Auch nichtsteroidale Antiphlogistika (NSAR; z. B. Diclofenac, Ibuprofen, Indometacin) sind einsetzbar und können ebenfalls bis zur 30. SSW gegeben werden. Später besteht die Gefahr von Kreislauf- und Nierenfunktionsstörungen des Kindes. Andere starke Analgetika sollten in der Schwangerschaft so kurz wie möglich eingesetzt werden.

Krampfadern (Varizen)

Es handelt sich bei Krampfadern um erweiterte oder verlängerte Venen. Häufig führt chronischer Bewegungsmangel zu einem Blutstau, der zu einer Ausbuchtung der Venen in Form von Krampfadern führt. Symptome sind Müdigkeits- und Spannungsgefühle in den Beinen und Wasseransammlungen, sogenannte Ödeme. Krampfadern entstehen durch schwache Venenklappen und sind oft genetisch bedingt. Vorbeugend ist jede Form von Bewegung und Hochlagern der Beine im Sitzen zu empfehlen. Übermäßige Wärme sollte vermieden werden.

Folgende Maßnahmen können je nach Schwere des Krankheitsbildes die Beschwerden lindern:

- Kompressionsstrümpfe nach Maß, Stärke II, beinlang
- Diuretika (wasserausschwemmende Mittel)
- Venenstärkende Mittel, die die Venen verengen und den Blutkreislauf mobilisieren
- Verödungstherapie
- Entfernung der Venen durch Stripping oder die endovenöse Lasertherapie

Diuretika und Dihydroergotamin dürfen während der Schwangerschaft zur Behandlung von Krampfadern nicht eingenommen werden.

Viele werdende Mütter klagen über Beinbeschwerden und über 30 Prozent auch über Krampfadern. Der Körper ist in der Schwangerschaft besonders belastet, die Blutmenge der Frau erhöht. Die vergrößerte Gebärmutter drückt auf die Beckengefäße und behindert den Blutfluss aus den Beinen. Alles Bindegewebe (auch die Beinvenen) sind dagegen hormonell bedingt besonders nachgiebig, was für die Geburt notwendig ist. Die möglichen Folgen sind schwere und müde Beine, geschwollene Knöchel und Unruhegefühl in den Beinen. Glücklicherweise bilden sich die meisten Beschwerden nach der Geburt wieder zurück. Zum Schutz vor zu starker Krampfaderbildung und zur Beschwerdelinderung sollte die Schwangere vorbeugend Stützstrümpfe oder spezielle Strumpfhosen tragen.

Zur Vorbeugung und um bestehende Krampfadern nicht zu verschlimmern, kann man verschiedene Maßnahmen ergreifen:
- Viel Bewegung, wie Gehen, Radfahren und Schwimmen. Sie können auch regelmäßige Gymnastikübungen für die Beine in den Tagesablauf einbauen.
- Legen Sie tagsüber die Beine in den Ruhepausen hoch. Schlafen Sie nachts mit hochgestelltem Fußende des Bettes. Der venöse Rückfluss wird auch noch durch trockene Bürstenmassagen von den Zehen nach oben in Richtung des Herzens unterstützt.
- Achten Sie gegebenfalls auch auf Ihr Gewicht.

- Kühlende Cremes oder Gele mit pflanzlichen Inhaltsstoffen bringen bei Krampfadern Linderung. Beliebt sind auch Quarkumschläge.

Venenthrombose

Die Bildung eines Gerinnsels oder eines Pfropfs in einem Blutgefäß bezeichnet man als Thrombose. Die Beinvenen sind am häufigsten davon betroffen. Schwangere haben ein fünffach höheres Risiko, eine Thrombose zu erleiden als Frauen gleichen Alters. Bei unerklärlichen Schwellungen, Rötungen oder Schmerzen in den Beinen sollten Sie Ihre Frauenärztin/Ihren Frauenarzt aufsuchen, der dies ggf. per Ultraschall abklärt.

Hoher und niedriger Blutdruck

Von erhöhtem Blutdruck (Hypertonie) spricht man, wenn die Werte über 140/90 mmHg liegen. Ein dauerhaft erhöhter Bluthochdruck muss in der Regel medikamentös behandelt werden, denn er ist ein zentraler Risikofaktor für das Auftreten von Herz-Kreislauf-Erkrankungen.

Bestimmte Antihypertonika, die gegen hohen Blutdruck eingesetzt werden, können zu Fertilitätsstörungen führen, bei einigen kann es außerdem bei der Einnahme in der Schwangerschaft zu Fehlbildungen des Kindes kommen. Dies gilt nach neueren Studien vor allem bei der Einnahme von ACE-Hemmern in der Frühschwangerschaft.

In der Schwangerschaft ist Alpha-Methyldopa das Mittel der ersten Wahl. In Frage kommen auch Dihydralazin, Beta-Rezeptorenblocker (Metoprolol). Nifedipin sollte im ersten Drittel der Schwangerschaft nicht angewendet werden.

Etwa fünf Prozent aller Schwangeren entwickeln in der Schwangerschaft eine Hypertonie.

Schwangere mit hohem Blutdruck haben ein höheres Risiko für das Auftreten von Komplikationen in der Schwangerschaft. Auch das Frügeburtsrisiko ist erhöht.

Bei dauerhaften Blutdruckwerten von weniger als 110 oder 100 mmHg zu 60 mmHg mit ausgeprägten Symptomen spricht man von niedrigem Blutdruck (Hypotonie). Besonders bei längerem Stehen oder bei Hitze wird Schwangeren oft schwindelig, da das Blut dann in die Beine absackt. Dies kann auch beim schnellen Aufstehen passieren. Oft treten auch Herzrhythmusstörungen und Übelkeit auf.

Hypotonie ist eine Gefahr für Mutter und Kind. Eine Hypotonie kann zu einer unzureichenden Uterusdurchblutung führen. Außerdem werden Entwicklungsstörungen des Ungeborenen und vermehrte Komplikationen während der Schwangerschaft und Geburt beobachtet. Nicht zuletzt besteht auch eine Gefahr für das Kind durch schwindelbedingte Stürze der Mutter. Sportliche Aktivität hilft gegen niedrigen Blutdruck. Ebenfalls sollte viel Flüssigkeit zugeführt werden. Auch Kneipp-Anwendungen helfen oft.

Die Hypotonie sollte in der Schwangerschaft nur im Ausnahmefall medikamentös behandelt werden. Zu empfehlen ist eine hohe Flüssigkeitszufuhr und eine salzreiche Kost. Midodrin, Norfenefrin und Oxilofrin sollten in der Schwangerschaft nicht verwendet werden. Bei Dihydroergotamin und Etilefrin (nicht in den ersten drei Monaten) bestehen zum Teil erhebliche Risiken für den Schwangerschaftsverlauf. Alle genannten Mittel sollten auch während der Stillzeit gemieden werden.

Atopische Erkrankungen (Asthma, Heuschnupfen, Neurodermitis)

Allergische Erkrankungen nehmen in den Industrieländern weltweit zu. Man nennt sie auch atopische Erkrankungen, was auf griechisch (atopos) »unpassend, seltsam, am falschen Platz« bedeutet. Als Ursache wird unter anderem die zunehmende Belastung mit Chemikalien und Schadstoffen diskutiert. Allerdings gibt es vermutlich auch eine erbliche Komponente, da die Krankheiten in vielen Familien gehäuft auftreten.

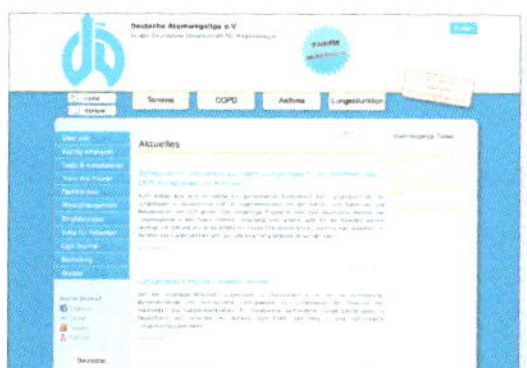

Informationen zur Asthmatherapie in der Schwangerschaft erhalten Sie unter: www.atemwegsliga.de

Bei allergischen Erkrankungen reagiert unser Immunsystem mit der Bildung von Antikörpern gegen bestimmte Stoffe. Der Körper beziehungsweise einzelne Organe sind nun gegen diese »überempfindlich«, wenn er erneut und wiederholt damit in Kontakt kommt. Allergien können sich in einer Vielzahl von Krankheitsbildern äußern, unter anderem:

- Asthma
- Hauterkrankungen, Ekzeme, Neurodermitis, Nesselausschlag (Urticaria)
- Saisonaler Heuschnupfen
- Bindehautentzündung
- Ganzjähriger Schnupfen, verstopfte Nase
- Magen- und Darmbeschwerden

Häufig treten die genannten Krankheiten gleichzeitig auf. Nicht selten entwickelt sich aus Schnupfen oder Heuschnupfen Jahre später Asthma.

Beim allergischen Schnupfen, im Volksmund auch Heuschnupfen genannt, muss zunächst geklärt werden, welche Allergene die Beschwerden hervorrufen. Therapiert wird in der Regel mit sogenannten Antihistaminika, bei verstopfter Nase kommen vor allem kortisonhaltige Präparate in Form von Nasensprays zum Einsatz. Wichtig ist es, den Kontakt mit den allergieauslösenden Stoffen zu vermeiden. Allerdings ist das bei einigen Stoffen kaum möglich.

In Frage kommt auch eine sogenannte Hyposensibilisierung, die sich über mehrere Jahre erstreckt. Dabei werden den Patienten anfangs geringe und im Verlauf der Behandlung in stärkeren Dosierungen die Allergene, die sie beeinträchtigen, verabreicht.

Asthma ist eine chronisch-entzündliche Erkrankung, die anfallsartig zu einer Verengung der Atemwege und zu Atemnot führt. Ein Asthmaanfall ist meist gekennzeichnet durch Atemnot, Kurzatmigkeit, Giemen, Reizhusten, Brustkorbverspannungen und Husten mit Schleimabsonderung. Die Anfälle unterscheiden sich in Dauer und Schweregrad. In schlimmen Fällen kann ein Anfall lebensbedrohlich sein.

Die Ursachen des Asthmaanfalls liegen in einer Überempfindlichkeit des Bronchialsystems gegen bestimmte Stoffe. Bei der großen Mehrzahl der Asthmakranken handelt es sich um allergische Reaktionen gegen Pollen, Milben oder Tierhaare. Neben dem allergischen Asthma gibt es aber auch ein nichtallergisches Asthma. Um welche Art Asthma es sich handelt, wird durch Hauttests und eine Blutuntersuchung sowie durch Provokationstests (zum Beispiel bei einer Pollenallergie) festgestellt.

Bei Asthma kommen ganz unterschiedliche Medikamente zur Anwendung, wobei man Medikamente gegen einen akuten Anfall sowie Basis- und Langzeitmedikamente unterscheidet. Basismedikamente sind sogenannte Betasympathomimetika, Langzeitmedikamente sind Kortison, Antileukotriene, Theophyllin und Cromone.

In schweren Fällen wird eine neuartige Therapie angewandt, bei der bestimmte Antikörper regelmäßig gespritzt werden müssen. Auch bei Asthma ist eine Hyposensibilisierung prinzipiell möglich.

Bei Neurodermitis werden neben einer konsequenten Hautpflege vor allem kortisonhaltige Präparate verschrieben, die aber nicht langfristig angewendet werden sollten.

Atopische Erkrankungen und Schwangerschaft

Die Wahrscheinlichkeit für eine allergische Erkrankung des Kindes steigt mit der Zahl der Betroffenen in der Familie von etwa zwei Prozent (wenn Paare keine Allergie haben) auf zehn Prozent (wenn beide unter derselben Krankheit leiden).

In der Schwangerschaft kann sich das Krankheitsbild hormonell bedingt verändern: Bei Asthma wird sowohl von Verbesserungen (bei einem Drittel der Patientinnen), vom Gleichbleiben, aber auch Verschlechterungen des

Krankheitsbildes berichtet. Frauen mit Asthma haben ein erhöhtes Risiko für eine Frühgeburt sowie für eine Präeklampsie (Schwangerschaftshypertonie), wenn die Behandlung nicht gut »eingestellt« ist. Fast alle Medikamente, die gegen allergische Erkrankungen (inklusive Asthma) eingesetzt werden, dürfen auch in der Schwangerschaft verwendet werden.

Chronische Bronchitis

Häufig wird eine chronische Bronchitis durch Infekte der Atemwege ausgelöst, vor allem aber auch durch Rauchen oder Schadstoffe. Typisch ist das morgendliche Abhusten von Bronchialschleim. Durch anhaltende Entzündungen kommt es zu einer Schwellung und Verengung der Atemwege. Im weiteren Verlauf der Krankheit werden auch Lunge und Herz angegriffen.

Wer an chronischer Bronchitis leidet, sollte als erstes aufhören zu rauchen. Ist die chronische Bronchitis nicht obstruktiv – also nicht mit dem Abhusten von Bronchialschleim verbunden – so ist eine medikamentöse Therapie meist nicht erforderlich. Es werden häufig schleimlösende Medikamente verschrieben. Bei schwerer Bronchitis werden Beta-2-Sympathomimetika, Anticholinergika, Theophyllin oder Kortison verordnet. Eine Einnahme von Kortison über einen längeren Zeitraum ist immer abzuwägen. Es werden auch Antibiotika eingesetzt, wenn etwa gleichzeitig eine bakterielle Infektion vorliegt. In sehr schweren Fällen wird auch eine Sauerstoff-Langzeittherapie durchgeführt. Eine medikamentöse Therapie bedarf in der Schwangerschaft einer strengen Indikationsstellung.

Diabetes mellitus

Diabetes mellitus wird auch Zuckerkrankheit genannt und bezeichnet eine Gruppe von Stoffwechselkrankheiten, bei denen durch den Urin Zucker ausgeschieden wird. Die Folge dieser Erkrankungen sind erhöhte Blutzuckerwerte (Hyperglykämie), die unbehandelt zu schweren Erkrankungen des Auges, der Nieren, des Herzens und der Arterien sowie der Beine führen können.

Die häufigsten Diabetesformen sind:

Diabetes mellitus Typ I, hier liegt eine Störung bzw. Zerstörung der insulinproduzierenden Zellen vor. Ohne Insulin kann der Blutzucker nicht verwertet werden, als Folge erhöht sich der Blutzuckerspiegel. Man nimmt an, dass es durch das Zusammenwirken genetischer Faktoren und Infektionen zu dieser Störung des Immunsystems kommt. Der Typ I Diabetes mellitus wird »vererbt«. Bei einem betroffenen Elternteil liegt die Wahrscheinlichkeit, dass ein Kind ebenfalls an Diabetes mellitus erkrankt bei etwa fünf Prozent, sind beide Eltern betroffen, beträgt die Wahrscheinlichkeit etwa 20 Prozent.

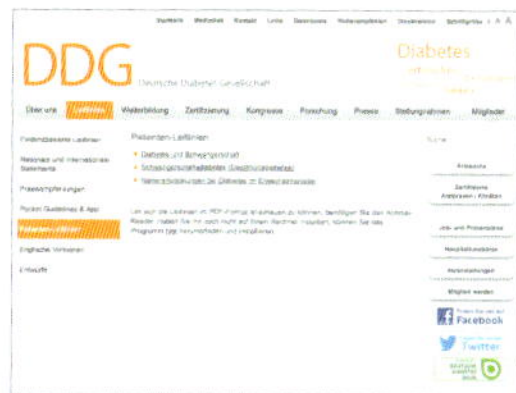

Leitlinie zu Diabetes mellitus und Schwangerschaft im Internet unter: www.deutsche-diabetes-gesellschaft.de/leitlinien/patientenleitlinien

Früher hieß es, dass Schwangere mit Diabetes mellitus Typ I häufig Kinder gebären, die später übergewichtig sind. Ein gut eingestellter Blutzucker in der Schwangerschaft und das Stillen des Kindes kann dieses Risiko deutlich verringern.

Diabetes mellitus Typ I wird mit Insulin-Injektionen behandelt. Der Insulinbedarf muss dabei jeweils individuell bestimmt und den Lebensgewohnheiten angepasst werden.

Beim **Diabetes mellitus Typ II** kommt es zu Störungen der Insulinproduktion beziehungsweise zur gestörten Insulinwirksamkeit (gestörte Insulinsekretion oder Insulinresistenz). Der Typ II Diabetes mellitus ist genetisch bedingt, wobei aber auch zahlreiche Risikofaktoren wie fettreiche Kost, Übergewicht, Bluthochdruck und Bewegungsmangel eine Rolle spielen. Es handelt sich um die häufigste Diabetesform, die vor allem im mittleren und höheren Erwachsenenalter auftritt, inzwischen aber vermehrt auch im jüngeren Alter. Die frühere Bezeichnung »Altersdiabetes« stimmt heute also nicht mehr.

Beim Diabetes mellitus Typ II müssen zunächst alle zusätzlichen Risikofaktoren ausgeschaltet oder verringert werden (zum Beispiel Übergewicht, Rauchen). Auf eine ausgewogene Ernährung sowie regelmäßige Bewegung muss geachtet werden. Der Gesundheitszustand muss kontinuierlich überwacht werden, um das Auftreten diabetesbedingter Erkrankungen schnell zu erkennen.

Diabetiker müssen für den Umgang mit der Krankheit gut geschult werden. Viele Krankenkassen bieten entsprechende Schulungen und Programme an.

Therapie: Ausgiebiger Sport, Gewichtsreduktion und fettarme Ernährung vermindern die Insulinresistenz. Der Typ II Diabetes mellitus kann sich dadurch möglicherweise zurückbilden. Zusätzlich können meist Antidiabetika in Form von Tabletten oder Tropfen eingesetzt werden.

Neben diesen beiden Formen gibt es noch weitere Diabetesarten, zum Beispiel den **Schwangerschaftsdiabetes** (Gestationsdiabetes), von dem fünf Prozent aller Schwangeren betroffen sind und der nach der Schwangerschaft meist wieder verschwindet. Die betroffenen Frauen haben jedoch ein erhöhtes Risiko von 30 Prozent, später an Diabetes mellitus zu erkranken. Sport und eine fettarme Ernährung wirken sich für den Schwangerschaftsverlauf positiv aus.

Risikofaktoren für den Schwangerschaftsdiabetes sind:

- Alter ab 40 Jahre
- Diabetes mellitus in der Familie
- Übergewicht der Schwangeren
- Hohes Geburtsgewicht von mehr als 4.000 g bei vorangegangenen Schwangerschaften
- Vorangegangene Frühgeburten
- Fehl- und Totgeburten bei vorangegangenen Schwangerschaften

Mit dem oralen Glukosetoleranztest (oGTT) kann geklärt werden, ob bei Ihnen ein Schwangerschaftsdiabetes vorliegt Dieser Test wird im Rahmen der Schwangerschaftsvorsorge in Ihrer Frauenarztpraxis angeboten. Sie sollten diesen unbedingt durchführen lassen, da jeder zweite Schwangerschaftsdiabetes ohne die genannten Risikofaktoren auftritt.

Vor Entdeckung des Stoffes Insulin konnten Diabetikerinnen nur selten ein Kind austragen. Heute können Diabetikerinnen mit sehr hoher Wahrscheinlichkeit gesunde Kinder gebären, wenn sie in und möglichst schon vor Eintritt und auch in der Schwangerschaft von Fachärztinnen und Fachärzten aus den Bereichen Diabetologie und Geburtshilfe betreut werden. Der Stoffwechsel sollte optimal eingestellt werden. Bei Diabetikerinnen ist jedoch das Risiko von verschiedenen Komplikationen im Verlauf der Schwangerschaft erhöht. So ist die Frühgeburtenrate deutlich höher als bei Schwangeren ohne Diabetes mellitus.

Empfehlung

Diabetikerinnen, die schwanger werden wollen, sollten schon vor Eintritt einer Schwangerschaft sowie in der frühen Schwangerschaft:

- **eine diabetologische Schwerpunktpraxis aufsuchen und sich dort beraten lassen**
- **gut eingestellt sein, um das Risiko von kindlichen Fehlbildungen und Fehlgeburten zu verringern**
- **sich sehr ausgewogen ernähren**
- **bei starkem Übergewicht vor der Schwangerschaft eine Gewichtsreduktion anstreben**
- **eine regelmäßige, tägliche Kontrolle des Blutzuckerspiegels durchführen**
- **Sport betreiben**
- **wenn Glukosewerte von >90 mg/dl nüchtern und >120 mg/dl zwei Stunden nach dem Essen auftreten, eine Insulintherapie erhalten. Bei eingetretener Schwangerschaft ist der Insulinbedarf anzupassen**
- **sich augenärztlich untersuchen lassen**

Antidiabetika in Form von Tabletten oder Tropfen dürfen in der Schwangerschaft grundsätzlich nicht eingenommen werden. In Frage kommt gegebenenfalls eine intensivierte Insulintherapie.

Das Vorliegen eines Schwangerschaftsdiabetes kann recht einfach mit dem oGTT ermittelt werden. Lassen Sie sich unbedingt testen.

Restless Leg Syndrom (RLS)

Das Syndrom tritt in der Allgemeinbevölkerung bei bis zu zehn Prozent auf, unter Schwangeren ist die Häufigkeit deutlich höher. Im letzten Schwangerschaftsdrittel leiden bis zu etwa 30 Prozent der Schwangeren darunter.

Die Deutsche Gesellschaft für Neurologie hat im Jahr 2012 Leitlinien für Diagnostik und Therapie des Restless-Legs-Syndrom (RLS) erarbeitet, die folgende Definition des Krankheitsbildes festschreibt:

- Missempfinden, Taubheit, Schmerzen und andere vielfältige Symptome (beispielsweise Ziehen, Spannen, Kribbeln, Wärmegefühl) vorwiegend an den Beinen (Unterschenkeln) oder anderen Extremitäten gepaart mit einem ausgeprägten Bewegungsdrang der Beine
- welcher ausschließlich in Ruhe und Entspannung auftritt
- durch Bewegung gebessert wird
- einem tageszeitlichen Rhythmus überwiegend abends und nachts unterliegt
- womit häufig Ein- und Durchschlafstörungen verbunden sind
- wodurch häufig Tagesmüdigkeit bis zur Erschöpfung besteht

RLS-Patienten leiden häufig unter verschiedenen Symptomen, die in der Abbildung oben aufgeführt sind. Die Ursache oder die Ursachen des Syndroms sind bis heute nicht geklärt. Es wird nicht ausgeschlossen, dass ein Teil der Erkrankungen auch erblich bedingt ist, wofür das familiär gehäufte Auftreten spricht.
Das RLS tritt gehäuft bei folgenden Krankheiten beziehungsweise Zuständen auf:

- Erkrankungen des Nervensystems, Depressionen und Angsterkrankungen
- spinale Erkrankungen, Multiple Sklerose
- Parkinson-Syndrome, Zöliakie, rheumatische Arthritis, Diabetes mellitus,
- entzündliche Darmerkrankungen, Nierenfunktionsstörungen, Hypertonie
- Erkrankungen der Schilddrüse

Häufigkeit der Symptome bei RLS-Patienten

Quelle: Bergmann et al. 2005

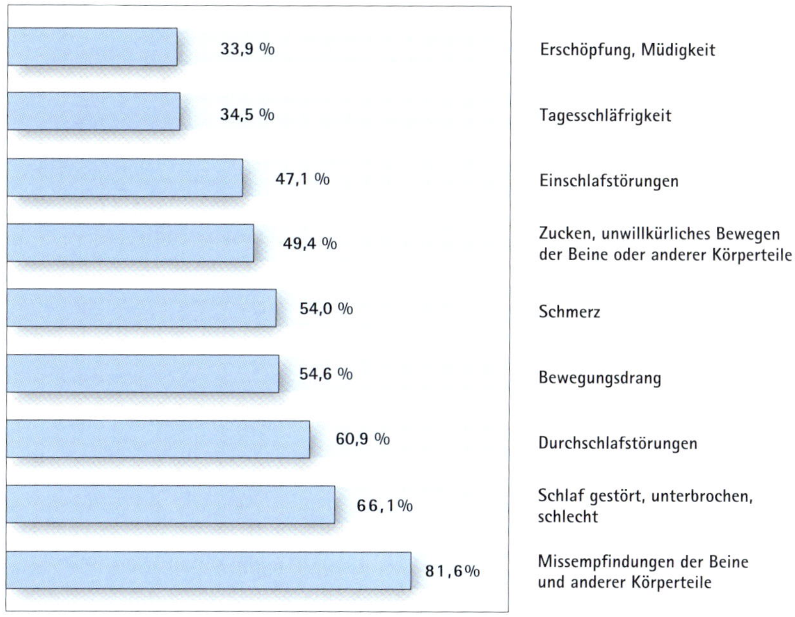

- Periodische Beinbewegungen im Schlaf
- Eisenmangel mit oder ohne Anämie
- Folsäuremangel
- Schwangerschaft

Auch einige Medikamente – insbesondere Neuroleptika und Antidepressiva – können RLS-Symptome hervorrufen oder verstärken.

Als Therapie kommen folgende nichtmedikamentöse Therapiemaßnahmen infrage:

- Massagen
- Kühlung
- Fußbäder
- Gymnastik, Dehnübungen, Bewegung vor dem Schlafengehen
- Verzicht auf Nikotin und Kaffee
- kein Alkoholkonsum

Als medikamentöse Therapie können Medikamente wie Dopaminantagonisten, Levodopa, Opiode und Antikonvulsiva (Gabapentin, Pregabalin) eingesetzt werden, die allerdings allesamt für die Schwangerschaft kontraindiziert sind, also in der Schwangerschaft nicht verwendet werden dürfen.

Kurzfragebogen zum Restless Leg Syndrom (RLS) im Internet

Es gibt kaum Studien, die die Risiken des RLS für den Verlauf der Schwangerschaft oder die Geburt untersuchen. Zwei kleinere Studien zeigen ein erhöhtes Risiko für Präeklampsie (Ramirez, J. O. et al. 2013, Dostal, M. et al. 2013) sowie für Kaiserschnittentbindungen (Vahdat, M. et al. 2013). Derzeit ist allerdings nicht davon auszugehen, dass RLS das Risiko für schwere Komplikationen erhöht.

Empfehlung

Sprechen Sie mit Ihrer Frauenärztin/Ihrem Frauenarzt über die Beschwerden. Wir empfehlen Ihnen, in jedem Fall Ihre Eisenwerte (Serum-Ferritin) untersuchen zu lassen und bei Werten unter 30 ng/ml ein ausreichend dosiertes Eisenpräparat (mind. 50 mg) zu verwenden. Einen Kurzfragebogen zur Ermittlung des Schweregrades des RLS finden Sie im Internet.

8.13 Medikamente

Verwendungshäufigkeit

Knapp 70 Prozent der Frauen im Alter zwischen 25 und 39 Jahren verwenden Arzneimittel. Dabei werden im Durchschnitt zwei Präparate verwendet. Diese Zahlen klingen hoch, aber man muss bedenken, dass die Verhütungspille in die Berechnung einbezogen ist.

Mit Ausnahme der Pille gehören Schmerzmittel, Medikamente gegen Erkältungskrankheiten und Vitaminpräparate zu den Arzneimitteln, die am häufigsten eingenommen werden. In unserer Erhebung zum Medikamentengebrauch werden beispielsweise in den letzten vier Wochen vor einer Schwangerschaft besonders häufig Schmerzmittel, Mittel gegen Hautkrankheiten, Hormone und Schilddrüsenpräparate sowie Erkältungsmittel angegeben (siehe Tabelle rechts).

Medikamente und Schwangerschaft

Unter Schwangeren herrscht die Meinung vor, dass man Medikamente in der Schwangerschaft unbedingt meiden sollte. Dies trifft natürlich zu, wenn Sie gesund sind oder nur an eher banalen Krankheiten – wie z. B. einer Erkältung – leiden. Besteht im ersten Fall gar kein Bedarf für eine Medikation, so helfen im zweiten Fall meist einfache Hausmittel.

Sollten Krankheiten oder Beschwerden aber mit einfachen Mitteln nicht besser werden oder sollte gar eine chronische Krankheit bestehen, muss natürlich auch in der Schwangerschaft gegebenenfalls medikamentös therapiert werden. Hier herrschen bei vielen Schwangeren Unsicherheiten und Ängste. Diese sind jedoch in den meisten Fällen unbegründet.

Die Arzneimittelbehörde stellt höchste Ansprüche an die Qualität und Wirksamkeit der in Deutschland zugelassenen Arzneimittel. Das Risiko für Neben- und Wechselwirkungen muss bei allen Medikamenten so gering wie möglich sein. Jedes Präparat wird vor der Zulassung daraufhin geprüft, ob es Nebenwirkungen oder mögliche schädliche Wechsel-

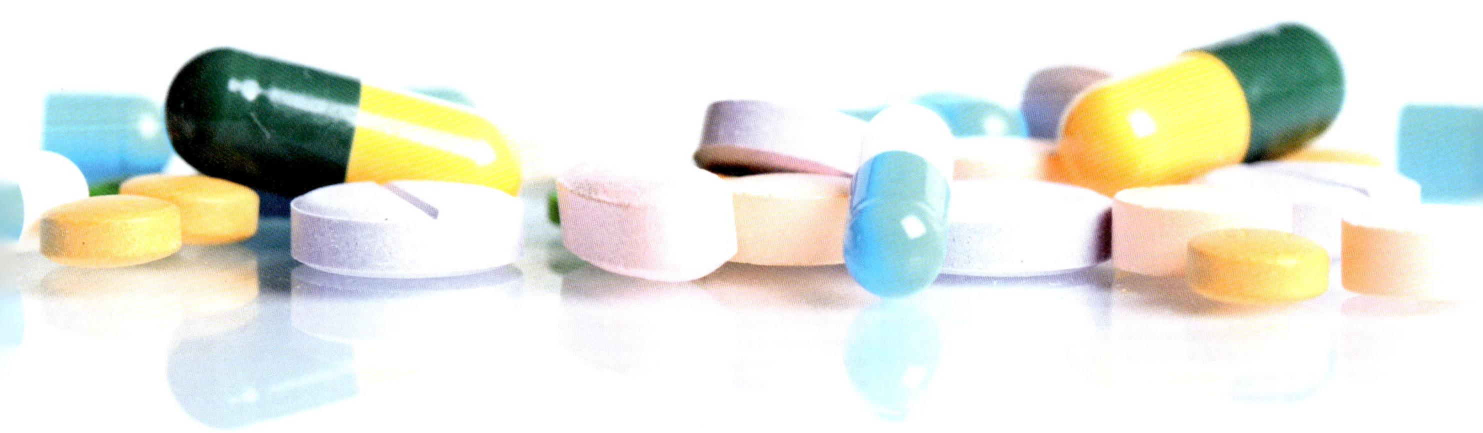

wirkungen mit anderen Arzneimitteln oder Stoffen (z. B. Alkohol) hat. Auf der sogenannten Gebrauchsinformation, auch Beipackzettel genannt, werden alle bekannten Nebenwirkungen und Wechselwirkungen aufgelistet. Lesen Sie diese immer aufmerksam durch. Häufig ist man allerdings nach dem Lesen der Gebrauchsinformation noch mehr verunsichert als zuvor.

Bei einer Medikation in der Schwangerschaft müssen vor allem die möglichen schädlichen Wirkungen des Arzneimittels auf die Gesundheit des Kindes berücksichtigt werden. Und dies ist für die Arzneimittelbehörde nicht einfach, da selbstverständlich keine Arzneimittelstudien an Schwangeren durchgeführt werden können, um eventuelle Risiken zu entdecken. Gleichwohl gibt es eine Vielzahl von Erkenntnissen aus der langjährigen nationalen und internationalen Beobachtung von Präparaten.

Regelmäßige Verwendung von Medikamenten in den letzten vier Wochen vor der diagnostizierten Schwangerschaft

Schmerzmittel	11,9 %
Mittel gegen Hautkrankheiten	8,9 %
Hormon-, Schilddrüsenpräparate	8,5 %
Erkältungs- und Grippemittel	6,4 %
Mittel gegen Allergien	3,5 %
Cortison	3,3 %
Antibiotika	3,1 %
Asthmamittel	2,4 %
Mittel gegen Akne	2,3 %
Magen, Leber, Galle, Bauchspeicheldrüse	1,4 %
Kreislaufmittel / Blutdrucksteigerende Mittel	1,2 %
Abführmittel	1,1 %
Blutdrucksenkende Medikamente	1,1 %
Beruhigungsmittel	1,0 %
Psychopharmaka	0,9 %

Quelle: BabyCare-Daten 2005 (6.016 Befragte)

Vor dem Hintergrund des Conterganskandals Anfang der 60er Jahre, wo ein Schlaf- und Beruhigungsmittel, das auch unter Schwangeren damals sehr beliebt war, zu schweren Fehlbildungen der Kinder führte, sind die Arzneimittelbehörden und auch die Firmen sehr vorsichtig geworden.

In den Beipackzetteln finden sich deshalb immer Informationen zur Verwendung in der Schwangerschaft, z. B. »kontraindiziert in der Schwangerschaft«, oder »nur bei strenger Indikationsstellung«.

Es obliegt den behandelnden Ärztinnen und Ärzten auf der Grundlage der bekannten Risiko-Informationen, die möglichen Risiken für die Gesundheit des Kindes mit der Notwendigkeit einer Medikation für die Schwangere abzuwägen. Denn ohne Zweifel müssen schwere Erkrankungen der Mutter oft auch medikamentös behandelt werden, da sie unbehandelt eventuell die Gesundheit der Mutter und auch des Kindes beeinträchtigen können.

Ist in der Schwangerschaft eine Medikation erforderlich, ist folgendes zu berücksichtigen:

- der Schweregrad der Krankheit und die Notwendigkeit einer medikamentösen Therapie
- die Schwangerschaftswoche, in der Sie sich befinden, denn die gesundheitlichen Gefahren von Medikamenten sind in den einzelnen Phasen der Schwangerschaft unterschiedlich. Eine Gefahr für eine Schädigung des Kindes besteht vor allem in den ersten zwölf Schwangerschaftswochen, wenn der Embryo seine Organe ausbildet. Gegen Ende der Schwangerschaft muss besonders genau geprüft werden, ob das Medikament zum Beispiel speziell Wehen auslöst.
- die benannten »vorgeburtlichen Risiken« des Medikaments und die oft langjährigen ärztlichen Erfahrungen in der Behandlung von Schwangeren mit einem Medikament

Bei einer notwendigen Medikation sollte in der Regel immer auf Medikamente zurückgegriffen werden, die schon lange auf dem Markt sind und sich auch in der Schwangerschaft bewährt haben.

Dies sollte Sie beruhigen, denn gemessen an der Häufigkeit der Verwendung von Medikamenten in der Schwangerschaft sind die Risiken insgesamt doch relativ gering, auch wenn diese zweifelsohne bestehen.

Während der Schwangerschaft sollten Sie Medikamente also nur auf ärztliche Verordnung oder mit ärztlicher Rücksprache einnehmen. Lesen Sie außerdem die Gebrauchsinformation, die der Medikamentenpackung beiliegt, aufmerksam durch. Falls Sie in den Wochen, bevor die Schwangerschaft bei Ihnen festgestellt wurde, viele oder stark wirkende oder Ihnen bisher unbekannte Medikamente eingenommen haben, sprechen Sie auch darüber mit Ihrer Frauenärztin/Ihrem Frauenarzt.

Wundern Sie sich allerdings nicht, wenn bei Medikamenten, die Sie schon lange einnehmen müssen, mitunter sogar die Dosis erhöht wird. Dies kann in bestimmten Fällen erforderlich sein, um sicherzustellen, dass das Medikament unter den geänderten körperlichen Verhältnissen in der Schwangerschaft wirksam bleibt.

Ob Sie gegen die Beschwerden der ersten Wochen – jede vierte Schwangere leidet in dieser Zeit unter Erbrechen – Medikamente brauchen, entscheiden Sie mit Ihrer Ärztin/Ihrem Arzt zusammen. Gleiches gilt für die Verwendung von Mineralstoff- und Vitaminpräparaten.

Etwa jede zehnte Schwangere entwickelt einen zu hohen Blutdruck. Wenn sich der Blutdruck in ambulanter Therapie nicht weit genug senken lässt, kann im Einzelfall auch ein stationärer Krankenhausaufenthalt notwendig sein, um die Schwangere auf entsprechende Medikamente einzustellen. Mit Methyldopa bestehen weltweit die längsten Erfahrungen. Nach der Schwangerschaft geht der erhöhte Blutdruck bei 90 Prozent der betroffenen Frauen von selbst wieder zurück.

Schwere Infektionskrankheiten müssen natürlich behandelt werden. Hier werden in der Regel Penicilline oder Erythromycin verwendet.

Verwendung von Schmerzmitteln in der Schwangerschaft

Schmerzmittel gehören zu den am häufigsten verwendeten Präparaten überhaupt. Auch in der Schwangerschaft kommt man manchmal nicht darum herum, auch wenn man diese nur sehr überlegt einsetzen sollte. Die bekannte Acetylsalicylsäure (ASS, Aspirin®) sollte in der Schwangerschaft allerdings nicht als Schmerzmittel eingesetzt werden.

Als Alternativen stehen Paracetamol und Ibuprofen zur Verfügung. Paracetamol ist das Mittel der ersten Wahl in der gesamten Schwangerschaft. Unlängst wurden Studien veröffentlicht (Stergiakouli, E. et al. 2016, Liew, Z. et al. 2016), die einen Zusammenhang zwischen der Einnahme von Paracetamol in der Schwangerschaft und Verhaltensstörungen sowie weiteren Krankheiten wie Hochhodenstand und Asthma beim Kind diskutieren. Das Pharmakovigilanz- und Beratungszentrum für Embryonaltoxikologie, mit dem wir bei Fragen der medikamentösen Therapie in der Schwangerschaft zusammenarbeiten, hält diese Befunde allerdings für methodisch fragwürdig. Das Zentrum fasst zusammen: »Die Ergebnisse reichen aber keineswegs aus, um die Empfehlung von Paracetamol als Analgetikum der Wahl in der Schwangerschaft aufzuheben oder einzuschränken (www.embryotox.de/aktuelles.html).«

Neben Paracetamol ist Ibuprofen ein geeignetes Schmerzmittel in der Schwangerschaft, das allerdings nur im ersten und zweiten Schwangerschaftsdrittel (bis zur 28. Woche) verwendet werden sollte.

Empfehlung

Nehmen Sie nur Medikamente, die Ihnen ausdrücklich ärztlich verordnet wurden. Wenn beim Ausfüllen des Mutterpasses die sogenannte Arzneimittelanamnese durchgeführt wird, Sie also nach der Art und Häufigkeit der Medikamentenverwendung gefragt werden, denken Sie bitte auch an:

- Medikamente aus Ihrer Hausapotheke, die Sie verwenden
- Salben, Einreibungen
- homöopathische Mittel
- medizinische Tees / Kräutertees
- Vitamin- und Mineralstoffpräparate

Medikamente mit Schädigungspotential in den ersten Schwangerschaftswochen

Bei bestimmten Arzneimittelanwendungen kann es vor allem in den ersten acht Wochen nach Befruchtung zu Schäden kommen. Dies gilt für einige Medikamente auch, wenn sie vor oder kurz vor der Schwangerschaft verwendet worden sind. Zum Teil muss eine sogenannte Karenzzeit zwischen der letzten Verwendung des Präparats und der Befruchtung liegen. Die Tabelle unten rechts listet die wichtigsten »embryotoxischen« Arzneimittel auf. Eine Therapie führt aber keineswegs zwangsläufig zu einer Schädigung.

Bei einer Behandlung im ersten Schwangerschaftsdrittel liegt das Fehlbildungsrisiko – mit Ausnahme des Thalidomid und der Retinoide – noch unter zehn Prozent.

Für einige Arzneimittel ist das Schädigungspotential in der frühen Schwangerschaft gut dokumentiert. Dies betrifft zum Beispiel die Retinoide (Vitamin-A-Abkömmlinge). Sie werden häufig zur Aknetherapie verwendet, daher ist die Einnahme dieser Medikamente bei Frauen im gebärfähigen Alter nicht selten. Retinoide – wie übrigens auch Vitamin A selbst – haben eine hohe fruchtschädigende Wirkung und bleiben auch nach der Einnahme noch eine Zeitlang im menschlichen Körper. So muss beispielsweise aufgrund des hohen Schädigungspotentials nach Einnahme des Retinoids Acitretin eine Schwangerschaft für drei Jahre sicher verhütet werden. Gefährlich ist nicht nur die Einnahme von Retinoiden. Auch bei der Verwendung von Cremes und Salben mit den Inhaltsstoffen ist eine mögliche Schädigung nicht ganz auszuschließen.

Bei Schuppenflechtemitteln, die Acitritin mit dem Stoffwechselprodukt Etretinat enthalten, muss die Therapie zwei Jahre vor einer Schwangerschaft beendet werden. Werden diese Fristen nicht eingehalten, insbesondere bei einer Behandlung bis in die Frühschwangerschaft hinein, ist mit einer Schädigung des Embryos durch Fehlbildungen in 30 bis 50 Prozent aller Fälle zu rechnen. Darüber hinaus wurden Intelligenzdefizite auch bei Kindern ohne erkennbare Fehlbildungen beobachtet.

Wenn Sie zu den Frauen gehören, die häufiger an Muskelkrämpfen leiden und diese bisher mit Medikamenten behandelten: Viele diese Medikamente enthalten Chinin. Dieser Wirkstoff darf jedoch in der Schwangerschaft nicht verwendet werden, da er das Baby schädigen kann.

ACHTUNG!
Medikamente, die in der folgenden Liste nicht genannt werden, dürfen nicht automatisch als harmlos angesehen werden.

Die wichtigsten embryotoxischen Arzneimittel

Substanz	Mögliche Schädigungen beziehungsweise vorwiegend betroffene Organe
Androgene	Maskulinisierung
Antimetabolite	multiple Fehlbildungen
Carbamazepin	Spina bifida, Herz, Gaumen, urogenitales System, Extremitäten, Dysmorphien des Gesichts
Cumarinderivate	Nase, Extremitäten
Diethylstilbestrol	Scheidenkarzinom
Lithium	Herz (Ebstein-Anomalie, sehr selten)
Misoprostol (zur versuchten Aborteinleitung)	Möbius-Sequenz, Extremitäten
Penicillamin	Cutis laxa (selten)
Phenobarbital/Primidon (antiepileptische Therapie)	Herz, Gaumen, urogenitales System, Extremitäten, Dysmorphien des Gesichts
Phenytoin	Herz, Gaumen, urogenitales System, Extremitäten, Dysmorphien des Gesichts
Retinoide	Ohr-, ZNS-, Herz-, Skelettfehlbildungen
Thalidomid	Extremitätenfehlbildungen
Trimethadion	Herz, Gaumen, urogenitales System, Extremitäten, Dysmorphien des Gesichts
Valproinsäure	Spina bifida, Herz, Gaumen, urogenitales System, Extremitäten, Dysmorphien des Gesichts
Vitamin A (>25 000 IE/Tag)	wie Retinoide

Quelle: Schaefer, C., Spielmann, H., Vetter, K., Weber-Schöndorfer, C., Arzneimittel in Schwangerschaft und Stillzeit, 8. Auflage. Urban & Fischer, München 2012

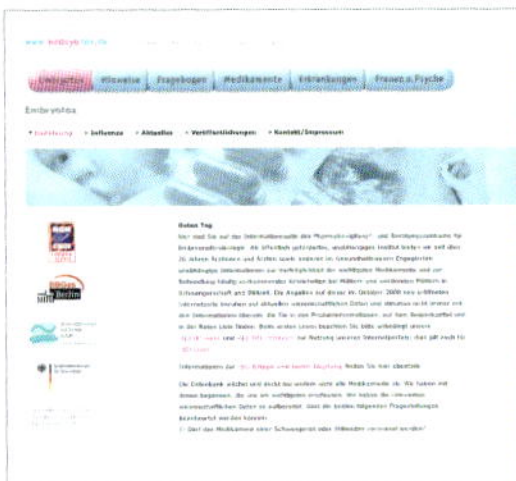

Beratung zu Arzneimitteln in der Schwangerschaft www.embryotox.de

Empfehlung

Wenn Sie eines der genannten Medikamente vor oder in der Schwangerschaft verwendet haben oder derzeit verwenden, reagieren Sie auf keinen Fall panisch. Suchen Sie Ihre Frauenärztin/Ihren Frauenarzt auf, aber setzen Sie das Präparat niemals ohne ärztliche Rücksprache ab. Das embryotoxische Beratungszentrum in Berlin bietet für Ärzte eine fachliche Telefonberatung zu Arzneimittelsicherheit in der Schwangerschaft an, so dass Ihre Ärztin/Ihr Arzt Sie dann sicher und gut beraten kann.

Wenn Sie im Fragebogen alle von Ihnen verwendeten Medikamente angeben, erhalten Sie im Auswertungsschreiben Informationen, ob möglicherweise Risiken bestehen. Geben Sie bitte die Medikamente so genau wie möglich an. Dieser einzigartige Service erfolgt in Kooperation mit dem Pharmakovigilanz- und Beratungszentrum für Embryonaltoxikologie.

8.14 Vorausgegangene Schwangerschaften mit Problemen

Frauen, die schon einmal schwanger waren und dabei medizinische Probleme hatten, leben natürlich in der großen Angst, es könnte auch beim nächsten Mal »wieder schief gehen«. Diese Angst ist verständlich, aber meist überschätzt.

Wenn Sie schon einmal ein Kind zu früh zur Welt gebracht haben, steigt die Wahrscheinlichkeit einer Frühgeburt von den üblichen neun Prozent auf 15 Prozent. Aber Sie können die Zahlen auch von der anderen Seite betrachten: Zu 85 Prozent wird es bei der anstehenden Geburt zu keiner Frühgeburt kommen. Ein optimistischer Blickwinkel unterstützt eine gesunde Reaktion des Körpers. Versuchen Sie sich das selbst dann vor Augen zu halten, wenn Sie schon zwei Frühgeburten erleiden mussten und damit die Wahrscheinlichkeit einer dritten Frühgeburt auf 32 Prozent steigt. Auch dann haben Sie noch eine 68-prozentige Chance, dass es diesmal gut geht.

Je nach Ursache der vorangegangenen Frühgeburten könnten zur Vorbeugung weitere medizinische Maßnahmen, zum Beispiel zusätzliche diagnostische Maßnahmen (bei Infektionen) oder ein Früher Totaler Muttermundverschluss (FTMV) nötig sein. Genauere Informationen hierüber finden Sie auf www.saling-institut.de.

Auch bei Frauen, die bereits ein Kind durch einen Spontanabort verloren haben, steigt die Frühgeburtenrate auf etwa 15 Prozent an. Somit besteht aber auch hier eine 85-prozentige Chance, dass es diesmal gut geht. Seien Sie also guter Hoffnung!

8.15 Genetische Erkrankungen und Pränataldiagnostik

In jeder Zelle unseres Körpers befinden sich Milliarden von Erbinformationen, verschlüsselt in der sogenannten »DNA«. Diese DNA liegt – zusammengepackt in 46 Chromosomen – im Zellkern einer jeden Zelle. Durch die unendlich vielen Kombinationsmöglichkeiten der Gene ist jeder Mensch ein Individuum, das sich von anderen unterscheidet. Eine Ausnahme stellen lediglich eineiige Zwillinge dar. Sie sind genetisch tatsächlich identisch.

Heute sind einige tausend Krankheiten bekannt, denen eine definierte Veränderung der Gene zugrunde liegt. Diese sogenannten Erbkrankheiten sind jedoch zum Glück selten. Lediglich etwa 0,5 Prozent der lebend geborenen Kinder sind von solchen Veränderungen betroffen. Sie können einerseits durch die Störung in einem einzelnen Gen bedingt sein (Beispiel: Mukoviszidose), aber auch durch das Fehlen oder eine Überzahl von ganzen Chromosomen. Ein Beispiel für eine genetische Erkrankung die durch ein überzähliges Chromosom hervorgerufen wird, ist das Down-Syndrom, bei dem das Chromosom 21 dreifach anstatt nur normalerweise zweifach auftritt. Die Erkrankung wird daher auch als »Trisomie 21« bezeichnet. Sie ist die häufigste Chromosomenstörung des Menschen.

Häufigkeit vererbbarer Krankheiten

aus Basiswissen Humangenetik (Schaaf & Zschocke, 2013), soweit nicht anders angegeben

Erkrankung	Häufigkeit
APC-Resistenz / Faktor V-Leiden	5 %
Prothrombin-Mutation	Heterozygotie 1 - 2 % (Europa)
Neuralrohrdefekte gesamt (Spina bifida, Anenzephalie etc.)	Inzidenz 0,2 -1 % (bei Geburt)
Eisenspeicherkrankheit (Hämochromatose)	1:200 (hom und compound-het) Heterozygoten-Frequenz 1:10
Hypercholesterinämie, Familiäre	Heterozygozen-Frequenz 1:500, homozygoter LDLR-Mangel 1:1.000.000
Trisomie 21	Inzidenz 1:650 (bei Lebendgeborenen); u. a. abh. vom Alter der Mutter
Fischschuppenkrankheit (Ichthyose)	X-chromosomale Form: 1:6.000 (bei Männern) Ichthyosis vulgaris (autosomal): 1:300 [www.onmeda.de]
Autismus-Spektrum-Störungen	1:100
Mukoviszidose	1:2.000 - 1:3.000; Heterozygoten-Frequenz 1:22 - 1:29
Monosomie X (Ulrich-Turner-Syndrom)	Inzidenz 1:2.500 - 1:3.000 (bei weiblichen Lebendgeborenen)
Neurofibromatose (Typ I)	1:3.000
Muskeldystrophie	Duchenne-MD:1:3.500 (bei Männern), Becker-MD:1:18.000 (bei Männern)
Hyperlipidämie Typ III	1:5.000 [Thomas, Labor und Diagnose. 8. Auflage]
Trisomie 18	Inzidenz 1:6.000 (bei Lebendgeborenen); u. a. abh. vom Alter der Mutter
Fragiles X-Syndrom = Martin-Bell-Syndrom	1:4.000 (bei Männern), 1:8.000 (bei Frauen)
Alpha-1-Antitrypsin-Mangel	1 – 2 % aller Patienten mit Lungenemphysem homozygote Form: 0,1 - 0,2 ‰ [Herold, 2013] heterozygote Form: 7 % [Herold, 2013]
Adrenogenitales Syndrom AGS (21-Hydroxylase-Mangel)	Heterozygoten-Frequenz 1:60, homozygoter Mangel 1:15.000
Trisomie 13	Inzidenz 1:10.000 - 1:20.000 (bei Lebendgeb.); u. a. abh. vom Alter der Mutter
Chorea Huntington	1:20.000 (Westeuropa)
Phenylketonurie (PKU)	1:10.000 (Deutschland)
Bluterkrankheit	Hämophilie A: 1:10.000 (bei Männern), Hämophilie B: 1:30.000 (bei Männern)
Angelman-Syndrom	1:15.000

In der Tabelle oben sind die häufigsten genetischen Erkrankungen aufgeführt. Mittlerweile können für die in der Liste aufgeführten Trisomien beim ungeborenen Kind bereits während des ersten Schwangerschaftsdrittels spezielle Tests durchgeführt werden, mit denen es möglich ist, Risikoabschätzungen zu treffen, ohne dass hierzu bei jeder Schwangeren eine Fruchtwasserpunktion (Amniozentese) oder Gewebeentnahme erforderlich ist. Möglich wurde dies durch enorme Fortschritte bei der nicht-invasiven pränatalen Diagnostik.

Seit Mitte der 1990er Jahre ist bekannt, dass Feten mit Trisomien in der 12. bis 14. SSW eine vermehrte Flüssigkeitsansammlung im Bereich des Nackens aufweisen. Man kann diese Flüssigkeitsansammlung als »Nackentransparenz« (NT) im Ultraschall nachweisen. Zusammen mit der Messung von zwei Eiweißstoffen aus dem Blut der Mutter (PAPP-A und freies ß-hCG) können so etwa 90 Prozent der Feten mit einer Trisomie 21 (Down-Syndrom) erkannt werden. Viel wichtiger erscheint jedoch die Möglichkeit mit einem unauffälligen Ergebnis bei dieser

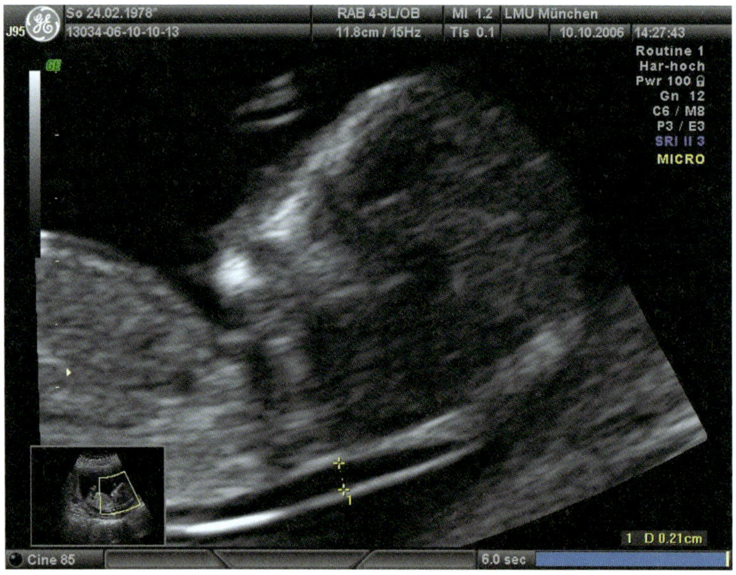

Die Nackentransparenzmessung kann Hinweise auf Chromosomenanomalien liefern

Untersuchung für das ungeborene Kind vorhersagen zu können, dass es mit einer 99,99 prozentigen Wahrscheinlichkeit NICHT von einem Down-Syndrom betroffen sein wird.

Diese Untersuchung wird auch »Ersttrimester-Screening (ETS)« genannt. Durch Untersuchung weiterer spezieller Ultraschallbefunde des ungeborenen Kindes können mit dem ETS heute sogar über 95 Prozent der Kinder mit Trisomie 21 erkannt werden. Diese speziellen Ultraschalluntersuchungen werden aufgrund des hohen Schwierigkeitsgrades der Messung jedoch nur von speziell ausgebildeten Frauenärztinnen und Frauenärzten angeboten. Auch für die Trisomien 18 und 13 ermöglicht das Ersttrimester-Screening Erkennungsraten zwischen 90 und 95 Prozent.

Weitere Informationen zum Ersttrimester-Screening im Internet unter: www.fmf-deutschland.info/de

Mit der Nackentransparenz-Messung kann auch der Verdacht auf eine Vielzahl anderer, nicht-genetischer, Erkrankungen des ungeborenen Kindes wie zum Beispiel Herzfehler geäußert werden. Nur speziell qualifizierte und zertifizierte Frauenärztinnen und Frauenärzte dürfen das ETS anbieten und durchführen. Die Zertifizierung gewährleistet bestimmte Mindeststandards bei der Messung der teilweise sehr kleinen Strukturen. So beträgt die Nackentransparenz bei gesunden Feten im Schnitt zwei Millimeter.

Beim ETS handelt es sich jedoch keineswegs um eine definitive diagnostische Prozedur. Wie bereits erwähnt beträgt die Erkennungsrate 90 bis 95 Prozent für die Trisomie 21, im Durchschnitt werden also etwa 5 bis 10 Prozent als falsch betroffen eingeschätzt. Hier wird ein erhöhtes Risiko durch das Testverfahren angegeben, jedoch ist das Kind tatsächlich nicht davon betroffen. Wie der Name bereits verdeutlicht, handelt es sich um ein Screeningverfahren, bei dem ein individuelles Risiko, also die Wahrscheinlichkeit für das Vorliegen einer kindlichen Chromosomenstörung ermittelt wird. Eine Chromosomenstörung kann dabei nicht diagnostiziert werden.

Im Fall eines positiven (auffälligen) Ergebnisses muss durch eine Analyse des kindlichen Erbguts (Chromosomenanalyse) geklärt werden, ob die vermutete Chromosomenstörung tatsächlich vorliegt, bevor ein Schwangerschaftsabbruch eingeleitet werden darf.

Für die Chromosomenanalyse ist es derzeit noch notwendig, über eine Fruchtwasserpunktion oder eine Gewebeentnahme aus dem Mutterkuchen kindliche Zellen zu gewinnen.

Bei dieser Prozedur beträgt das Risiko, dass durch die Punktion die Schwangerschaft unterbrochen wird, etwa 0,5 bis ein Prozent.

Wie alle Screeningverfahren weist auch das ETS falsch positive Befunde auf, also Fälle mit einem erhöhten Risiko, ohne dass eine Chromosomenstörung zugrunde liegt. Die Rate an auffälligen Befunden beträgt beim ETS etwa drei bis fünf Prozent, also jede 20. bis 30. Schwangere erhält ein Ergebnis mit einem erhöhten (auffälligen) Risiko für eine Trisomie 21. Bei den allermeisten Schwangeren bestätigt sich ein auffälliges Ergebnis durch die anschließende Chromosomenanalyse jedoch nicht.

Die Ende 2011 eingeführten Tests auf kindliche Chromosomenstörungen aus dem mütterlichen Blut, sogenannte nicht invasive Pränataltests (NIPT), ermöglichen eine erhebliche

Verfahren zum Screening auf oder zum Nachweis/Ausschluss von genetischen Erkrankungen

Methode	Zielsetzung	Bemerkungen
Nicht-invasive Verfahren		
Ersttrimester-Screening (ETS) (Messung der NT und ggf. weiterer Marker mittels Ultraschall + PAPP-A und freies ß-hCG aus dem mütterlichen Blut)	Ermittlung der Wahrscheinlichkeit für einige fetale Chromosomenstörungen. Häufig kombiniert mit frühem Organ-Screening des ungeborenen Kindes	Screening-Verfahren in SSW 12 – 14, Detektionsrate für Trisomie 21 ca. 90-95 %, Falsch-Positivrate ca. 3-5 %
Triple-/Quadruple-Test	Ermittlung der Wahrscheinlichkeit für eine fetale Trisomie 21.	SSW: 14+0 bis 19+6. Detektionsrate nur ca. 65 % (Triple-Test) bis 80 % (Quadruple-Test). Falsch-Positivrate ca. 5 %
Integriertes Screening	Kombination aus Ersttrimester-Screening und Quadruple-Test zur Ermittlung der Wahrscheinlichkeit für eine fetale Trisomie 21.	Erkennungsrate für Trisomie 21 ca. 95 %, Falsch-Positivrate: ca. 5 %. Durchführung in zwei Schritten: SSW 12-13 + SSW 15-18
Analyse freier fetaler DNA im mütterlichen Blut (NIPT)	Weitgehender Ausschluss bestimmter fetaler Chromosomenstörungen	Erkennungsrate für Trisomie 21 ca. 99 %. Je nach Testverfahren können auch weitere Chromosomenstörungen mit unterschiedlicher Zuverlässigkeit nachgewiesen/ausgeschlossen werden. Falsch-Positivrate: 0,1 – 0,3 %
Ultraschall	Ausschluss bzw. Nachweis fetaler Anomalien, Hinweise auf Chromosomenstörungen	
Invasive Verfahren		
Amniozentese (Fruchtwasserpunktion)	Methode zur Gewinnung von fetalen Zellen aus dem Fruchtwasser	Möglich ab SSW 16 Abortrisiko ca. 0,5 – 1 %
Chorionzottenbiopsie (CVS)	Methode zur Gewinnung von fetalen Zellen aus der Plazenta (Mutterkuchen)	Möglich ab SSW 11 Abortrisiko ca. 0,5 – 1 %
Chordozentese (Nabelschnurpunktion)	Methode zur Gewinnung von fetalem Blut aus der Nabelschnur	Möglich ab SSW 18
Chromosomenanalyse (Karyotypisierung) nach Gewinnung von fetalen Zellen	Ausschluss struktureller und numerischer Chromosomenanomalien (z. B. Trisomien, Monosomien)	Definitives, diagnostisches Verfahren. Heute zumeist als Bestätigungstest bei auffälligem Screening oder bei familiär bekannten Chromosomenstörungen eingesetzt

Verbesserung der Aussagekraft der pränatalen Risikoabschätzung (für Trisomien). So konnte durch diese Tests einerseits die Erkennungsrate für die Trisomie 21 auf etwa 99 Prozent gesteigert werden und gleichzeitig die Treffsicherheit stark verbessert werden. Für diese Testverfahren liegt die Falsch-Positivrate teilweise unter 0,1 Prozent, d. h. nicht einmal jede 1.000. Schwangere erhält ein falsch-positives Testergebnis.

Bei diesen Tests werden Bruchstücke der kindlichen DNA, welche im Blut der Mutter zirkulieren, vervielfältigt und anschließend bezüglich der Menge des infrage kommenden Chromosoms untersucht. Trotz der hervorragenden Aussagekraft der neuen Verfahren handelt es sich immer noch um eine Risikoabschätzung. Ein positives Ergebnis muss somit weiterhin durch eine Chromosomenanalyse des ungeborenen Kindes

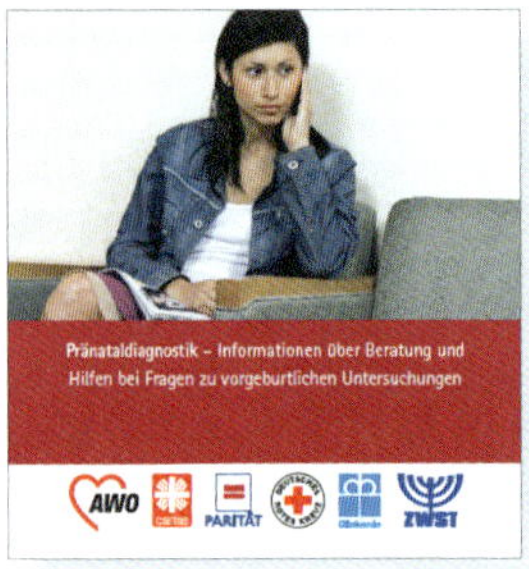

Hinweise zu Beratungsstellen finden Sie in der Broschüre Pränataldiagnostik bei www.bzga.de – Rubrik Familienplanung.

abgeklärt werden. Bisher werden die Kosten für diese Testverfahren, ebenso wie für das ETS nicht von den gesetzlichen Krankenkassen übernommen.

Bitte beachten Sie, dass trotz deutlicher Fortschritte in der Ultraschall- und genetischen Diagnostik etliche organische und genetische Störungen Ihres Kindes nicht vor der Geburt erkannt werden können und auch eine noch so aufwendige Diagnostik ein gesundes Kind nicht garantieren kann. Wichtig ist für Sie und Ihren Partner zu wissen, dass alle oben genannten Untersuchungen freiwillig sind. Im Falle eines positiven Befundes müssen Sie und Ihr Partner entscheiden, ob Sie das Kind austragen oder einen Schwangerschaftsabbruch durchführen lassen.

Frühe Diagnose von Erbkrankheiten

Während Menschen mit einigen der oben beschriebenen Chromosomenstörungen (beispielsweise Trisomie 21 (Männer), aber auch Monosomie X) in aller Regel unfruchtbar sind, also keine Kinder bekommen können, werden andere in der Abbildung auf Seite 155 aufgeführten Erbkrankheiten mit einer bestimmten Wahrscheinlichkeit an die Nachkommen weitergegeben.

Ist in einer Familie eine bestimmte Erbkrankheit bekannt, kann heute vorgeburtlich abgeklärt werden, mit welcher Wahrscheinlichkeit das ungeborene Kind die Erkrankung geerbt hat. Für eine zuverlässige Abklärung ist derzeit weiterhin eine Fruchtwasseranalyse oder eine Gewebeentnahme notwendig. Tests aus dem mütterlichen Blut sind nach heutigem Stand, außer für die Erkennung der Trisomien, noch nicht genau genug. Falls in Ihrer Familie eine gravierende Erbkrankheit (wie zum Beispiel Mukoviszidose) vorliegt, sollten Sie einen Facharzt für Humangenetik oder einen Arzt mit der Zusatzbezeichnung »Medizinische Genetik« zu Rate ziehen.

Schwangere und ihre Partner, die die genannten Untersuchungen in Erwägung ziehen, sollten sich bei Schwangerschaftsberatungsstellen und Fachärztinnen/Fachärzten für Humangenetik eingehend über Nutzen und Risiko der Untersuchungen informieren. Sie müssen sich dabei auch mit den möglichen Folgen auseinandersetzen, falls das Risiko bestätigt wird. Um es noch klarer zu sagen: Sie und Ihr Partner müssen zusammen mit Ihrer Frauenärztin/Ihrem Frauenarzt eine Entscheidung treffen. Entweder Sie verzichten auf diese Untersuchungen und nehmen die Geburt eines möglicherweise kranken oder behinderten Kindes in Kauf. Oder Sie lassen derartige Untersuchungen vornehmen und müssen sich bei einem positiven Befund mit der Frage auseinandersetzen, ob Sie das Kind austragen oder einen Schwangerschaftsabbruch vornehmen lassen. Im übrigen haben Sie keine Garantie, ein Kind ohne Behinderungen zu gebären, wenn sie diese Untersuchungen durchführen lassen. Alles in Allem: Keine einfache Entscheidung.

Das seit dem Jahr 2010 in Kraft getretene Gendiagnostikgesetz (GenDG) legt fest, dass eine humangenetische Analyse zu medizinischen Zwecken nur vorgenommen werden darf, wenn die betroffene Person in die Untersuchung schriftlich eingewilligt hat. Das bedeutet, dass Sie vor jeder genetischen Untersuchung alle Sie betreffenden Fragen klären sollten, um zu entscheiden, ob Sie die Untersuchung durchführen lassen oder nicht. Die behandelnde, verantwortliche Stelle (Ärztin/Arzt) wird über Wesen, Bedeutung und Tragweite der jeweiligen Untersuchung aufklären und dies schriftlich dokumentieren. Es gibt auch ein Recht auf Nichtwissen!

8.16 Parodontitis

Früher hieß es im Volksmund, dass jede Schwangerschaft die Frau einen Zahn kostet. Dies dürfte heute bei regelmäßigem Zähneputzen, guter Mundhygiene, vernünftiger Ernährung und einem zweimal jährlichen Zahnarztbesuch nicht mehr so sein.

Verschiedene epidemiologische Untersuchungen vorwiegend aus den USA zeigen allerdings einen Zusammenhang zwischen der Parodontitis und einer erhöhten Frühgeburtenrate. Auch auf der Grundlage der BabyCare-Daten ist die Frühgeburtenrate unter Schwangeren, die wegen einer Parodontitis in zahnärztlicher Behandlung waren, leicht erhöht. Auf der Grundlage einer Metaanalyse, also einer zusammenfassenden Bewertung verschiedener Studien, die untersuchten, ob eine Behandlung der Parodontitis die Rate der Frühgeburten tatsächlich verringert, ergab sich ein positiver Effekt, der allerdings noch statistisch zufällig war (Rosa, M. I. et al. 2012).

In welchem genauen Zusammenhang die schädlichen Bakterien im Mund (vor allem Mutans-Streptokokken) mit der Frühgeburt stehen, ist allerdings noch weitgehend ungeklärt. Gesichert ist aber, dass Infektionen in der Schwangerschaft und allgemein Entzündungsherde das Risiko von Fehl- und Frühgeburten erhöhen. Dies gilt vor allem auch für Vaginalinfektionen.

Angesichts dieser Befunde können wir Ihnen nur empfehlen, insbesondere vor, aber auch in der Schwangerschaft Ihre Zähne und Ihr Zahnfleisch überprüfen und wenn nötig behandeln zu lassen. Eine gute und zahnärztlich begleitete Mundhygiene, wie die professionelle Zahnreinigung durch eine zahnmedizinische Prophylaxehelferin, kann gesundheitliche Probleme für Mutter und Kind sicher verringern.

8.17 Krankheit des Partners

Natürlich kann es auch riskant für Ihre Schwangerschaft werden, wenn nicht Sie krank werden, sondern jemand in Ihrer unmittelbaren Umgebung. Sprechen Sie mit Ihrer Frauenärztin/Ihrem Frauenarzt darüber, wenn Ihr Partner oder jemand in der Familie ernsthaft erkrankt. Auch durch das Verhalten Ihres Partners können Risiken entstehen oder vermindert werden. Offensichtlich ist dies, wenn es um das Rauchen und die sexuelle Treue geht.

Info

Überblick: Wie werden Krankheiten vererbt?

Der menschliche Zellkern besteht aus 23 Chromosomenpaaren, die Tausende von genetischen Informationen enthalten. Bei der Fortpflanzung trennen sich die Chromosomenpaare und das Kind bekommt je einen Chromosomenstrang des Vaters und der Mutter. Wir bezeichnen diese hier mit A und B. Eine der genetischen Informationen ist jedoch immer stärker als die andere. Liegt z. B. bei A eine Genmutation vor, die zu einer vererbbaren Krankheit führt und ist A stärker als B, so tritt die Erkrankung auf.
Ist B stärker, ist der Betroffene zwar ein Erbträger, erkrankt selbst jedoch nicht an der Krankheit. Ob eine Genmutation also überhaupt vererbt wird und ob das Kind im Falle einer Vererbung erkrankt oder nur Erbträger ist, hängt von unterschiedlichen Faktoren ab, dessen Kombinationen und möglichen Ausgänge im Folgenden beschrieben werden.

Kombination 1: Eine erkrankte Person oder ein Erbträger (AB) bekommt mit einer gesunden Partnerin/einem gesunden Partner (BB) ein Kind (Eltern AB + BB). Daraus ergeben sich rechnerisch vier mögliche Konstellationen:

AB AB BB BB

Bei A stärker als B (Elternteil AB ist krank) spricht man von einem autosomal dominanten Erbgang. Bei den Konstellationen AB (50 Prozent der Kinder) bricht die Erkrankung aus, 50 Prozent (BB) sind völlig gesund.
Bei B stärker als A (Elternteil AB ist Träger), spricht man von einer autosomal rezessiven Vererbung. Alle Kinder wären gesund, jedes zweite Kind dennoch ein Erbträger.

Kombination 2: Eine erkrankte Person oder ein Erbträger (AB) bekommt mit einer Partnerin/einem Partner mit dem gleichen Gendefekt (AB) ein Kind (Eltern AB + AB):

AA AB BA BB

Bei A stärker als B bricht die Erkrankung bei 75 Prozent der Kinder (AA, AB, BA) aus, 25 Prozent (BB) sind völlig gesund.
Bei B stärker als A bricht nur bei AA (25 Prozent der Kinder) die Erkrankung aus, 50 Prozent sind Erbträger (AB) und 25 Prozent der Kinder sind völlig gesund (BB).

Kombination 3: Eine erkrankte Person (AA) bekommt mit einer gesunden Partnerin/einem gesunden Partner (BB) ein Kind (Eltern AA + BB):

AB AB AB AB

Bei A stärker als B: Alle Kinder sind krank.
Bei B stärker als A: Alle Kinder sind gesund, aber alle sind Erbträger.

Kombination 4: Eine erkrankte Person (AA) bekommt mit einer Partnerin/einem Partner, die/der ebenfalls erkrankt oder Träger (AB) ist, ein Kind (Eltern AA + AB):

AA AB AA AB

Bei A stärker als B: Alle Kinder sind krank.
Bei B stärker als A: 50 Prozent der Kinder erkranken und 50 Prozent sind Erbträger.

Empfehlung

Die Schwangerschaft ist eine gute Zeit, gesundheitliche Risiken, die beide betreffen (zum Beispiel das Rauchen), gemeinsam zu vermindern. Sprechen Sie mit Ihrem Partner darüber.

8.18 Zwillinge

Mehrlingsschwangerschaften sind selten: Auf ungefähr 85 Geburten kommt unter natürlichen Bedingungen eine Zwillingsschwangerschaft, auf 85x85 Geburten kommt eine Drillingsschwangerschaft und auf 85x85x85 Geburten eine Vierlingsschwangerschaft (HELLINsche Regel). Diese Regel wird jedoch durch Hormonbehandlungen und assistierte Reproduktion (IVF) zunehmend außer Kraft gesetzt.

Nach Kinderwunschbehandlung kommt es viel häufiger zu Mehrlingsschwangerschaften. Fast jede fünfte Schwangerschaft nach Kinderwunschbehandlung ist heute in Deutschland eine Mehrlingsschwangerschaft.

Die Wahrscheinlichkeit Mehrlinge zu bekommen liegt bei natürlich eingetretenen Schwangerschaften knapp unter zwei Prozent. So gab es unter den 650.000 Geburten im Jahr 2012 etwa 12.000 Mehrlingsschwangerschaften. Es werden pro Jahr ungefähr 23.000 Zwillinge und etwa 700 höhergradige Mehrlinge geboren. Von den etwa 23.000 Zwillingen sind ungefähr 33 Prozent eineiig und 66 Prozent sind zweieiige Zwillinge.

Zwilling ist nicht gleich Zwilling

Eineiige Zwillinge entstehen aus einer Eizelle, die durch ein Spermium befruchtet wird und sich bei der ersten Zellteilung im Verlauf der Embryonalentwicklung in zwei Embryonalanlagen teilt. Die Kinder haben also identische Erbanlagen, haben das gleiche Geschlecht und sie sehen sich sehr ähnlich.

Zweieiige Zwillinge entstehen aus zwei separaten Eizellen, die durch zwei verschiedene Spermien befruchtet werden. Sie sind genetisch unterschiedlich. Die Kinder können gleich- oder verschiedengeschlechtlich (im Verhältnis 1:1) sein und ähneln sich wie normale Geschwister. Infolge der mechanischen und der funktionellen Mehrbelastung kommt es bei Zwillings- und in noch stärkerem Maße bei Mehrlingsmüttern leider häufiger zu Schwangerschaftsbeschwerden und es kommt auch vermehrt zu ernsteren Problemen, wie beispielsweise zur Präeklampsie (im Volksmund »Schwangerschaftsvergiftung«). Diese kann sich durch Bluthochdruck, Übelkeit, starke Ödeme (Wassereinlagerungen) oder Eiweißausscheidung im Urin äußern.

Schwangerschaftsverlauf und -betreuung

Bei Zwillingsschwangerschaften kommt es häufiger zu vorzeitiger Wehentätigkeit und zur vorzeitigen Öffnung des Muttermundes. Es besteht dann auch die Gefahr einer Frühgeburt. Fast jede zweite Mehr-

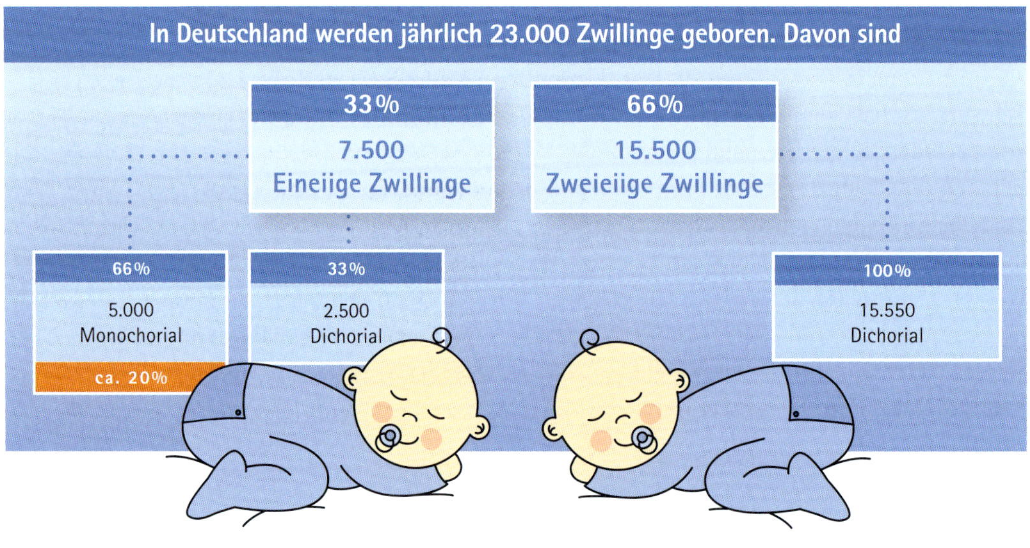

lingsschwangerschaft endet vor Ablauf der 37. Schwangerschaftswoche als Frühgeburt.

Mehrlingsschwangerschaften werden deshalb besonders aufmerksam ärztlich begleitet. Bis zur 28. Schwangerschaftswoche sind 14-tägige Vorsorgetermine wichtig, danach wöchentliche. Nur so kann zum Beispiel eine vorzeitige Muttermundsreifung rechtzeitig erkannt werden. Da Zwillinge gelegentlich unterschiedlich wachsen, sollten regelmäßige Ultraschalluntersuchungen durchgeführt werden, in der Regel alle zwei Wochen, in besonderen Fällen auch häufiger.

Da auch eine Mehrlingsgeburt etwas Besonderes ist, sollten Sie sich eine große Geburtsklinik für die Entbindung aussuchen, die Erfahrung mit Mehrlingsgeburten hat (siehe Kap. 9.3). Da Zwillinge und besonders Drillinge häufig früher zur Welt kommen, ist es auch wichtig, dass an die Geburtsklinik eine spezialisierte Kinderklinik angeschlossen ist. Nur so ist eine optimale Versorgung von Mutter und Kindern möglich. Stellen Sie sich rechtzeitig in einer solchen Klinik (Perinatalzentrum) vor.

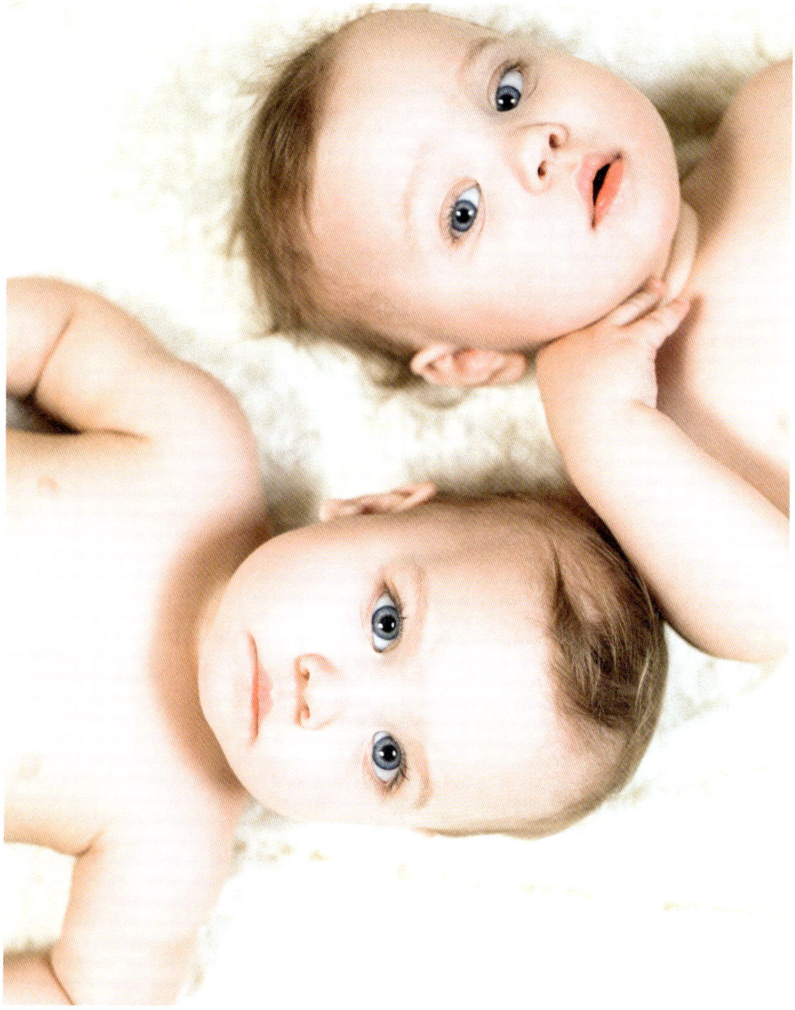

Besondere Probleme

Klinisch kann bei einer Zwillingsschwangerschaft die Frage, ob es sich um eineiige oder zweieiige Zwillinge handelt, nicht sicher bestimmt werden. Zunächst muss die Zwillingsdiagnose gestellt werden. Dies geschieht etwa in der sechsten bis achten Schwangerschaftswoche durch Ultraschall.

Für den Verlauf der Schwangerschaft und die Schwangerschaftsbetreuung macht es zunächst keinen Unterschied, ob Sie eineiige oder zweieiige Zwillinge bekommen. Allerdings unterscheiden sich Zwillings- und Mehrlingsschwangerschaften in Bezug auf mögliche Komplikationen beim Heranwachsen der Kinder dahingehend, ob sie sich eine Placenta (Mutterkuchen) teilen müssen, also monochorial sind, oder jeweils über eine eigene Placenta verfügen, also dichorial sind. Dies kann bis zur 12. bis 14. Schwangerschaftswoche recht sicher festgestellt werden, danach wird es viel schwieriger oder ist überhaupt nicht mehr möglich.

Wenn Sie wüssten, dass Sie zweieiige Zwillinge bekommen, bräuchten Sie sich über zusätzliche Risiken keine Sorgen zu machen, da alle zweieiigen Zwillinge einen eigenen Mutterkuchen haben, also dichorial sind. Bei eineiigen Zwillingen tritt es jedoch zu zwei Dritteln auf, dass die Kinder monochorial sind, sich also einen Mutterkuchen teilen müssen. Nur bei 33 Prozent wird ein eigener Mutterkuchen gebildet.

Insgesamt sind somit etwa 20 Prozent aller Zwillingsschwangerschaften monochorial. Bei diesen treten dadurch leider häufiger Komplikationen auf als bei den anderen Zwillingsschwangerschaften.

Zwillingsschwangerschaft: durch Kinderwunschbehandlung immer häufiger

Die genannten erhöhten Komplikationen bei monochorialen Zwillingsschwangerschaften haben ihre Ursache darin, dass sich die Kinder einen Mutterkuchen teilen müssen. So kann:

- der Anteil des Mutterkuchens ungleich aufgeteilt sein
- eine Gefäßverbindung zwischen beiden Placentateilen bestehen, die ungleich groß ist, so dass Blut vom Kreislauf des einen Kindes in den Kreislauf des anderen Kindes gepumpt wird
- die Blutverteilung und damit die Versorgung mit Sauerstoff und Nährstoffen ungleich sein, so dass es zu einer Blutarmut (Anämie) eines Kindes führen kann, das andere Kind leidet unter zu viel Blut (Polyglobulie).
- Zudem kommt es häufig dazu, dass die Fruchtwassermenge ungleich verteilt ist. Diese Gefäßverbindung im gemeinsamen Mutterkuchen wird auch als Zwillingstransfusionssyndrom bezeichnet, das bei etwa zehn Prozent der monochorialen Zwillingsschwangerschaften auftritt.

Diese Komplikationen können durch eine engmaschige Überwachung der Schwangerschaft durch Ultraschall rechtzeitig erkannt und in vielen Fällen gut behandelt werden. Werden solche Veränderungen nicht erkannt, kommt es gehäuft zum Verlust der Kinder.

Moderne Behandlungsverfahren in Perinatalzentren, wie die wiederholten Fruchtwasserentlastungen oder auch die Durchtrennung der Gefäßverbindungen im Mutterkuchen zwischen den beiden Kindern mit Laser, haben die Chancen für ein gesundes Überleben beider Kinder deutlich verbessert.

Geburtsmodus

Wie der Geburtsmodus aussieht, hängt vom Einzelfall ab und wird vorher genau mit Ihnen besprochen. Bei Drillingen oder Vierlingen wird man Ihnen fast immer zu einem Kaiserschnitt raten. Liegt bei Zwillingen das erste Kind in Schädellage (also mit dem Kopf nach unten), so können die Kinder ganz normal geboren werden. Die Schwangerschaft sollte mindestens 34 Wochen alt sein und die Kinder sollten mindestens auf zwei Kilo geschätzt sein. Außerdem sollte das zweite Kind nicht wesentlich größer als das erste Kind sein. Liegt das erste Kind in Beckenendlage oder sind die Kinder noch sehr klein, so wird meistens ein Kaiserschnitt empfohlen.

Stillen

Prinzipiell können Mehrlinge sehr gut gestillt werden. Die Mehrzahl der Mehrlingsmütter kann die Mehrlinge voll stillen, auch wenn es anfangs nicht immer einfach ist. Bei Mehrlingen gelten beim Stillen im Grunde genommen die gleichen Regeln und Tricks wie bei Einlingen.

Durch zwei oder drei Babys wird ein doppelter oder dreifacher Saugreiz auf die Brustwarzen ausgeübt und dementsprechend auch mehr Milch produziert: Die Nachfrage regelt hier das Angebot. Legen Sie die Kinder häufig an. Nach der Geburt steht Ihnen zu Hause die Betreuung durch eine Hebamme zu.

Bei Zwillingsgeburten ist es auf jeden Fall sinnvoll, über die gesetzlichen zehn Tage hinaus die Betreuung durch eine Hebamme in Anspruch zu nehmen. Sprechen Sie darüber mit Ihrer Hebamme und auch mit Ihrer Frauenärztin/Ihrem Frauenarzt. Die Krankenkasse übernimmt in aller Regel die Kosten. Suchen Sie sich rechtzeitig eine Hebamme, die möglichst auch in Ihrer Nähe wohnt!

8.19 Mehrfache Risiken – eine Übersicht

Was passiert eigentlich, wenn mehrere Risiken gleichzeitig vorliegen? Verdoppelt und verdreifacht sich dann die Gefahr? Auf diese Fragen gibt es bis heute keine wissenschaftlich gesicherten Antworten.

Die Abbildung unten gibt einen Überblick über alle Risiken, die zu einer Frühgeburt und anderen Komplikationen führen können. Die Höhe des Risikos ist mit Sternen gekennzeichnet. Drei Sterne bedeuten, dass Frauen, die diesen Risikofaktor aufweisen, eine bis zu dreifach erhöhte Wahrscheinlichkeit für Komplikationen haben im Vergleich zu Frauen, die diesen Risikofaktor nicht haben.

Bei zwei Sternen ist das Risiko etwa doppelt so hoch, bei einem Stern leicht erhöht. Bei einem Stern in Klammern kann die Höhe des Risikos auf der Grundlage des derzeitigen Forschungsstandes nicht exakt angegeben werden.

Dazu ein Beispiel: Rauchen hat drei Sterne. Die durchschnittliche Frühgeburtenrate in Deutschland liegt bei Nichtraucherinnen bei sechs Prozent (siehe Kapitel 8.2), bei rauchenden Schwangeren beträgt sie 14 Prozent. Ihr Risiko ist also um den Faktor 2,33 erhöht.

Zum Begriff »Risiko« hier noch einmal ein ausführlicher Hinweis: Ein Risiko ist eine Wahrscheinlichkeitsaussage und keine sichere persönliche Voraussage für Sie. Zur Veranschaulichung werfen wir einen Blick auf das Würfeln: Nach der Wahrscheinlichkeit würfeln Sie bei jedem sechsten Versuch eine Sechs. Das ist aber eine rechnerische Aussage, die sich als Durchschnittswert nur bestätigt, wenn Sie sehr sehr oft würfeln. In der Wirklichkeit kommt ein Sechser mal sofort, mal lässt er auf sich warten.

Dennoch lohnt es sich natürlich, Risiken zu verringern, um Schwangerschaftskomplikationen zu vermeiden. Sie machen damit sozusagen den Würfel auf einer Seite ein bisschen schwerer. Und bedenken Sie, dass selbst beim Vorliegen von Risiken die Wahrscheinlichkeit, dass Sie ein gesundes Kind gebären, in der Regel immer noch über 90 Prozent beträgt.

Die in der Abbildung rechts genannten Einschätzungen der Risiken beziehen sich im Übrigen auf Beispiele, bei denen das jeweilige Risiko in ausgeprägtem Umfang vorhanden ist.

Beim Risikofaktor »starkes Übergewicht« wurden zum Beispiel Untersuchungen von sehr stark übergewichtigen schwangeren Frauen zugrunde gelegt. In den meisten Fällen dürfte die Höhe des Risikos geringer sein als in der Tabelle genannt.

8.20 Angst vor Komplikationen? Sie sind viel seltener, als Sie denken ...

Wer hätte nicht Angst davor, dass etwas schief gehen könnte? Aber lassen Sie sich an dieser Stelle noch einmal beruhigen: Wirklich ernste Komplikationen kommen mit Ausnahme der Fehlgeburt (siehe Kapitel 8.25) äußerst selten vor.

Schwangerschaftsrisiken für Frühgeburten (geordnet nach der Höhe des Risikos)

Vorausgegangene Frühgeburt	***
Vaginalinfektionen	***
Medizinische Komplikationen in der späten Schwangerschaft (z. B. Ablösung des Mutterkuchens)	***
Rauchen	***
Erbliche Belastungen[2]	*/**/***
Vorausgegangener Spontanabort	**
Überhöhter Alkoholkonsum	**
Schwangerschaftsalter 40 Jahre und älter	**
Mehrere Sexualpartner	*/**
Starke psychische Belastungen in der Schwangerschaft	*/**
Schwangerschaftsalter 35 bis 40 Jahre	*
Starkes Übergewicht	*
Drogenkonsum	*
Ernährungsmangel, Ernährungsfehler	*
Überhöhter Kaffeekonsum	*
Chronische Krankheiten (z. B. Diabetes mellitus, Asthma)	*
Parodontitis	(***)
Chemikalien/Umweltbelastungen[1,2]	(*)
Medikamente[1]	(*)
Kein Sport	(*)
Leistungssport (ungeeignete Sportarten)	(*)
Starkes Untergewicht	(*)

1 = Hängt von der Art und Stärke der Substanzen ab
2 = Erhöhtes Fehlbildungsrisiko

(*) Hinweise auf ein leicht erhöhtes Risiko
(***) noch zu bestätigen, noch nicht vollständig gesichert

Art und Häufigkeit von Schwangerschaftskomplikationen

Art	Durchschnittliche Häufigkeit
Müttersterblichkeit	0,005 %
Kinder mit Fehlbildungen (z. B. Lippen-, Kiefer-, Gaumenspalten, im Volksmund: Hasenscharte, Wolfsrachen)	0,15 %
Down-Syndrom (Trisomie 21)	0,15 %
Tot geborene Kinder	0,3 %
Extrem Untergewichtige (<1.000 Gramm)	0,4 %
Säuglingssterblichkeit	0,7 %
Genetisch bedingte Fehlbildungen und Krankheiten	<1 %
Sehr Untergewichtige (<1.500 Gramm)	1 %
Sehr früh Geborene (vor 32 (+0) Wochen)	1,2 %
Kind zu klein (Größe)	2 %
Neu auftretender Diabetes mellitus der Schwangeren	5 %
Untergewichtige (<2.500 Gramm)	6 %
Frühgeborene (vor 37 (+0) Wochen)	**9 %**
Neu auftretender Bluthochdruck bei der Schwangeren	10 %
bei Erstgebärenden	15 %
Fehlgeburten	ca. 20 %

Leichtere Gefährdungen dagegen gibt es hin und wieder. Möglicherweise kann zum Beispiel plötzlich Schwangerschaftsdiabetes oder hoher Blutdruck auftreten. Aber bei 90 Prozent aller Frauen, die während der Schwangerschaft hohen Blutdruck bekommen, wird er nach der Geburt des Babys wieder normal. Meist kann bei Komplikationen durch rechtzeitige ärztliche Maßnahmen geholfen werden. Zweck dieses Ratgebers ist es nicht zuletzt, Risiken realistisch einzuschätzen und nichts unnötig zu dramatisieren.

In der Tabelle links sind die ernst zu nehmenden Komplikationen aufgelistet, von oben nach unten geordnet nach der Seltenheit ihres Auftretens. Zum besseren Verständnis dieser Tabelle hier einige weitere Zahlen: Sie sollten sich vor Augen führen, dass das Risiko, durch einen Unfall im Straßenverkehr getötet zu werden, 0,03 Prozent beträgt. Das Risiko, bei einem Autounfall schwer verletzt zu werden, liegt bei 0,14 Prozent.

Im Grunde ist es die Möglichkeit einer Frühgeburt, mit der eine schwangere Frau noch am ehesten rechnen muss. Zu Frühgeburten kommt es in neun Prozent aller Fälle, sie sind damit – neben dem neu auftretenden Bluthochdruck – die häufigste ernste Komplikation in einer Schwangerschaft.

Deshalb will dieses Buch vor allem eines: Mithelfen, dass die Frühgeburtenrate in Deutschland endlich sinkt. Müttern, Familien und Kindern wird dadurch sehr viel Leid erspart. Viele Frühgeburten könnten vermieden werden, wenn alle Schwangeren und ihre Partner über die heute bekannten Risikofaktoren aufgeklärt wären.

Gründe für erhöhte Risiken in der Schwangerschaft

Quelle: BabyCare-Daten 2006 (n= 26.556)

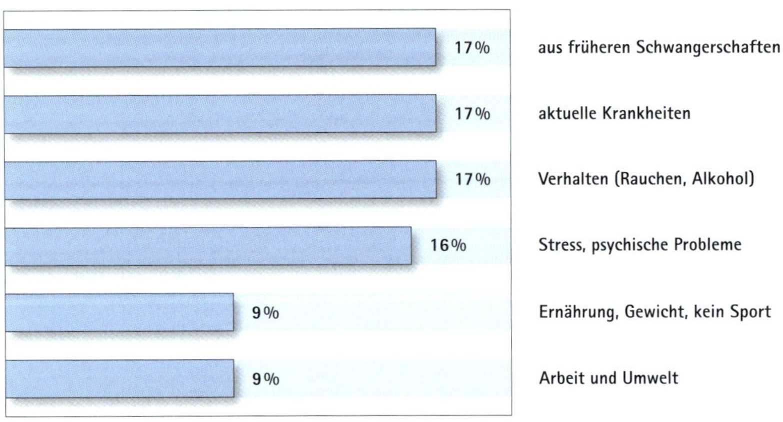

8.21 Weniger Risiko – jede Fünfte kann etwas tun

Auf der Grundlage der zahlreichen Fragebogen von »gesund & schwanger – BabyCare«, die uns von Schwangeren ausgefüllt zugeschickt werden, können wir die große Mehrzahl der Frauen erst einmal beruhigen. Bei 83 Prozent der Schwangeren liegen keine erkennbaren Risiken dafür vor, dass Komplikationen im Verlauf der Schwangerschaft oder der Geburt auftreten können.

Man kann es aber auch anders sehen:
Bei 17 Prozent aller Schwangeren bestehen Risiken, die deutlich über dem Durchschnitt

liegen. Bei ihnen kann es also eher zu medizinischen Problemen im Verlauf der Schwangerschaft kommen. Die Risiken stammen dabei aus unterschiedlichen Lebensbereichen (siehe Abbildung links unten).

Natürlich können nicht alle Risiken vermindert werden, zum Beispiel wenn eine Frau Komplikationen bei früheren Schwangerschaften hatte oder an chronischen Krankheiten leidet. Für diese Schwangeren gilt aber, dass sie besonders intensiv ärztlich betreut werden und man sich sehr eingehend mit diesen Faktoren beschäftigt.

Wenn es um Verhaltensrisiken geht, zu denen die Bereiche Ernährung, Sport, Stress und die Vermeidung von Ansteckungen gehören, können Sie selbst viel tun, um die Risiken für Komplikationen weiter zu senken. Besonders zu vermeiden sind Vaginalinfektionen, vor allem in der späten Schwangerschaft.

8.22 Die Frühgeburt – das größte Problem in der zweiten Schwangerschaftshälfte

Die diagnostischen und therapeutischen Möglichkeiten haben sich auch in der Gynäkologie und Geburtshilfe in den letzten Jahren und Jahrzehnten rasant weiterentwickelt. Davon profitieren heute die werdenden Mütter und deren Neugeborene.

Trotz aller Fortschritte nimmt jedoch das größte Problem in der Geburtshilfe – die Frühgeburt – nicht ab, sondern vielmehr noch zu. So steigt zum Beispiel im Bundesland Niedersachsen die Frühgeburtenrate von sieben Prozent im Jahr 1990 auf über acht Prozent im Jahr 2012 an. Die Frühgeburtenrate in Niedersachsen repräsentiert ungefähr das Frühgeburtsgeschehen in ganz Deutschland (siehe Grafik unten). Insgesamt kommen in Deutschland jährlich ungefähr 60.000 Kinder als Frühgeborene zur Welt.

Eine Frühgeburt liegt vor, wenn die Geburt des Kindes vor der 37. Schwangerschaftswoche erfolgt. 80 Prozent der Frühgeborenen kommen in der 32. bis zur 36. Schwangerschaftswoche zur Welt, 20 Prozent trifft es noch härter, sie werden ab der 24. bis zur 32. Schwangerschaftswoche geboren.

Aber auch Kinder, die von der 32. bis zur 36. Woche geboren werden, sind Frühgeborene, denn für die richtige und gesunde Entwicklung des Kindes zählt jede Woche, ja jeder Tag. Deshalb tut das medizinische Personal in den Kliniken alles, was möglich ist, um eine vorzeitige Geburt zu verhindern.

Entwicklung der Frühgeburtenrate in Niedersachsen von 1990 bis 2012

Quelle: Ärztekammer Niedersachsen 2014

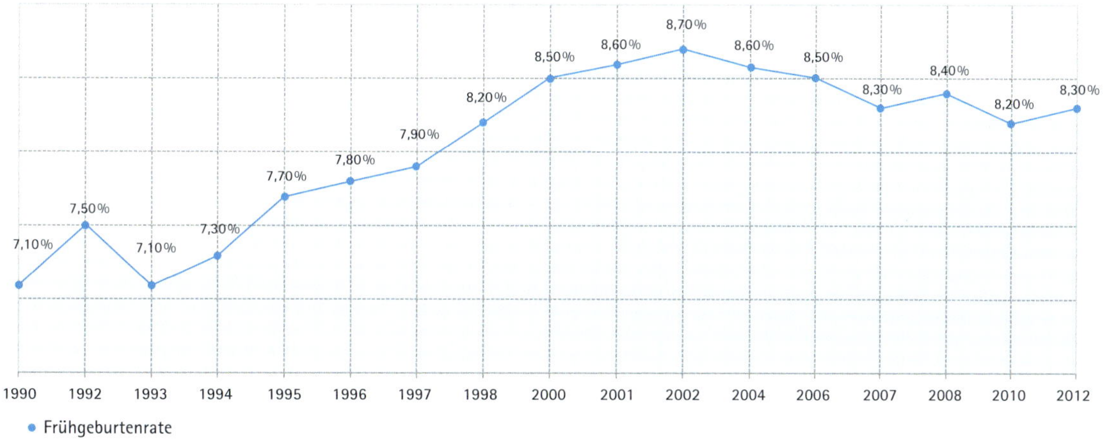

Sterblichkeit der Neugeborenen in Abhängigkeit vom Geburtsgewicht

Quelle: Statistisches Bundesamt 1999 (nach Saling 2011)

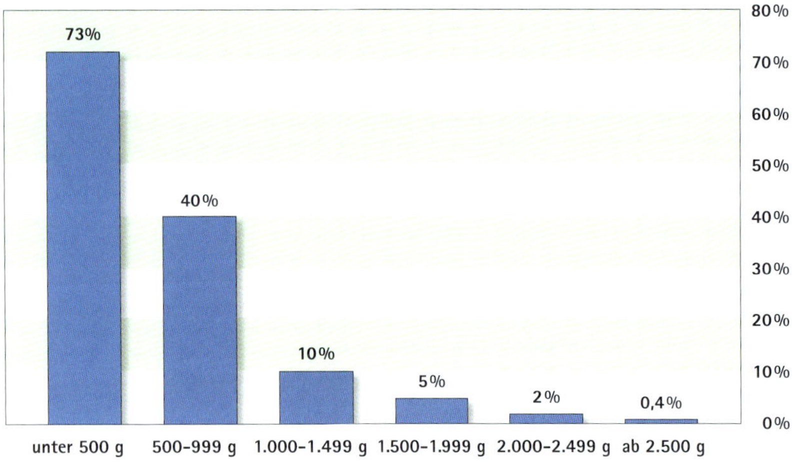

Der Hauptgrund für diese Entwicklung liegt darin begründet, dass das Alter der Frauen bei der ersten Schwangerschaft und Geburt immer weiter ansteigt. Das bedeutet, dass Frauen in einem immer höheren Lebensalter ihr erstes Kind erwarten. Mit zunehmendem Alter steigt aber das Risiko für Frühgeburten.

Was für Folgen kann eine Frühgeburt haben?

Im schlimmsten Fall kann das Frühgeborene vor, unter oder kurz nach der Geburt sterben. Die Sterblichkeit ist vor allem abhängig vom Gewicht des Kindes (siehe Abbildung links).

Die Wahrscheinlichkeit, dass ein normalgewichtiges Neugeborenes vor, während oder nach der Geburt verstirbt, ist zwar nicht gleich Null, aber mit 0,4 Prozent sehr gering. Schon bei einem Geburtsgewicht von knapp unter 2.000 Gramm hat sich das Risiko auf fünf Prozent mehr als verzehnfacht. Neugeborene von 500 bis 1.000 Gramm versterben zu 40 Prozent, Neugeborene unter 500 Gramm haben nur zu 27 Prozent eine Überlebenschance.

Frühgeborene kommen häufig mit schweren gesundheitlichen Beeinträchtigungen zur Welt. Dazu zählen geistige und körperliche Behinderungen, eine reduzierte Entwicklung und Sprachentwicklungsstörungen. Manche Symptome entwickeln sich erst später, so Konzentrationsstörungen und Hyperaktivität. Viele Frühgeborene weisen ihr Leben lang eine deutlich höhere Krankheitshäufigkeit auf.

Es gibt Krankheiten und Gesundheitsstörungen, bei denen die Medizin aufgrund noch zu geringen Wissens über die Ursachen oder Behandlungsmöglichkeiten nicht viel unternehmen kann. In der Schwangerschaft gilt dies beispielsweise für die Fehlgeburten (siehe Kapitel 8.25).

Für Frühgeburten gilt dies aber gerade nicht. Nicht nur verfügt die Medizin über verschiedene Möglichkeiten, bei Komplikationen in der Schwangerschaft eine drohende Frühgeburt zu verhindern oder wenigstens aufzuschieben.

Info

Wo soll mein Kind zur Welt kommen?

Bei etwa 20 Prozent aller Schwangeren kommt es ab der 24. Schwangerschaftswoche zu ernsthaften Komplikationen, die nicht selten zu einer Frühgeburt führen können. Etwa 10 Prozent aller Neugeborenen kommen vor der 37. Schwangerschaftswoche als Frühgeborene zur Welt. Auf Anzeichen einer möglichen Frühgeburt wie beispielsweise starke Bauch- oder Rückenschmerzen, abgehendes Fruchtwasser, Blutungen oder Fieber muss rechtzeitig reagiert werden. In diesem Fall sollten Sie umgehend Ihre gynäkologische Praxis oder eine entsprechend spezialisierte Klinik aufsuchen.

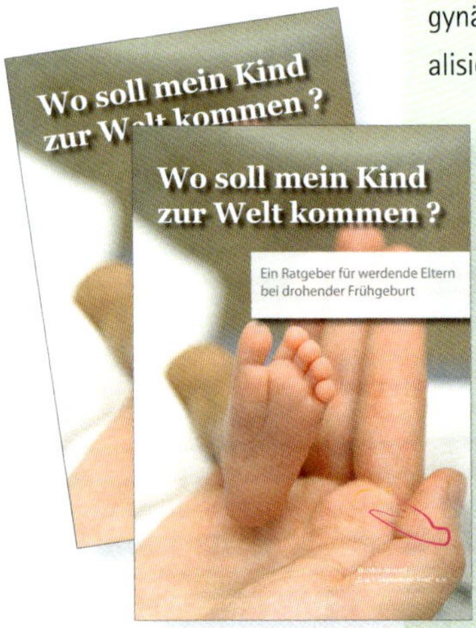

Die Broschüre des Bundesverbandes »Das frühgeborene Kind« e. V. informiert über beachtenswerte Kriterien bei der Wahl der potenziellen Entbindungsklinik im Fall einer drohenden Frühgeburt und kann auf der Homepage des Verbandes unter www.fruehgeborene.de kostenfrei heruntergeladen werden oder gegen eine Versandkostenpauschale von 3 Euro im Webshop des Verbandes bestellt werden. Neben der Auswahl der »richtigen« Klinik für die Geburt beinhaltet die Broschüre auch Informationen für die anschließende Behandlung des Kindes.

Erfolg des BabyCare Programms

Quelle: BabyCare-Daten 2012 / Ärztekammer Niedersachsen 2012

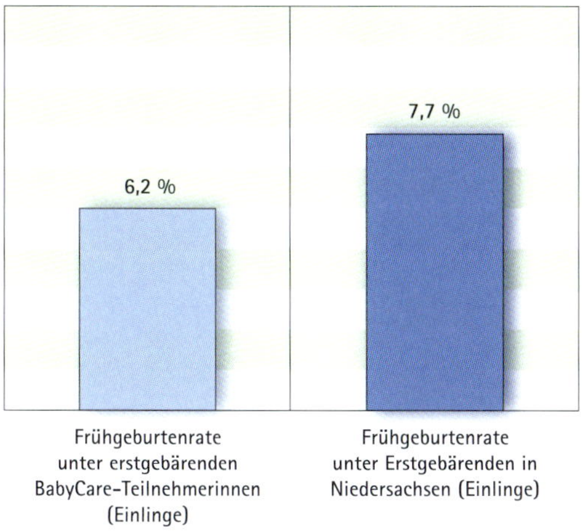

Da viele Risikofaktoren der Frühgeburt bekannt sind, gibt es die Möglichkeiten zur Prävention und Vorsorge. Sie nutzen mit BabyCare diese Möglichkeit der persönlichen Vorsorge.

8.23 BabyCare senkt die Frühgeburtenrate

Wenn Sie sich an den Empfehlungen und Ratschlägen in diesem Handbuch orientieren, ist die Wahrscheinlichkeit, eine Frühgeburt zu erleiden, um mehr als 20 Prozent geringer als im Durchschnitt aller Schwangerschaften.

Wenn Sie zum ersten Mal schwanger sind und keine Mehrlinge erwarten, beträgt die durchschnittliche Wahrscheinlichkeit einer Frühgeburt 7,7 Prozent, bei Teilnehmerinnen von BabyCare aber nur 6,2 Prozent. Auch Schwangere, die schon einmal Kinder geboren haben und an BabyCare teilnehmen, haben ein geringeres Frühgeburtsrisiko. Damit ist die Möglichkeit, eine Frühgeburt zu erleiden, zwar nicht völlig ausgeschlossen, aber doch deutlich verringert.

8.24 Was tun, wenn es nun doch passiert?

Eine Frühgeburt kündigt sich meist durch Warnsignale an. Sollten Sie eine der folgenden Warnsignale bemerken, dann suchen Sie bitte umgehend Ihre Frauenärztin/Ihren Frauenarzt auf, damit versucht werden kann, eine Frühgeburt zu verhindern. Wenn Sie dort niemanden erreichen, gehen Sie bitte direkt in eine Klinik mit geburtshilflicher Abteilung.

Warnsignale einer drohenden Frühgeburt sind:

- Plötzliche Schmierblutungen
- Verstärkter, unangenehm riechender Ausfluss
- Ungewohnt häufiges Wasserlassen
- Starker Juckreiz oder Brennen in der Scheide
- Fieber
- Häufiger und starker Durchfall
- Vorzeitiger Blasensprung
- Vorzeitige Wehen

Vorzeitige Wehen können sich bemerkbar machen durch:

- Starke, menstruationsähnliche Bauchschmerzen
- Ein Ziehen in den Leistenbeugen oder im Rücken
- Das wiederholte sich Verhärten des Unterbauches in kurzen Abständen

Sofern eine drohende Frühgeburt bei Ihnen diagnostiziert wurde, werden Sie nach Möglichkeit in ein Perinatalzentrum oder eine Frauenklinik mit Frühgeborenenstation eingewiesen. Dort kommt es darauf an, wie weit Ihre Schwangerschaft fortgeschritten ist.

Frauen, die vorzeitige Wehen nach der vollendeten 34. Schwangerschaftswoche erleiden, werden meist nicht mehr medikamentös behandelt, da der Reifezustand des ungeborenen Kindes fast dem eines reifen Kindes entspricht und keine größeren Risiken für Ihr Kind bestehen.

Befinden Sie sich noch (weit) unterhalb der 34. Schwangerschaftswoche und es bestehen keine akuten Risiken für Ihr Kind oder Sie, dann wird man versuchen, die Geburt so lange wie möglich mit nicht-medikamentösen oder medikamentösen Behandlungen hinauszuzögern.

Ein Hauptrisiko eines Frühgeborenen ist die allgemeine Organunreife. Am kritischsten ist in diesem Fall die Unreife der Lungen. Für eine medikamentöse Lungenreifung mit Kortikoiden benötigt man eine Verzögerung der Geburt um etwa 48 Stunden. Deshalb wird versucht, die Frühgeburt mittels Wehenhemmung so lange hinauszuzögern, bis die Lunge gereift ist.

Die erste Maßnahme zur Wehenhemmung ist körperliche Schonung, aber nicht unbedingt strenge Bettruhe. Man sollte aber viel liegen. Dies sollte in Seitenlage mit leicht erhöhtem Becken erfolgen, um den Druck des Kindes auf den Muttermund zu verringern. In ausgewählten Notfallsituationen kann eine drohende Frühgeburt, die mit einer Muttermundseröffnung einhergeht, durch eine Cerclage (operative Gebärmutterhalsumschlingung) verhindert werden.

Kann die vorzeitige Wehentätigkeit durch diese Maßnahmen allein nicht gestoppt werden, kommen wehenhemmende Medikamente (Tokolytika) zum Einsatz. Dies sind Medikamente, die zu einer Relaxation (Entspannung) der Uterusmuskulatur (Gebärmuttermuskulatur) führen, so dass die Wehen gestoppt werden und sich der Muttermund nicht weiter öffnet.

Info

European Foundation for the Care of Newborn Infants (EFCNI) für Ihr Baby

EFCNI european foundation for the care of newborn infants

European Foundation for the Care of Newborn Infants (EFCNI) ist die erste europaweite Organisation zur Vertretung der Interessen von Früh- und Neugeborenen und deren Familien. Sie vereint Eltern und medizinische Fachleute, die gemeinsam die gesundheitlichen Bedingungen von Früh- und Neugeborenen verbessern wollen, indem sie sich für Präventions-, Behandlungs- und Unterstützungsmaßnahmen einsetzen. Nähere Informationen finden Sie unter: **www.efcni.org.**
EFCNI entwickelt und veröffentlicht für alle Betroffenen leicht verständliche Broschüren und Informationsmaterialien zu den Themen gesunde Schwangerschaft, sowie Früh- und Neugeborenengesundheit in verschiedenen Sprachen.

8.25 Die Fehlgeburt – ein trauriges Ende einer Schwangerschaft

Wenn im Kapitel 8.22 die Frühgeburt als das größte Problem in der Geburtshilfe bezeichnet worden ist, so ist das richtig, denn es beschreibt das Risiko eines derartigen Geburtsausgangs, wenn sich Schwangere in der zweiten Schwangerschaftshälfte befinden, also etwa ab der 22. Woche. Wenn wie gesagt ungefähr neun Prozent aller Schwangeren ab der zweiten Hälfte der Schwangerschaft davon betroffen sein können, so ist das Risiko einer Fehlgeburt leider noch viel höher.

Unter einer Fehlgeburt – im medizinischen Fachjargon auch Abort genannt – versteht man den Verlust eines Ungeborenen vor der 22. bis 24. Schwangerschaftswoche in der Regel mit einem Gewicht von unter 500 Gramm. Etwa 20 Prozent aller diagnostizierten Schwangerschaften enden auf diese Weise. Viele Schwangere wissen von diesen Zahlen nichts.

Die **Häufigkeit** von Fehlgeburten ist aber noch viel höher, wenn man die Schwangeren mit berücksichtigt, bei denen der Embryo unbemerkt abgeht, bevor die Schwangerschaft überhaupt festgestellt wurde. Insgesamt wird die Häufigkeit von Fehlgeburten sogar auf bis zu 30-50 Prozent aller befruchteten Eizellen geschätzt.

Fehlgeburten treten meist in einem ganz frühen Stadium der Schwangerschaft auf. Im Zeitraum bis zur achten Schwangerschaftswoche ereignen sich 29 Prozent der Fehlgeburten, weitere 39 Prozent in der neunten und zehnten SSW. Ab der 13. SSW treten Fehlgeburten dann glücklicherweise nur noch selten auf.

Verteilung der Fehlgeburten nach dem Alter der Frau

Quelle: Landesinstitut für Statistik Bozen, astainfo 2013

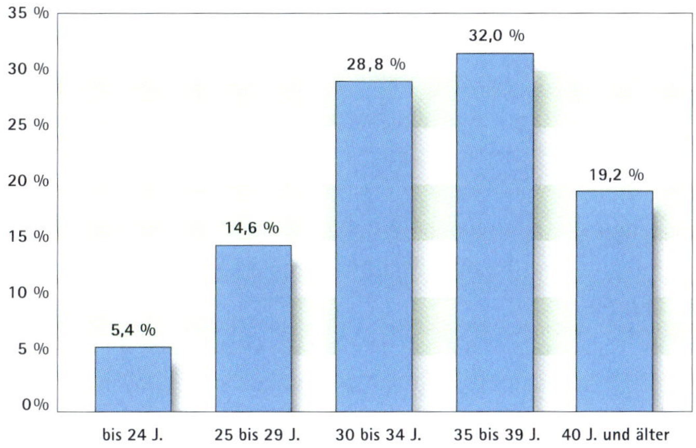

Eintritt einer Fehlgeburt nach Schwangerschaftswochen

Quelle: Landesinstitut für Statistik Bozen, astainfo 2013

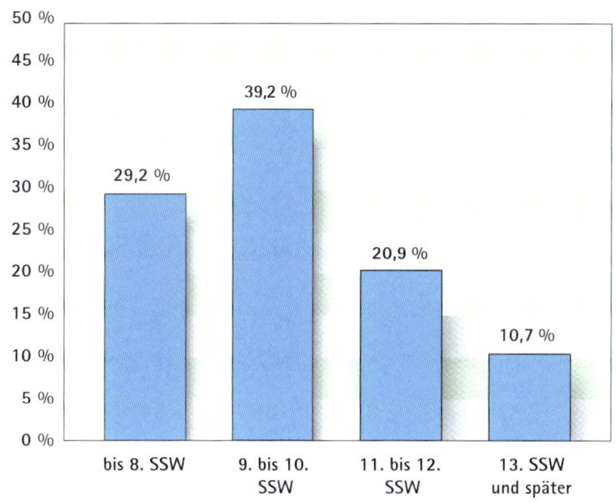

Wenn insgesamt 20 Prozent aller Schwangeren von einer Fehlgeburt betroffen sind, steigt das Risiko allerdings mit dem Alter der Schwangeren an.

Ursachen und Risikofaktoren

Über die **Ursachen**, durch die es zu einer Fehlgeburt kommen kann, weiß man leider noch immer recht wenig. Mögliche medizinische Gründe können sein:

- Fehlbildung der Fruchtanlage, der Eihäute oder des Mutterkuchens
- Störungen der kindlichen Erbanlagen (Chromosomenanomalien)
- Blutgruppenunverträglichkeiten
- vorzeitige Öffnung des Muttermundes
- angeborene oder erworbene Fehlbildungen der Gebärmutter oder ihre Lage
- ernsthafte Erkrankung der Mutter
- Blutgerinnungsstörungen und Thromboseneigung (z. B. Faktor-V-Leiden)

Häufig bleibt die Ursache für eine Fehlgeburt leider unklar. Man nimmt aber an, dass es sich hierbei um eine »Selbsthilfemaßnahme der Natur« handelt. Sie verhindert, dass ein schwerkrankes oder nicht lebensfähiges Kind heranreift. Dies kann dann auch ein letzter Trost sein, wenn es zu einer Fehlgeburt kommt.

Anders als bei Frühgeburten sind nur wenige **Risikofaktoren der Fehlgeburt** wissenschaftlich geklärt und gesichert, so dass vorbeugende Maßnahmen nur eingeschränkt bestehen. Eine britische Studie (Maconochie, N. et al. 2007) unter immerhin 6.600 Schwangeren (darunter 600 Schwangere mit Fehlgeburten) hat herausgefunden, dass folgende Verhaltensweisen das Risiko einer Fehlgeburt deutlich verringern:

- der tägliche Konsum von Obst und Gemüse vor der Schwangerschaft
- die Einnahme von Vitaminen und Mineralstoffen (vor allem Folsäure und Eisen)
- der Konsum von zwei bis drei Stückchen Schokolade täglich

Dagegen war das Risiko für eine Fehlgeburt

- um bis zu 72 Prozent erhöht, wenn die Schwangere untergewichtig war
- und um 50 Prozent erhöht, wenn es bis zum Eintritt einer Schwangerschaft bei regelmäßigem Geschlechtsverkehr ohne Verhütung über ein Jahr und länger dauerte

Auch eine gute Vitaminversorgung ist zur Vermeidung von Fehlgeburten wichtig, ebenso wie möglichst wenig Stress. Achten Sie vor allem auch auf eine gute Versorgung mit Folsäure, Calcium und Magnesium.

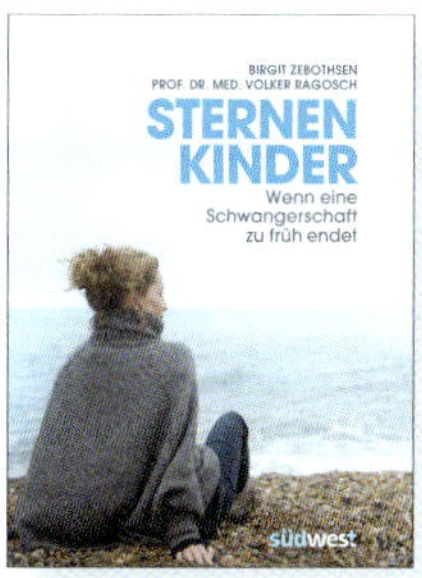

BUCHTIPP
»Sternenkinder«
Birgit Zebothsen,
Prof. Dr. med.
Volker Ragosch
Südwest Verlag

Folgende Befunde sind ein **Alarmzeichen** für eine mögliche Fehlgeburt:

- leichte bis mäßige, schmerzlose Blutung oder bräunlicher Ausfluss
- Wehenartige Krämpfe
- Austritt von Fruchtwasser

Suchen Sie sofort Ihre Frauenärztin/Ihren Frauenarzt auf, wenn Sie diese Symptome feststellen.

Es gibt nur sehr eingeschränkte **Behandlungsmöglichkeiten**:

- Körperliche Schonung. Die oft vorgenommene strenge Bettruhe ist wissenschaftlich nicht gesichert und birgt gegebenenfalls zusätzliche gesundheitliche Risiken wie Thrombosen
- möglichst keine Medikamente
- evtl. Wehenhemmung bei drohenden Aborten jenseits der 16.-18. Schwangerschaftswoche

Wiederholungsrisiko / Häufige Fehlgeburten, sogenannte habituelle Aborte

Frauen, die eine Fehlgeburt erlitten haben, haben zu etwa 25 Prozent eine weitere Fehlgeburt. Umgekehrt betrachtet geht es aber bei 75 Prozent der neu eintretenden Schwangerschaften dann gut. Frauen, die zwei und mehr Fehlgeburten erlitten haben, haben ein Wiederholungsrisiko von bis zu 30 Prozent. Dies ist aber stark von den möglichen Ursachen der Fehlgeburt abhängig.

Bei etwa zwei Prozent der Frauen treten Fehlgeburten gehäuft auf. Man spricht hier von »habituellen Aborten«. Frauen, die zwei oder mehr Fehlgeburten erleiden mussten, wird dringend der Besuch einer sogenannten Abortsprechstunde empfohlen. Diese finden Sie an jeder größeren Frauenklinik in Ihrer Umgebung. Dies sollten Sie nutzen, wenn Sie betroffen sind.

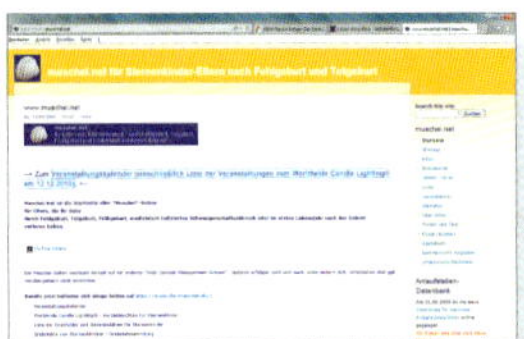

Auf den Internetseiten www.leben-ohne-dich.de und www.muschel.net finden Betroffene hilfreiche Unterstützung und auch Grabfelder/Grabstätten für Sternenkinder in der Nähe.

Bewältigung der Fehlgeburt

Viele Frauen machen sich nach einer Fehlgeburt Vorwürfe, fühlen sich schuldig am Geschehenen. Dies ist unbegründet. Die Gründe für eine Fehlgeburt sind vielfältig und meistens kann man sie auch nicht verhindern, zumal oft nicht einmal bekannt ist, was zum Abort geführt hat. Viele wissen zudem nicht, dass Sie auch nach einer Fehl- oder Totgeburt Anspruch auf Hebammenbetreuung und Hausbesuche haben. Die Hebammen leisten dabei in erster Linie seelische Unterstützung, helfen Ihnen aber auch gegebenenfalls beim Abstillen und vermitteln Kontakte zu Selbsthilfegruppen sowie zu Rückbildungsgymnastikkursen nach glückloser Schwangerschaft. Auch für diese Betreuung übernimmt die Krankenkasse die Kosten.

Wichtig ist, dass Sie das Geschehene verarbeiten und sich damit auseinandersetzen, vor allem, bevor Sie eine erneute Schwangerschaft planen. In speziellen Foren des Internets treffen sich Tag für Tag Betroffene, die sich austauschen, trösten und Mut machen. Außerdem gibt es viele errichtete Grabfelder und Gedenkstätten für Sternenkinder – ein Ort, zum Gedenken an die Kinder, die gestorben sind, bevor sie lebten.

Empfehlung

Bereits vor der Schwangerschaft kann das Risiko einer Fehlgeburt deutlich verringert werden, indem man täglich Obst und Gemüse zu sich nimmt, Vitamine und Mineralstoffe (vor allem Eisen und Folsäure) einnimmt und täglich zwei bis drei Stückchen Schokolade isst. Dies sollten Sie auch in der Schwangerschaft tun.

Das Risiko für eine Fehlgeburt ist um bis zu 72 Prozent erhöht, wenn Schwangere untergewichtig sind. Daher sollten Sie, wenn Sie einen Body-Mass-Index von unter 18,5 haben, die Ernährung umstellen, um annähernd Normalgewicht zu erreichen.

Aus physiologischer Sicht ist eine erneute Schwangerschaft bereits im ersten Zyklus nach der Fehlgeburt möglich. Wichtig ist jedoch, dass Sie und Ihr Partner die Fehlgeburt seelisch verarbeitet haben. Scheuen Sie sich nicht, in diesem Fall eine psychologische Betreuung in Anspruch zu nehmen. Hören Sie nicht täglich ängstlich in sich hinein. Vermeiden Sie Stress und ernähren Sie sich ausgewogen.

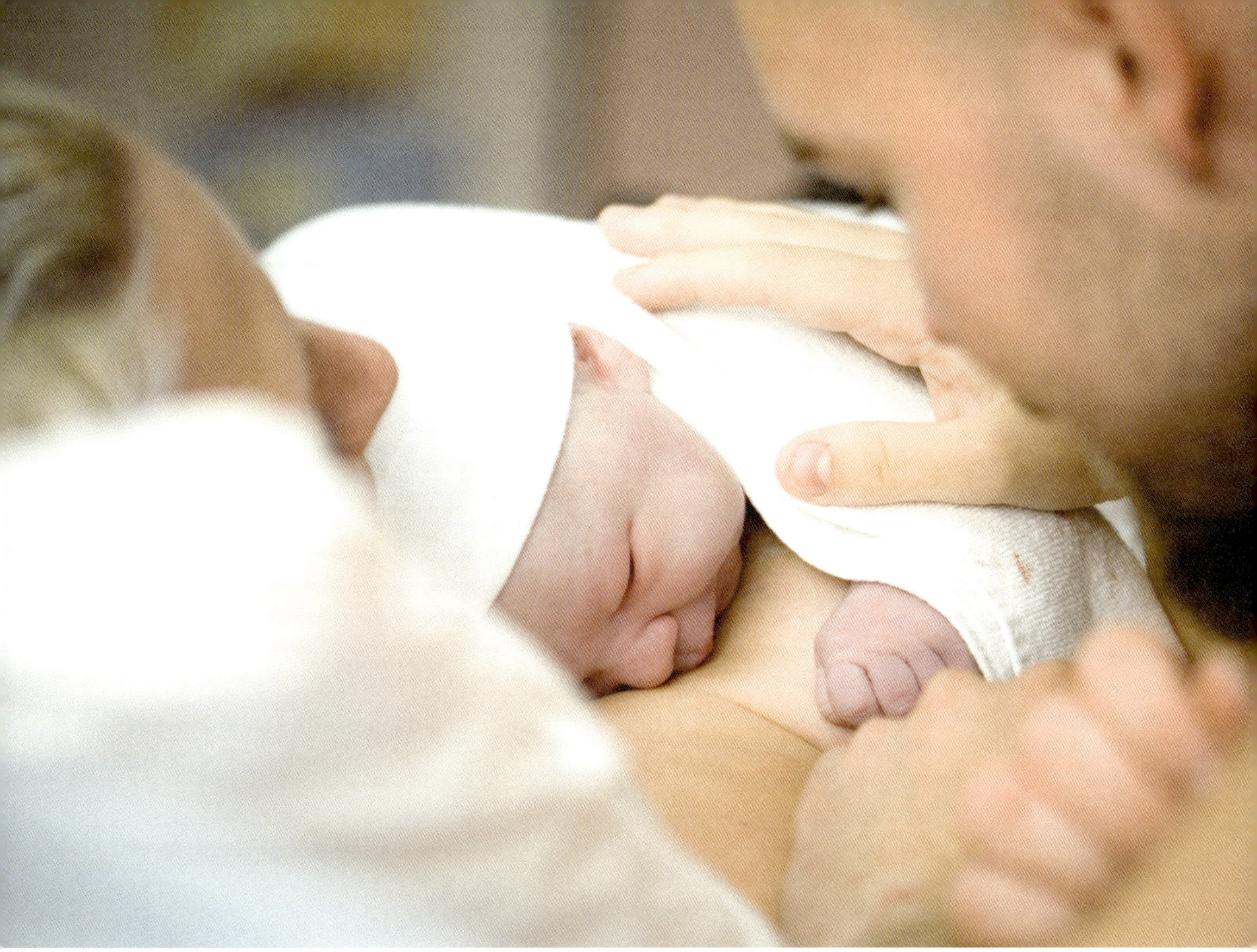

9 Die Geburt – was gilt es zu bedenken?

In wenigen Wochen wird Ihr Kind ans Licht der Welt drängen. Sicher machen Sie sich schon frühzeitig viele Gedanken um die Geburt, in welcher Klinik Sie Ihr Kind bekommen wollen und die Zeit danach. Die meisten Frauen genießen diese Zeit der Überlegungen und Planungen. Denn es macht Spaß, die »natürlichste Sache der Welt« gründlich vorzubereiten. Dazu gehören:

- die persönliche und seelische Vorbereitung auf die Geburt
- die Wahl des Geburtsorts (Klinik, Geburtshaus, zu Hause, ambulante Geburt)
- die Wahl der Entbindungsklinik
- die Vorbereitungen für das Baby, wenn es daheim ist
- die Auswahl von Kinderärztin/Kinderarzt

9.1 Der Geburtsvorbereitungskurs

Natürlich sollten Sie Ihre Freundinnen und näheren Bekannten danach fragen, wie sie die Geburt erlebt haben. Wir empfehlen Ihnen in jedem Fall den Besuch eines Geburtsvorbereitungskurses. Bei den meisten ist auch Ihr Partner willkommen. Sicher gibt es an Ihrem Wohnort viele solcher Angebote ganz unterschiedlicher Veranstalter. Zum Beispiel in Frauenarztpraxen, bei Hebammen oder in Entbindungskliniken.

Schwerpunkte und Ziele der Kurse sind:

- Entspannungsübungen (gezielte Entspannung während der Wehenpausen)

»Welch wunderbares Geheimnis ist der Eintritt eines neuen Menschen in die Welt.«
Leo Tolstoi
(Schriftsteller, 1828-1910)

- Atemtechniken (»Veratmen der Wehen während der Eröffnungsphase«)
- Gymnastik (Lockerung des Körpers für die Geburt und Steigerung seiner Leistungsfähigkeit)
- Information (Aufklärung über Abläufe in der Schwangerschaft und bei der Geburt)
- Kontakt zum Baby (Kontaktaufnahme zum ungeborenen Kind; Mütter und Väter sollen ganz bewusst das Baby im Bauch ertasten)
- Geburtsvorbereitung mit dem Partner (Ihr Partner lernt Sie zu massieren und beim Atmen zu unterstützen)
- Vorbereitung auf das Leben mit dem Baby (was ein Baby braucht)

Es gibt verschiedene Arten von Geburtsvorbereitungskursen: für Paare, Kompaktkurse am Wochenende, für Frauen mit oder ohne Partner (Partner ist hier derjenige, der Sie während der Geburt begleitet; das kann auch eine Freundin sein) und manchmal auch spezielle Kurse für Eltern, die bereits Kinder haben. Bei diesen wird auch die Situation der zukünftigen großen Brüder und Schwestern mit einbezogen.

Info

In einem Geburtsvorbereitungskurs steht Ihnen die gesamte Erfahrung einer Hebamme zur Verfügung. Sie erfahren etwas über:

... die letzten Schwangerschaftswochen: wie Sie sich auf die Geburt und das Wochenbett vorbereiten können – dazu gehört auch die Dammvorbereitung und die Vorbereitung der Brust aufs Stillen; woran Sie erkennen können, wenn die Schwangerschaftswehen in die Geburtswehen übergehen, wann Sie auf jeden Fall in die Klinik fahren müssen.

... das ungeborene Kind: wie es in Ihrem Bauch liegt, wie Sie es bewusst ertasten und damit schon früh direkten Kontakt zu Ihrem Baby aufbauen können, was es wahrnehmen kann und worauf es reagiert.

... den normalen Verlauf einer Geburt: wie eine Geburt beginnen kann und womit Sie im Einzelnen rechnen müssen: zum Beispiel mit einem durchfallartigen Stuhlgang zu Wehenbeginn, mit der »Zeichnungsblutung«, dem Blasensprung, mit Übelkeit (dem sogenannten »Sechs-Zentimeter-Kotzen«); mit dem Motivationstief bei (fast) vollständig geöffnetem Muttermund; mit dem plötzlich folgenden Druck auf den Darm, wenn das Kind tiefer rutscht; und natürlich erfahren Sie, wie man auch während der Geburt erkennen kann, wie es dem Kind geht; was bei einer vaginalen Untersuchung festgestellt wird und vieles andere mehr.

... die Phasen einer Geburt: die Eröffnungsphase, der Übergang, die Austreibungsphase, der Austritt des Kindes, die Nachgeburt; viele wissenswerte und spannende Detailinformationen werden mit Abbildungen sowie mit einer Babypuppe und dem Beckenmodell anschaulich gemacht.

... das, was bei den Schmerzen hilft: Massagen, Atemtechniken (zum Wehenveratmen), Entspannungsmethoden (zum Kraftschöpfen in den Wehenpausen), Körperhaltung; in Partnerkursen lernen Sie, wie der Partner Sie da bei unterstützen kann; genauso geht es um krampflösende Medikamente, Anästhesiemethoden und alternative Behandlungsmöglichkeiten wie Homöopathie, Akupunktur und Ähnliches.

... das, was anders sein kann: Frühgeburt oder Übertragung; sehr schnelle, überraschende oder sehr langsame, verzögerte Geburt, wenn das Kind die Wehen nicht (mehr) gut verkraftet, Steißlage des Kindes, Mehrlinge.

... das, was dann gegebenenfalls getan wird: Einleitung, Wehentropf, Dammschnitt, Saugglocke, Zange, primärer oder sekundärer Kaiserschnitt.

... die ersten beiden Stunden nach der Geburt: das Abnabeln und wie unterschiedlich Kinder reagieren;

Die Krankenkasse übernimmt 14 Stunden Geburtsvorbereitungskurs. Meist dauert ein Kurs sieben Wochen (à zwei Stunden). Sie sollten ihn etwa in der 30. Schwangerschaftswoche beginnen, dann ist dieser etwa drei Wochen vor dem errechneten Termin absolviert. Anmelden sollten Sie sich aber bereits wesentlich früher.

Vielleicht steht die Hebamme des Geburtsvorbereitungskurses auch für die Schwangerschafts- und Wochenbettbetreuung zur Verfügung, dann haben Sie dies alles aus einer Hand. Eine Einzelgeburtsvorbereitung ist nach ärztlicher Verordnung grundsätzlich auch möglich.

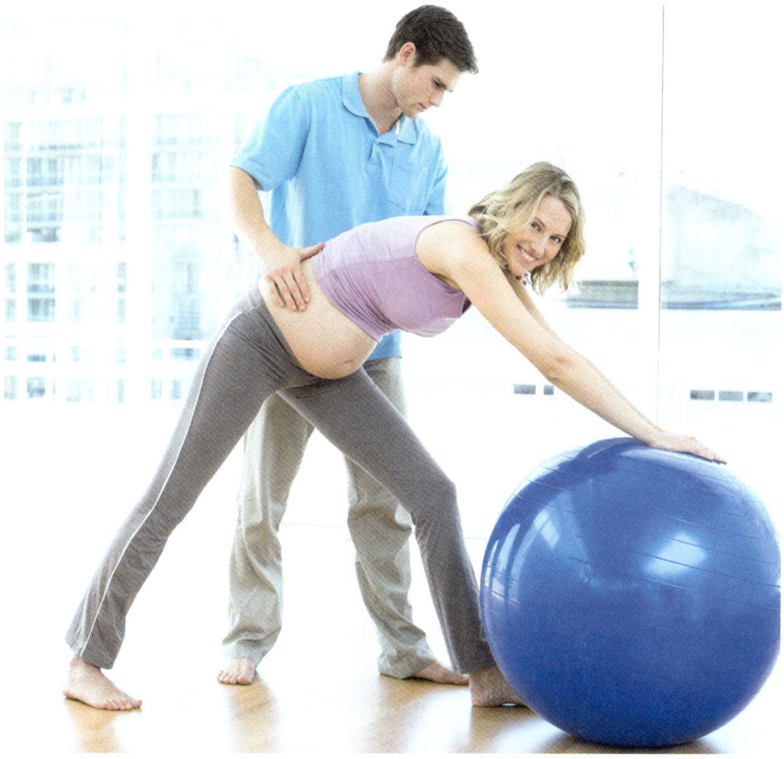

was mit dem neugeborenen Kind geschieht und warum (abtrocknen, mit warmen Tüchern zudecken, an die Brust legen, Erstuntersuchung, messen, wiegen, Vitamin-K-Prophylaxe, eventuell baden, anziehen).

... das Wochenbett: damit Sie nicht zu denen gehören, die hinterher sagen: »Auf die Geburt waren wir ja gut vorbereitet, aber was danach kommt, hat uns keiner gesagt«, erfahren Sie im Kurs Wichtiges über die ersten Wochen mit dem Kind.

... das, was das Baby braucht: wie unterschiedlich Babys sein können, was normal ist: wie viel sie schreien, wie viel sie schlafen, wie oft stillen, wie oft wickeln, womit pflegen, wann baden, was anschaffen.

... das Stillen: es ist zwar ganz natürlich, aber dennoch eine Kunst, über die sich einiges zu wissen lohnt: darüber, wie sich die Büste drei bis vier Tage nach der Geburt plötzlich stark vergrößern, weil sie sich mit Milch füllen, was tun bei zu viel oder zu wenig Milch, natürliche Schwankungen und sogenannte »Stillkrisen«.

... und dass alle Vorbereitung ihre Grenzen hat und Sie sich trotz allem nur auf eins verlassen können: dass es garantiert anders wird, als Sie es sich vorgestellt haben.

Lassen Sie sich von Ihrem Partner zur Geburtsvorbereitung und zur Schwangerschaftsgymnastik begleiten.

Schwangere, die einen Geburtsvorbereitungskurs besucht haben, erleben die Geburt in der Regel sehr viel gelassener als Frauen ohne Kursbesuch. Und auch ihre Partner haben es während der Geburt leichter. Sie wissen, wie sie unterstützen können und fühlen sich darum nicht so hilflos.

Wenn Sie Ihr erstes Kind erwarten, empfiehlt es sich sehr, zusammen mit dem Partner rechtzeitig auch einen Säuglingspflegekurs zu besuchen.

9.2 Geburt in der Klinik, im Geburtshaus oder zu Hause?

Ihr Kind soll den bestmöglichen Start ins Leben haben. Nehmen Sie sich ruhig die Zeit, Ihre eigene Antwort auf die Frage nach dem Geburtsort zu finden. Nutzen Sie die Möglichkeit, sich aufgrund der Erfahrungsberichte anderer Frauen ein Bild zu machen. Sie können

Informationsveranstaltungen der Geburtsorte besuchen, die Räumlichkeiten besichtigen und Ihre Fragen stellen. Vereinbaren Sie einen Termin mit einer Hebamme und wägen Sie die verschiedenen Möglichkeiten ab. Holen Sie ebenso bei Ihrer Frauenärztin/Ihrem Frauenarzt eine Empfehlung ein, die auch die medizinischen Bedürfnisse Ihrer Schwangerschaft mit berücksichtigt.

Sie haben prinzipiell die im folgenden beschriebenen Möglichkeiten:

Klinische Geburt

Klinikgeburt: Geburt und das frühe Wochenbett im Krankenhaus
Ambulante Geburt: Geburt in der Klinik, Wochenbett zu Hause

Außerklinische Geburt

Geburtshaus: Geburt im Geburtshaus, Wochenbett zu Hause
Hausgeburt: Geburt und Wochenbett zu Hause

Etwa 98 Prozent der Schwangeren bringen ihr Kind in einer Klinik zur Welt, einige wählen dabei die »ambulante Geburt« mit zügiger Entlassung aus der Klinik schon ab zwei Stunden nach der Entbindung. Nur wenige gebären zu Hause. Hier kurz die Vor- und Nachteile dieser Methoden.

Geburt in einer Entbindungsklinik

In einer Entbindungsklinik werden Sie mit allen technisch-diagnostischen und therapeutischen Möglichkeiten versorgt. Bei großen Kliniken besteht oft ein direkter Zugang zu einer Kinderklinik, der im Fall von Komplikationen oft von besonderer Bedeutung ist. Neben diesen Voraussetzungen bietet die Klinikentbindung folgende Vorteile:

- Die Beurteilung der Anpassung vom intra- (im Mutterleib) zum extrauterinen (außerhalb des Mutterleibs) Leben des Kindes erfolgt ständig und systematisch durch das Klinikpersonal
- gute Voraussetzungen für die Muttermilchernährung (Stillen)
- Sicherung der Durchführung der notwendigen weiteren Untersuchungen bei der Mutter und beim Kind
- umfassende Versorgung nach oft langen Tagen der Anspannung und nach der Anstrengung der Geburt

Als Nachteil empfinden viele Frauen die »kalte Klinikatmosphäre«. In dieser Hinsicht haben aber viele Häuser dazugelernt. Denken Sie an die Vorbereitung einer Tasche für den Klinikaufenthalt, die Sie bereits längere Zeit vor dem Geburtstermin zusammenstellen sollten. Eine Checkliste, was alles in den Klinikkoffer gehört, finden Sie auf Seite 43. Auch der Vater sollte eine kleine Kliniktasche packen, bevor es losgeht. Hier einige Tipps, was Sie auf keinen Fall vergessen dürfen:

- Nicht zu warme, aber bequeme Kleidung
- Etwas zu Essen, Getränke oder Kleingeld, um etwas kaufen zu können
- Bücher, Zeitschriften und Musik zur Entspannung
- Handy in den Flugmodus schalten
- Kamera – wenn das Kind da ist

Ambulante Geburt

Eine ambulante Geburt ist eine Geburt im Kreißsaal mit dem Ziel einer Entlassung aus der Klinik frühestens nach zwei, aber möglichst innerhalb von vier Stunden nach der Geburt. Voraussetzungen für die ambulante Geburt sind:

- dass es dem Kind und der Mutter nach der Geburt gut geht und es keine medizinischen Vorbehalte gibt (wie beispielsweise großer Blutverlust oder Fieber während der Geburt, Kind nicht gesund)
- dass eine Hebamme die täglichen Wochenbettbesuche durchführt (siehe Kapitel 10.1)
- dass eine Kinderärztin/ein Kinderarzt für die Vorsorgeuntersuchung U2 zwischen dem dritten und zehnten Lebenstag eingeplant ist

- dass die Durchführung der notwendigen Blut- und Urintests beim Neugeborenen am fünften Lebenstag sichergestellt ist
- dass familiäre Unterstützung durch Haushaltsmitglieder oder eine Haushaltshilfe gewährleistet ist.

Die Risiken einer ambulanten Geburt bestehen darin, dass die medizinisch-ärztliche Versorgung zu Hause nicht rund um die Uhr vorhanden ist. Dadurch könnten eventuell auftretende medizinische Probleme möglicherweise verspätet erkannt werden. Allerdings werden Sie täglich von einer Hebamme besucht, die sich um Sie und Ihr Kind kümmert. Seien Sie zu Hause besonders aufmerksam und vergewissern Sie sich, dass folgende Punkte beachtet werden:

- Vitamin-K-Gabe zur Blutungsprophylaxe
- Durchführung der zweiten Screening-Untersuchung (Früherkennung von Stoffwechselerkrankungen und Schilddrüsenunterfunktion)
- Prüfung des Stillverhaltens und der Gewichtsentwicklung durch Hebamme oder Kinderärztin/Kinderarzt
- sofort ärztlichen Rat suchen bei einer zunehmenden Gelbfärbung (kann eine schwere Gelbsucht sein) oder Blaufärbung der Haut Ihres Kindes, bei Störungen des Wasserlassens (trockene Windeln!) oder des Stuhlgangs, bei zunehmendem Spucken, bei Erbrechen und bei Fieber

Außerklinische Geburt

Der Anteil der in Deutschland stattfindenden außerklinischen Geburten (meist in Geburtshäusern, manchmal auch zu Hause) hält sich seit Jahren konstant bei etwa zwei Prozent. Gegen eine Geburt außerhalb der Klinik spricht für eine gesunde Schwangere ohne Vorerkrankungen prinzipiell nichts, wenn alle spezifischen Risikofaktoren, die eine besondere medizinische Betreuung von Mutter und/oder Neugeborenem notwendig machen würden, sicher ausgeschlossen werden können.

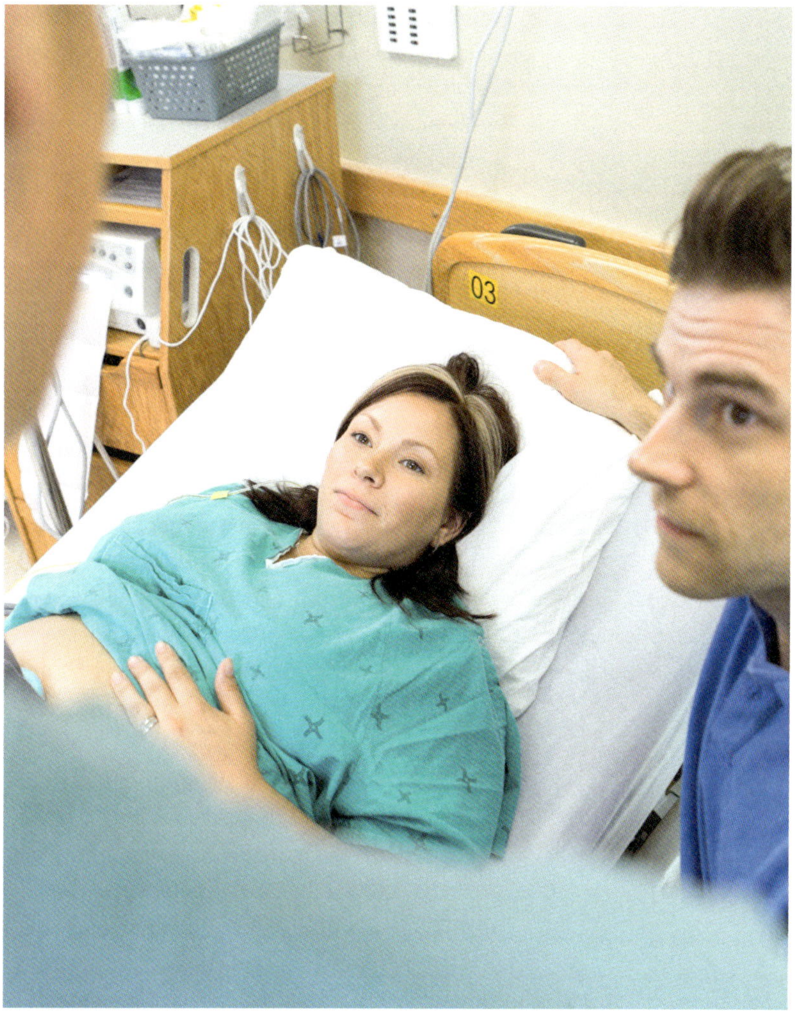

Bei der Geburt ist der Partner eine wichtige Stütze.

Geburtshäuser sind selbstständige außerklinische Einrichtungen der Primärversorgung von Schwangeren und Gebärenden und bieten ebenso Geburtsvorbereitungskurse und die Schwangerenvorsorgeuntersuchungen an. Welches Geburtshaus sich in Ihrer Nähe befindet, können Sie im Internet unter www.hebammenverband.de/familie/geburtshaeuser nachschauen.
Wenn bei Ihnen mögliche Risiken während der Schwangerschaft und für die Entbindung aus medizinischer Sicht ausgeschlossen sind und Sie sich für eine Geburt in einem Geburtshaus entscheiden, können Sie sich schon während der Schwangerschaft – beispielsweise in einem Vorbereitungskurs – mit den Räumlichkeiten und den Hebammen im Geburtshaus Ihrer Wahl vertraut machen. Vor der Entbindung erhalten Sie dann von Ihrem Geburtshaus eine Telefonnummer,

unter der Sie jederzeit eine Hebamme erreichen können. Wenn die Wehen einsetzen, können Sie sofort mit der Hebamme absprechen, wann Sie ins Geburtshaus kommen sollen. Die Geburt wird von der diensthabenden Hebamme begleitet. Einen Schichtwechsel während der Geburt gibt es nicht. Oftmals kommt eine zweite Hebamme gegen Ende der Geburt hinzu. Einige Stunden nach der Entbindung können Sie das Geburtshaus verlassen und werden von einer Hebamme im Wochenbett betreut.

Ziehen Sie eine außerklinische Geburt in Betracht? Dann nehmen Sie so früh wie möglich Kontakt zu einer Hebamme auf: www.hebammensuche.de

Hausgeburt: Es ist kein Geheimnis: Die Mehrzahl der Frauenärztinnen und Frauenärzte steht der Hausgeburt kritisch gegenüber oder lehnt sie sogar völlig ab. Wenn Sie eine Hausgeburt ernsthaft ins Auge fassen, zum Beispiel weil Sie glauben, dass die vertraute Atmosphäre zu Hause das einzig Richtige für Sie und Ihr Kind ist, dann müssen Sie sich gründlich darauf vorbereiten.

Besprechen Sie Ihr Vorhaben mit Ihrem Partner und Ihrer Frauenärztin/Ihrem Frauenarzt. Erkundigen Sie sich, wo immer Sie können, nach einer freiberuflichen Hebamme, die Hausgeburten überhaupt durchführt. Aufgrund der in den letzten Jahren extrem gestiegenen Versicherungskosten für freiberufliche Hebammen, die Hausgeburten durchführen, bieten viele Hebammen Hausgeburten gar nicht mehr an. Wenn Sie eine Hebamme für die Hausgeburt gefunden haben, sollten Sie ebenfalls ausführliche Vorgespräche führen. Die bei der ambulanten Geburt genannten Bedingungen müssen ebenfalls beachtet werden. Außerdem sind eine Reihe Vorkehrungen in Ihrem Zuhause zu treffen, die Sie mit der Hebamme im Einzelnen besprechen.

Bevor Sie jedoch Ihre endgültige Entscheidung treffen, sollten Sie sich auch mit einigen Argumenten, die gegen eine Hausgeburt sprechen, auseinandersetzen. Eine Hausgeburt kann folgende Nachteile haben:

- Begrenzte Möglichkeiten einer medikamentösen Schmerzlinderung
- Zeitverlust bei akuten Komplikationen durch lange Transportwege (zum Beispiel bei vorzeitiger Lösung des Mutterkuchens, Abfall der Herzfrequenz des Kindes)
- Begrenzte technisch-diagnostische Maßnahmen zur Geburtsüberwachung und zur Untersuchung des Kindes
- Probleme nach der Geburt, wenn etwas schief gegangen ist

Tatsächlich zeigt eine große Studie, dass sich die Wahrscheinlichkeit einer Totgeburt oder des Todes des Neugeborenen kurz nach der Geburt bei Hausgeburten verdoppelt (Evers, A. C. et al. 2010).

Kriterien der Klinikwahl (sehr wichtig)

Quelle: Dudenhausen, J. W. et al. (2005)

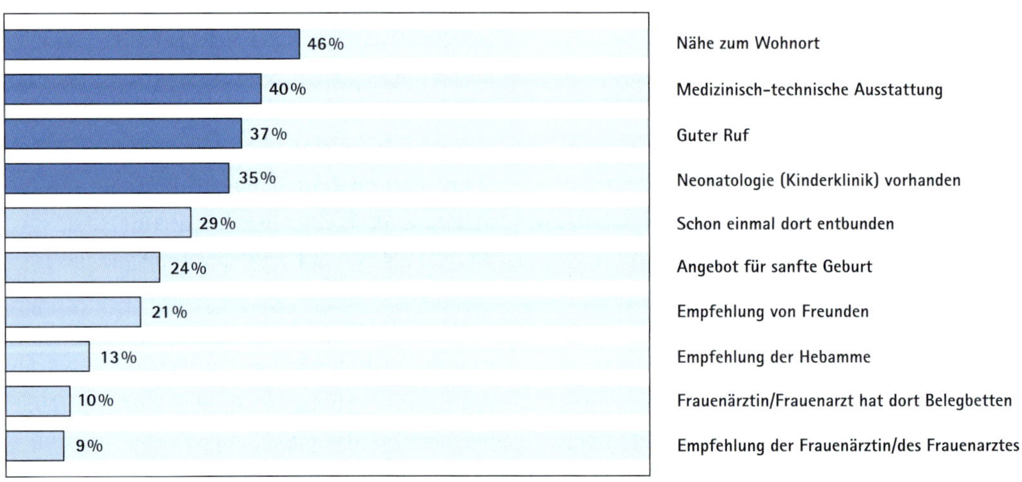

9.3 Wie soll ich die Klinik auswählen?

Die Kliniken konkurrieren heute untereinander um Frauen, die bei ihnen ihr Kind zur Welt bringen. Das ist gut für Sie, denn so können Sie unter verschiedenen Angeboten auswählen und werden von den Krankenhäusern meist auch gut informiert. Aber wer die Wahl hat, hat auch die Qual. Für welches Haus soll man sich denn nun entscheiden? Bei der Auswahl der Geburtsklinik spielen verschiedene Kriterien eine Rolle. Vielfach ist es die räumliche Nähe des Krankenhauses, der gute Ruf des Hauses vor allem hinsichtlich der medizinischen Leistungsfähigkeit, aber auch die Service- und Hotelfunktionen sind nicht unwichtig. In einer Befragung von Schwangeren zu den Kriterien der Klinkwahl zeigte sich, dass die Nähe zum Wohnort für die meisten am Wichtigsten ist (siehe Abbildung links).

Kriterien bei der Wahl der Entbindungsklinik

Persönliche Kriterien

- Räumliche Nähe zur Wohnung
- Erreichbarkeit durch öffentlichen Personennahverkehr
- medizinische Leistungsfähigkeit (guter Ruf, gutes Image, medizinische Ausstattung, Behandlungsspektrum)
- Servicefunktionen, Serviceleistungen (sogenannte Hotelleistungen)

Statistik der Klinik

- Anzahl der Geburten pro Jahr
- Anteil der ambulanten Geburten pro Jahr
- Dammschnittrate in Prozent (Variationen von 20–60 Prozent)
- Kaiserschnittrate in Prozent
- Aufenthaltsdauer nach der Geburt

Von zentraler Bedeutung sind natürlich die konkreten Angebote des Krankenhauses hinsichtlich der Einrichtung der Geburtszimmer und des Kreißsaals sowie der Wochenbettstation und natürlich gerade die verschiedenen Behandlungs- und Entbindungsmethoden. Alle Kliniken stellen sich auch im Internet vor und informieren Sie über ihre Angebote und Leistungen. So können Sie eine Vorauswahl treffen. Häufig werden dort auch Statistiken zur Zahl der stationären und ambulanten Geburten, über die Anzahl der Dammschnitte, der Kaiserschnitte und der Frühgeborenen genannt.

Beim Vergleich der Kliniken in Bezug auf die Kaiserschnitt-, Dammschnitt- oder Frühgeborenenraten sollte aber beachtet werden, dass hohe Raten nicht zwangsläufig ein Zeichen für unzureichende Qualität darstellen, sondern vielmehr dadurch bedingt sind, dass Schwangere mit erhöhten Schwangerschafts- und Geburtsrisiken dort überdurchschnittlich häufig entbunden werden, womit es sich in der Regel um größere Kliniken gemessen an der jährlichen Zahl der Geburten handelt.

Einrichtung der Geburtszimmer, des Kreißsaals:

- Bettenzahl
- breite Betten
- Gebärstuhl
- Seil
- Geburtsrad
- rundes Entbindungsbett
- Möglichkeit der Anwesenheit des Partners bei der Geburt

Wochenbettstation

- Essenszeiten
- Stillberatung/Stillzimmer
- Rooming-in (wie viele Stunden)
- Besuchsmöglichkeiten und -zeiten
- Besucherräume
- Familienzimmer

Behandlungsmethoden (Erläuterungen dazu im folgenden Kapitel)

- Schmerzmittelgabe
- Beruhigungsmittelgabe
- Spasmolytika
- Pudendusblock
- Periduralanästhesie
- Akupressur, Akupunktur

- homöopathische Mittel
- Bachblüten-Therapie
- Aromatherapie
- Reflexzonentherapie

Versorgung

- Anzahl der Hebammen im Kreißsaal pro Schicht
- Anzahl der Geburtshelfer (Ärztinnen/Ärzte im Kreißsaal pro Schicht)
- Anästhesie 24 Stunden im Hause
- Kinderärztliche Betreuung 24 Stunden im Hause, falls nicht: gute Erreichbarkeit
- Herztondauerüberwachung bei Risikogeburten
- Ambulante Geburt möglich
- Intensivstation für Neugeborene (Neonatologie)

All diese aufgelisteten Kriterien bieten Anhaltspunkte für Ihre Auswahl, sind aber nicht das Wichtigste. Vertrauen Sie bei der Entscheidung, wo Ihr Kind zur Welt kommen soll, auch Ihrem Bauchgefühl.

Wichtig ist auch, dass Sie sich mit Ihrem Partner einig sind. Sie werden während der Wehen und dem Geburtsprozess nur »loslassen« können, wenn Sie Vertrauen haben, am richtigen Ort und in den richtigen Händen zu sein. Die Geburt Ihres Kindes verläuft umso leichter und ungestörter, je sicherer Sie sich fühlen. Umso entspannter und nachgiebiger ist auch Ihre Muskulatur.

Info

»Babyfreundlich« – das Qualitätssiegel für Geburts- und Kinderkliniken

Geburtsklinik zertifiziert von
BABY FREUNDLICH
Eine Initiative von WHO und UNICEF
www.babyfreundlich.org

Die nächste Babyfreundliche Einrichtung in Ihrer Nähe – und vieles mehr – finden Sie unter www.babyfreundlich.org

Die weltweite Initiative »Babyfreundlich« wurde von der WHO und UNICEF ins Leben gerufen, um Neugeborenen in den ersten Lebenstagen besonderen Schutz und Aufmerksamkeit zukommen zu lassen. Dieser besondere Schutz wurde in den sogenannten B.E.St. ®-Kriterien festgehalten, die Kliniken in ihrer täglichen Arbeit beachten, umsetzen und nachweisen müssen, um das Qualitätssiegel »Babyfreundlich« zu erhalten. Die B.E.St. ®-Kriterien stehen für »Bindung«, »Entwicklung« und »Stillen«. In Babyfreundlichen Einrichtungen wird die Förderung der Eltern-Kind-Bindung und die Unterstützung des Stillens groß geschrieben.

Die ganzheitliche Betreuung nach B.E.St. ® stellt Sie und die Bedürfnisse Ihres Kindes in den Vordergrund. So ist »Babyfreundlich« ein Garant für viel Nähe und Zuneigung, da Ihnen ermöglicht wird - wann immer es geht - Hautkontakt zu Ihrem Baby aufzunehmen. Egal ob direkt nach der Geburt und auch nach einem Kaiserschnitt, der »Schmusefaktor« spielt immer die tragende Rolle. Für kranke oder zu früh geborene Kinder sind die unmittelbare Körpernähe zu Ihren Eltern und die Versorgung mit Muttermilch ganz besonders bedeutend. Das Babyfreundliche Personal wird Ihnen in diesen speziellen Situationen stets alle Hilfestellung geben, die Sie brauchen und Ihnen alles zeigen, was Sie für Ihr Baby tun können. In den ersten Tagen nach der Geburt brauchen Sie viel Ruhe, um sich in die neue Familiensituation einzufinden. Dabei kommen sicher auch Fragen oder Unsicherheiten auf, bei denen speziell geschulte Fachkräfte Ihnen kompetent zur Seite stehen. Auch wenn Sie wieder zu Hause sind, bleiben Babyfreundliche Einrichtungen Ansprechpartner für Sie. Viele Häuser haben eine 24h-Stillhotline oder ein Stillcafé eingerichtet. Bei Bedarf halten Babyfreundliche Einrichtungen Adressen von Stillberaterinnen oder Stillgruppen in Ihrer Nähe für Sie bereit.

Auch wenn Sie sich gegen das Stillen Ihres Kindes entschieden haben, können Sie sicher sein, dass Sie und Ihr Kind in Babyfreundlichen Einrichtungen bestens aufgehoben sind. Das Kuscheln mit Ihrem Baby ist dann besonders wichtig. Von erfahrenem Personal wird Ihnen gezeigt, wie Sie auch bei Flaschenfütterung Wärme und Geborgenheit geben können und was Sie bei der Zubereitung der Nahrung beachten müssen.

Noch ein paar Worte zum Dammschnitt

Durch einen Dammschnitt (Episiotomie) wird der Beckenboden beim Durchtritt des Kindes entlastet. Der Dammschnitt wird aus zwei möglichen Gründen durchgeführt:

1. Verschlechtert sich der Zustand des Kindes, wird so der Geburtsweg verkürzt und dem Kind werden einige Wehen erspart.
2. Um zu verhindern, dass das Dammgewebe einreißt, vor allem wenn eine Saugglocke oder eine Zange verwendet werden muss, um die Geburt schnell zu beenden.

Früher wurden Dammschnitte äußerst großzügig durchgeführt, heute wird jedoch sehr zurückhaltend mit diesem Eingriff umgegangen.

Sie können selbst viel dafür tun, die Möglichkeit eines Dammschnitts zu verringern.

1. Massieren Sie täglich den Damm mit einem guten Öl oder einer Vitamin-E-haltigen Creme, indem Sie das Dammgewebe zwischen die Finger nehmen und massieren. Sie können dies auch Ihrem Partner überlassen.
2. Wiederholen Sie täglich die in den Geburtsvorbereitungskursen gelernten Übungen zum Training und der Entspannung des Beckenbodens. Der Damm ist ein Teil der Beckenbodenmuskulatur.
3. Entscheiden Sie sich für den Geburtsort, wo Sie sich am sichersten fühlen. Je sicherer Sie sich fühlen, umso entspannter kann auch Ihr Damm sein.

Auswahl der Klinik

Sie sollten rechtzeitig eine Vorauswahl der in Frage kommenden Entbindungskliniken treffen. Schreiben Sie dafür auf, was Ihnen besonders wichtig ist oder welche Fragen Sie vorab geklärt haben möchten. Beziehen Sie dabei auch die Erfahrungen von Freundinnen und Bekannten, aber auch die Kenntnisse und Empfehlungen Ihrer Frauenärztin/Ihres Frauenarztes mit ein.

Eine Übersicht über die Geburtskliniken in Deutschland mit Internetverweisen erhalten Sie z. B. auf www.rund-ums-baby.de/geburtskliniken.htm

Machen Sie sich abschließend selbst ein Bild und besuchen Sie möglichst mit Ihrem Partner die Informationsabende von ausgewählten Kliniken. Dabei werden Sie viel über die jeweiligen Angebote der Klinik erfahren und sollten sich – wenn möglich – auch das Vorwehenzimmer und den Kreißsaal zeigen lassen. Nehmen Sie ruhig auch Ihre eigene Liste mit Fragen und Wünschen mit, damit nichts unbeantwortet bleibt.

Die bisher genannten Überlegungen und Kriterien zur Wahl der Geburtsklinik gelten für alle Schwangeren mit unkomplizierten Schwangerschaftsverläufen. Sollten Sie jedoch zu den 20 Prozent der Schwangeren gehören, bei denen im Verlauf der Schwangerschaft bereits ernsthafte Komplikationen aufgetreten sind oder diese für den weiteren Verlauf der Schwangerschaft und bei der Geburt nicht ausgeschlossen werden können, sollten Sie bei der Wahl der Geburtsklinik ein so genanntes Perinatalzentrum (perinatal = »um die Geburt herum«) in Erwägung ziehen.

Dieses zeichnet sich dadurch aus, dass alle an der Geburt beteiligten Fachdisziplinen – von der Geburtshilfe über die Anästhesie (Narkosemedizin) bis zur Neonatologie (Neugeborenenheilkunde) – in einem Haus zusammenarbeiten.

Im Internet gibt es eine Suchmaschine, die – durch die Angabe Ihres Wohnortes – eine Klinikliste der in Frage kommenden Perinatalzentren erstellt. Zu jedem Zentrum gibt es Informationen, wie viele Schwangere pro Jahr behandelt worden sind. Zur Beurteilung der klinischen Erfahrung des Behandlungsteams bei der Versorgung von sehr kleinen Frühgeborenen wird die Anzahl der behandelten Kinder (Fallzahl) angegeben. Lassen Sie sich durch solche Angaben nicht verunsichern. Wichtig ist für Sie die Liste der Perinatalzentren in Ihrer Nähe.

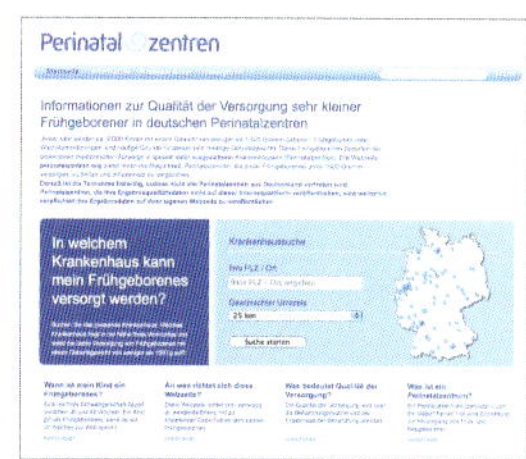

Hier finden Sie ein Perinatalzentrum in Ihrer Nähe: www.perinatalzentren.org

Richtige oder unpassende Versorgung?

Die richtige beziehungsweise angemessene Wahl der Geburtsklinik mit Blick auf möglicherweise aufgetretene Risiken im Verlauf der Schwangerschaft ist ein schwieriges Thema. Aus Untersuchungen (Dudenhausen, J. W. et al. 2007) ist bekannt, dass die große Mehrzahl der Schwangeren mit ihren Partnern und den sie betreuenden Frauenärztinnen/Frauenärzten letztlich die richtige Entscheidung getroffen haben.

Bei 20 bis 30 Prozent aller Geburten erweist sich die gewählte Geburtsklinik allerdings als nicht adäquat. In diesen Fällen werden zu kleine Kliniken oder Kliniken ohne zusätzliche pädiatrische (kinderärztliche) Versorgung ausgewählt. Meist sind hiervon Frauen mit Komplikationen im Verlauf der Schwangerschaft sowie Frauen mit bestehenden eigenen Erkrankungen oder Erkrankungen des Kindes betroffen.

Empfehlung

Bei einem völlig normalen Verlauf der Schwangerschaft sollten Sie sich über die richtige Wahl der Geburtsklinik keine großen Gedanken machen. Das Gleiche gilt, wenn Sie schon ein oder mehrere Kind(er) problemlos zur Welt gebracht haben. Anders sieht es allerdings aus, wenn:

- **im Verlauf der Schwangerschaft bereits mehrere oder schwere Komplikationen aufgetreten sind**
- **bei Ihnen chronische Krankheiten bestehen oder in der Schwangerschaft schwere Erkrankungen aufgetreten sind**
- **gesundheitliche Probleme bei Ihrem Kind bestehen oder vor und bei der Geburt nicht ausgeschlossen werden können**
- **Sie Zwillinge oder Mehrlinge erwarten**

Wann immer aus diesen Gründen Probleme bei der Geburt nicht ausgeschlossen werden

Info

Bessere Überlebenschancen für Frühgeborene in Perinatalzentren

Quelle: www.innovations-report.de (2006), Stichwort Perinatalzentren

»Das Sterberisiko für zu früh geborene Kinder ist auf kleinen Frühgeborenenintensivstationen um 80 Prozent höher als in großen Perinatalzentren. Diese Zahl belegt eine Studie der Wissenschaftlerin Dr. Dorothee B. Bartels, Abteilung Epidemiologie, Sozialmedizin und Gesundheitssystemforschung der Medizinischen Hochschule Hannover (MHH). Gemeinsam mit Professor Dr. Christian F. Poets, Chefarzt der Neonatologie im Universitätsklinikum Tübingen, wertete Dr. Bartels die Zahlen der Kinderkliniken in ganz Niedersachsen für den Zeitraum von 1991 bis 1999 aus. Zu Grunde lagen die Daten von 4.379 Kindern, die zehn bis 16 Wochen zu früh auf die Welt gekommen waren. ›Diese Studie belegt erstmals auch für Deutschland, dass Frühgeborene bessere Überlebenschancen haben, wenn sie vor der Geburt in ein Perinatalzentrum mit viel Erfahrung in der Versorgung der kleinen Patienten verlegt werden‹, betont Dr. Bartels. (-)

Die Untersuchung beruht auf einer einfachen These: Je mehr Frühgeborene in einer Klinik behandelt werden, je größer damit die Erfahrung des Personals im Umgang mit den Kindern und die Interdisziplinarität des gesamten Krankenhauses ist, desto geringer wird das Sterberisiko für die Kinder. Als große Frühgeborenenintensivstationen wurden in dieser Studie Kliniken bezeichnet, die im Jahr mindestens 36 Kinder mit einem Geburtsgewicht von unter 1.500 Gramm behandeln, große Entbindungskliniken sind solche mit mehr als 1.000 Geburten pro Jahr. Die Studie belegt, dass Frühgeborene in großen Perinatalzentren bessere Überlebenschancen haben. Die geburtshilfliche Abteilung und die Neonatologie sollten ›Wand an Wand‹ liegen und eng verzahnt sein, um eine optimale Versorgung der Frühgeborenen zu gewährleisten und auch die Langzeitprognosen der Kinder zu verbessern.«

können, sollten Sie eine große Geburtsklinik mit angeschlossener Kinderklinik (Perinatalzentrum) auswählen.

Diese Kliniken verfügen über große Erfahrungen im Umgang mit Problem- und Notfällen bei der Gesundheit von Mutter und Kind. Darum wollen wir Ihnen die Geburt in einer dieser Kliniken sehr empfehlen, wenn die genannten Risiken bestehen. Sie und Ihr Kind sind dort einfach besser versorgt.

Besprechen Sie die für Sie in Frage kommenden Kliniken auch mit Ihrer Frauenärztin/Ihrem Frauenarzt. Diese werden Sie sicher auch mit persönlichen Erfahrungen dazu beraten können.

9.4 Geburtsschmerzen und was man dagegen unternehmen kann

Gerade Schwangere, die noch kein Kind geboren haben, haben häufig große Angst vor den Geburtsschmerzen. Untersuchungen zeigen, dass vor allem drei Dinge die Schwere von Geburtsschmerzen von vornherein verringern können:

- die regelmäßige Teilnahme an Geburtsvorbereitungskursen
- die regelmäßige Teilnahme an einer Schwangerschaftsgymnastik
- die Anwesenheit eines vertrauten Menschen bei der Geburt und seine körperliche und emotionale Zuwendung.

Dann gibt es einige Rahmenbedingungen, die dazu beitragen, dass eine Geburt komplikationslos verläuft und die Wehen weniger schmerzhaft sind: Eine Geburt, die »spontan« beginnt, ist nicht nur schmerzärmer, sondern auch kürzer als eine Geburt, die medikamentös eingeleitet wurde. Es lohnt sich also, Geduld zu zeigen. Der Körper einer Frau hat die besten Voraussetzungen, mehr körpereigene Schmerzmittel zu produzieren und auch weniger Stresshormone (welche die Wehen ineffizienter und schmerzhafter werden lassen), wenn die Frau sich sicher und gut aufgehoben und außerdem ungestört und unbeobachtet fühlt. Dazu kommt noch, dass sie sich frei – den Impulsen ihres Körpers folgend – bewegen können sollte. Dies alles unterstützt einen glatten Geburtsverlauf und trägt dazu bei, dass eine Frau auch ohne Schmerzmittel gut zurecht kommen kann.

Die gesamte Geburt lässt sich in drei Phasen aufteilen:

- die Eröffnungsphase, in der der Muttermund durch die Eröffnungswehen vollständig (auf neun bis zehn Zentimeter) eröffnet wird
- die Austreibungsphase, in der das Kind mithilfe der Austreibungswehen und Unterstützung der Mutter nach draußen »geschoben« wird
- die Nachgeburtsphase, in der die Placenta (auch Mutterkuchen oder Nachgeburt genannt) sich löst und durch eine Nachgeburtswehe nach draußen befördert wird. Am schmerzhaftesten sind die letzten Eröffnungswehen, die den Muttermund vollständig aufdehnen, während die Austreibungsphase von den meisten Frauen als Erleichterung empfunden wird.

Die Klinikentbindung bietet eine Reihe von Möglichkeiten, die Frau mit Medikamenten von den Schmerzen zu befreien oder sie erträglicher zu machen. Es besteht die Möglichkeit, allgemeine Schmerzmittel (Analgetika), Beruhigungsmittel (Sedativa), krampflösende Mittel (Spasmolytika) und narkotisierende Mittel (etwa Lachgas) zu verabreichen.

Es gibt aber auch Möglichkeiten, den Unterleib oder Teile davon vorübergehend durch Lokalanästhesie völlig zu betäuben und damit die Schmerzwahrnehmung zu blockieren.

Nun bleibt allerdings auch die Medikamentengabe während der Geburt nicht ohne Nebenwirkungen für die Mutter und das Kind. Bestimmte opiathaltige Schmerzmittel können zum Beispiel Übelkeit auslösen und beim Kind zu Atemproblemen führen. Sedativa lassen die kindlichen Herztöne abfallen.

Lokalbetäubungen können einen Blutdruckabfall bei der Gebärenden verursachen, was wiederum Folgen für das Kind haben kann, da die Blutzufuhr durch die Placenta verringert wird und somit das Kind weniger Sauerstoff bekommt.

Es gibt folgende Arten von Lokalbetäubungen:

- Der Pudendusblock, durch den die äußeren Genitalien und der Damm betäubt werden. Er wird oft für den Dammschnitt, die Dammnaht und bei Saugglocken- und Zangenentbindungen angewendet.
- Die Spinalanästhesie, die während der Entbindung angewandt wird und die gesamte Geburtsregion betäubt.
- Die Periduralanästhesie (PDA). Das Betäubungsmittel wird über einen dünnen Katheter und eine Hohlnadel in den Periduralraum eingeführt und bleibt dort bis nach der Entbindung. Durch die PDA werden die Schmerznerven »ausgeschaltet«. Die PDA kann auch bei einem notwendigen Kaiserschnitt durchgeführt werden. Der Vorteil der PDA besteht in der gezielten örtlichen Wirkung, die die Schwangere und ihr Kind am wenigsten belastet. Bedeutende oder gar schwerwiegende Nebenwirkungen treten bei der PDA nicht auf. Einige Schwangere bekommen Kopfschmerzen, die aber auch andere Ursachen haben können.

APGAR-Untersuchung im Kreißsaal

benannt nach der Ärztin Virginia Apgar

	Was wird untersucht?	Wie sollte es sein? 1–2 Punkte für
APGAR=	Atmung	regelmäßig, schreiend
	Puls	über 100
	Grundtonus (Muskeln)	aktive Bewegungen
	Hautfarbe	rosig
	Reflexerregbarkeit	kräftiger Schrei, Saugen

Manchmal wird den Frauen von Klinikseite aus eine PDA empfohlen. Dies zum Beispiel, wenn sie Diabetes mellitus oder andere Krankheiten haben oder das Kind unreif ist oder zu früh auf die Welt kommen will.

Möglich ist auch eine Verringerung der Geburtsschmerzen durch Akupunktur. Während der Geburt wird die Frau nach Art und Stärke der Schmerzen gefragt. Sie kann sich dann entscheiden, ob sie eine der beschriebenen Methoden der Schmerzerleichterung bekommen und wenn ja, welche sie wählen möchte.

9.5 Wie die Geburt abläuft – Spontane Geburt oder Kaiserschnitt

Die beste Entbindung ist die möglichst natürliche, unbeeinflusste Geburt ohne technische Unterstützung. Zur Sicherheit werden aber regelmäßig die Herztöne des Babys überwacht, um im Zweifelsfall schnell reagieren zu können. Bei normaler Wehentätigkeit wird selbstverständlich auf Wehenmittel verzichtet.

Bei starken Schmerzen kann die Mutter in der Eröffnungsperiode Spasmolytika erhalten. Sie entspannen die Muskulatur und sind nicht belastend für das Kind. In vielen Fällen kann, besonders bei schnellen Geburten, auf jegliche Hilfsmittel verzichtet werden.

Nach der Entbindung wird das Kind auf den Bauch der Mutter gelegt, mit dem Köpfchen an der mütterlichen Brust. So kann es die mütterlichen Herztöne hören, wenn es abgenabelt wird.

Mit den Nachwehen löst sich die Placenta. Nach der Geburt erfolgt die körperliche Untersuchung des Neugeborenen (APGAR, siehe Kasten links): Überprüft werden die Vitalfunktion, die Beatmung der Lungen, die Hüftgelenke, die Wirbelsäule, die Füße und Hände. Kurz nach der Geburt ist der Saugreflex des Kindes am stärksten ausgeprägt und das Kind wird noch im Kreißbett angelegt, sofern die Frau stillen möchte.

Das APGAR-Schema ist ein Punktesystem zur Beurteilung des körperlichen Zustands des Neugeborenen. Die Bewertung wird eine Minute nach der Entbindung vorgenommen und nach fünf und zehn Minuten wiederholt. Optimal sind dabei jeweils neun bis zehn Punkte.

Zu einem **Kaiserschnitt** kommt es dann, wenn es aus medizinischen Gründen notwendig erscheint, der Muttermund nicht weit genug geöffnet ist und dem Kind auch mit Saugglocke und Geburtszange nicht auf die Welt geholfen werden kann.

Von vornherein werden Kaiserschnitte dann ins Auge gefasst, wenn das Kind quer in der Gebärmutter liegt oder das mütterliche Becken zu eng ist, um dem Kind eine Geburt auf natürlichem Wege zu ermöglichen. Weitere Indikationen für einen geplanten Kaiserschnitt können aber auch Mehrlingsschwangerschaften, ein früherer Kaiserschnitt sowie eine Placenta Praevia (Mutterkuchen liegt vor dem Geburtskanal) oder eine extreme Frühgeburt sein.

Immer öfter fragen Schwangere nach einem Kaiserschnitt auf Wunsch. Die Entscheidung für einen solchen, sogenannten Wunschkaiserschnitt liegt allein bei der Schwangeren. Viele Schwangere, die über eine Kaiserschnittentbindung nachdenken, tun dies, weil sie Angst vor der natürlichen Geburt haben. Dabei ist die Angst vor Geburtsschmerzen heute nicht mehr begründet, weil fast alle Kliniken über sehr gute Erfahrungen mit Methoden zur regionalen Schmerzausschaltung verfügen.

Bevor man sich für einen Kaiserschnitt entscheidet, sollte man sich der möglichen Konsequenzen bewusst sein. Es kommt zu häufigeren Atem- und Anpassungsstörungen der Kinder, die dann oft eine Verlegung in eine Kinderklinik notwendig machen. Bei der Mutter kommt es zu einem verlängerten Krankenhausaufenthalt, Wundschmerzen und einer verlängerten Erholungszeit. Außerdem treten in einer Folgeschwangerschaft häufiger Komplikationen auf. Gespräche mit dem Partner, einer Hebamme, der Frauenärztin/dem Frauenarzt oder anderen Frauen, die bereits einen Kaiserschnitt hatten, können zur Entscheidungsfindung beitragen.

Noch einige Informationen zum Kaiserschnitt

Zwischen 1995 und 2015 ist der Anteil der Geburten durch einen Kaiserschnitt in Deutschland von 15 Prozent auf 32 Prozent gestiegen. Die Gründe dafür sind vielfältig:

- zunehmende Komplikationen vor und unter der Geburt, die auch durch das steigende Alter der Schwangeren begründet sind
- haftungsrechtliche Gesichtspunkte, im Zweifel ganz auf »Nummer sicher« gehen
- und schließlich eine Zunahme eines Kaiserschnitts ohne eine wirkliche medizinische Indikation (Wunschkaiserschnitt).

In einer Befragung von BabyCare-Teilnehmerinnen nach der Geburt gaben insgesamt 31 Prozent der Mütter eine Geburt durch einen Kaiserschnitt an, elf Prozent waren geplante Kaiserschnitte, die nicht durch Komplikationen erforderlich waren.

Ein Kaiserschnitt – ob geplant oder ungeplant – wirft eine Vielzahl medizinischer und rechtlicher Fragen auf. Ein sogenannter Wunschkaiserschnitt sollte daher immer gut überlegt werden, denn der Kaiserschnitt birgt erhebliche Risiken für die Gesundheit der Mutter und auch des Kindes. Zunächst stellt er einen operativen Eingriff mit allen dadurch bestehenden Risiken dar. Die Säuglingssterblichkeit ist deutlich erhöht. Für die gesundheitliche Zukunft des Kindes besteht eine höhere Wahrscheinlichkeit für Infektionskrankheiten, Asthma und andere Allergien. Auch die neurologische Entwicklung kann eingeschränkt sein.

Empfehlung

Für weitere Informationen zum Thema Kaiserschnitt empfehlen wir Ihnen eine Studie im Internet. Sie analysiert die subjektive Perspektive von jungen Müttern auf das Versorgungsgeschehen rund um den Kaiserschnitt.

www.gesundheitsmonitor.de

Info

Einlagerung von Nabelschnurblut

Viele werdende Eltern stellen sich die Frage, ob bei der Geburt Stammzellen aus der Nabelschnur des Kindes gewonnen und eingelagert werden sollen. Nabelschnurblut (Plazentarestblut) ist das Blut, das sich nach der Abnabelung des Kindes von der Mutter in Nabelschnur und Plazenta befindet. Vor allem aber sind es die Zellen aus dem Nabelschnurgewebe, die für die *regenerative Medizin* so wichtig sind.

Regenerative Medizin

Der Begriff umschreibt die Entwicklung und Anwendung innovativer medizinischer Therapien mit dem Ziel, erkranktes Gewebe zu heilen beziehungsweise zu »rekonstruieren«. Auch die Regeneration von kranken oder verletzten Organen gehört dazu. Ein wesentliches Ziel ist es, die vielfältigen Probleme der Transplantationsmedizin (Mangel an Spenderorganen, Abstoßungsreaktionen) zu umgehen und neue Perspektiven bei der Regeneration von Gewebe zu eröffnen, die für die Transplantation bisher nicht zugänglich waren. Im Mittelpunkt steht der Einsatz mesenchymaler Stammzellen. Ob eigene oder fremde Stammzellen für eine Therapie besser geeignet sind, hängt von der Art der Erkrankung ab. Für die regenerative Medizin werden körpereigene Stammzellen bevorzugt beziehungsweise ausschließlich verwendet, da hier Abstoßungsreaktionen vermieden werden sollen. Für andere Erkrankungen wie beispielsweise bestimmte Arten der Leukämie bevorzugt man dagegen körperfremde Stammzellen und sieht dabei mögliche Abstoßungsreaktionen als hilfreich an.

Das regenerative Potenzial der Stammzellen

Derzeit werden mesenchymale Stammzellen weltweit in über 200 klinischen Studien eingesetzt, zum Beispiel bei Erkrankungen des Gefäßsystems, bei Autoimmunerkrankungen oder bei Gelenkarthrose. Im Rahmen der regenerativen Medizin sind zahlreiche weitere Anwendungsmöglichkeiten für Stammzellen aus der Nabelschnur zu erwarten.

Warum ist die Einlagerung von Stammzellen aus dem Nabelschnurgewebe so wertvoll?

Die Nabelschnur ist reich an vitalen mesenchymalen Stammzellen, die in der Lage sind, Bindegewebe, Knorpel und Knochen zu bilden und ist deshalb für den Einsatz in der regenerativen Medizin so interessant. Die Kombination der gängigen Praxis der Einlagerung des Nabelschnurblutes mit der Option der zusätzlichen Konservierung des wertvollen Nabelschnurgewebes ermöglicht eine erweiterte Vorsorge für die Neugeborenen.

Was können Sie tun?

Eine Nabelschnurblutspende ist für Mutter und Kind ungefährlich und bei **öffentlichen Nabelschnurbanken** kostenlos. Die im Nabelschnurblut enthaltenen Stammzellen werden eingelagert und die Daten darüber anonym in ein öffentliches Register gestellt. Transplantations-Mediziner können hier für ihre Patienten einen passenden Spender suchen. Sie als Familie haben kein Anrecht mehr auf das Nabelschnurblut, sondern dies steht der Allgemeinheit zur Verfügung. Mit der Einlagerung bei einer **privaten Bank** sichern Eltern ihrem Kind ein Leben lang Zugriff auf seine eigenen, jungen Stammzellen. Die Kosten von etwa 2.000 Euro (inklusive der ersten zwanzig Lagerjahre) müssen selbst getragen werden. Es gibt allerdings auch die Möglichkeit der Einlagerung bei einer **privaten Bank mit Spendeoption.** Hier kombinieren Sie die Eigenvorsorge für Ihr Kind mit einer Spende. Das Blut wird anonym in ein Spenderregister eingestellt, bleibt jedoch bis zur endgültigen Freigabe als Spende Eigentum Ihres Kindes. Die Kosten teilen sich die Bank und die Eltern.

Fazit

Wie nicht selten in der Medizin ist diese Maßnahme unter Fachleuten und Ärzten umstritten. Wir können Ihnen dazu keine abschließende Empfehlung geben. Dies müssen Sie selbst entscheiden. Letztlich geht es um die sehr schwer zu beantwortende Frage, wie sich die Medizin in den nächsten Jahren auf diesem Gebiet entwickelt. Bei den privaten Anbietern können Sie kostenlose Informationspakete anfordern.

9.6 Wie soll das Kinderzimmer aussehen?

Nichts macht mehr Spaß als ein Kinderzimmer für das Neugeborene einzurichten. Hier ein paar »technische Tipps«, worauf Sie unbedingt achten sollten:

- Es sollte sich – wenn möglich – um einen hellen, sonnigen und ruhigen Raum handeln.
- Die Zimmertemperatur sollte am Tag 20 bis 22 Grad Celsius, nachts 18 Grad Celsius betragen. Überheizte Zimmer können zu Atemwegsinfektionen führen.
- Das Kinderbett sollte wegen der Thermik nie an einer Außenwand stehen.
- Bei trockener Luft empfiehlt sich das Aufstellen von (elektrischen) Luftbefeuchtern.
- Generell gilt (auch für die Zimmer der Erwachsenen): Lüften Sie nicht ganztägig, sondern öffnen Sie mehrmals am Tag kurz die Fenster. Wenn Ihre Wohnung Isolierglasfenster mit Kunststoffrahmen hat, sollten Sie besonders für einen regelmäßigen Luftaustausch sorgen. Derartige Fenster lassen nämlich kaum Luft durch.
- Verwenden Sie bitte keine chemischen »Luftverbesserer«.
- Denken Sie auch schon heute daran, dass die Kippvorrichtung der Fenster abschließbar sein sollte. Ihr Kind wird schneller groß als Sie heute denken.

Helle, lösungsmittelarme, möglichst wischfeste, freundliche Farben sollten die Wände zieren. Die Materialien im Kinderzimmer sollten möglichst wenig schadstoffbelastet sein. Falls Renovierungen des Zimmers oder Neukäufe von Möbeln und anderen Einrichtungsgegenständen anstehen, so planen Sie das möglichst lange vor dem Geburtstermin. Zum einen ist es dann für Sie selbst weniger beschwerlich, zum anderen können die neuen Einrichtungsgegenstände längere Zeit »auslüften«. Grundsätzlich sollten alle Produkte, die Sie für das Kind kaufen, die jeweiligen Gütesiegel wie DIN, GS, TÜV oder das Umweltschutzzeichen tragen.

Der Fußboden im Kinderzimmer sollte am besten mit Wasser abwaschbar sein. Teppichboden ist weniger geeignet. Anstelle von kalten und harten Fliesen empfehlen sich Linoleum, Parkett oder Kork. Achtung: Sorgen Sie dafür, dass Bett und Möbel keine scharfen Kanten haben, dass für die Steckdosen Kindersicherungen vorhanden sind und dass Teppiche mit Antirutschunterlagen gesichert werden. Fürs Schlafen eignet sich am besten ein passender Schlafsack (siehe Seite 195). Bei Kindern mit Allergierisiken können Sie sich an ein Bettenfachgeschäft wenden.

Einer Ihrer neuen Arbeitsplätze wird künftig der Wickeltisch sein. Gestalten Sie ihn also großzügig, praktisch und sicher. Gut ist, wenn Sie alle Dinge, die Sie benötigen (Windeln, Papier, Creme, Lotion), so leicht erreichen können, dass Sie Ihr Baby nie aus den Augen lassen müssen. Das mindert die Gefahr, dass es in unbeaufsichtigten Momenten herunterfällt. Ein Wärmestrahler über dem Wickeltisch ist eine gute Idee. Babys sind sehr wärmebedürftig und lassen sich nur gerne wickeln, wenn sie dabei nicht frieren.

Wenn Sie sich schon über den Haushalt mit einem Kind Gedanken machen, denken Sie am besten gleich schon ein paar Monate weiter: Sind gefährliche oder sehr kostbare Dinge (Reinigungsmittel, Scheren, spitze Gegenstände, zerbrechliche Glasplatten, Schmuck, Perlen) außer Reichweite des Kindes verstaut? Und wie ist es mit Spielsachen? Kaufen Sie vor der Geburt nicht zu viel davon. Denn erstens wollen Freunde und Verwandte nach der Geburt dem Kind etwas schenken und zweitens beeinträchtigt ein Zuviel an Spielsachen die Kreativität des Kindes.

9.7 Stillen

Das Neugeborene zu stillen ist eine der natürlichsten Angelegenheiten der Welt. Das merken Sie schon daran, dass sich drei bis vier Tage nach der Geburt Ihre Brüste mit Milch füllen.

Info

TIPPS rund ums Stillen

Legen Sie Ihr Kind unmittelbar nach der Geburt noch im Kreißsaal an. Das Neugeborene sucht reflexartig nach der Mutterbrust und beginnt zu saugen. In Babyfreundlichen Geburtskliniken (siehe Infokasten auf Seite 178) bekommen Sie besondere Hilfe für einen erfolgreichen Stillstart.
Nach dem Klinikaufenthalt können Sie Hebammenbetreuung in Anspruch nehmen. Ihre Hebamme ist hier erste Ansprechpartnerin für alle Fragen und Probleme – auch beim Stillen.
Suchen Sie sich eine Stillgruppe in Ihrer Nähe. Damit bekommen Sie gleich auch Kontakt zu anderen Stillenden. Viele Geburtskliniken und Geburtshäuser bieten Stillgruppen oder Stillcafés an.

- Die Arbeitsgemeinschaft freier Stillgruppen (http://afs-stillen.de) sowie die La Leche Liga (www.lalecheliga.de) haben eine Postleitzahlensuche für Stillgruppen und Stillberaterinnen, die Sie auch telefonisch bei akuten Problemen kontaktieren können.
- Die La Leche Liga bietet auf ihrer Webseite eine E-Mail-Stillberatung an (Antwort erfolgt innerhalb einer Woche).
- Telefonische Stillberatungs-Hotline der AFS: Tel.: 0228 - 92 95 99 99 (täglich zum Ortstarif)
- www.stillen-und-tragen.de bietet für registrierte Nutzerinnen Infos über Stillgruppen.
- Viele Ammenmärchen über das Stillen hat www.rabeneltern.org zusammengestellt.

Stillen ist gut für das Kind:

- Die Muttermilch steht in der richtigen Menge, Temperatur, frisch und sofort zur Verfügung.
- Die Vormilch wirkt leicht abführend. Gestillte Neugeborene werden das Mekonium (Kindspech/erster Stuhl) leichter und schneller los und leiden seltener unter Neugeborenengelbsucht. Um die Milchproduktion in Gang zu bringen, ist eine gewisse Stillhäufigkeit notwendig. Die Mehrzahl der Kinder wird zehn- bis zwölfmal in 24 Stunden angelegt.
- Muttermilch enthält alles, was das Neugeborene in den ersten Lebensmonaten braucht. Sie brauchen nichts hinzuzufüttern. Denken Sie aber an die Gabe von Fluor und Vitamin D zur Rachitis-Prophylaxe. Letzteres vor allem, wenn Ihr Kind in der Winterperiode zur Welt kommt.
- Muttermilch enthält Abwehrstoffe, die das Kind vor Infektionen schützt.
- Muttermilch ist leicht verdaulich, womit Magen-Darm-Störungen seltener auftreten.
- Muttermilch stärkt das Immunsystem.
- Stillen fördert die emotionale Bindung zwischen Mutter und Kind.
- Stillen verringert das Risiko für Übergewicht im Kindesalter.

Stillen ist auch gut für die Mutter:

- Stillen fördert die Rückbildungsvorgänge.
- Stillen erleichtert die Gewichtsregulierung nach der Schwangerschaft.

Ein enger Kontakt fördert die emotionale Bindung von Mutter und Kind.

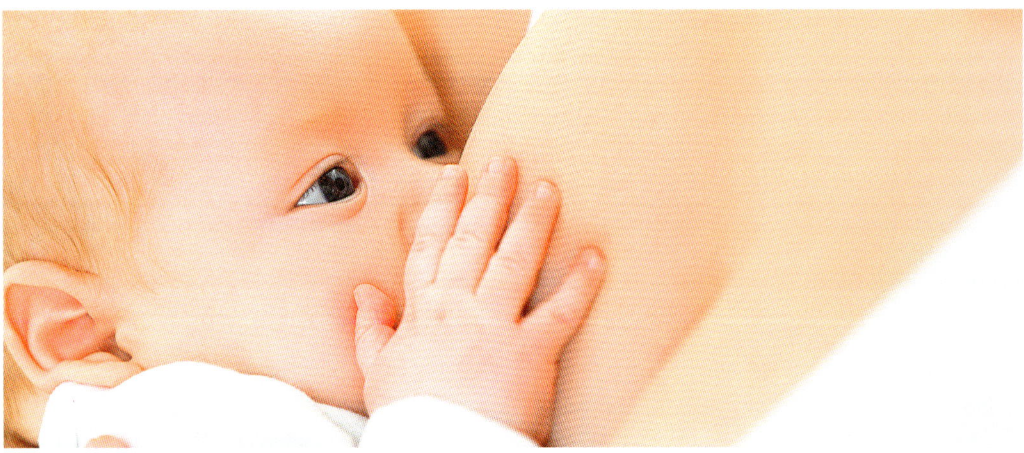

- Durch eine längere Stillzeit verringert sich das Risiko, Brustkrebs zu bekommen.
- Muttermilch erspart Einkauf und Zubereitung von Babynahrung und letztlich bares Geld.

Es gibt nur wenige medizinische Gründe, die gegen das Stillen sprechen. Ende der 70er, Anfang der 80er Jahre des 20. Jahrhunderts war die Belastung der Muttermilch durch Schadstoffe wie Dioxin so groß, dass ernsthaft darüber nachgedacht wurde, ob Stillen ungesünder sein könnte als nicht zu stillen. Doch mittlerweile ist die Schadstoffbelastung der Muttermilch enorm gesunken. Das weiß man aus tausenden von Untersuchungen, die jährlich routinemäßig durchgeführt werden. Nur bei einem ganz kleinen Prozentsatz von Müttern finden sich kritische Werte.

Stillen ist zwar die natürlichste Sache der Welt, dennoch erscheint es wie eine Kunst. Und wie bei jeder Kunst, braucht man etwas Übung, Zeit und eine fördernde Umgebung.

Die Wochenbettbetreuung in den ersten Tagen nach der Geburt hilft Ihnen über die ersten Unsicherheiten und Anlaufschwierigkeiten hinweg. Bis zu zwölf Wochen, auf ärztliche Anordnung auch länger, stehen Ihnen Hausbesuche einer Hebamme zu. Stillberatung ist ein wesentlicher Bestandteil dieser Wochenbettbetreuung.

Der Kontakt zu anderen Frauen, die auch stillen oder gestillt haben, ist unersetzlich. Suchen Sie eine Stillgruppe oder ein Stillcafé in Ihrer Nähe. Lassen Sie sich nicht entmutigen von Frauen, die nicht stillen konnten. Fragen Sie nach. Der Grund liegt meist an schlechten Startbedingungen in den ersten Stunden und Tagen nach der Geburt. Dazu kommt oft mangelnde Information.

Die meisten Frauen, die nicht lange gestillt haben, sagen: »nach zwei Wochen«, »nach sechs Wochen« oder »nach drei Monaten« habe die Milch »einfach nicht mehr gereicht«.

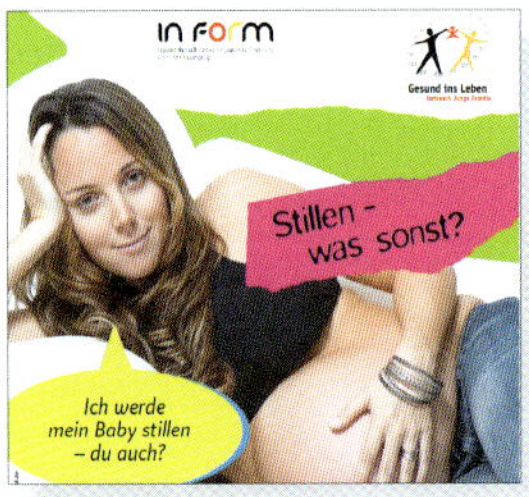

Weitere Informationen zu den Themen Stillen, Ernährung und Allergievorbeugung finden Sie in der Infobroschüre »Stillen – was sonst« und im Internet unter: www.gesund-ins-leben.de

Sie wussten offenbar nicht, dass sich durch Stillen nach Bedarf die Milchproduktion anpasst. Sie aber erfahren gleich mehr davon und lernen Möglichkeiten kennen, die Milchbildung anzuregen. Und deshalb können Sie solche »Stillkrisen« ohne weiteres überstehen.

Ein Stillbuch ist eine nützliche Anschaffung. Die wesentlichsten Fragen und die größten Unsicherheiten tauchen erfahrungsgemäß dann auf, wenn es am aussichtslosesten ist, Hilfe und Ermutigung zu finden, also beim vergeblichen Stillversuch nachts um drei Uhr. Dann finden Sie in einem Stillbuch sicher manchen nützlichen und tröstlichen Tipp.

Lassen Sie sich auf keinen Fall einreden, Sie hätten nicht genug Milch! Die Brust produziert so viel, wie gebraucht wird. Allerdings ist ein Kind keine Maschine mit planbarem Bedarf. Das Wachstum vollzieht sich in Schüben. Der erste Wachstumsschub tritt zwischen dem siebten und 14. Tag auf und mit ihm unter Umständen die ersten »Probleme«. Entsprechend ist der Appetit des Kindes wechselnd. Weitere Wachstumsschübe treten meist nach sechs Wochen und nach drei Monaten auf. Gut zu wissen ist, dass sich Ihr Körper innerhalb von 24 Stunden auf ein höheres Niveau einpendeln kann – wenn die äußeren Bedingungen stimmen. Sie sollten ausreichend schlafen und genügend Flüssigkeit zu sich nehmen. Je häufiger Sie Ihr Kind stillen, desto mehr Muttermilch wird produziert.

Sollten Sie einmal mehr Milch haben als das Kind braucht, trinken Sie Salbeitee (schmeckt mit Zitrone und Honig oder etwas Zucker ganz gut) und wickeln Sie kühle oder kalte Umschläge um die Brust. Sollte sich ein Milchstau ankündigen, was Sie daran merken können, dass die Brust hart, schmerzhaft und gerötet ist, kann zunächst eine sanfte Brustmassage hilfreich sein. Legen Sie Ihr Baby häufiger an. Tritt innerhalb von 24 Stunden keine Besserung ein, dann wenden Sie sich sofort an Ihre Hebamme oder Ihre Frauenärztin/Ihren Frauenarzt, denn daraus kann schnell eine Brustentzündung entstehen. Ein Milchstau lässt sich zu einem frühen Zeitpunkt leicht behandeln.

Abpumpen von Muttermilch

Nach den ersten Wochen oder Monaten mit dem Baby und wenn Sie sich als Familie eingelebt haben, erhalten Freizeitaktivitäten und – je nach dem – die Rückkehr in den Beruf wieder einen größeren Stellenwert.

Wertvollen Freiraum kann nun das gelegentliche Abpumpen von Muttermilch schaffen. So kann Ihr Partner oder ein Babysitter in Ihrer Abwesenheit das Baby mit der abgepumpten Muttermilch füttern. Abpumpen von Muttermilch macht Sie flexibel und geht praktisch überall: zu Hause, unterwegs oder am Arbeitsplatz. Milchpumpen können in Apotheken oder Kliniken kostenpflichtig ausgeliehen werden.

Empfehlung

Lassen Sie sich zusammen mit Ihrem Partner bereits in der Schwangerschaft zum Stillen beraten, denn ein frühes Anlegen und ein zeitiger Stillbeginn sind für einen erfolgreichen Start bedeutend.

9.8 Screening bei Neugeborenen

Diese Screenings bieten die Möglichkeit der frühzeitigen Erkennung vorliegender Hörschäden und bestimmter Stoffwechselerkrankungen. Auf Grundlage dieser Screeningergebnisse können rechtzeitig wichtige und geeignete Behandlungen eingeleitet und so möglichen Spätfolgen vorgebeugt werden. Unter »Screening« versteht man eine bevölkerungsmedizinische Untersuchung, aus der die Wahrscheinlichkeit für das Vorliegen/Nichtvorliegen einer oder mehrerer Krankheiten bestimmt werden kann.

Das Neugeborenenscreening auf Stoffwechselerkrankungen ist nicht verpflichtend, jedoch empfehlen wir Ihnen eindringlich, diese Untersuchungsmöglichkeiten wahrzunehmen, denn je früher Krankheiten oder Funktionsstörungen erkannt werden, desto schneller können geeignete Versorgungs- und Betreuungsmaßnahmen getroffen und schwerwiegenden körperlichen Schäden sowie dauerhaften Behinderungen vorgebeugt werden.

Beim **Universellen Neugeborenen-Hörscreening** (UNHS) sollen hörbedingte Entwicklungsstörungen bei Ihrem Kind so früh wie möglich erkannt und behandelt werden. Die sehr einfachen und schmerzfreien Testverfahren (OAE: Otoakustische Emissionen sowie A-ABR: Hirnstammaudiometrie) werden in den ersten Lebenstagen an Ihrem schlafenden Säugling durchgeführt. Auf diese Weise werden mögliche Hörschäden erfasst.

Doch ein auffälliger Befund reicht nicht aus, die Ergebnisse müssen an eine Hörscreeningzentrale weitergeleitet werden. Hier wird sichergestellt, dass sich die im Hörscreening auffälligen Kinder zu einer weiteren Hörkontrolle vorstellen und bei einem Nachweis einer Hörstörung so schnell wie möglich geeignete Hörgeräteversorgungs- und Frühfördermaßnahmen getroffen werden können.

> Seit 2009 gehört das Neugeborenen-Hörscreening zu einer verpflichtenden Vorsorgeleistung der gesetzlichen Krankenversicherung, das heißt, die Kosten werden von Ihrer gesetzlichen Krankenkasse übernommen.

Rechtzeitige Behandlungen können die Folgen einer Hörschädigung in der Auswirkung auf die Schulbildung, die Sprachentwicklung und das seelische Gleichgewicht minimieren. Die ersten 180 Tage entscheiden dabei über die Zukunft Ihres Kindes.

Das **Neugeborenenscreening** bietet auf der Grundlage einer **Blutuntersuchung** die Möglichkeit der frühzeitigen Erkennung bestimmter Stoffwechselkrankheiten. Nicht alle sind so häufig wie die Schilddrüsenunterfunktion (1:4.000) oder die Phenylketonurie (1:10.000), doch sie kommen vor. Wichtig für Sie ist, dass alle Erkrankungen bei rechtzeitiger Diagnose in der Regel gut zu behandeln sind.

Wenn Sie sich dafür entscheiden, wird bei Ihrem Baby in den ersten Lebenstagen eine Blutuntersuchung durchgeführt. Dabei werden einige Blutstropfen durch einen kleinen Stich in die Ferse entnommen und auf ein Filterpapier aufgetragen, welches in einem Speziallabor untersucht wird. Das Untersuchungsergebnis erhalten Sie schon nach wenigen Tagen.

Was Sie noch unbedingt wissen müssen: Ein Screeningtest liefert durch die erste Untersuchung keine Diagnose, sondern nur den Hinweis auf eine erhöhte Wahrscheinlichkeit für das Vorliegen oder den Ausschluss einer Erkrankung. Sollte es zu einem auffälligen Befund kommen, was bei weniger als zwei Prozent der untersuchten Kinder auftritt, muss in jedem Fall eine zweite Untersuchung durchgeführt werden. Die Wahrscheinlichkeit, dass Ihr Kind tatsächlich erkrankt ist, liegt bei elf Prozent, sprich: von 100 auffälligen Befunden sind schließlich 89 beim zweiten Test unauffällig.

Der Vollständigkeit halber müssen wir Sie noch darauf hinweisen, dass ein Screeningtest auch falsch-negative Resultate liefern kann. Untersuchte werden als gesund eingestuft, obwohl sie in Wirklichkeit krank sind, was jedoch sehr selten vorkommt.

Info

Nicht vergessen: Bitte senden Sie nach der Geburt die Postkarte am Ende dieses Handbuchs ab. Ihre Angaben zum Geburtstag und dem Geburtsgewicht Ihres Kindes machen es möglich, die Wirksamkeit das BabyCare-Programms zu bewerten. Wenn Sie Lust haben, schicken Sie uns doch auch ein Foto Ihres Neugeborenen.

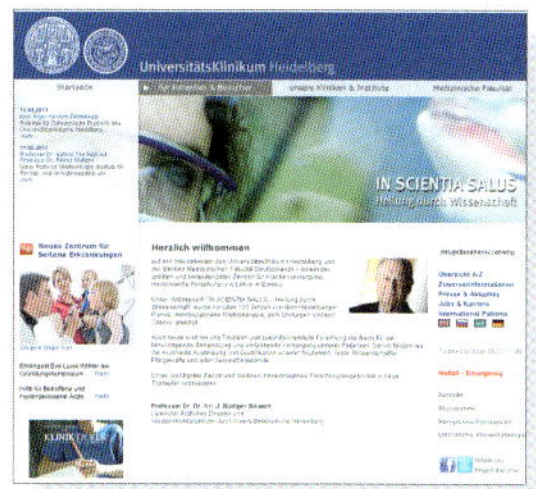

Weiterführende Informationen unter www.klinikum.uni-heidelberg.de unter dem Suchwort »Neugeborenenscreening«

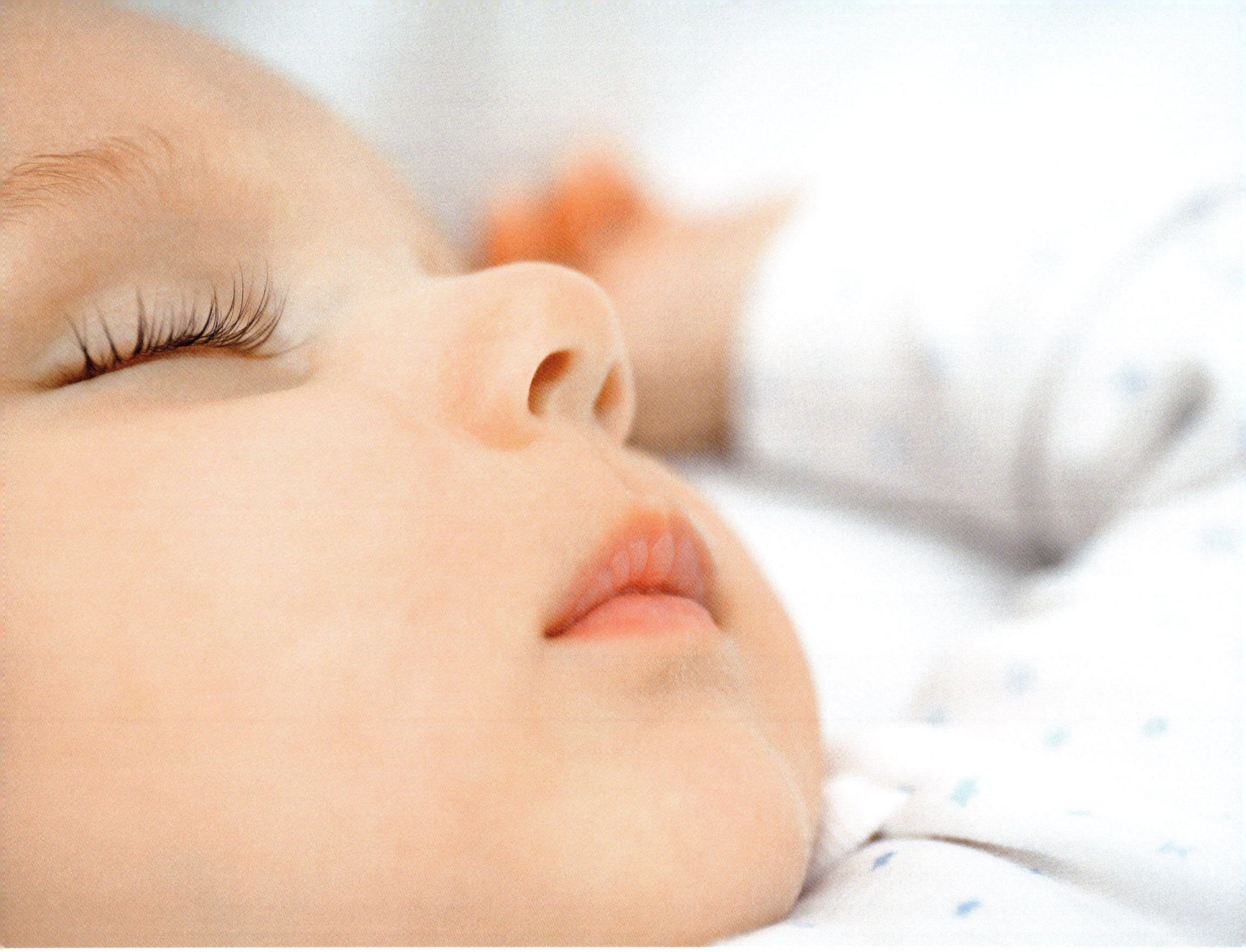

10 Die ersten Wochen danach

»Ein Kind ist eine sichtbar gewordene Liebe.«
Novalis
(Schriftsteller, 1772-1801)

10.1 Machen Sie Flitterwochen mit Ihrem Kind

Das Wochenbett, damit bezeichnet man die Zeit nach der Geburt, dauert traditionell sechs Wochen oder 40 Tage. In manchen Kulturen ist es heute noch üblich, die Frau von allen täglichen Arbeiten zu entlasten. Sie braucht sich in dieser Zeit nur um sich und das Baby zu kümmern. Die ganze Familie wird von anderen Frauen bekocht, auch Geschwisterkinder werden mit versorgt.

Unsere Realität sieht heute anders aus. Auch wer sich entschieden hat, die ersten Tage nach der Geburt auf der Wochenbettstation in der Klinik zu verbringen, wird meist am dritten Tag nach Hause entlassen. Viele Frauen geraten dann in Stress, weil sie von sich erwarten, dass sie den Alltag mit Kind leicht in den Griff bekommen. Begehen Sie diesen Fehler nicht! Schon manches Organisationstalent hat gesagt: »Ich hätte nicht gedacht, dass ein so kleines Wesen es schafft, uns so ins Chaos zu stürzen.« Wenn Sie allein sind, wundern Sie sich nicht, wenn die Wohnung noch am Abend durcheinander ist, Sie noch im Nachthemd sind, die Küche im Chaos versinkt und Sie noch keine Zeit gehabt haben, in Ruhe zu essen. Kämpfen Sie nicht allzu sehr dagegen an. Nehmen Sie sich die Zeit, Ihr Kind zu genießen, es stundenlang anzuschauen. Sie müssen niemandem etwas beweisen. Machen Sie »Flitterwochen« mit Ihrem Kind. Kennenlernen und

Verlieben brauchen Zeit. Muttergefühle sind nicht angeboren und Vatergefühle auch nicht. Liebe wächst langsam. Man will ungestört sein, keine Pflichten haben, versorgt sein - wie im Urlaub. Es gibt so viel zu entdecken mit einem Kind. Kinder sind sehr verschieden, auch schon in diesem Alter. Fragen Sie Eltern, die mehrere Kinder haben. Man kann sich einem Kind sehr ähnlich fühlen, sehr vertraut, während ein weiteres ein ganz anderes Temperament besitzt. Schon in den ersten Tagen zeigen sich ganz persönliche Charakterzüge.

Ideal ist, wenn Ihr Partner sich ein, zwei oder gar drei Wochen Urlaub nehmen kann und Sie die »Flitterwochen« mit dem Baby zu dritt verbringen können. Es wird Ihnen sicher nicht langweilig werden. Im Gegenteil, es gibt viel zu entdecken in den ersten Wochen. Kinder entwickeln sich schnell. Aus einem Neugeborenen, das viel schläft und manchmal sein »Engelslächeln« zeigt, wird in wenigen Wochen ein waches, aufmerksames Wesen, das Sie erkennt und anlächelt. Die ersten Wochen mit Ihrem Kind können zu einer wertvollen Zeit in Ihrem Leben werden, an die Sie sich gern zurückerinnern, wenn es Ihnen gelingt, sich entsprechende Rahmenbedingungen zu schaffen.

Es kann sein, dass Sie sich nach der Geburt fühlen, als könnten Sie Bäume ausreißen. Die Wirkung der Endorphine (körpereigene morphiumähnliche Substanzen) und auch der Placentahormone hält noch einige Tage an. War die Geburt sehr anstrengend oder hatten Sie einen Kaiserschnitt, werden Sie sich eher erholungsbedürftig fühlen. Auf jeden Fall ist die erste Woche nach der Geburt für Ihre Erholung die Wichtigste. Auch wenn es altmodisch klingt, Hebammen empfehlen, die erste Woche im Bett zu bleiben und nur so viel aufzustehen, wie Sie Lust haben. Bleiben Sie einfach im Nachthemd! Die Erholung, die Sie in der ersten Woche verpassen, ist nur schwer nachzuholen. Sie könnten leicht zu denen gehören, die nach einem halben Jahr sagen: »Ich bin immer noch so müde.« Bedenken Sie: In der ersten Zeit haben Sie kein Gefühl für Ihre Grenzen. Sie sind völlig geöffnet für die kleinsten Regungen Ihres Babys. Das ist gut so. Aber wer so offen ist, ist auch dem Rest der Welt »schutzlos ausgeliefert«. Besuche, auch nur ein Telefongespräch, nehmen Sie mehr mit, als Sie es von sich gewöhnt sind. Besonders am dritten oder vierten Tag werden Sie sich dünnhäutig fühlen und nur in Ruhe gelassen werden wollen. Für viele ist dies der »Heultag«, an dem zumeist auch die Milchproduktion beginnt.

Nach der Geburt passiert viel in Ihrem Körper. Was neun Monate Zeit hatte zu wachsen, bildet sich nun recht schnell zurück. Starke hormonelle Veränderungen sind damit verbunden. Die Gebärmutter reicht direkt nach der Geburt noch bis zum Nabel und wird dann in den ersten Tagen schnell kleiner. Jeden Tag um eine Fingerbreite, so rechnen die Hebammen. Je mehr Ruhe Sie haben, umso schneller schrumpft die Gebärmutter. Zumeist ist sie nach zehn Tagen von außen nicht mehr zu tasten. Sie werden Nachwehen spüren, vor allem während Sie stillen. Nach dem ersten Kind sind es nur wenige, aber sie werden von Kind zu Kind schmerzhafter. Der sogenannte »Wochenfluss« beginnt. Es ist eine Blutung aus der Stelle, an der die Placenta mit der Gebärmutter verwachsen war. Am Ende der ersten Woche wird er bräunlich, am Ende der zweiten beginnt er gelblich zu werden und geht dann langsam in normalen Ausfluss über. Sollte es noch einmal zu einer Blutung kommen, bevor die Gebärmutter völlig ausgeheilt ist, ist dies ein klares Zeichen Ihres Körpers für Überforderung. Dies ist zwar nicht besorgniserregend, aber Sie brauchen dann mehr Ruhe und mehr Schlaf.

Frühestens vier bis sechs Wochen nach der Geburt kann es zur ersten Menstruation kommen. Bei den meisten Frauen bleibt diese aus, so lange sie voll stillen. Als Verhütungsmethode ist Stillen allerdings nicht geeignet, dafür ist es zu unsicher. Sollten Sie mit dem ersten Eisprung schwanger werden, so kann es sein, dass Sie dies mehrere Wochen oder sogar Monate lang nicht bemerken. Wenn Sie wieder Geschlechtsverkehr haben, benutzen Sie zunächst Kondome, auch um Infektionen zu vermeiden. Das Thema Verhütung wird die Hebamme am Ende der Wochenbettbesuche ansprechen. Es ist auch ein wichtiges Thema bei der frauenärztlichen Nachuntersuchung nach sechs bis acht Wochen.

Der Wochenfluss ist im Normalfall nicht infektiös, wie lange Zeit behauptet wurde. Benutzen Sie Vorlagen und keine Tampons, damit er ungehindert abfließen kann. In den ersten Tagen empfiehlt es sich, nach jedem Gang zur Toilette den äußeren Genitalbereich mit warmem Wasser abzuspülen, dem Sie auch einen heilungsfördernden Zusatz (Kamille, Ringelblumenessenz) zusetzen können. Dann können Sie ihn mit einem Föhn trocknen. Das ist heilungsfördernd und, solange sich die Schamlippen noch wund anfühlen, wesentlich angenehmer als Toilettenpapier. Auch nach dem Duschen können Sie eine solche Spülung vornehmen. Bei ihren Wochenbettbesuchen (in den ersten zehn Tagen täglich, wenn nötig auch zweimal am Tag, anschließend nach Bedarf bis zur zwölften Woche) wird die Hebamme jedes Mal darauf achten, dass die körperlichen Rückbildungsvorgänge normal verlaufen. Wenn nötig, hat sie Möglichkeiten, Sie zu unterstützen. Wenn Sie eine Dammnaht haben, kann dies in den ersten Tagen sehr schmerzhaft sein. Ein Sitzring aus Gummi oder Schaumstoff oder ein Kinderschwimmreifen zum Draufsetzen schaffen hier Entlastung. Die Wunde der Dammnaht sollte immer trocken gehalten werden.

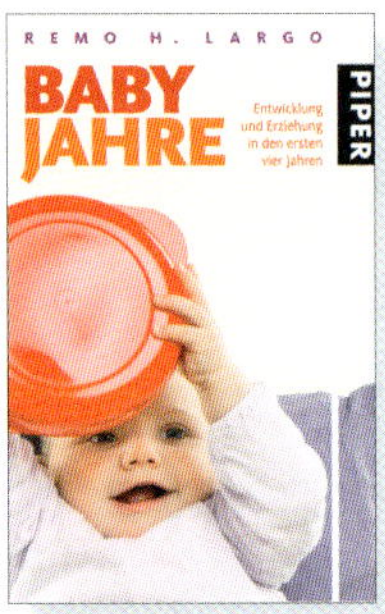

BUCHTIPP
»BabyJahre«
Remo H. Largo
Piper Verlag

Vielleicht fühlt sich Ihr Genitalbereich nicht nur wund an, sondern Sie haben auch ein Gefühl wie Muskelkater. Es dauert einige Tage, bis Sie wieder ein heiles Gefühl haben. So lange sollten Sie keine Rückbildungsgymnastik machen, damit die strapazierte Muskulatur in Ruhe ausheilen kann. Ihre Hebamme wird Ihnen die ersten Rückbildungsübungen zeigen. Nach vier bis sechs Wochen können Sie an einem Rückbildungsgymnastikkurs teilnehmen. Die Krankenkasse übernimmt zehn Stunden. Zu den meisten Kursen können Sie Ihr Baby mitbringen. Mit variantenreichen Übungen können Sie alle Muskelpartien wieder kräftigen - dies macht Spaß und motiviert, täglich zu üben. Außerdem treffen Sie andere Frauen mit gleichaltrigen Babys. Weil diese Gymnastik in der Regel schnell Erfolge bringt, machen viele Frauen auch anschließend noch weiter mit ähnlichen und erweiterten Übungen.

Auch nach der Geburt können Ihre Gefühle wieder »Achterbahn fahren« (siehe Kapitel 2). Starke Stimmungsschwankungen von »himmelhoch jauchzend bis zu Tode betrübt« können sich abwechseln, die Partnerbeziehung kann sich in den ersten Wochen recht schwierig gestalten und auch Liebe und Sex können davon betroffen sein (siehe Kapitel 7).

Folgende Vorkommnisse in den ersten Tagen und Wochen nach der Geburt sollten Sie nicht beunruhigen:

- Zunächst kann der Kopf des Kindes etwas verformt sein, die Füßchen sind manchmal etwas krumm, wenn es in der Gebärmutter sehr eng war. Das wächst sich aus. Hebamme oder Kinderärztin/Kinderarzt zeigen Ihnen, wie man das fördern kann.

- Der Nabelrest fällt nach vier bis 14 Tagen ab. Oft nässt die Stelle dann noch etwas, ist aber einige Tage später völlig verheilt. Desinfizierende Mittel (Alkohol oder antibiotischer Puder) sind bei einem normalen Heilungsprozess nicht nötig. Die Nabelpflege gehört zum Aufgabenbereich der Hebammen. Die meisten Hebammen empfehlen, das Kind erst zu baden, wenn der Nabel völlig verheilt ist.

- Die mütterlichen Hormone können beim Kind zu folgenden Erscheinungen führen: Milien (weiße Punkte im Bereich der Nase), Neugeborenen-Akne, gerötete, geschwollene Brustdrüsen, in seltenen Fällen kann »Hexenmilch« vorkommen, gerötete, etwas angeschwollene Geschlechtsteile, bei Mädchen zusätzlich Ausfluss aus der Scheide, in seltenen Fällen kann er auch etwas blutig sein.

- Viele Kinder nehmen in den ersten Tagen an Gewicht ab. Sieben bis maximal zehn Prozent des Geburtsgewichts sind völlig normal. Sie scheiden viel Mekonium, das sogenannte Kindspech aus. Die Vormilch ist sehr konzentriert und reich an Abwehrstoffen und enthält alles, was ein Kind braucht. Sie sollten erst einmal nicht zufüttern. Nur wenn es nötig ist, wird die Hebamme oder die Kinderärztin/der Kinderarzt dazu raten, zusätzlich Tee oder Nahrung zu geben.

- Nach dem Mekonium folgt der grüne Übergangsstuhl, der wie Spinat aussehen kann und schließlich in Muttermilchstuhl übergeht, wenn das Kind voll gestillt wird. Dieser ist kräftig gelb, recht flüssig und hat einen typischen, aber nicht unangenehmen Geruch.

- Erst zwei bis vier Tage nach der Geburt beginnt die Milchproduktion. Die Brust wird schwer, hart und vielleicht auch heiß und berührungsempfindlich. Manche Kinder haben vorübergehend Schwierigkeiten, die Brustwarze zu fassen. Wenn Sie Beschwerden haben, wird die Hebamme Ratschläge für heiße oder kalte Umschläge (eventuell mit Zusätzen) geben und beim Anlegen behilflich sein.

- Die Haut des Kindes kann sich mehr oder weniger gelb verfärben. Dies kann eine normale Neugeborenengelbsucht sein. Sie entsteht durch körperliche Umstellungsprozesse, erreicht am vierten Tag ihren Höhepunkt und klingt bald wieder ab. Hebamme oder Kinderärztin/Kinderarzt achten darauf, dass sie im normalen Rahmen bleibt und werden Ihnen raten, für gleichmäßige Wärme, Licht und zusätzliche Flüssigkeit zu sorgen. Bei einer verstärkten oder verlängerten Gelbsucht entscheidet die Kinderärztin/der Kinderarzt nach einer Blutuntersuchung, ob sie behandelt werden muss (mit Lichttherapie in der Kinderklinik).

- Ein Teil der jungen Säuglinge kann unter Blähungen oder sogenannten Drei-Monats-Koliken leiden. Das Kind schreit und krümmt sich. Die Ursachen sind bis heute nicht bekannt. Jungen haben diese Blähungen erfahrungsgemäß häufiger als Mädchen. Wenn Sie stillen, meiden Sie am besten blähende Nahrungsmittel (wie etwa Kraut, Knoblauch, Zwiebeln, grobes Vollkornbrot). Trinken Sie nach dem Essen Fenchel-Anis-Kümmel-Tee und geben Sie auch dem Kind davon. Zudem können Bauchmassagen mit Vier-Winde-Öl oder ein warmes Bad und ein warmes Bäuchlein helfen. Manche Kinder haben »Schreistunden« zu festen Tageszeiten. Das ist nicht zu ändern, auch wenn es schwer ist, das zu akzeptieren. Der einzige Trost: Es hört mit drei Monaten von selbst wieder auf.

Die erste Zeit mit einem Kind kann sehr anstrengend sein. Die ersten drei Monate (das sogenannte »vierte« Schwangerschaftsdrittel) werden Sie wahrscheinlich völlig davon in Anspruch genommen sein. Zusätzliche Verpflichtungen, wie beispielsweise Arbeit, Prüfungen oder ein Studium, sollte man in dieser Zeit, wenn möglich, vermeiden. Sie verursachen nur unnötigen Stress.

Aber diese Wochen können bei guten Bedingungen auch eine sehr erfüllende Zeit sein, an die Sie sich gern zurückerinnern. Vor allem sind sie der Start ins Leben für Ihr Kind und vermitteln ihm sein grundlegendes Lebensgefühl.

In den ersten Monaten ist Ihr Baby ganz von Ihnen abhängig. Viele Frauen haben nun häufig große Angst, gleich zu Beginn vieles falsch zu machen. Das ist unnötig. Das meiste machen Mütter automatisch richtig.

Ihr Kind kann schon in den ersten Tagen mit Ihnen kommunizieren. Erst durch Schreien, dann durch Bewegungen der Gliedmaßen, später durch Wechseln des Gesichtsausdrucks. Zunächst erkennt es die Bezugsperson durch den Geruch und die Tonlage der Sprache, später lernt es, Gesichter zu unterscheiden. Die Eltern ahmen die Laute und Ausdrucksformen des Kindes intuitiv nach. Alle warten auf das erste Lächeln des Kindes, das sich zunächst meist im Schlaf einstellt.

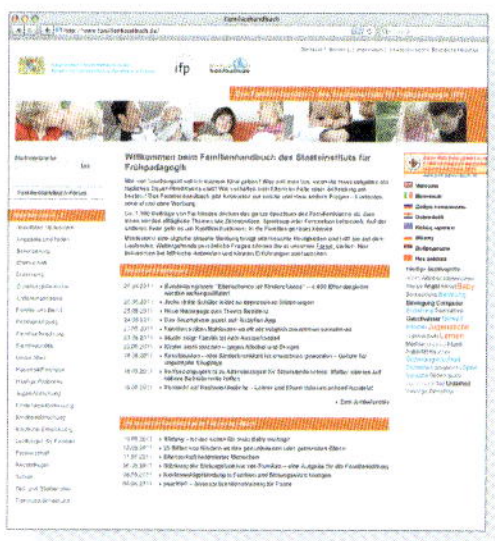

Weitere Informationen zur Gesundheit und Entwicklung Ihres Kindes finden Sie unter www.familienhandbuch.de

Trennungsängste und Fremdeln treten ab dem sechsten bis achten Monat auf. Großmütter und -väter erleben in dieser Zeit häufig Enttäuschungen.

Empfehlung

Beziehen Sie auch Ihren Partner gerade in den ersten Monaten aktiv ein. Dieser kann vielleicht beim Baden oder Wickeln des Kindes helfen oder auf das Neugeborene aufpassen. Dies ist nicht nur gut für die Vater-Kind-Beziehung, auch Sie können diese Unterstützung gut brauchen.

10.2 Tipps zum Alltag

Sie haben während Ihrer Schwangerschaft viel für sich und Ihr Baby getan und sich so gut es Ihnen möglich war darum bemüht, gesund zu leben.

Das Beste, was Sie nun – sowohl für Ihr Kind als auch für sich selbst – tun können, ist, möglichst genau so gesund weiterzuleben, wie Sie es während der Schwangerschaft getan haben. Und Ihr Partner sollte Sie dabei unterstützen!

Fit bleiben

Ernähren Sie sich also weiterhin abwechslungsreich und ausgewogen. Orientieren Sie sich an den Ernährungsempfehlungen für die Schwangerschaft. Sie sollten reichlich und regelmäßig trinken, wenn Sie stillen. Verzichten Sie möglichst auf Alkohol, erhöhen Sie Ihre Alltagsbewegung durch Spaziergänge und Treppensteigen oder treiben Sie anderen Sport. Die Teilnahme an einer Gymnastik- oder Yogagruppe an der Volkshochschule, regelmäßiges Schwimmen oder ein zweimal wöchentlicher Besuch in einem Fitnessstudio kostet nicht viel, verschafft Ihnen Kraft und gibt Ihnen etwas Zeit für sich. Außerdem werden Sie sehen, wie schnell sich Ihr Körper von den Strapazen der Schwangerschaft und Geburt erholt. Und schließlich geben Sie Ihrem Partner damit die Gelegenheit, sich um das Kind zu kümmern. Manche Studios bieten auch Kinderbetreuung an. Sollte das Geld knapp sein: Schon für relativ wenig Geld erhalten Sie gutes Material für Ihr Heimtraining.

Wickeln

Empfohlen wird heute die sogenannte Breitwickelmethode. Alle Kinderwindeln arbeiten nach diesem System. Beim Anlegen müssen Sie darauf achten, dass einerseits alles gut abgeschlossen ist, andererseits muss sich das Baby auch noch gut bewegen können. In der ersten Zeit empfiehlt es sich, das Kind nach dem Aufwachen zunächst an die eine Brust zu legen, danach zu wickeln und dann die zweite Brust zu geben, an der Ihr Kind wieder einschlafen wird.

Bauch-, Seiten- oder Rückenlage beim Schlafen?

Nachdem die Expertenmeinungen zu diesem Thema früher noch geteilt waren, sind sich Wissenschaftler heute einig, dass die Rückenlage die beste Schlafposition für Babys ist.

Früher wurden die Kinder oft auf den Bauch gelegt - Hauptgrund: gut geformte Hinterköpfe. Dann wurde noch bis vor wenigen Jahren die Seitenlage beim Schlafen in Deutschland als Alternative zur Bauchlage empfohlen. Es hat sich jedoch gezeigt, dass die Seitenlage – wie auch die Bauchlage – beim Schlafen gegenüber der Rückenlage ein höheres Risiko für den plötzlichen Kindstod - auch SIDS (Sudden Infant Death Syndrome) genannt - birgt. Daher sollten diese beiden Varianten ganz vermieden werden.

Die Empfehlung zum Schlaf ausschließlich in Rückenlage wird auch durch ein Beispiel unterstützt. Nachdem die Bauchlage in Amerika mit SIDS in Verbindung gebracht wurde, ist die große Mehrheit der amerikanischen Eltern der Empfehlung zur Rückenlage gefolgt. Der Erfolg ist überzeugend: Die Häufigkeit des plötzlichen Kindstods hat in Amerika dadurch drastisch abgenommen.

Eine oft geäußerte Befürchtung, dass Babys in Rückenlage häufiger an Erbrochenem ersticken als in der Bauch- oder Seitenlage, trifft zudem nicht zu. Denn das Baby hat im Schlaf dieselben Hustenschutzreflexe wie ein größeres Kind.

Jährlich ereilt der plötzliche Kindstod in Deutschland noch etwa 100 neugeborene Kinder. Weitere Risikofaktoren für den plötzlichen Kindstod sind:

- Tabakrauch im Wohnraum
- Atemprobleme (Atempausen) des Kindes
- Zu weiche Bettwäsche
- Überwärmung/Schwitzen des Kindes beim Schlaf

Die optimale Schlafumgebung

Die Schlafsituation sollten Sie ganz nach Ihren und den Bedürfnissen des Säuglings auf körperliche Nähe anpassen. Das heißt, ob das Babybett in einem separaten oder im elterlichen Zimmer steht oder Ihr Baby mit im elterlichen Bett schläft, liegt ganz in Ihrer Entscheidung.

Das Kinderbett sollte keine überstehenden Teile, scharfe und spitze Kanten oder Lücken aufweisen. Vermeiden Sie Unfälle, indem Sie keine Kordeln, Gummibänder oder Schnüre mit Spielzeug über dem Bett befestigen. Der Lattenrost sollte stabil sein und die Abstände der Latten dürfen das Durchrutschen des Füßchens beim Stehen oder Hüpfen nicht zulassen. Auch sollte die Matratze stramm im Bettrahmen liegen, so dass sie nicht verrutschen kann. Kaufen Sie keine zu weiche oder zu harte Matratze. Der Körper sollte nicht mehr als zwei Zentimeter tief in die Matratze einsinken können. Nutzen Sie einen Babyschlafsack, keine Kissen, Decken und Kuscheltiere im Bettchen.

Frische Luft

Gewöhnen Sie Ihr Kind langsam, Schritt für Schritt, an die Außenwelt. Zunächst am geöffneten Fenster, dann – so vorhanden – auf dem Balkon, dann bei kleineren und schließlich größeren Spaziergängen. Das Kind braucht in den ersten drei bis vier Wochen noch nicht unbedingt nach draußen. Machen Sie sich daraus also keinen Stress. Danach ist allerdings ein täglicher Aufenthalt im Freien wichtig, je nach Jahreszeit und Temperatur.

Bewegungsförderung

Babys benötigen in den ersten Wochen nach der Geburt viel Körperkontakt. Kuscheln und Streicheln entspannen den Säugling und lassen ihn durch die Nähe zu Ihnen zur Ruhe kommen. Sie und Ihr Partner lernen in dieser Zeit die Botschaften des Babys zu verstehen und dessen Bedürfnisse zu erkennen. Für das Kind ist schon in den ersten Lebensmonaten neben der Ernährung auch die Bewegungsförderung wichtig, weil es durch Bewegung sich selbst, sein direktes Umfeld und die Welt nach und nach kennenlernt. Gerade weil Kinder über einen so genannten natürlichen Bewegungsdrang verfügen, sollten sie diesen in vielfältigen Situationen ausleben und viele – vor allem auch positive – Erfahrungen machen können. Baby-Autositze und ähnliches schränken den natürlichen Bewegungsdrang des Kindes ein. Sie sind daher nur für den Transport und so wenig wie möglich zu verwenden.

Die Wochen und Monate nach der Geburt sind eine sehr erfüllende Zeit.

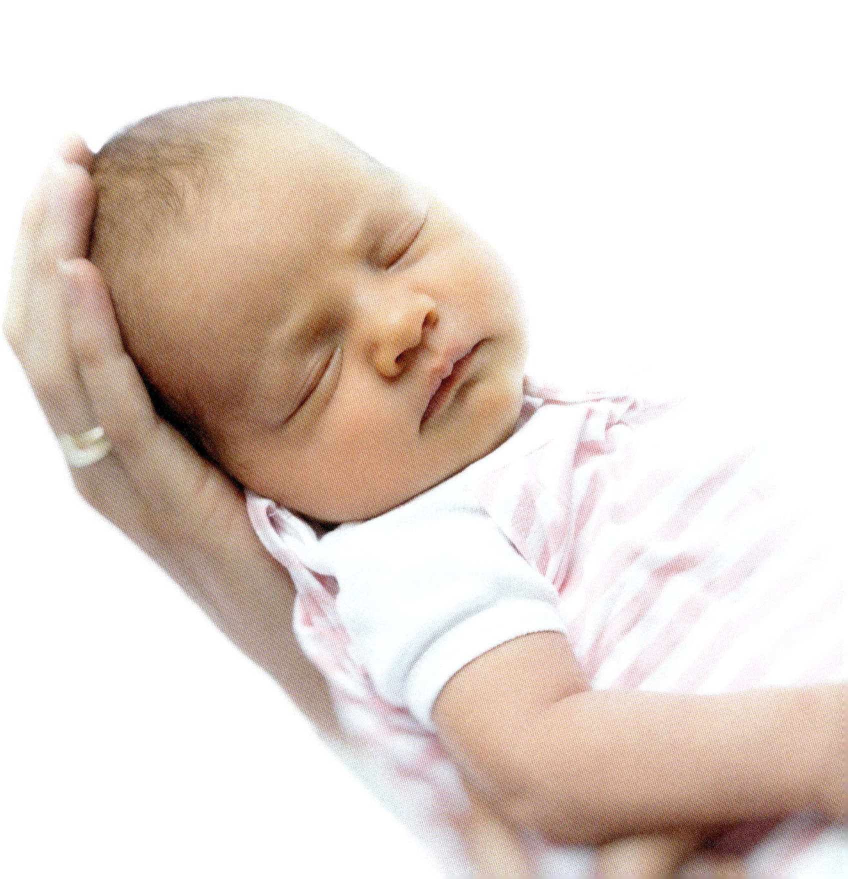

Info

Beikosteinführung für Ihr Baby

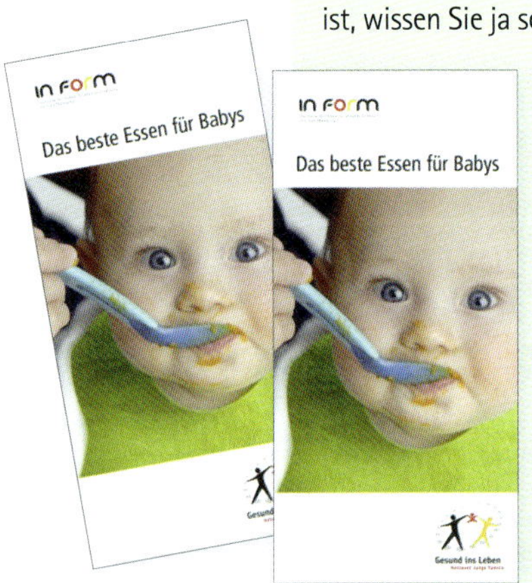

Weitere Infos auch im Internet unter www.gesund-ins-leben.de

Dass Muttermilch die perfekte Nahrung für Ihr Baby ist, wissen Sie ja schon – im ersten Lebensjahr ist diese die wichtigste Nährstoffquelle. Im ersten Lebenshalbjahr, mindestens bis zum Beginn des fünften Lebensmonats sollten Kinder ausschließlich gestillt werden. Etwa ab dem sechsten Lebensmonat reicht Muttermilch alleine aber nicht mehr aus, um den Energie- und Nährstoffbedarf Ihres Säuglings zu decken. Nun ist es an der Zeit, Ihr Baby an Beikost zu gewöhnen.

Dieser Übergang von der Muttermilch zu normaler Kost soll nicht vor Beginn des fünften und nicht später als zu Beginn des siebten Lebensmonats erfolgen.

Die Einführung erfolgt behutsam, Schritt für Schritt. Beginnen Sie mit einem Löffelchen und stillen Sie Ihr Kind weiter, so lange Sie und Ihr Kind das wollen. Zu Beginn der Beikosteinführung reichen kleine Mengen an fein pürierter Beikost (2-3 Teelöffel) aus, die nach und nach erhöht werden sollten. Gegen Ende des ersten Lebensjahres isst Ihr Baby am Familientisch mit. Ob Ihr Kind reif für Beikost ist, erkennen Sie unter anderem, wenn die Nahrung nicht mehr ausgespuckt wird, die ersten Zähne durchbrechen und wenn es Interesse am Essen Anderer zeigt. Wichtig ist auch, dass Ihr Kind genügend Kraft hat, um mit geringer Hilfe aufrecht zu sitzen und den Kopf ohne Hilfe zu halten.

Mehr rund um das Thema Beikost und wie Sie diese erfolgreich Schritt für Schritt einführen können, finden Sie in nebenstehender Broschüre.

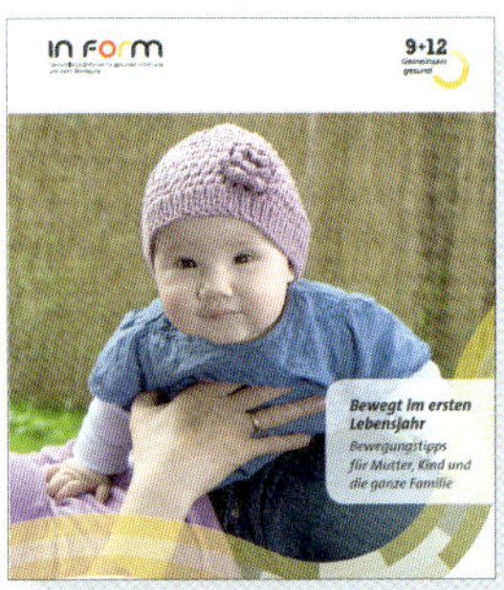

Broschüre zum Download unter: www.pebonline.de/materialien/

Ab dem vierten Lebensmonat können Sie Ihr Baby auf eine flache Unterlage legen, dort kann es sich frei bewegen und sein Bewegungsdrang wird nicht eingeschränkt. Sie sollten dabei für ein sicheres Umfeld sorgen. In der (überwachten) Bauchlage trainiert Ihr Baby seine Rückenstreckmuskulatur und den Gleichgewichtssinn. Durch Massagen und Streicheleinheiten sowie Bewegungsspiele, die zum Greifen und Strampeln anregen, können Sie den natürlichen Bewegungsdrang des Kindes zusätzlich unterstützen. Weitere Empfehlungen finden Sie in der Broschüre »Bewegt im ersten Lebensjahr – Bewegungstipps für Mutter und Kind und die ganze Familie« der Plattform Ernährung und Bewegung e. V.

Baden

Sobald der Nabel verheilt ist, kann Ihr Kind gebadet werden. Die beste Zeit dafür ist, wenn es wach und ausgeschlafen ist, aber nicht direkt nach einer Mahlzeit. Ein solcher Zeitpunkt ist in den ersten Wochen nur schwer zu finden. Das macht aber nichts, das Kind muss nicht täglich gebadet werden. Baden soll Spaß machen. Es soll angenehm und nicht stressig sein. Darum ist es gut, wenn Sie zu zweit sind. Die Temperatur des Badewassers soll 37 Grad Celsius betragen, die Zimmertemperatur 23 Grad Celsius. Anfangs genügen fünf Minuten, denn danach kühlt das Wasser schon merklich ab. Baden ist für Babys anstrengend. Manche Kinder schlafen besonders lang nach einem Bad. Dann ist natürlich spät abends ein günstiger Zeitpunkt dafür. Trocknen Sie das Kind mit einem warmen, flauschigen Tuch gut ab und denken Sie auch an die Zehen, Finger und die Geschlechtsorgane. Dann den ganzen Körper leicht einölen, auch in den Halsfalten und hinter den Ohren.

Empfehlung

Ziehen Sie Ihr Baby nicht zu dick an: Am besten können Sie zwischen den Schulterblättern des Kindes fühlen, ob es zu warm oder zu kalt ist.

Hände und Füße sind oft kühl und reichen zur Einschätzung der Körpertemperatur nicht aus!

Kaufen Sie keinen zu großen Schlafsack, in den das Kind erst hineinwachsen muss. Das Richtmaß für die geeignete Schlafsacklänge ist: Körperlänge minus Länge des Kopfes plus zehn bis maximal 15 cm zum Strampeln und Wachsen.

Die optimale Temperatur zum Schlafen liegt zwischen 16 und 18 Grad Celsius. Lüften Sie häufig, aber immer nur kurz (Stoßlüften).

Im ersten Lebenshalbjahr sollten Sie Ihr Kind nach Möglichkeit voll stillen. Ab dem sechsten Lebensmonat beginnen Sie dann mit der behutsamen Eingewöhnung an Beikost (siehe nebenstehenden Infokasten).

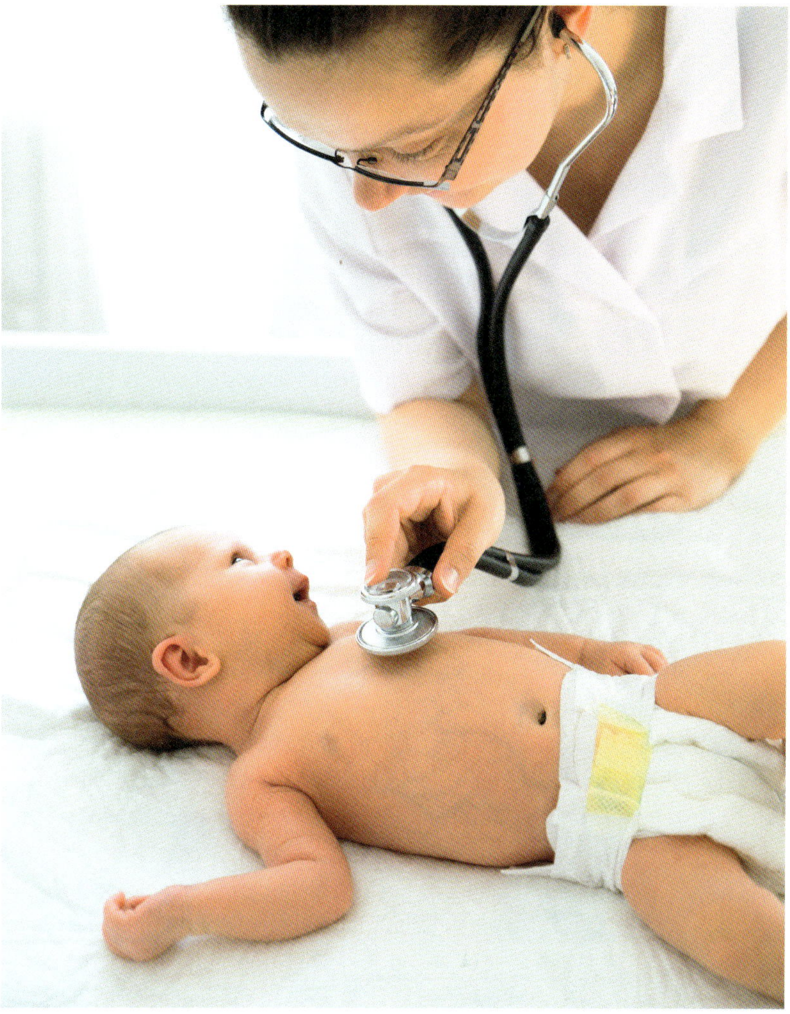

10.3 Kinderärztin/-arzt

Was die Frauenärztin/der Frauenarzt für Sie war und ist, ist die Kinderärztin/der Kinderarzt für Ihr Kind. Heute betreuen Kinder- und Jugendärzte die Kinder bis ins späte Jugendalter. Das ist gut so. Sie kennen dann die hoffentlich normale Kranken- und Entwicklungsgeschichte Ihres Kindes lückenlos bis zu dessen erstem selbstständigen Arztbesuch.

Suchen Sie sich deshalb eine Kinderarztpraxis, zu der Sie und Ihr Partner Vertrauen haben. Erkundigen Sie sich bei Ihrer Hebamme, Freunden oder anderen Schwangeren, die schon größere Kinder haben, nach Praxen mit gutem Ruf.

Wie fast alle Mütter und Väter werden Sie die Erfahrung machen, dass es Phasen gibt, in denen Sie in der Kinderarztpraxis Dauergast sind. Manchmal muss es auch ganz schnell gehen.

Die Kinderarztpraxis sollte deshalb:

- lange Öffnungszeiten haben und auch am Samstag erreichbar sein
- ganz in der Nähe Ihrer Wohnung liegen
- oder von Ihrem Arbeitsplatz aus oder dem Ihres Partners leicht erreichbar sein
- oder wenigstens mit öffentlichen Verkehrsmitteln leicht erreichbar sein
- oder – falls Sie ein Auto nutzen – in Praxisnähe ausreichend Parkplätze haben

Die Beachtung dieser Punkte kann Ihnen in den nächsten Jahren viel Zeit und unnötigen Stress ersparen.

Was die Mutterschaftsvorsorgeuntersuchungen für Sie waren, sind für Ihr Kind die Kindervorsorgeuntersuchungen, die sogenannten U-Untersuchungen. Sie finden zu zeitlich vorgegebenen Terminen statt, in Abhängigkeit vom Lebensalter des Kindes. Die erste Untersuchung (U1) findet bereits im Kreißsaal direkt nach der Geburt statt, die U2 zwischen dem 3. und 10. Lebenstag des Kindes. Die Ergebnisse werden in das gelbe Untersuchungsheft eingetragen, das Sie zu jedem Arztbesuch mitbringen sollten. Die Kosten werden von der Krankenkasse übernommen.

Allein im ersten Lebensjahr des Kindes werden insgesamt sechs Vorsorgeuntersuchungen durchgeführt. Dort wird Ihnen ausführlich erklärt, was jeweils untersucht wird. Nehmen Sie unbedingt jeden dieser Termine wahr.

In den ersten Lebensmonaten des Kindes werden auch die ersten wichtigen Impfungen durchgeführt. Impfen ist – Sie werden es wissen – ein heftig diskutiertes Thema. Sie werden nicht darum herumkommen, sich hierzu eine eigene Meinung zu bilden.

In Deutschland herrscht keine Impfpflicht. In anderen Ländern gibt es sie, in wieder anderen Ländern wird starker Druck ausgeübt, indem nicht geimpfte Kinder zum Beispiel Kindergärten und Schulen nicht besuchen dürfen. Sprechen Sie mit Ihrer Kinderärztin/Ihrem Kinderarzt eingehend über den Nutzen und die Risiken des Impfens und die Risiken für ungeimpfte Kinder.

Schluckweiser Schutz gegen Rotavirus-Brechdurchfälle, weitere Infos unter www.rotavirus-info.de

Nebenstehend finden Sie den von der Ständigen Impfkommission (STIKO) empfohlenen Impfkalender. Die erste Impfung, die bereits im Alter von sechs Wochen durchgeführt werden

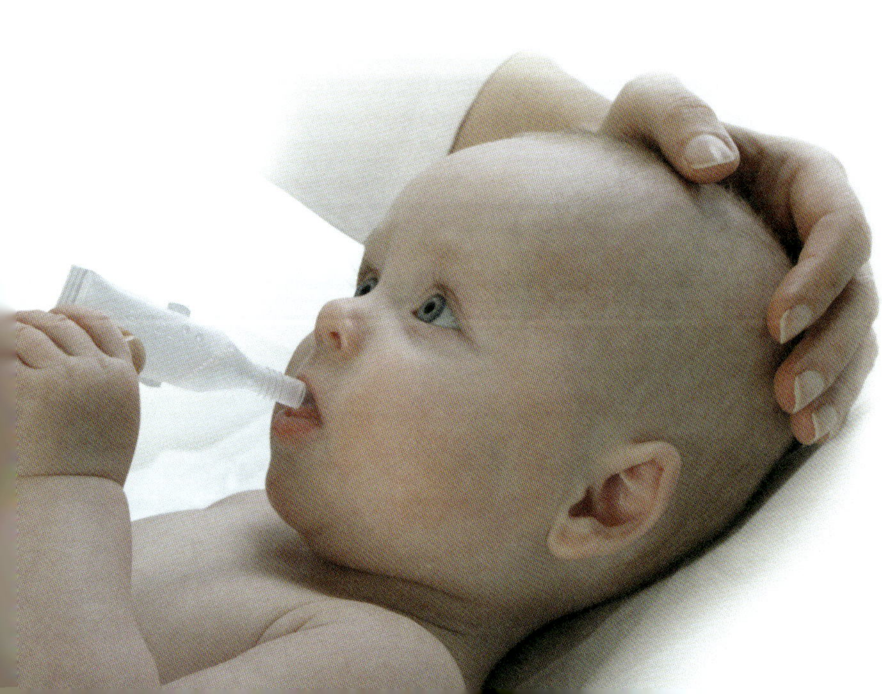

Info

Impfkalender (Standardimpfungen) für Säuglinge und Kleinkinder

Empfehlungen der Ständigen Impfkommission (STIKO) am Robert Koch-Institut (Stand 29.08.2016)

Der nebenstehende Impfkalender umfasst Impfungen zum Schutz vor Tetanus (T), Diphtherie (D/d), Pertussis (aP/ap), Haemophilus influenzae Typ b (Hib), Poliomyelitis (IPV), Hepatitis B (HB), Pneumokokken, Rotaviren (RV), Meningokokken C, Masern, Mumps, Röteln (MMR) sowie gegen Varizellen.

Das empfohlene Impfalter wird in Wochen und Monaten angegeben. **Beispiel:** Impfung im Alter von 15-23 Monaten, d. h. vom letzten Tag des 15. Lebensmonats bis zum Tag vor dem zweiten Geburtstag. Die Impfungen sollen zum *frühestmöglichen* Zeitpunkt erfolgen.

Soweit Kombinationsimpfstoffe verfügbar sind und Empfehlungen der STIKO dem nicht entgegenstehen, sollten Kombinationsimpfstoffe verwendet werden, um die Zahl der Injektionen möglichst gering zu halten. Die Überprüfung und ggf. Vervollständigung des Impfstatus ist in jedem Lebensalter sinnvoll. Fehlende Impfungen sollten sofort, entsprechend den Empfehlungen für das jeweilige Lebensalter, nachgeholt werden.

Zu den zeitlichen Mindestabständen zwischen zwei Impfungen sowie zur Möglichkeit der Koadministration von Impfstoffen sind die Fachinformationen des jeweiligen Impfstoffes zu beachten. Für einen lang dauernden Impfschutz ist es von besonderer Bedeutung, dass bei der Grundimmunisierung der empfohlene Mindestabstand zwischen vorletzter und letzter Impfung nicht unterschritten wird. Die angegebenen Impftermine berücksichtigen die für den Aufbau eines Impfschutzes notwendigen Mindestabstände zwischen den Impfungen.

Für die Impfprophylaxe genutzt werden sollen die Früherkennungsuntersuchungen für Säuglinge und Kleinkinder (U3 bis U7).

Die im Impfkalender empfohlenen Standardimpfungen sollten auch alle Personen mit chronischen Krankheiten erhalten, sofern keine spezifischen

Kontraindikationen vorliegen. Wegen der besonderen Gefährdung in der frühen Kindheit muss es das Ziel sein, empfohlene Impfungen für Säuglinge **möglichst frühzeitig** durchzuführen und spätestens bis zum Alter von 14 Monaten (bzw. 23 Monaten bei MMR, Varizellen) die Grundimmunisierungen zu vollenden. Erfahrungen zeigen, dass Impfungen, die später als empfohlen begonnen wurden, häufig nicht zeitgerecht fortgesetzt werden. Bis zur Feststellung und Schließung von Impflücken, z. B. bei der Schuleingangsuntersuchung, verfügen unzureichend geimpfte Kinder nur über einen mangelhaften Impfschutz. Vor dem Eintritt in eine Gemeinschaftseinrichtung, spätestens aber vor dem Schuleintritt, ist für einen altersentsprechenden vollständigen Impfschutz Sorge zu tragen.

Impfkalender (Standardimpfungen) für Säuglinge und Kleinkinder

Impfung	Alter in Wochen	Alter in Monaten				
	6	2	3	4	11–14	15–23
Tetanus		G1	G2	G3	G4	N
Diphtherie		G1	G2	G3	G4	N
Pertussis		G1	G2	G3	G4	N
Hib (Haemophilus influenzae Typ b)		G1	G2[c]	G3	G4	N
Poliomyelitis		G1	G2[c]	G3	G4	N
Hepatitis B		G1	G2[c]	G3	G4	N
Pneumokokken[a]		G1		G2	G3	N
Rotaviren	G1[b]	G2	(G3)			
Meningokokken C					G1 (ab 12 Monaten)	
Masern					G1	G2
Mumps, Röteln					G1	G2
Varizellen					G1	G2

Erläuterungen
G Grundimmunisierung (in bis zu 4 Teilimpfungen G1 – G4)
N Nachholimpfung (Grundimmunisierung aller noch nicht Geimpften bzw. Komplettierung einer unvollständigen Impfserie)

a Frühgeborene erhalten eine zusätzliche Impfstoffdosis im Alter von 3 Monaten, d. h. insgesamt 4 Dosen.
b Die 1. Impfung sollte bereits ab dem Alter von 6 Wochen erfolgen, je nach verwendetem Impfstoff sind 2 bzw. 3 Dosen im Abstand von mindestens 4 Wochen erforderlich.
c Bei Anwendung eines monovalenten Impfstoffes kann diese Dosis entfallen.

sollte, ist die Rotavirus-Impfung. Sie schützt zu rund 80 Prozent vor einer Durchfallerkrankung. Es handelt sich dabei um eine Schluckimpfung.

Die Einstellungen von Müttern zum Impfen sind dabei in Ost- und Westdeutschland sehr unterschiedlich, was offensichtlich auf die Impfpflicht in der ehemaligen DDR zurückzuführen ist.

In einer von uns durchgeführten Studie zum Impfverhalten (Koch, J. et al. 1995) gaben nur 74 Prozent der Befragten in Westdeutschland an, ihre Kinder grundsätzlich vollständig impfen zu lassen, im Osten waren es 90 Prozent. 24 Prozent der Befragten im Westen und nur zehn Prozent im Osten standen einigen Impfungen skeptisch gegenüber. Zwei Prozent der westdeutschen Mütter gaben an, ihre Kinder grundsätzlich nicht impfen zu lassen.

Die Skepsis besteht vor allem hinsichtlich der Impfung gegen die sogenannten Kinderkrankheiten wie Keuchhusten (Pertussis), Masern, Mumps und Röteln. Diese sind jedoch zum Teil schwere Infektionskrankheiten, an denen auch Erwachsene erkranken können.

Gründe der Impfskeptiker

Quelle: Koch, J., Kirschner, W., Kirschner, R., Heydt, K. 1995

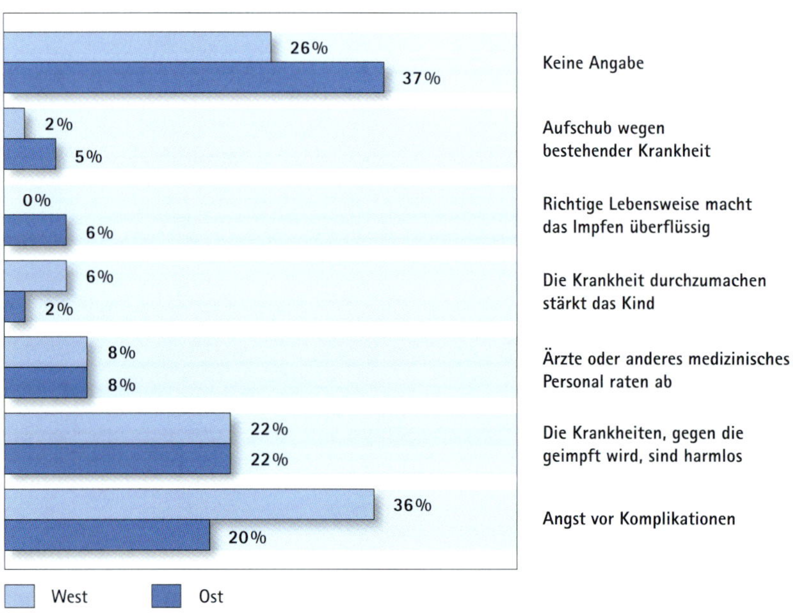

Über die Gründe, die die sogenannten Impfskeptiker für ihre (teilweise) ablehnende Haltung anführen, gibt die Grafik unten Aufschluss. Wir wollen auch hier einen klaren Standpunkt einnehmen. Die Gründe der Impfgegner, auch wenn sie von einigen publikumswirksam auftretenden Ärztinnen/Ärzten ebenfalls vorgetragen werden, überzeugen nicht:

- Ernst zu nehmende Komplikationen im Zusammenhang mit Impfen treten extrem selten auf.
- Die Krankheiten, die durch das Impfen verhindert werden, sind keinesfalls harmlos. Sie können zu bleibenden und schweren Schädigungen des Kindes führen.
- Auch eine zu 100 Prozent gesunde Lebensweise schützt Ihr Kind nicht vor einer Infektion.
- Warum sollten Kinder Krankheiten erleiden, denen erfolgreich vorgebeugt werden kann?

10.4 Verhütung

Nach der Geburt taucht bald die Frage nach weiteren Schwangerschaften und deren Verhütung auf. Auch wenn Sie stillen, müssen Sie und Ihr Partner sich darüber Gedanken machen. Bei der Wahl der jeweiligen Empfängnisverhütungsmethode spielen viele Faktoren eine Rolle:

- Welche Empfängnisverhütungsmethoden haben Sie bisher angewendet?
- Sind diese Methoden mit dem Stillen zu vereinbaren?
- Wollten Sie eigentlich ohnehin die Methode wechseln?
- Wollen Sie für die nächste Zeit eine Schwangerschaft mit Sicherheit ausschließen oder wollen Sie hier flexibel sein?

Mit dem Älterwerden ändern sich auch die Vorlieben der Frauen bezüglich der Verhütungsmethoden. Während die Hälfte der jungen Frauen zwischen 16 und 20 Jahren die Pille verwendet, liegt dieser Anteil bei 40- bis 49-Jährigen bei nur noch 14 Prozent. Gleichzeitig steigt der Anteil der Frauen, die nicht verhüten von 20 auf 59 Prozent an.

Die Pille

Die Pille ist nach wie vor das häufigste Verhütungsmittel, sie ist meist gut verträglich. Wird sie abgesetzt, pendelt sich ein normaler Menstruationszyklus nach etwa drei bis sechs Wochen wieder ein. Eine Schwangerschaft ist dann wieder möglich, was jedoch nicht heißt, dass Sie dann auch sofort wieder schwanger werden. Der Eintritt einer Schwangerschaft nach Absetzen der Pille kann sich verzögern, gerade wenn Frauen die Pille wegen hormoneller Störungen eingenommen haben. Folgende Frauen sollten die Pille nicht nehmen:

- starke Raucherinnen,
- Frauen mit Thrombosen oder Herz-Kreislauf-Erkrankungen
- Frauen, die schon einen Schlaganfall hatten
- Frauen, die selbst unter bestimmten Krebserkrankungen leiden oder in deren Familie derartige Krankheiten aufgetreten sind.

Alternativen zur Pille

Hormonelle Alternativen zur Pille sind Hormonspritzen, ein Vaginalring, ein Verhütungspflaster oder ein Hormonstäbchen mit Gestagenen, das für drei Jahre unter die Haut am Oberarm eingesetzt wird. Der Vorteil dieser Methoden ist sicher, dass Sie nicht täglich an die Pilleneinnahme denken müssen.

Achtung! Während der Stillzeit dürfen außer der Pille auch die anderen soeben genannten **östrogenhaltige** Verhütungsmethoden nicht angewendet werden, da diese die Menge und Zusammensetzung der Muttermilch beeinflussen. Besprechen Sie mit Ihrer Frauenärztin/Ihrem Frauenarzt, welche Methode in dieser Phase für Sie in Frage kommt.

Spirale/Intrauterinpessar (IUP): Es gibt ganz unterschiedliche Spiralen. Die meisten bestehen aus Kupferdraht. Hormonspiralen geben über einen Zeitraum von fünf Jahren ständig kleinste Hormonmengen ab. Nach ein paar Monaten wird die Monatsblutung schwächer und hört dann meist ganz auf. Spiralen sind besonders zur Verhütung nach der Entbindung und in der Stillzeit geeignet. Sie können bereits sechs bis acht Wochen nach der Entbindung eingelegt werden. Ein weiterer Vorteil ist, dass man nach der Entfernung schon im ersten Menstruationszyklus wieder schwanger werden kann.

Kondome: Die »Verhüterli« sind nach der Pille das am zweithäufigsten verwendete Verhütungsmittel. Vorteil: sie sind preiswert und fast überall zu bekommen. Nachteil: bei falschem Gebrauch gibt es keinen 100-prozentigen Schutz vor einer Schwangerschaft. Bei Latex-Allergien kann auch auf latexfreie Kondome zurückgegriffen werden.

Verhütungsmethoden nach Alter

Quelle: Gynmed Ambulatorium Wien (2015)

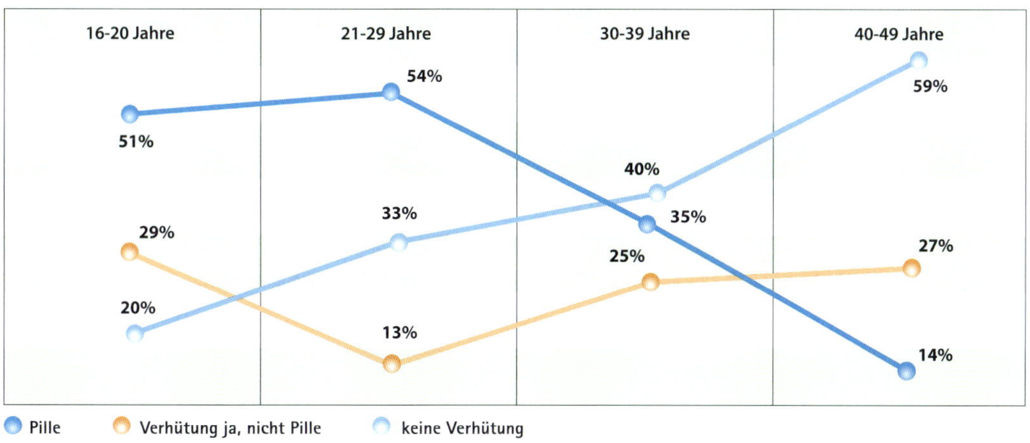

Diaphragma: Das Diaphragma ist ein Mittel der Empfängnisverhütung, das ohne Hormone auskommt und dadurch der Menstruationszyklus der Frau erhalten bleibt. Das Diaphragma sieht aus wie eine kleine Gummikappe. Es besteht aus einer runden Spiral- oder Flachfeder, die mit Latex oder Silikon überzogen ist. Das Diaphragma wird in neun verschiedenen Größen angeboten und muss individuell in einer Arztpraxis, in einem Familienplanungszentrum oder einer Beratungsstelle angepasst werden. Es muss gemeinsam mit einem Verhütungsgel benutzt werden. Nach Auftragen des Gels auf das Diaphragma wird es vor dem Geschlechtsverkehr in die Scheide eingeführt. Dort wirkt es wie eine Barriere. Bei richtiger Anwendung (einschließlich des Gebrauchs eines Verhütungsgels) und nach fachgerechter Anpassung ist das Diaphragma eine zuverlässige Verhütungsmethode. Nach Geburten, Fehlgeburten oder ab einer Gewichtsveränderung von 5 kg sollte die Größe und der richtige Sitz durch die Frauenärztin/den Frauenarzt überprüft werden. In den ersten sechs Wochen nach einer Entbindung sollte das Diaphragma allerdings nicht verwendet werden, auch dann nicht, wenn die Frau zu häufigen Blaseninfektionen neigt.

Chemische Verhütungsmittel (Creme, Schaum, Scheidenzäpfchen, Tampons): Sie eignen sich vor allem für Frauen, die seltener Geschlechtsverkehr haben. In der Regel töten die Chemikalien die Spermien ab. Sie sollten diese Mittel aber immer in Kombination mit Kondomen verwenden, da sie nicht sehr sicher sind. Benzalkoniumchlorid ist ebenfalls ein chemisches Verhütungsmittel. Es schützt auch gegen Viren und Bakterien. Aber Vorsicht: Wenn Sie es benutzen, müssen Sie bei der Reinigung des Genitalbereichs auf Seife völlig verzichten. Sonst wirkt es nicht.

Die häufigsten Verhütungsmethoden von 18- bis 49-jährigen Frauen in Deutschland

Quelle: BZgA 2011, Befragung von 486 Frauen, Mehrfachantworten möglich

1.	Pille	53 %
2.	Kondom	29 %
3.	Spirale	14 %
4.	Sterilisation	8 %
5.	andere hormonelle Methoden	3 %
6.	natürliche Methoden	2 %
7.	sonstige	2 %

Natürliche Familienplanung: Die folgenden Verhütungsmethoden basieren auf einer Berechnung der fruchtbaren Tage bei normalem Zyklus.

- Temperaturmethode
- Beobachtung des Muttermundschleims
- Verhütungscomputer

Für die Zeit nach der Geburt sind all diese Methoden aber nicht geeignet, weil sich der regelmäßige Monatszyklus noch nicht wieder eingestellt hat.

Die Sterilisation: Dieser endgültige Schritt, bei dem bei der Frau die Eileiter oder beim Mann die Samenleiter durchtrennt werden, muss natürlich besonders gut überlegt werden.

Empfehlung

Machen Sie Flitterwochen mit Ihrem Kind und nehmen Sie sich Zeit, Ihr Kind zu genießen.

Suchen Sie eine Kinderarztpraxis in Ihrer Nähe. Nehmen Sie alle Kindervorsorgeuntersuchungen (U's) wahr und sprechen Sie mit Ihrer Kinderärztin/Ihrem Kinderarzt über die empfohlenen Impfungen für Säuglinge und Kleinkinder.

Bei der gynäkologischen Nachuntersuchung (etwa sechs bis acht Wochen nach der Geburt) sollten Sie mit Ihrer Frauenärztin/Ihrem Frauenarzt eine geeignete Verhütungsmethode besprechen. Verlassen Sie sich nicht auf die alte Weisheit: Stillen ist die beste Verhütung. Dies ist ein Ammenmärchen!

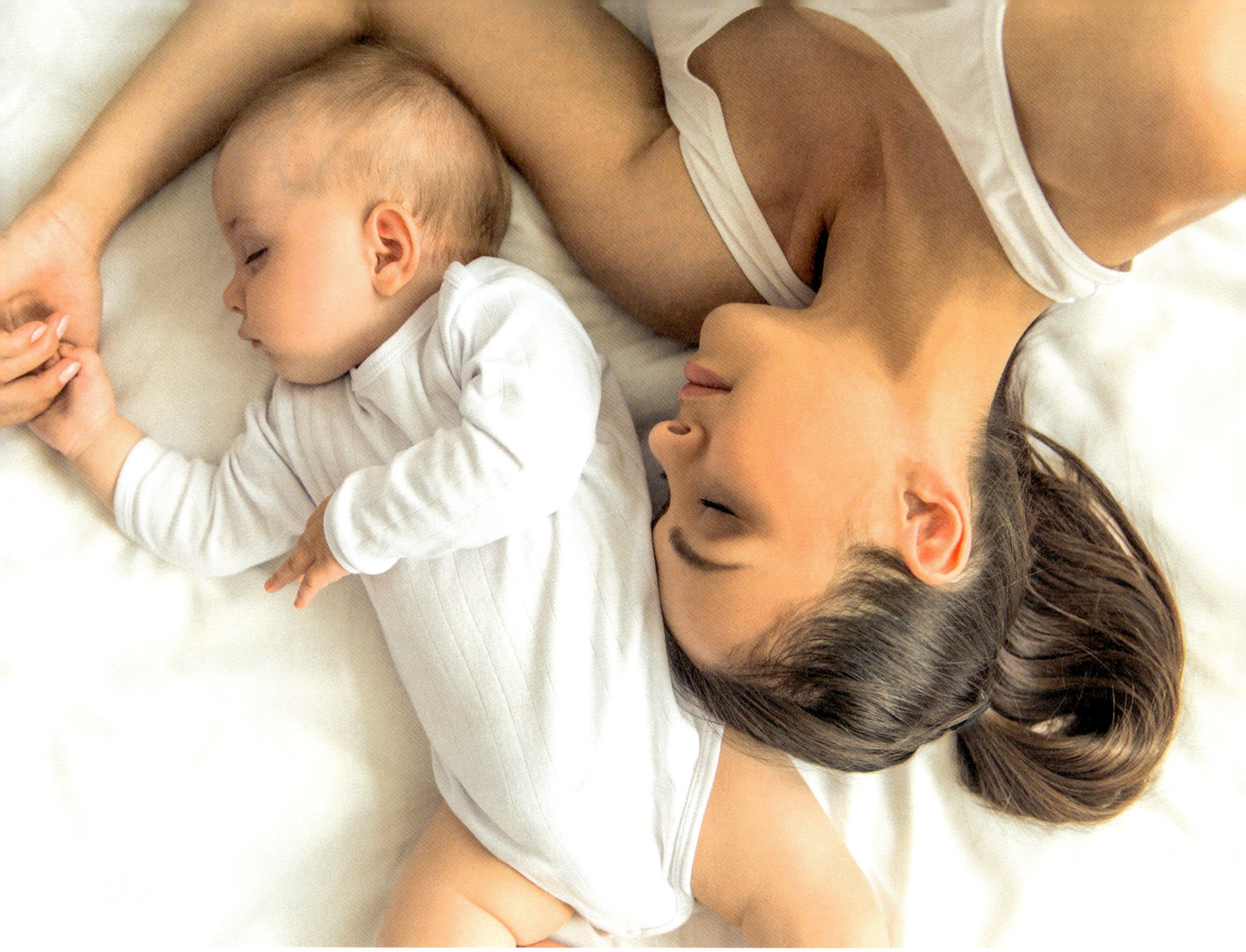

11 Was Sie für sich und Ihr Kind tun können

Im folgenden Kapitel haben wir für Sie noch einmal die wichtigsten Empfehlungen zu den einzelnen beschriebenen Aspekten und Besonderheiten einer Schwangerschaft zusammengefasst. Zusätzlich finden Sie hier hilfreiche Tipps für den Alltag einer Schwangeren und Angaben von Einrichtungen, die Ihnen bei möglichen Fragen gern Auskunft geben.

Allgemeine Beratung

Wenn Sie Beratung auf verschiedenen Gebieten benötigen, kann Ihnen die Deutsche Arbeitsgemeinschaft für Jugend- und Eheberatung (DAJEB) weiterhelfen. Im Internet finden Sie unter www.dajeb.de eine Suchmaschine, in der Sie nach Postleitzahlen und Beratungsstellen recherchieren können. Sie erhalten dann die Adressen und Telefonnummern der entsprechenden Sozial- und Gesundheitsberatungsstellen.

Der Deutsche Hebammenverband e. V. (DHV) hält auf seiner Internetseite eine umfangreiche Linksammlung zu allen Themen rund ums »schwanger sein« bereit. Hier zu stöbern lohnt sich. www.hebammenverband.de/familie/links-fuer-eltern/.

Arztbesuche

Nehmen Sie unbedingt alle Vorsorgeuntersuchungen in der Schwangerschaft wahr! Achten Sie auf Ihren Gesundheitszustand! Bei unklaren, häufig wiederkehrenden Beschwerden, bei Blutungen und vorzeitigem Blasensprung sollten Sie sofort Ihre Frauenärztin/Ihren

»Es kommt darauf an, die Kinder zu verstehen und erkennend lieben zu lernen«
Hermann Hesse
(Schriftsteller, 1877-1962)

Frauenarzt oder Ihre Hebamme aufsuchen oder verständigen. Falls Sie niemanden erreichen, suchen Sie sofort eine Frauenklinik auf.

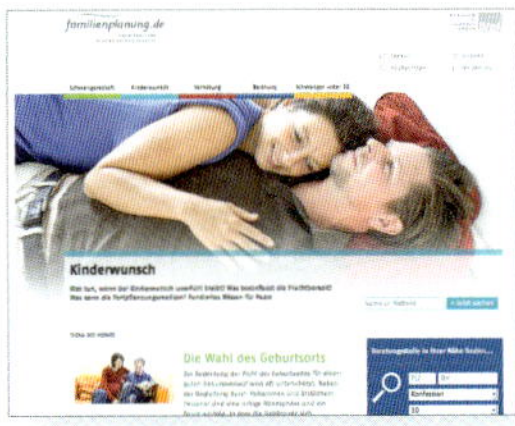

Gute Informationen erhalten Sie auch auf der Internetseite der BZgA: www.familienplanung.de

Alkoholkonsum

Verzichten Sie in der Schwangerschaft möglichst ganz auf den Konsum von Alkohol. So vermeiden Sie unnötige Risiken. Falls Sie Probleme damit haben, sprechen Sie mit Ihrer Frauenärztin/Ihrem Frauenarzt.

Die Bundeszentrale für gesundheitliche Aufklärung (BZgA) hat eine telefonische Beratungshotline: 02 21-89 20 31.

Chemikalien/Umweltbelastungen/ Nahrungszusatzstoffe

Beunruhigen Sie sich nicht unnötig. Diese Risiken werden vielfach überschätzt. Wenn Sie allerdings am Arbeitsplatz regelmäßig mit Chemikalien, Gasen oder Stäuben zu tun haben, dann sollten Sie im Betrieb bei der/dem Sicherheitsbeauftragten oder beim betriebsärztlichen Dienst nachfragen. Der Arbeitgeber ist für Ihre Sicherheit und die Ihres Kindes verantwortlich.

- Der (richtige) Umgang mit Personalcomputern stellt nach allen bisherigen Untersuchungen keine gesundheitliche Gefahr dar.
- Vermeiden Sie im Haushalt oder bei Freizeitaktivitäten den regelmäßigen Umgang mit Chemikalien. Führen Sie keine Haus- oder Gartenarbeiten durch, bei denen Sie mit Farben, Lacken oder anderen Chemikalien längere Zeit in Kontakt kommen.
- Achten Sie bei der Einrichtung des Kinderzimmers auf einen möglichst geringen Schadstoffgehalt der Materialien (Teppiche, Schränke). In ernsten Zweifelsfällen kann Ihnen eine örtliche Umweltberatungsstelle oder Verbraucherzentrale (Gelbe Seiten im Telefonbuch oder Internet) weiterhelfen.
- Um möglicherweise auftretende Schadstoffe, die durch Hauswasserleitungen abgegeben werden, zu verringern, lassen Sie das Leitungswasser morgens zunächst etwa zwei bis drei Minuten ablaufen, ehe Sie fürs Tee- oder Kaffeekochen Wasser entnehmen.
- Umweltschadstoffe aus der Nahrung (PCB, Dioxine, Pestizide) können Sie durch eine abwechslungsreiche, ausgewogene und saisonale Ernährung verringern oder durch den Kauf von Produkten aus kontrolliert-biologischem Anbau. Dies wird vor allem für Gemüse, Obst , Fleisch- und Geflügelprodukte empfohlen.

Schwangerschaft im höheren Lebensalter

Die altersbedingten Risiken für Schwangere ab 35 Jahren sind leicht, ab 40 Jahren schon etwas stärker erhöht. Dennoch gebären auch in diesem Alter noch etwa 90 Prozent der Schwangeren termingerecht gesunde Kinder.

Das Risiko für Kinder mit Fehlbildungen ist bei Spätgebärenden leicht erhöht. Ihre Frauenärztin/Ihr Frauenarzt wird Ihnen in diesem Alter – schon aus juristischen Gründen – die Durchführung von Vorsorgeuntersuchungen zur Abklärung des Risikos anbieten. Erwägen Sie diesen Schritt sorgfältig. Im Falle eines positiven Testergebnisses, das auf eine Fehlbildung oder andere genetische Anomalien hindeutet, müssen weitere diagnostische Verfahren, zum Beispiel eine Fruchtwasseruntersuchung (Amniozentese) zur weiteren Abklärung des Risikos durchgeführt werden. Lesen Sie dazu Kapitel 8.8 und 8.15 und holen Sie sich gemeinsam mit Ihrem Partner bei einer entsprechenden Beratungsstelle Rat ein. Adressen finden Sie im nächsten Abschnitt.

Erbliche Belastungen

Falls in Ihrer Familie oder der Ihres Partners sogenannte Erbkrankheiten aufgetreten sind, wird Ihre Frauenärztin/Ihr Frauenarzt mit Ihnen über die Möglichkeiten sprechen, das Risiko abzuklären. Auch entsprechende genetische Beratungsstellen helfen Ihnen weiter. Bei einem erhöhten Risiko für Fehlbildungen (Spina Bifida = offener Rücken oder Lippen-Kiefer-Gaumenspalte) wird man Ihnen Folsäure in hoher Dosierung empfehlen. Falls Sie ein familiäres Risiko haben, sollten Sie sich schon vor der Beratung zum Beispiel mit folgenden Büchern weiter informieren.

Roswitha Schwab, Ulrike Walburg: »Beunruhigende Befunde in der Schwangerschaft - Ein Ratgeber zur Pränataldiagnostik« Irisiana Verlag, eBook 2010

Hille Haker: »Hauptsache gesund? Ethische Fragen der Pränatal- und Präimplantationsdiagnostik«, Kösel Verlag, München 2011

Schwangerschaftskonfliktberatungsstellen in Ihrer Nähe finden Sie unter folgender Internetadresse: www.dajeb.de

Ernährung und Körpergewicht

Essen Sie abwechslungsreich, ausgewogen und saisonal! Nehmen Sie täglich die im Kapitel 8.9 genannten Kalorienmengen zu sich. Achten Sie auf die richtige Verteilung der Hauptnährstoffe Eiweiß, Fett und Kohlenhydrate. Bedenken Sie, dass Sie als Schwangere einen erhöhten Bedarf an Vitaminen, Mineralstoffen und Spurenelementen haben.

Essen Sie kein rohes oder nicht ausreichend durchgegartes Fleisch, ebenso wenig rohen Fisch und Rohmilchprodukte. Verzichten Sie aufgrund der hohen Vitamin-A-Konzentration auf den Verzehr von Leberprodukten im ersten Schwangerschaftsdrittel.

Auch wenn Sie sich ganz gesundheitsbewusst ernähren, ist eine zusätzliche Einnahme von Eisen, Jod und Folsäure in den meisten Fällen erforderlich. Nähere Informationen entnehmen Sie Ihrer persönlichen Ernährungsanalyse wenn Sie den Fragebogen ausfüllen.

Info

Craniosacrale Therapie – sanfte Berührung für Mutter und Kind

Die Craniosacrale Therapie (CST) ist eine achtsame manuelle Körpertherapie. Gezielte, sanfte Berührungen – vorwiegend am Kopf (Cranium), am Rumpf und am Kreuzbein (Sacrum) – entlasten Wirbelsäule und Becken und lösen Faszien- und Muskelverspannungen. Sie wirken zudem ausgleichend auf Gehirn und Nervensystem, harmonisieren den Stoffwechsel und fördern die Eigenwahrnehmung.

Craniosacral-Therapeutinnen und -Therapeuten behandeln ganzheitlich und orientieren sich am Gesunden. Sie arbeiten mit einem tiefen Verständnis für die embryonale Entwicklung und vorgeburtliche Prägung für die spätere Gesundheit des Kindes. Somit spricht die craniosacrale Methode alle Ebenen des Menschseins an: Körper, Geist und Seele.

In einer wissenschaftlichen Studie (Elden, Lundgren & Robertson 2014) konnte gezeigt werden, dass Frauen mit schwangerschaftsbedingten Schmerzen craniosacrale Behandlungen als erholsam, entspannend und schmerzlindernd erlebten. Sie fühlten sich zudem optimistischer und kraftvoller.

Bei Komplikationen, die rund um die Geburt aufgetreten sind, kann eine craniosacrale Behandlung für die Mutter, aber auch für das Baby sinnvoll sein, zum Beispiel, wenn es zu einer Frühgeburt oder einer Kaiserschnittentbindung gekommen ist oder nach einer allzu schnellen Geburt.

Auch bei auftretenden Problemen im Wochenbett wie beispielsweise bei Saug- und Trinkschwierigkeiten oder wenn sich der gesunde Schlafrhythmus nicht einpendeln will, wirken craniosacrale Behandlungen beruhigend und ausgleichend auf das Kind und seine Eltern. Neben sorgsamen therapeutischen Handgriffen geht es dann auch um eine achtsame, spielerische Kommunikation zwischen Therapeutin/Therapeut, Eltern, Kind und Geschwisterkindern. Ein gesundes Urvertrauen darf Raum gewinnen – das Baby erfährt so ein liebevolles »Willkommen«.

Info: Craniosacrale Behandlungen dauern in der Regel eine Stunde. Manchmal sind mehrere Behandlungen sinnvoll. Die Behandlungskosten werden von einigen gesetzlichen und privaten Krankenkassen bezuschusst.

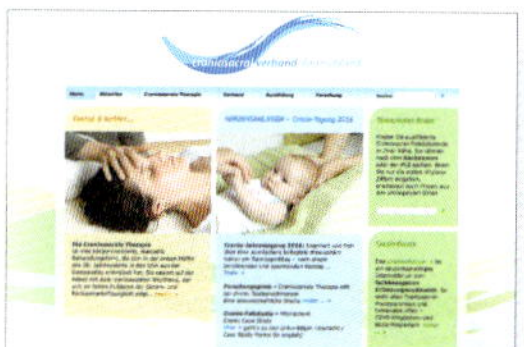

Eine Therapeutenliste und weitere Informationen finden Sie unter www.cranioverband.org

Gut zu wissen! Eine Ernährungsberatung ist laut § 43 SGB V verordnungsfähig. Wenn Sie Ernährungs- oder Gewichtsprobleme haben, sprechen Sie mit Ihrer Frauenärztin/Ihrem Frauenarzt oder besuchen Sie eine Ernährungsberatung. Unter www.richtig-essen-institut.de finden Sie verschiedene Beratungsangebote für werdende Mütter sowie Ihren persönlichen Ernährungsberater vor Ort. Auch Ihre Krankenkasse hilft Ihnen dabei gern weiter.

Zu Ihrer persönlichen Idealfigur finden Sie nach der Geburt des Kindes mit Sport und Gymnastik schnell wieder zurück.

Verstopfung (Obstipation) gehört zu den häufigsten Beschwerden - vor allem gegen Ende der Schwangerschaft. Achten Sie daher auf eine ballaststoffreiche Ernährung mit viel Obst, Gemüse, Salat, Vollkornprodukten und Müsli. Besonders wirksam sind frische oder auch getrocknete Feigen und Pflaumen. Reduzieren Sie Nahrungsmittel aus Weißmehl und vermeiden Sie Lebensmittel wie etwa Schokolade, um die Verstopfung wirksam zu reduzieren.

Trinken Sie ausreichend Wasser, Tee oder auch Saftschorlen. Besonders wirksam zum Anregen der Verdauung ist ein Glas Wasser, Buttermilch oder Orangensaft morgens auf nüchternen Magen. Kommen Sie in Bewegung, denn das regt die Darmtätigkeit während der Schwangerschaft an und vermindert Verstopfungen. Besonders wirksam: 30 Minuten Walking, Radfahren oder Schwimmen täglich oder zumindest jeden zweiten Tag. Nehmen Sie sich während der Schwangerschaft morgens genügend Zeit für den Toilettengang und gönnen Sie sich sanfte Bauchmassagen im Uhrzeigersinn.

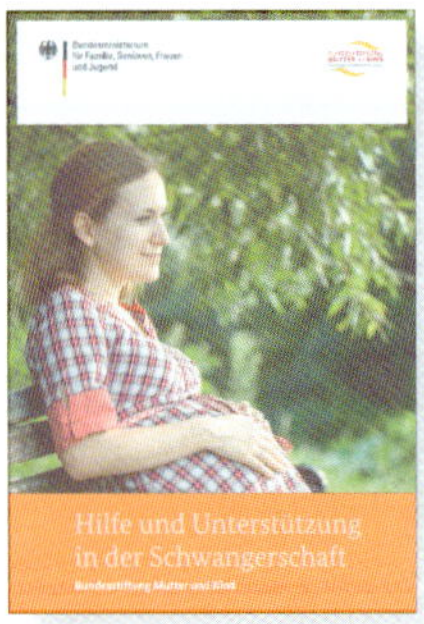

Die Bundesstiftung Mutter und Kind bietet finanzielle Hilfe an.

Finanzielle Unterstützung

Schwangere in einer Notlage können auf Antrag finanzielle Unterstützung aus der Bundesstiftung Mutter und Kind erhalten. Wenden Sie sich dazu an eine Schwangerenberatungsstelle. Dort wird individuell auf Ihre persönliche Situation eingegangen.

Geburtsklinik – die richtige Wahl

Treffen Sie eine Vorauswahl der für Sie infrage kommenden Geburtskliniken. In den Frauenarztpraxen liegen häufig Broschüren aus, in denen die regionalen Angebote mit Informationen über Ausstattung, Angebote im Vorwehenzimmer, Kreißsaal und Anästhesiemethoden aufgeführt sind.

In kidsgo, dem Informations- und Veranstaltungsmagazin rund um Schwangerschaft, Geburt, Baby, Kleinkind und Familie, finden Sie neben den Adressen der Kliniken, Geburtshäuser und Hebammen auch deren Geburtsvorbereitungskurse und Besichtigungstermine (www.kidsgo.de).

Illegale Drogen

Kurz und klar: Verzichten Sie auf den Konsum von Drogen! Die Adressen von Drogenberatungsstellen finden Sie in den Gelben Seiten des Telefonbuchs oder im Internet. Informationen erhalten Sie auch beim BZgA-Infotelefon zur Suchtberatung (02 21 - 89 20 31).

Infektionskrankheiten vermeiden

Während der Schwangerschaft sind Sie anfälliger für Infektionskrankheiten. Ihre Frauenärztin/Ihr Frauenarzt wird Ihnen auf der Grundlage Ihrer Lebens- und Krankengeschichte bei Bedarf die Durchführung von Untersuchungen auf sexuell übertragbare Infektionen (STI) empfehlen.

Vaginale Infektionen in der Schwangerschaft erhöhen das Risiko von Früh- und Fehlgeburten stark. Sie können das Vorliegen einer vaginalen Infektion durch einen einfachen Test (pH-Testhandschuhe oder pH-Teststäbchen, in der Apotheke erhältlich) auch zwischen den Vorsorgeterminen überprüfen (siehe Infokasten auf Seite 132).

Die Verwendung von Kondomen beim Vaginal- und Analverkehr schützt vor HIV und senkt das Risiko einer Ansteckung mit anderen sexuell übertragbaren Infektionen. Wer seinen Körper pflegt, entwickelt ein gutes

Körpergefühl und nimmt Krankheitszeichen schneller wahr.

Meiden Sie den Kontakt mit Haustieren (Hunde, Katzen). Falls Sie in Ihrem Haushalt eine Katze haben, achten Sie besonders auf Hygiene und lassen Sie das Katzenklo regelmäßig von anderen Haushaltsmitgliedern oder Bekannten reinigen und desinfizieren. Vorsicht beim Verzehr von Eiern und Speisen mit rohen Eiern (Salmonellengefahr). Achten Sie darauf, dass die Lebensmittel möglichst durchgegart sind und Hygienemaßnahmen eingehalten werden.

Krankheiten

Im gebärfähigen Alter sind schwerwiegende und chronische Krankheiten noch sehr selten. Aber selbst wenn Sie an einer schweren und belastenden Krankheit leiden, wird Ihre Frauenärztin/Ihr Frauenarzt alles tun, um für einen möglichst risikolosen Schwangerschaftsverlauf zu sorgen.

Medikamente

Verwenden Sie nur Medikamente, die Ihnen ausdrücklich ärztlich verordnet wurden. Sind Sie bei Fachärzten in Behandlung, informieren Sie auch Ihre Frauenarztpraxis über alle verwendeten Arzneimittel. Bei der sogenannten Arzneimittelanamnese, die nach der Art und Häufigkeit der Medikamentenverwendung fragt, denken Sie bitte auch an:

- Medikamente, die Sie aus der Hausapotheke nehmen
- Salben, Einreibungen
- Homöopathische Mittel
- Medizinische Tees/Kräutertees
- Vitamin - und Mineralstoffpräparate

Falls Ihnen ein Medikament ärztlich verordnet wurde, verwenden Sie es auch in der verordneten Weise. Informieren Sie Ihre Frauenärztin/Ihren Frauenarzt unbedingt darüber, wenn Sie vor der Schwangerschaft häufig Medikamente verwendet haben sollten.
Im BabyCare-Fragebogen wird nach Medikamenten gefragt, die Sie derzeit verwenden. Geben Sie diese möglichst genau an. Dann erhalten Sie im Auswertungsschreiben eine Bewertung dieser Arzneimittel auf mögliche gesundheitliche Risiken für die Schwangerschaft und/oder das Kind. Diese Beratung wird von der Beratungsstelle für Embryonaltoxikologie in Berlin durchgeführt.

Mutterpass

Führen Sie stets Ihren Mutterpass mit sich!

Parodontitis

Nach vorwiegend amerikanischen Untersuchungen (siehe Seite 158) steht Parodontitis im Zusammenhang mit einem erhöhten Frühgeburtsrisiko. Ein Hinweis auf Parodontitis ist Zahnfleischbluten. Wir empfehlen Ihnen daher, alle sechs Monate einen Zahnarztbesuch einzuplanen und regelmäßig eine Zahnprophylaxe durchführen zu lassen.

Rauchen

Sicherlich ist es nicht leicht, sich das Rauchen abzugewöhnen, aber in der Schwangerschaft sollten Sie das unbedingt tun. Dies ist besonders wichtig in den ersten Schwangerschaftswochen, wenn das kleine Lebewesen in Ihnen beginnt, seine einzelnen Organe auszubilden.

Falls Ihnen das absolut nicht gelingen will, tun Sie alles, um das Rauchen wenigstens stark zu reduzieren. Es gibt viele Einrichtungen und Stellen, die Ihnen beim Versuch, mit dem Rauchen aufzuhören, gern helfen. Häufig ist die Schwangerschaft der richtige Moment, sich und auch den Partner von dieser Sucht für immer zu befreien. Wenn Sie es schaffen, mit dem Rauchen aufzuhören, halbieren Sie Ihr Frühgeburtsrisiko.

Die Broschüre »Rauchfrei in der Schwangerschaft. Ich bekomme ein Baby« können Sie per Fax bei der BZgA unter der 0221-899 22 57 (Bestellnr. 31500000) anfordern. Außerdem bietet die BZgA-Telefonberatung zur Raucherentwöhnung (0800 8 31 31 31), Hilfestellung und Informationen an.

Reisen

Bedenken Sie die Ansteckungsrisiken bei Fernreisen! Die beste Reisezeit ist das mittlere Schwangerschaftsdrittel. Planen Sie im späteren Schwangerschaftsverlauf eine Flugreise, erkundigen Sie sich rechtzeitig bei Ihrem Reiseveranstalter oder der Fluggesellschaft und beraten Sie sich mit Ihrer Frauenärztin/Ihrem Frauenarzt.

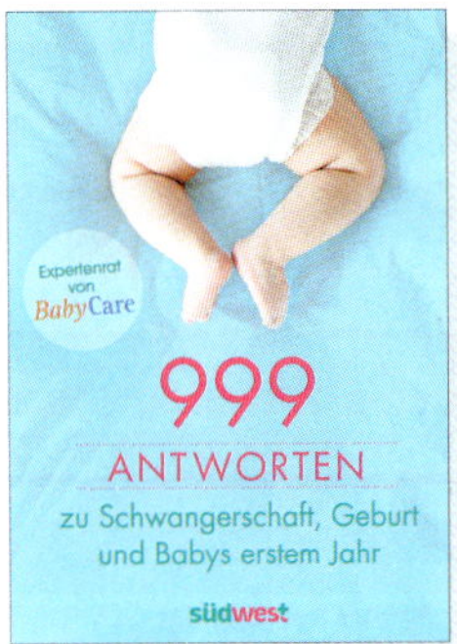

BUCHTIPP
999 Antworten zu Schwangerschaft, Geburt und Babys erstem Jahr
Expertenrat von BabyCare
Südwest Verlag

Impfungen in der Schwangerschaft

Einige Impfungen (z. B. Tetanus, Diphtherie, Pertussis, Hepatitis A und B) sind in diesem Zeitraum durchführbar oder sogar ausdrücklich für Schwangere empfohlen (wie die Grippe-Impfung oder bei fehlendem Hepatitis B-Schutz eine entsprechende Hepatitis B-Grundimmunisierung). Bei Reisen in Infektionsgebiete, häufigem Verzehr von Muscheln und Meeresfrüchten oder beruflichem Kontakt mit Ausscheidungen ist eine Hepatitits A-Impfung möglich. Andererseits sind Impfungen mit Lebendimpfstoffen (Masern, Mumps, Röteln und Windpocken) in der Schwangerschaft nicht erlaubt. Es sollte »so wenig wie möglich, aber so viel wie nötig« in der Schwangerschaft geimpft werden.

Rückbildungsgymnastik

Da die Beckenbodenmuskulatur während der Schwangerschaft und der Geburt stark gedehnt wurde, muss diese mit Hilfe gezielter Übungen im Rückbildungskurs wieder gekräftigt werden. Hebammen, Hebammenpraxen, Kliniken und Familienzentren bieten entsprechende Rückbildungskurse an. Diese Kurse besuchen die meisten Frauen sechs bis acht Wochen nach der Entbindung.

Sexualverhalten

Sprechen Sie früh und offen mit Ihrem Partner über Veränderungen, die in Ihrem Sexualleben entstehen. Verdrängen Sie Probleme oder Konflikte nicht. Auch nach der Geburt ist nicht automatisch sofort wieder alles im Lot.

Scheuen Sie sich nicht, bei anhaltenden Konflikten mit Ihrer Frauenärztin/Ihrem Frauenarzt zu sprechen. Diese können Ihnen den Kontakt zu einer fachlichen Partnerberatung vermitteln.

Falls Sie in einer Partnerschaft leben, die »Seitensprünge« toleriert, sollten Sie bei weiteren Sexualpartnern auf die Verwendung von Kondomen bestehen. Infektionen der Vagina in der Schwangerschaft gehören zu den wichtigsten Ursachen einer Frühgeburt.

Schwangerschaft & Schönheit

Besuch des Solariums

Grundsätzlich ist gegen den Besuch eines Solariums auch während der Schwangerschaft nichts einzuwenden, denn Zusammenhänge zwischen häufiger Exposition mit ultravioletter Strahlung und Schwangerschaftskomplikationen sind nicht gesichert. Durch die hormonellen Veränderungen in der Schwangerschaft kann jedoch die Empfindlichkeit der pigmentbildenden Zellen ansteigen und so vermehrt auf die UV-Bestrahlung reagieren. Leider erfolgt dies nicht gleichmäßig, so dass es zu keiner flächendeckenden Bräune, sondern zu Fleckenbildung kommen kann.

Für Ihr ungeborenes Kind sind indessen keine Risiken bekannt. Aber! Übertreiben Sie es nicht, denn bei zu langer Benutzung kann es auch im Bauch zu einer nicht ganz harmlosen Überwärmung kommen. Auch zu langes auf dem Rücken liegen könnte zu Kreislaufproblemen führen.

Haare färben

Unsere Empfehlung! Besonders in den ersten zwölf Schwangerschaftswochen, wenn die Organbildung stattfindet, ist der Embryo sehr empfindlich. Deshalb raten wir während dieser Zeit eher vom Haarefärben ab. Ein definitives Verbot kann aber nicht ausgesprochen werden, so dass die Entscheidung immer in Ihrem Ermessen oder in dem Ihrer Frauenärztin/Ihres Frauenarztes liegt. Als Alternative können Sie aber auch Pflanzenhaarfarben wie Henna verwenden, denn diese sind unbedenklich (www.oekotest.de).

Besuch der Sauna

Eindeutige Studien, ob Saunabesuche dem werdenden Kind schaden können, gibt es bisher nicht. Daher raten die meisten Frauenärztinnen/Frauenärzte aus Vorsichtsgründen, zumindest in der Frühschwangerschaft auf Saunagänge zu verzichten oder sie doch wenigstens zeitlich zu reduzieren. Verläuft Ihre Schwangerschaft unkompliziert und hat Ihre Hebamme oder Ihre Frauenärztin/Ihr Frauenarzt keine medizinischen Einwände, können Sie ruhig weiterhin saunieren, vor allem, wenn Sie daran gewöhnt sind. Während einer Schwangerschaft kann es aber durchaus vorkommen, dass Sie starke Hitze nicht mehr so gut vertragen. Als gute Alternative bietet sich hier das Benutzen einer Biosauna an, denn eine Luftfeuchtigkeit von 45 Prozent sowie eine Temperatur von 60 Grad sind möglicherweise angenehmer für Sie. Verlassen Sie die Sauna immer sofort, wenn Ihr Kreislauf nicht mehr mitspielt. Wenn Ihnen schwindelig wird, dann sollten Sie eine Pause einlegen. Denken Sie daran, dass Sie jetzt niemals alleine in die Sauna gehen sollten. Und vergessen Sie nicht, zwischen den Saunagängen ausreichend zu trinken.

Wellness/Massagen

Um Verspannungen im Rücken- und Nackenbereich ein wenig zu lindern, sind leichte Entspannungsmassagen besonders sinnvoll. Oftmals werden Schwangere aber in Wellnesshotels skeptisch angeschaut, da nicht alle Anwendungen wie Salzbäder oder bestimmte Massagen in der Schwangerschaft möglich sind. Heute gibt es aber bereits Hotels, die sich auf Schwangere spezialisiert haben. Suchen Sie dort Entspannung.

Whirlpool/warme Thermen

Die natürlichen Quellen der Thermalbäder sind oft zu warm für Schwangere. Meiden Sie Wassertemperaturen über 37 Grad Celsius! Bei Wassertemperaturen zwischen 20 und 35 Grad Celsius ist ein Besuch einer Therme dennoch möglich. Zu schnelle Temperaturwechsel sind wegen der Belastung für den Kreislauf jedoch nicht zu empfehlen. Das sollten Sie außerdem beachten:

- Bikini/Badeanzug nach dem Schwimmen wechseln, um Scheideninfektionen vorzubeugen
- Bewegungen im Wasser sind bis zur 36. Schwangerschaftswoche empfehlenswert

> Meiden Sie unbedingt Whirlpools, die hohen Temperaturen und das Aufsprudeln bergen Infektionsgefahren!

Risikoschwangere sollten Thermen nicht besuchen. Sprechen Sie gegebenenfalls auch mit Ihrer Frauenärztin/Ihrem Frauenarzt darüber.

Gesichtspflege

Auch für die Haut bedeutet eine Schwangerschaft große Veränderungen. Es können Hautprobleme (Pickel und Unreinheiten) auftreten, die Haut kann trockener und empfindlicher werden oder Ihre Haut wird zarter und rosiger.

Daher ist eine tägliche gründliche Reinigung des Gesichts mit einer sanften Reinigungsmilch empfehlenswert. Tragen Sie danach ruhig ein mildes Gesichtswasser und eine Feuchtigkeitscreme auf.

Pickel!? Nutzen Sie ein Peeling, um abgestorbene Hautpartikel zu entfernen, denn damit können Sie Akne vorbeugen. Auch entspannende Gesichtsmasken können den Teint schöner machen! Lassen Sie sich am besten in der Apotheke oder im Reformhaus beraten.

Bequeme Kleidung

Alle Schwangeren brauchen bequeme Kleidung, die den Bauch nicht einengt und ständig drückt. Meistens wird es den Frauen ab der 12.-15. Schwangerschaftswoche unangenehm, enge Hosen zu schließen. Die Bauchdecke ist in der Schwangerschaft oft sehr druckempfindlich, weshalb Hosen und Röcke schnell als zu eng empfunden werden. Da ist der schwangere Bauch meist noch zu klein für die Schwangerschaftshosen, aber schon zu groß für die normalen Jeans. Sogar tief sitzende Hüfthosen werden als sehr unangenehm empfunden.

Eine Zwischenlösung ist es, einfach die Hose etwas offen zu lassen und diese mit einem Gummi zu tragen, welcher um den Knopf und das Knopfloch geschlungen wird (hält jedoch meist nicht gut). Eine bessere Lösung sind weite Hosen, Kleider oder elastische Röcke, die man auf eine bequeme Höhe ziehen kann.

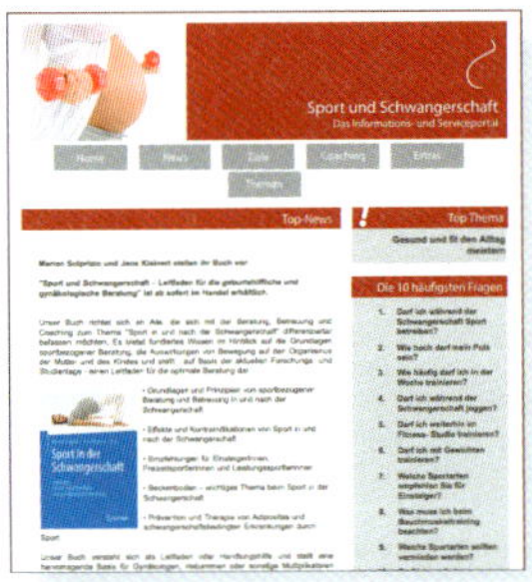

Mehr zum Thema Sport in der Schwangerschaft finden Sie unter www.dshs-koeln.de/psi/sus/

Piercings
Ein Bauchnabelpiercing verursacht wahrscheinlich in der Schwangerschaft nur dann Probleme, wenn es noch relativ frisch ist. Viele Frauen mit Bauchnabelpiercing haben trotz enormer Spannung auf die Bauchwand am Ende der Schwangerschaft keine Probleme und lassen das Piercing auch während der Geburt im Bauchnabel. Achten Sie dennoch auf Entzündungszeichen wie Rötung, Schwellung, Druckempfindlichkeit oder Juckreiz und cremen Sie doppelt gut ein, damit die Haut dort elastisch bleibt.

Ein Brustwarzenpiercing kann in der Schwangerschaft oft als sehr unangenehm empfunden werden, denn die Brust vergrößert sich enorm und die Brustwarzen werden sehr empfindlich. Viele Frauen entfernen deshalb ihre Piercings schon in der Frühschwangerschaft. Stillende Frauen sollen zum Wohle des Kindes ihr Brustwarzenpiercing unbedingt entfernen, denn die Gefahr einer Verletzung oder des Verschluckens von Piercingteilen während des Saugens ist hoch. Wollen Sie stillen, so sollte das Piercing bereits vor der Geburt aus der Brustwarze entnommen werden.

Piercings im Genitalbereich können bei der Geburt stören und zu Verletzungen führen. Ihre Frauenärztin/Ihr Frauenarzt kann Ihnen sagen, ob es nötig ist, den Schmuck zu entfernen.

Schwangerschaftsstreifen vorbeugen
Viele Frauen fürchten, dass nach der Geburt Schwangerschaftsstreifen in der Haut zurückbleiben. Diese sind natürlich kein medizinisches Problem, aber sie werden oft als unschön empfunden. Schwangerschaftsstreifen sind hormonell bedingt. Das Risiko dafür steigt mit dem Vorliegen folgender Faktoren deutlich an:

- Alter unter 20
- Erste Schwangerschaft
- Übergewicht vor der Schwangerschaft
- Abnehmdiäten
- Diabetes mellitus
- Empfindliche Haut

Im Handel sind verschiedene Präparate erhältlich, mit deren Hilfe Sie bei regelmäßiger Anwendung diesem Problem vorbeugen können.

Sport

Schwangere Frauen, die schon vor der Schwangerschaft körperlich aktiv waren, können Ihren Sport weiter betreiben, sofern der Sport an die Schwangerschaft angepasst werden kann oder es sich nicht um eine Sturz- oder Risikosportart handelt (siehe Infokasten im Kapitel Sport, Seite 88).

Für alle sehr aktiven Schwangeren gilt, dass Sport mit hoher Intensität bzw. anaerobes Training (abhängig vom individuellen Fitnesszustand) während der Schwangerschaft vermieden werden sollte.

Wenn Sie aber zu den etwa 30 Prozent der Frauen gehören, die nie Sport treiben, sollten Sie mit ausgiebigen Spaziergängen, Schwimmen oder einer sanften Schwangerschaftsgymnastik beginnen (siehe Gymnastikprogramm ab Seite 212).

Info

Die psychosozialen und emotionalen Auswirkungen von Sport und Bewegung

Die Deutsche Sporthochschule Köln hat in einer Metaanalyse (Zusammenschau mehreren Studien (Sulprizio, M. 2008)) ermittelt, dass sportlich aktivere Frauen vor und nach der Schwangerschaft sich wohler, zufriedener und sozial aufgehobener fühlen. Der Schlaf wurde als erholsamer und entspannender eingestuft und ein niedrigeres Schmerzempfinden sportlich aktiverer Schwangerer wurde festgestellt. Letzteres kann die Geburt deutlich erleichtern.

Ebenso wurde aus Studien ermittelt, dass aktivere Frauen seltener von Stimmungsschwankungen und depressiven Verstimmungen betroffen sind und ein höheres Selbstwertgefühl als unsportliche Schwangere haben.

Stress, psychische Belastungen

Viele Mütter und Schwangere sind von Stress und Erschöpfung betroffen, die in Zusammenhang mit Familienarbeit und geschlechtstypischen Mehrfachbelastungen zu sehen sind.

Oft entwickeln Frauen dadurch körperliche, psychische und psychosomatische Symptome – vor allem, wenn in Überlastungssituationen noch weitere Probleme, wie zum Beispiel Partnerschaftskonflikte, finanzielle Sorgen, Arbeitslosigkeit, Krankheit oder Behinderung eines Familienmitgliedes auftreten.

Die Symptome reichen von Kopfschmerzen, Schlafstörungen, Appetitlosigkeit oder Schweißausbrüchen bis hin zu ständiger Müdigkeit oder Niedergeschlagenheit, Lustlosigkeit, Stimmungsschwankungen oder Angstgefühlen. Oft kommen Wirbelsäulen- oder Bandscheibenprobleme oder Herz-/Kreislaufbeschwerden dazu.

Wenn Sie unter Stress und psychischen Belastungen aufgrund der Arbeits- oder Familiensituation leiden, gibt es Möglichkeiten diese zu verringern:

- Suchen Sie das Gespräch mit Ihrem Partner oder mit Freunden.
- Gehen Sie – soweit möglich – dem Stress aus dem Weg, das heißt, setzen Sie sich den »Stressoren« nicht aus.
- Versuchen Sie es mit Entspannungsübungen. Kurse zur Entspannung bieten verschiedene Krankenkassen an. Für Entspannungsübungen Zuhause denken Sie bitte auch an die Möglichkeiten des Tropho-Trainings oder des autogenen Trainings.
- Hilfe und Beratung finden Sie auch bei einer Schwangerschaftsberatungsstelle (www.familienplanung.de) oder bei entsprechenden Selbsthilfegruppen.

Natürlich können Sie auch mit Ihrer Frauenärztin/Ihrem Frauenarzt oder Ihrer Hebamme darüber sprechen. In ausgeprägten Fällen können diese Ihnen fachärztliche Hilfe vermitteln.

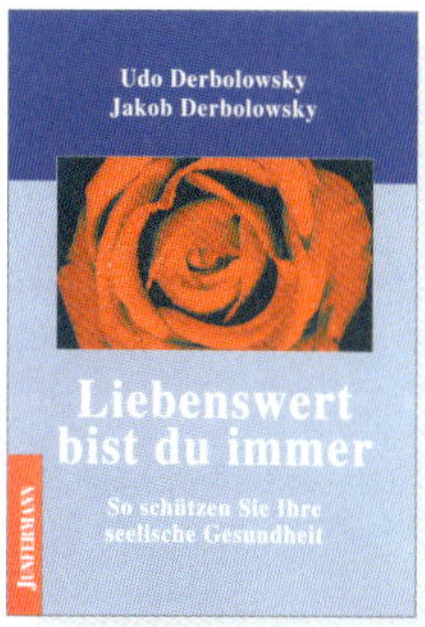

BUCHTIPP
»Liebenswert bist Du immer – So schützen Sie Ihre seelische Gesundheit«
4. Auflage 2010
U. und J. Derbolowsky
Junfermann Verlag

Info

Schwangerenkur »Haus an der Sonne«

Eine dreiwöchige Vorsorgemaßnahme für Schwangere bietet die medizinische Vorsorgeeinrichtung »Haus an der Sonne« in Bad Saarow am Scharmützelsee. Die Einrichtung ist anerkannt durch die gesetzlichen Krankenkassen nach §24 SGB V, verfügt über einen Versorgungsvertrag nach § 111 a SGB V, ist beihilfefähig und als Sanatorium anerkannt. Hier werden Schwangere, bei denen eine Risikoschwangerschaft vom Gynäkologen diagnostiziert wurde, während eines dreiwöchigen Kuraufenthaltes betreut.

Im »Haus an der Sonne«, der einzigen Kureinrichtung ausschließlich für Schwangere (ohne mitreisende Kinder) wird den Kurgästen die Möglichkeit geboten, eine Kombination aus verschiedensten therapeutischen Angeboten, Gesundheitsberatung und – je nach Erfordernis – medizinischer Vorsorge in Anspruch zu nehmen. Das Haus bietet maximal 24 Kurgästen in Einzelzimmern die Möglichkeit der Erholung und der körperlichen und psychischen Stabilisierung. Ziel der Kureinrichtung ist es, Krankenhausaufenthalte während der Schwangerschaft zu vermeiden, Früh- und Fehlgeburten möglichst zu verhindern, Risikogeburten vorzubeugen und eine positive Einstellung zur Schwangerschaft sowie zur späteren Rolle als Mutter herbeizuführen oder dabei zu unterstützen. Um den Kurgästen den Kontakt zu wichtigen Vertrauenspersonen auch während des Kuraufenthaltes zu ermöglichen, ist an den Wochenenden Besuch gern gesehen.

Fragen und Terminvereinbarung
Telefon: 033631 437-0
Mail: info@schwangerenkur.de
Weitere Informationen unter
www.schwangerenkur.de

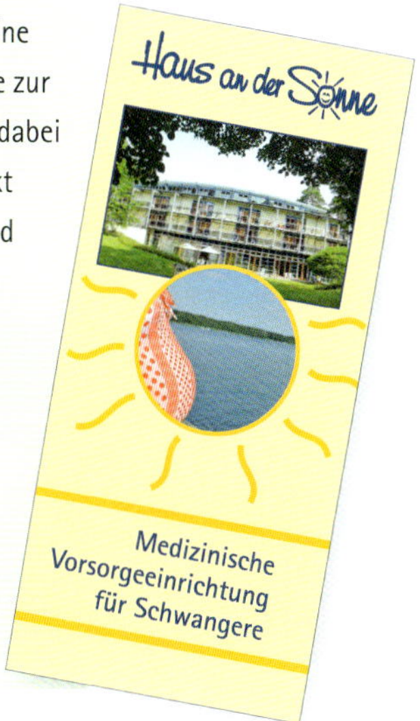

Gymnastik in der Schwangerschaft

Mit gezielten Entspannungs- und Kräftigungsübungen, speziell für den Beckenboden und leichten Dehnungsübungen können Sie ihre Schwangerschaft bewusst erfahren.

Diese sanfte Gymnastik und Techniken zur Selbstmassage geben Ihnen die Möglichkeit, sich zu Hause bewusst zu entspannen und Ihren Körper neu zu spüren.

Auf der Grundlage der Atem- und Bewegungslehre nach Frieda Goralewski wird hier eine jahrzehntelang erprobte Methode für eine positiv erlebte Schwangerschaft und Geburtsvorbereitung vorgeschlagen.

Damit Sie sich wohl und beweglich in Ihrer Schwangerschaft fühlen, ist es empfehlenswert, dass Sie während der gesamten Zeit sich und Ihrem Körper für 30 - 40 Minuten täglich (mindestens 3 x wöchentlich) bewusste Aufmerksamkeit, Entspannung, Bewegung und Atmung gönnen.

Suchen Sie sich einen ruhigen Raum, in dem Sie ungestört sind. Richten Sie sich allein oder mit einer Freundin behaglich ein.

Das brauchen Sie:
- Gymnastikmatte oder eine dicke Wolldecke
- 2 - 4 kleine Kissen (40 x 40)
- einen Hocker oder Gymnastikball
- bequeme Kleidung
- warme Socken (keine Schuhe)

Übung 1
Dehnen und Rekeln
Übungsdauer: 3-5 Min.

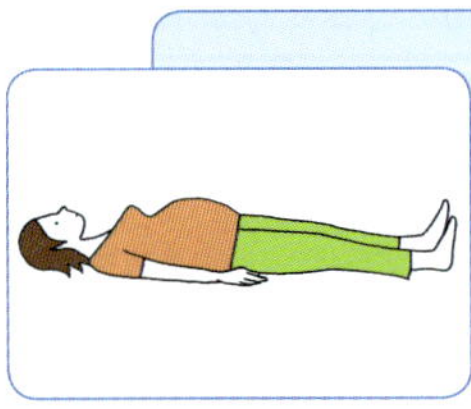

1. Sie liegen entspannt auf dem Rücken. Nehmen Sie die Verbindung zum Boden bewusst wahr.

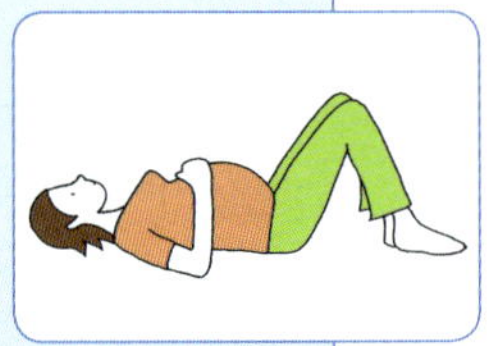

2. Legen Sie jetzt Ihre Hände auf den Bereich zwischen Brust und Bauch und achten auf Ihre natürliche Atmung, wie diese gleichmäßig ein- und ausströmt.

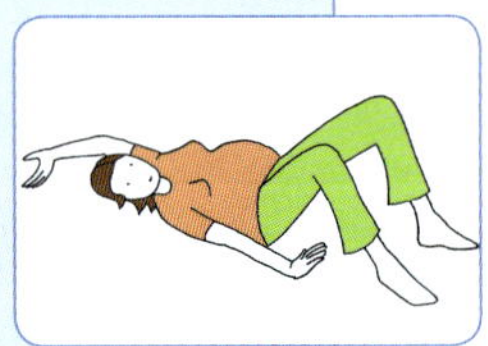

3. Beginnen Sie nun mit Lust sich zu dehnen und zu rekeln, indem Sie Ihre Arme und Beine von sich strecken, sich auf die Seite rollen, sich lang machen und sich einrollen. Diese spontanen Bewegungen sind nie festgelegt und erinnern an das Dehnen und Rekeln nach dem morgendlichen Erwachen. Auch Gähnen und Seufzer der Erleichterung sind hier erlaubt.
Suchen Sie Ihre Anspannung und Entspannung gleichermaßen im Wechsel.

Übung 2
Bewegung für Becken und Beine
Übungsdauer: 5-7 Min.

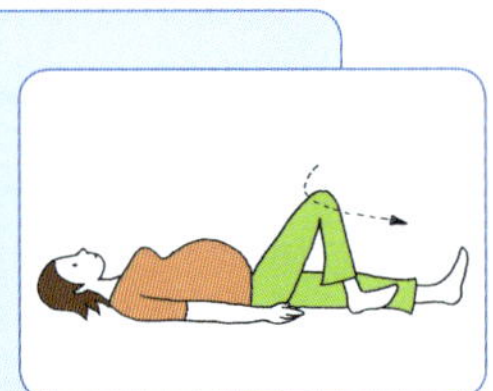

1. Sie bleiben in der Rückenlage und legen ein Kissen unter den Lendenwirbel/Kreuzbeinbereich, so dass Ihr Becken gut auf dem Boden ruhen kann.
Stellen Sie ein Bein angewinkelt auf, lassen es in einer fließenden Bewegung zunächst zur Seite nach außen kippen und dann lang werdend in die Ausgangshaltung zurück rutschen.
Der Fuß bleibt in Bodenkontakt. Wiederholen Sie im fließenden Wechsel der Beine diese **Entspannungsübung 7–10 Mal.**

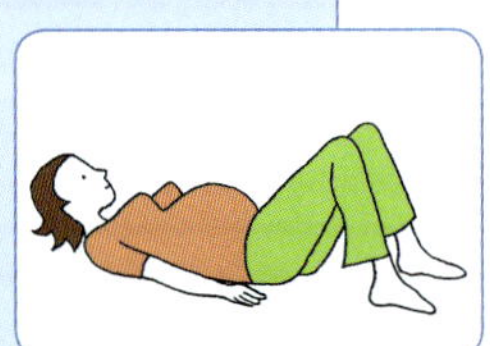

2. Winkeln Sie beide Beine an und stellen Ihre Füße parallel mit einem Abstand von etwa 20 cm zueinander.

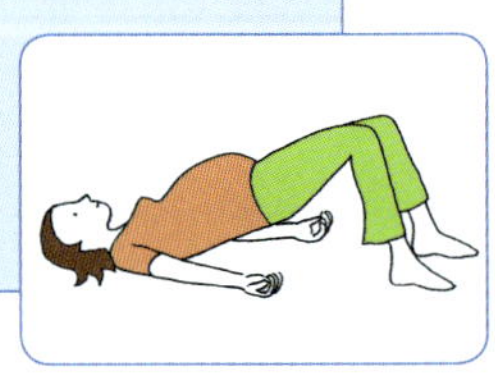

3. Heben Sie Ihr Becken vom Boden leicht an. Halten Sie so einen Moment Ihr Becken mit Hilfe Ihrer jetzt angespannten Beckenbodenmuskeln und der Tragfläche Ihrer Fußsohlen und atmen gleichmäßig weiter. Führen Sie Ihr Becken langsam und bewusst in die Ausgangslage zurück. Wiederholen Sie diese **Kräftigungsübung 3-7 Mal.**

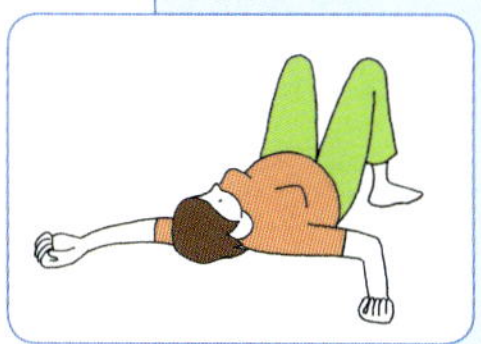

4. Machen Sie eine kleine Pause zum Nachspüren. Werden Sie sich Ihres Beckenraumes bewusst. Hier lebt Ihr Kind und in diesem Raum schlägt sein Herz.

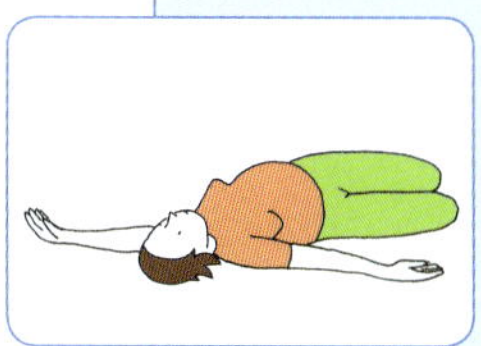

5. Stellen Sie beide Beine wieder parallel zueinander wie oben beschrieben. Legen Sie die Beine so angewinkelt und parallel miteinander rechts und links ab. Wiederholen Sie diese **Dehnungsübung 3-7 Mal.**

Übung 3
Entlastung für Wirbelsäule und Beine
Übungsdauer: etwa 5 Min.

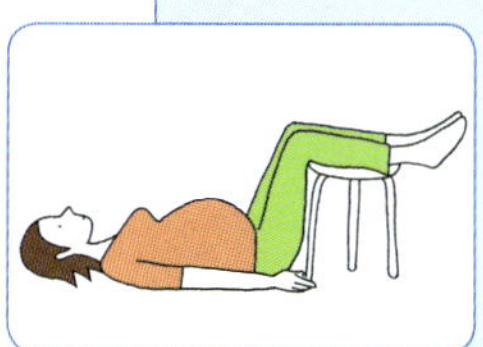

1. Bleiben Sie in der Rückenlage und platzieren Sie das Kissen jetzt im Brustwirbel/Lendenwirbelbereich (an dieser Stelle lässt die Wirbelsäule meist einen Hohlraum zum Boden hin entstehen; füllen Sie ihn mit dem Kissen aus).
Legen Sie Ihre Unterschenkel bis etwa zu den Kniekehlen im rechten Winkel auf einem Hocker oder Gymnastikball ab. Die Füße hängen frei. Entspannen Sie den gesamten Rücken und lassen die Wirbelsäule in den Boden sinken. Legen Sie Ihre Hände auf Ihre Leistengegend und spüren Ihrer natürlichen Atmung in diesem Bereich nach.

Um die Atmung verstärkt wahrzunehmen, können Sie mit einem »Oh« Ton ausatmen. Wiederholen Sie diese **Atemübung 3-5 Mal.**

2. In dieser Hochlage der Beine bewegen Sie die Füße im Gelenk zum Körper hin und weg. Danach bewegen Sie Ihre Zehen so, als wollten sie nach etwas greifen.

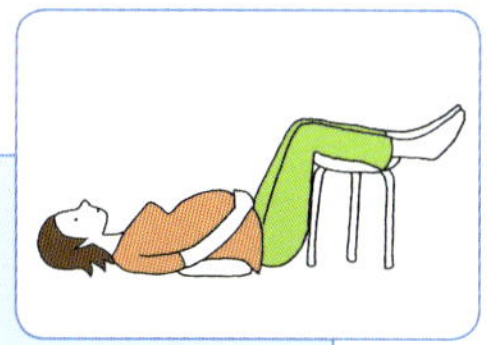

Mit dieser **Wahrnehmungsübung** achten Sie auf die Beweglichkeit Ihrer Fuß- und Zehengelenke. Im Verlauf Ihrer Schwangerschaft sind diese Gelenke einer erhöhten Belastung ausgesetzt und brauchen viel Pflege und Aufmerksamkeit.

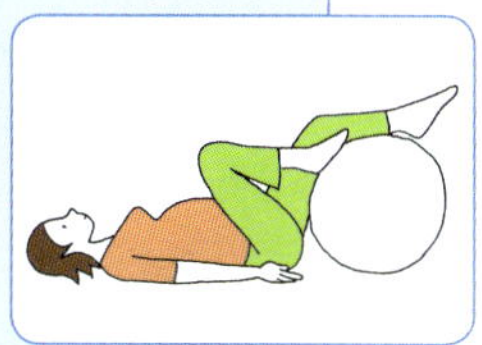

3. Heben Sie im Wechsel jeweils ein Bein vom Hocker. Ziehen es zu sich heran, so dass das Knie nach außen zeigt und die Leiste geöffnet ist (solange es der Bauchumfang erlaubt) und legen es zurück.
Wiederholen Sie diese **Lockerungsübung 3-7 Mal.**
Hinweis: Sollten Sie zu anschwellenden Beinen neigen, ist diese Hochlage häufiger am Tag für kurze Zeit zu empfehlen.

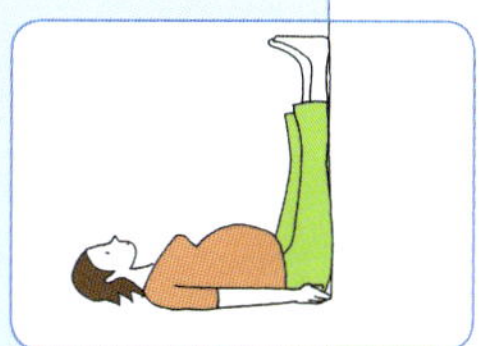

4. **Variation:** Lehnen Sie Ihre Beine senkrecht und langgestreckt im rechten Winkel von der Rückenlage ausgehend an eine Wand.

5. **Hinweis:** Alle Übungen in Rückenlage sind günstig bis zur 25. /26. SSW.

Übung 4
Beweglichkeit für die Wirbelsäule
Übungsdauer: etwa 7 Min

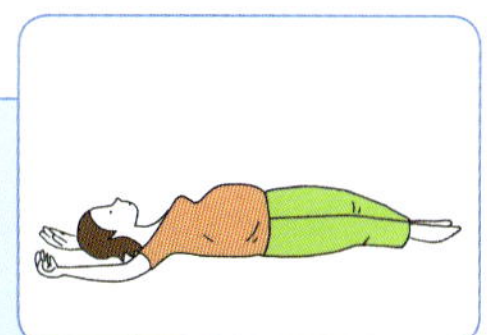

1. Schieben Sie nun den Hocker/Ball weg. Dehnen und rekeln Sie sich nochmal kurz.
Mit angewinkelten Beinen rollen Sie von der Rückenlage auf die Seitenlage. Kommen Sie aus der Seitenlage in die Krabbelposition. Eventuell legen Sie in dieser Position Kissen unter die Knie und die Fußgelenke.

2. Aktivieren Sie nun Ihre Wirbelsäule vom unteren Rücken ausgehend und machen einen **Katzenbuckel.**

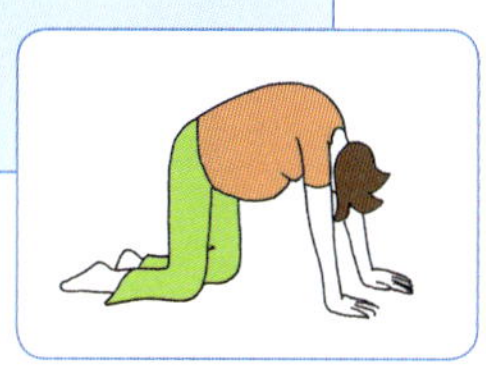

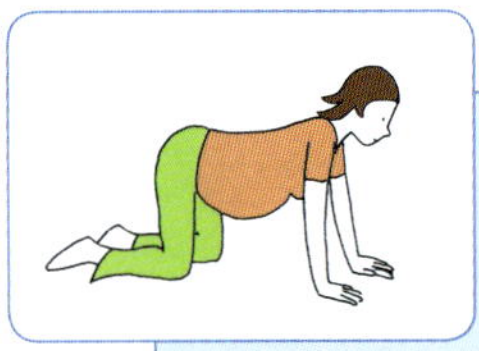

3. Führen Sie die Wirbelsäule langsam und aufmerksam zurück zum langen und geraden Rücken, bevor Sie die Wirbelsäule nun in die **Delle** führen.
Hinweis: Das bewusste Führen ist hierbei ausschlaggebend. Lassen Sie die Wirbelsäule nicht in die Delle fallen. Wiederholen Sie diese **Entlastungsübung in gleichmäßigem Rhythmus 3-7 Mal**.

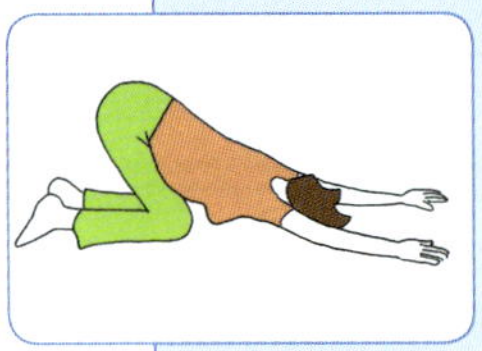

4. Entspannen Sie, indem Sie Ihre Unterarme und Ellenbogen vor sich am Boden ablegen, den Kopf seitlich auf der Schläfe ablegen. Hierbei bleibt das Becken oben und die Beine angewinkelt auf den Knien, während Sie Ihren Brustbereich Richtung Boden senken. Bleiben Sie in dieser **Dehnungsposition für 3-7 ruhige Atemzüge**. Spüren Sie Ihre Atmung bis in den unteren Bauchraum.
Hinweis: Diese Haltung mag Ihnen zu Beginn unbequem erscheinen, geben Sie diese bitte nicht auf. Das Verhältnis zu Ihrer eigenen Beweglichkeit und Körperlichkeit wird sich mit der kontinuierlichen Ausführung dieser Gymnastik entwickeln, verändern und eine aktive Vorbereitung für die Geburt Ihres Kindes sein können.

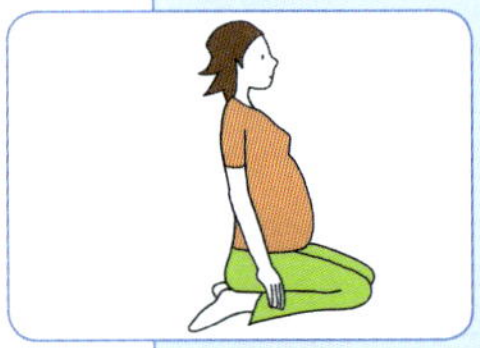

5. Ziehen Sie nun das Becken nach hinten und legen es auf den Fersen ab. Richten Sie Ihren Oberkörper auf und bleiben einen Moment so im Fersensitz. Lassen Sie Ihren Kopf leicht kreisen, in dem Sie die **Halswirbel aktivieren**. Danach stellen Sie Ihre Zehen auf und kommen mit Stützhilfe Ihrer Hände und Arme in die Hocke.

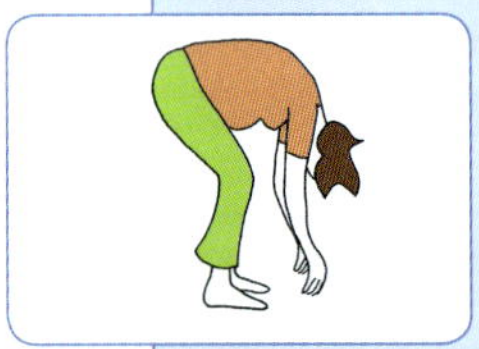

6. Richten Sie sich nun auf, indem Sie das Becken zuerst nach oben bringen, so dass sich Ihre Beine langsam strecken und Sie aus der **Wirbelbeuge behutsam ins Stehen kommen**. Nehmen Sie den Hocker - falls nötig - unterstützend zur Hilfe. Im letzten Drittel der Schwangerschaft sollten Sie sich eher aus der Hocke mit geradem Rücken aufrichten.

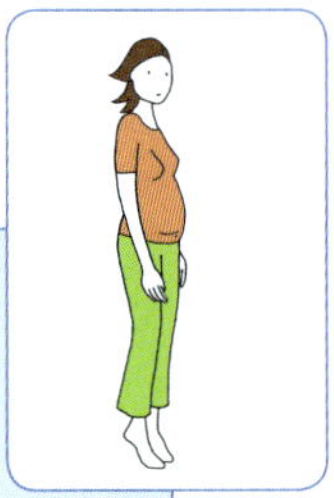

7. Lösen Sie mehrmals die Fersen vom Boden und kommen Sie in den Zehenstand.

Übung 5

Wahrnehmung und Lockerung im Stehen und Gehen

Übungsdauer: individuell

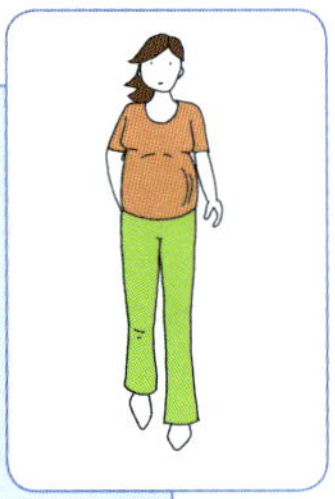

1. Gehen Sie einige Schritte und nehmen Sie sich und Ihren Körper in seiner aufrechten Haltung wahr. Wenn Sie mögen, können Sie sich vorstellen, Sie tragen eine Krone auf dem Kopf.

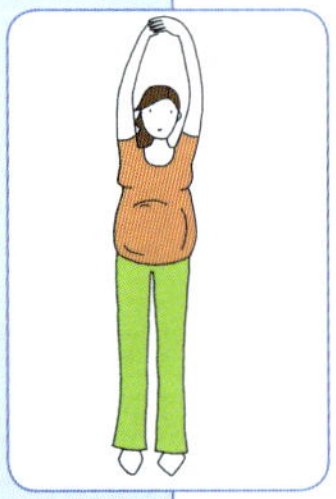

2. Hinweis: Wenn Sie das Bedürfnis haben sollten, sich jetzt im Stehen und Gehen zu dehnen, dann geben Sie diesem Impuls nach. Auch das sanfte Kreisen des Beckens können Sie probieren.

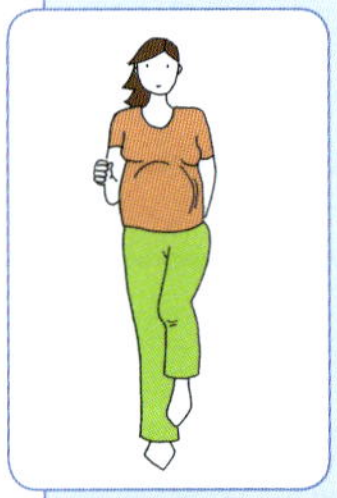

3. Gehen Sie durch den Raum und überkreuzen Sie bei jedem Schritt Ihre Beine und Füße. Lassen Sie Ihre Arme dabei frei schwingen.

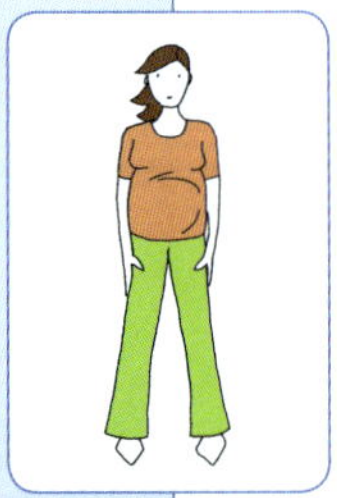

4. Suchen Sie einen sicheren Stand mit etwa hüftbreitem Abstand Ihrer parallel zueinander stehenden Füße. Lassen Sie Ihre Knie etwas locker. Nehmen Sie Ihre Aufrichtung bewusst wahr. Wie empfinden Sie das Verhältnis zwischen der Schwerkraft und Fliehkraft für Ihren Körper? Wie empfinden Sie Ihre Spannung im Körper?

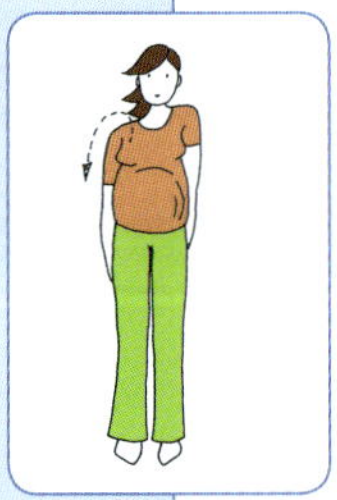

5. Entspannen Sie in den Schultern und lassen Sie Ihre Arme im Schultergelenk nach hinten und unten kreisen. Diese **Lockerungs- und Wahrnehmungsübungen** sind zeitlich nach Ihrem individuellen Bedürfnis durchführbar.

Übung 6
Kräftigung der Beckenbodenmuskulatur
Übungsdauer: 3-5 Min.

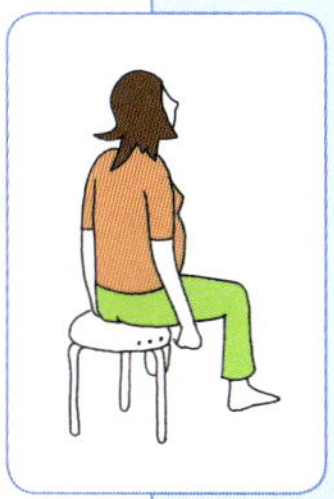

1. Setzen Sie sich aufgerichtet auf den Hocker. Dabei achten Sie darauf, dass Sie weder ein Hohlkreuz noch einen Rundrücken machen. Lassen Sie sich von Ihrer Sitzfläche, dem Beckenboden, tragen. Ihre Schultern sind locker und Ihr Kopf wird aufgerichtet von der Wirbelsäule getragen.
Legen Sie nun die rechte Hand unter Ihre rechte Gesäßhälfte, so dass Sie Ihren Sitzhöcker und seine Tragfläche sowie den Druck durch das Sitzen mit der Hand wahrnehmen. Anschließend wechseln Sie mit der linken Hand unter die linke Gesäßhälfte.

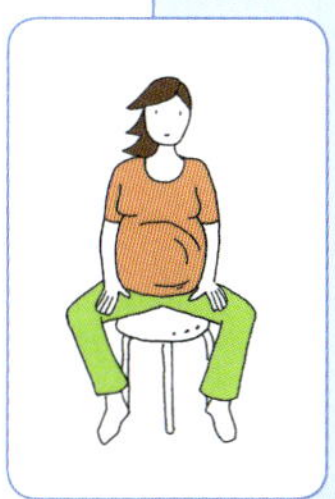

2. Lassen Sie Ihre Hände nun auf den Oberschenkeln ruhen.
Ziehen Sie jetzt abwechselnd ihre Gesäßmuskulatur der rechten und linken Gesäßhälfte fest an, so als wollten Sie sich vom Hocker lösen. Ihre Füße bleiben parallel zueinander mit ganzer Fußfläche am Boden stehen. Sie haben damit Ihre Beckenbodenmuskeln aktiviert.
Ziehen Sie dann Ihre Beckenbodenmuskeln beiderseits gleichzeitig an. Sie werden es mit einem »Fahrstuhleffekt« vergleichen können.

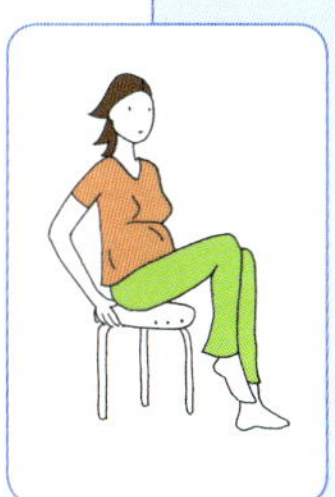

3. Heben Sie im Wechsel Ihr rechtes und linkes Bein vom Boden ab, halten es einen Moment und führen es in seine Ausgangsposition zurück. Auch dabei werden Sie Ihre Beckenbodenmuskeln deutlich spüren können. Wiederholen Sie diese drei **Kräftigungsübungen 3-7 Mal.**

Übung 7
Entspannung der Gesichtsmuskulatur
Übungsdauer: 5-7 Min.

1. Bleiben Sie für diese **Gesichtsmassage** auf dem Hocker sitzen.

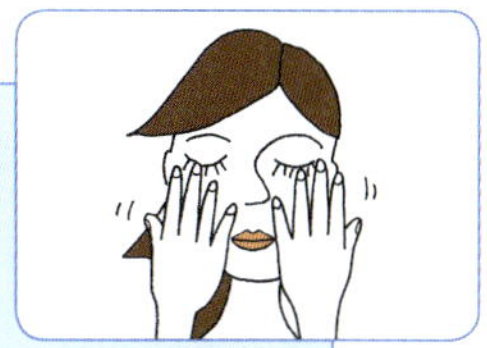

Sie können Ihre Augen geöffnet oder geschlossen halten.
Mit leicht kreisenden und klopfenden Bewegungen der Finger beginnen Sie am Kinn mit der Massage. Klopfen Sie weiter um die gesamte Mundpartie, weiter entlang der Wangen und Schläfen zur Stirn und um die Augen herum, bis Sie das Nasenbein und die Nasenflügel erreichen und wieder am Kinn enden.

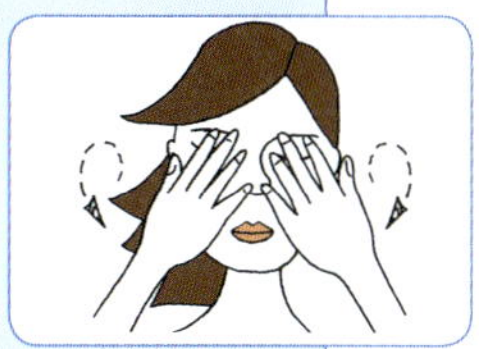

2. Streichen Sie mit sanftem Druck über das gesamte Gesicht in kreisenden Bewegungen.
Halten Sie nun Ihre Handflächen einen Moment über Ihre jetzt geschlossenen Augen. Nehmen Sie die Wärme Ihrer Hände wahr und versuchen Sie, Ihre Lider völlig zu entspannen.

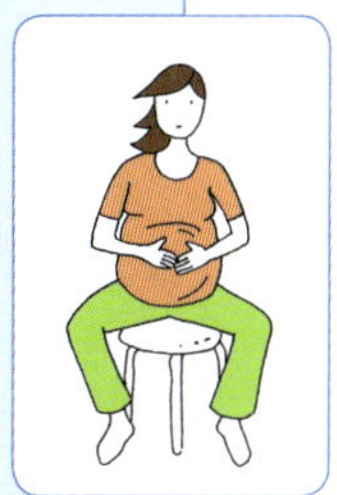

Bleiben Sie noch für einen Moment in dieser **abschließenden Ruheposition** und achten auf Ihre natürlich fließende Atmung bis in den Bauchraum hinein.

Öffnen Sie Ihre Augen.

Wünschen Sie sich und Ihrem Kind einen schönen Tag und kehren Sie in Ihren Alltag zurück!

Nun sind Sie am Ende Ihres BabyCare-Handbuches angekommen. Wahrscheinlich haben Sie auch schon den BabyCare-Fragebogen ausgefüllt und an uns abgeschickt. Wenn ja, dann haben Sie auch Ihre persönliche Analyse erhalten. Wir empfehlen Ihnen die Auswertung auch mit Ihrer Frauenärztin/Ihrem Frauenarzt zu besprechen. So können Sie gemeinsam eventuell bestehende Risiken frühzeitig erkennen und reduzieren.

Wir wünschen Ihnen einen glücklichen und vor allem gesunden Schwangerschaftsverlauf.
Ihr BabyCare-Team

Besuchen Sie uns im Internet unter
www.baby-care.de oder
www.facebook.com/BabyCareDE

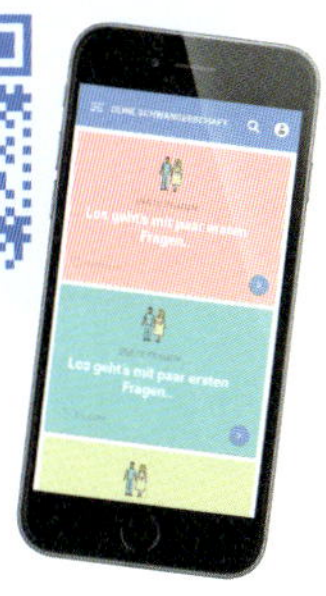

12 Erklärung von Fachausdrücken und Abkürzungen

Abort	Beendigung der Schwangerschaft, »Abgehen« oder Ausstoßung des Embryos oder Fetus innerhalb der ersten sechs Monate, wenn das Kind noch nicht lebensfähig ist
Abstrich	Entnahme kleinster Gewebeteile der Gebärmutterschleimhaut am Gebärmutterhals, zum Beispiel zur Entdeckung von Infektionen
Abusus	Missbrauch (beispielsweise von Medikamenten oder Alkohol)
Adipositas	Übergewicht, Fettleibigkeit
Alkohol-embryopathie	Durch Alkoholmissbrauch verursachte geistige und körperliche Mangelerscheinungen des Kindes
Amnioskopie	Fruchtwasserspiegelung: wird bei Überschreiten des Geburtstermins durchgeführt und zeigt durch die Farbe an, ob ein Übertragen des Kindes vorliegt. Bestimmte Verfärbungen deuten auf Risiken für das Kind hin
Amniozentese	Fruchtwasseruntersuchung zur Feststellung von Chromosomenanomalien
Anämie	Blutarmut, ein zu niedriger Anteil an roten Blutkörperchen, in der Schwangerschaft meist durch Eisenmangel hervorgerufen
Anamnese	Die Vorgeschichte des Kranken bzw. die Krankheitsgeschichte
Ante partum	Zeitraum vor der Geburt
Antikörper-suchtest	Test, der nachweist, dass der Körper mit einer Infektionskrankheit konfrontiert war oder ist (etwa HIV-Test, Rötelnantikörpertest), aber auch Test auf Abwehrstoffe gegen den Rhesusfaktor
Antizipation	Vorausschauen, Vorausahnen
APGAR-Zahl	Punktbewertung des Zustands des Neugeborenen
Asthma	Schwere Atemnot
ATD	Abdomino-transversaler Durchmesser, Durchmesser der Bauchhöhle im Ultraschall
Bakterielle Vaginose	Durch Bakterien hervorgerufene Infektion der Vagina
BPD	Biparietaler Durchmesser, Durchmesser des kindlichen Kopfes
Candida albicans	Erreger einer vaginalen Pilzinfektion
Cerclage	Operative Umschlingung des Gebärmutterhalses bei drohender Frühgeburt
Cerclage-Stützpessar	Ohne Operation Umschlingung des Gebärmutterhalses und Abstützung auf dem Beckenboden bei drohender Frühgeburt

Cervix Gebärmutterhals, Verbindung zwischen der Gebärmutter (Uterus) und der Scheide (Vagina)

Chlamydien Erreger einer weit verbreiteten Genitalinfektion, die häufig ohne Beschwerden verläuft, aber schwere Folgeerkrankungen (beispielsweise Unfruchtbarkeit) nach sich ziehen kann

Chloasmen Anderer Name »Melasmen« Bräunliche, besonders starke, aber gutartige Pigmentierung der Haut

Chorionzotten-biopsie Zellenuntersuchung von Material des Mutterkuchens (damit können genetisch bedingte Erkrankungen erkannt werden)

Chromosomen-anomalien Erblich bedingte Chromosomen-veränderungen

CTG Cardiotokogramm, Aufzeichnen der Wehentätigkeit der Mutter und der Herzfrequenzmuster des Kindes auf einem Papierstreifen. Die Aufzeichnungen können Hinweise auf mögliche Gefährdungen des Kindes im Mutterleib geben

Cytomegalie-virus (CMV) In der Schwangerschaft gefährliche Virusinfektion, die durch Kontakt mit kleinen Kindern übertragen wird. Immunität wird durch Bluttest festgestellt

Damm Gegend zwischen After und Vagina (vorderer Damm)

Diabetes mellitus Zuckerkrankheit

Diagnose Erkennen und Benennen einer Krankheit durch medizinische Untersuchungen

Doppler-Sonographie Spezielle Form der Sonographie (Ultraschall), mit der Informationen über die Durchblutung von Organen gewonnen werden

Down-Syndrom Chromosomenanomalie, dreifaches Chromosom 21

Dystokie Gestörter Geburtsverlauf, zum Beispiel durch organische Ursachen

Embryo Medizinischer Ausdruck für die Frucht in der Gebärmutter während der Zeit der Organentwicklung (also der ersten acht Schwangerschaftswochen nach der Konzeption)

Emesis Erbrechen, das während der ersten Schwangerschaftsmonate auftreten kann

Endometrium Gebärmutterschleimhaut

Epidemiologie Wissenschaft über die Verbreitung und die Ursachen von Krankheiten

Epikrise Zusammenfassender Bericht über den Gesundheitszustand

Episiotomie Scheidendammschnitt (wird häufig bei der Geburt gemacht, um dem Kind den Durchtritt zu erleichtern und ein Einreißen der Scheidenwand und des Damms zu verhindern)

Erythrozyten Rote Blutkörperchen

Ersttrimester-screening (ETS) Kombination von Ultraschall- und Blutuntersuchung in der 12.–14. SSW zur Bestimmung der Wahrscheinlichkeit einer Chromosomenanomalie

Extrauteringravidität (EU)	Ein befruchtetes Ei nistet sich außerhalb der Gebärmutterhöhle ein (Eileiter- oder Bauchhöhlen-schwangerschaft)
Fehlbildungen	Nicht üblich ausgebildete Organe
Fluor	Absonderung aus der Scheide (Vagina) oder den äußeren Geschlechtsteilen, meist durch eine Scheidenentzündung (Pilze, Bakterien) verursacht
Fötus/Fetus	Lateinisch: das Gezeugte, Leibesfrucht. Medizinischer Fachausdruck für das Kind im Mutterleib ab der neunten Schwangerschaftswoche nach der Zeugung bzw. ab der elften Schwangerschaftswoche nach dem Tag der letzten Monatsblutung
Forceps	Geburtszange
Frühgeborenes Kind	Kind mit Geburtstermin vor 37 abgeschlossenen (37+0) Wochen
Frühgeburt	Geburten vor 37 abgeschlossenen Schwangerschaftswochen
FTMV	Frühzeitiger totaler Muttermundverschluss
Fundusstand	Höhenstand der Gebärmutter
Fundus uteri	Gewölbter, oberer Rand der Gebärmutter
Gebärmutterkontraktionen	Wehen; die Gebärmutter zieht sich zusammen, der Bauch wird hart
Geburtsvorbereitungskurse	Kurse, in denen Sie wichtige Informationen und Übungen zur Geburt erhalten

Geistige Retardierung	Intelligenzminderung
Gemini	Zwillinge
Genetische Krankheiten	Erblich bedingte Krankheiten
Genitalien	Geschlechtsorgane
Genitalmykose	Erkrankung der äußeren Geschlechtsteile und häufig auch der Scheidenregion durch Pilze
Gestation	Schwangerschaft
Gestosen	Laienbegriff »Schwangerschaftsvergiftung«; durch die Schwangerschaft verursachte Erkrankungen wie Erbrechen, Bluthochdruck und Ödeme
Gonorrhoe	Eine übertragbare Geschlechtskrankheit
Gravida	Schwangere, Anzahl aller bisherigen Schwangerschaften einschließlich Fehlgeburten
Gravidität	Schwangerschaft, der Zeitraum von der Befruchtung bis zur Geburt
Gravidogramm	Eintragungen der Schwangerschaftsvorsorgeuntersuchungen
Hämophilie	Bluterkrankheit
Hb-Wert	Hämoglobingehalt des Blutes, Anteil der roten Blutkörperchen
Homöopathie	Therapierichtung, die nach dem Ähnlichkeitsprinzip arbeitet
Hydramnion	Vermehrte Fruchtwassermenge (über zwei Liter)

Hyperemesis gravidarum	Verstärktes Schwangerschaftserbrechen
Hypertonie	Bluthochdruck (gemessen in RR systolisch/diastolisch >140/>90 mmHg)
Hypotonie	Niedriger Blutdruck (deutlich unter den oben genannten Werten) etwa 95/55 mmHg
Hypotrophie	Mangelentwicklung des Kindes im Mutterleib
Implantation	Einpflanzung von Fremdteilen in den Körper. Bei der Schwangerschaft: Einnistung der befruchteten Eizelle in die Gebärmutterschleimhaut
Imprägnation	Spermium dringt in die Eizelle ein
Indikation	Notwendigkeit einer medizinischen Handlung
Indirekter Coombs Test	Bluttest, der feststellt, ob die Rhesus-Faktoren bei Mutter und Kind gleich oder verschieden sind
Infiltration	Eindringen von zum Beispiel Entzündungszellen oder Flüssigkeiten in das Gewebe
Inkompatibilität	Unverträglichkeit
Insemination	Instrumentelle Einbringung von männlichen Samenzellen in den Gebärmutterhals oder die Gebärmutterhöhle
Inspektion	Untersuchung
Insuffizienz	Mangelleistung eines Organs, etwa Herzinsuffizienz
Intravaginal	Innerhalb der Scheide (Vagina)

Inzidenz	Anzahl der in einem bestimmten Zeitraum neu auftretenden Krankheiten
Kolpitis	Entzündung der Scheide bzw. der Scheidenhaut
Kolposkopie	Untersuchung der Scheide und des Gebärmutterhalses mit einem lupenartigen Gerät
Kontagiosität	Übertragungswahrscheinlichkeit einer Infektion bei Kontakt mit einem Infizierten
Kontraindikation	Einschränkung, Verbot, dass etwas nicht angezeigt ist
Konzeption	zur Schwangerschaft führender Verkehr
Konzeptionstermin	Datum des Geschlechtsverkehrs, der zur Schwangerschaft führt
Lageanomalie	Falsche Lage des Kindes in der Gebärmutter kurz vor der Geburt
Laktation	Produktion der Milch in den weiblichen Brustdrüsen nach der Geburt
Mamma	Weibliche Brust, eine Milchdrüse, die während der Stillzeit Milch produziert
Makrosomie	Hohes Geburtsgewicht ab 4.000 g
Mastitis	Entzündung der Brustdrüse. In den ersten Tagen nach der Entbindung ist die Gefahr einer Mastitis bei stillenden Müttern besonders groß
Mekonium	Sogenanntes Kindspech, die ersten Stuhlgänge des Neugeborenen sind schwarz (bzw. dunkelgrün)

Monitoring	Laufende Überwachung
Mukoviszidose	Angeborene Stoffwechselerkrankung
Multipara	Mehrgebärende, eine Frau die mehrere Kinder geboren hat
Multivitaminpräparate	Medikamente, die unterschiedliche Vitamine enthalten
Muskelatrophie	Muskellähmung
Mykose	Erkrankung der Haut, die durch Pilze hervorgerufen wird
Myom	Gutartige Geschwulst der Gebärmutter, die sich durch verstärkte und verlängerte Regelblutung bemerkbar machen kann
Nausea	Übelkeit, die bei vielen Schwangeren in den ersten Schwangerschaftsmonaten beim morgendlichen Aufstehen auftritt
Neuralrohrdefekt	Offener Rücken
NIPT/Nicht invasiver Pränataltest	Blutuntersuchung zur Risikoabschätzung auf das Vorliegen kindlicher Chromosomenstörungen
Nullipara	Frau, die noch keine Kinder geboren hat
o. B.	Ohne Befund, Feststellung nach einer Untersuchung, dass keine erkennbare Erkrankung vorliegt
Ödeme	Ansammlung von Flüssigkeit im Gewebe
Organogenese	Organentwicklung des Embryos etwa zwischen dem 15. und 70. Tag nach der Konzeption
Ovarien	Eierstöcke, in ihnen werden die weiblichen Geschlechtshormone gebildet
Ovulation	Eisprung, der etwa in der Mitte des Zyklus stattfindet
Ovum	Das reife Ei, das nach dem Eisprung innerhalb von sechs bis acht Stunden von den Eierstöcken über den Eileiter zur Gebärmutter gelangt und befruchtet werden kann
Para	Anzahl ausgetragener Schwangerschaften
Periduralanästhesie	Gezielte örtliche Betäubung der unteren Körperhälfte vor bzw. während der Geburt zur Schmerzlinderung
Perinatalperiode	Zeitraum ab 28+0 Schwangerschaftswochen bis zum 7. Lebenstag des Kindes
Periode	Menstruation, Zyklus
Phenylketonurie	Schwere Stoffwechselerkrankung
pH-Wert	Säuregehalt (zum Beispiel der Vaginalflüssigkeit)
Plasma	Flüssiger Bestandteil des Bluts
Placenta	Mutterkuchen, ein Organ, das für die Schwangerschaft aufgebaut wird. Durch die Nabelschnur ernährt der Mutterkuchen das Kind im Mutterleib
Placenta praevia	Der Mutterkuchen liegt im unteren Teil der Gebärmutter vor dem Muttermund
Portio	Unterer Teil des Gebärmutterhalses, der in der Scheide sichtbar ist

Postnatal/ post partum	Nach der Geburt
Präkonzeptionell	Vor der Befruchtung
Pränatal	Vor der Geburt
Prävalenz	Anzahl der in einem bestimmten Zeitraum bestehenden Krankheiten (Krankheitshäufigkeiten)
Primipara	Eine Frau, die vor der ersten Geburt steht
Prolaps	Vorfall, Heraustreten eines Organs, zum Beispiel Senkung der Gebärmutter oder Hervortreten aus der Scheide
Prophylaxe	Verhütung von Krankheiten durch vorbeugende Maßnahmen
Pruritus vulvae	Jucken am Scheideneingang
Pudendusblock	Lokalanästhesie, wodurch die äußeren Genitalien und der Damm betäubt werden
Punktion	Einstich in ein Organ, um Flüssigkeit zu entnehmen. Die Punktion dient meist der Diagnosefindung
Rezidiv	Rückfall, Wiederauftreten einer Erkrankung nach der Behandlung
Risiko	Eine Verhaltensweise oder ein Zustand, der die Wahrscheinlichkeit, von einem Schadensereignis betroffen zu werden, erhöht
Risikofaktor	Sachverhalt, der die Wahrscheinlichkeit des Eintritts eines Schadensereignisses in jenen Bevölkerungsgruppen, die diesen Sachverhalt aufweisen, über das allgemeine Risiko hinaus erhöht
Restless Leg Syndrom (RLS)	Missempfinden und andere Symptome an den Beinen mit einem ausgeprägten Bewegungsdrang der Beine
Röteln-HAH-Test	Test auf eine frühere Rötelnerkrankung mit Nachweis, ob noch Schutz besteht oder nicht
Rooming-in	Wochenstation, Mutter und Kind im gleichen Raum
Rooming-in mit Partner	Übernachtungsmöglichkeiten im Krankenhaus für den Partner
Salmonellen	Stäbchenbakterien, die in Lebensmitteln (vor allem Eiern) vorkommen können
Schwangerschaftsrisiken	Risiken, die den normalen Verlauf der Schwangerschaft beeinträchtigen können
Schwangerschaftsverlaufskomplikationen	Ereignisse, die die Gesundheit der Mutter oder des Kindes im Verlauf der Schwangerschaft beeinträchtigen können
Sectio (caesarea)	Kaiserschnittentbindung, Operation, bei der die Bauchdecke und die Gebärmutter geöffnet werden, um das Kind auf diesem Wege zur Welt zu bringen
Serologische Untersuchungen	Blutuntersuchungen
Sonographie	Ultraschalluntersuchung
Soor-Prophylaxe	Vorbeugende Behandlung gegen Scheidenpilze
Spontanabort	Plötzliches »Abgehen« des Embryos oder Fetus
SSL	Scheitel-Steiß-Länge des Fetus

SSW	Schwangerschaftswochen
Stria	Streifen in der Haut, meistens am Bauch, an den Hüften und den Brüsten
Symptom	Zeichen einer Krankheit wie Schmerzen oder Fieber
Syphilis	Sexuell übertragbare Infektionskrankheit
Teratogen	Das Erbgut schädigend
Thrombose	Blutpfropfbildung (meist in den Venen)
Tokolyse	Wehenhemmende Arzneimittel, Verhinderung zu früher oder zu starker Wehen, um eine Frühgeburt zu vermeiden
Toxizität	»Giftigkeit«
Toxoplasmose	Durch kranke Tiere und ihre Exkremente übertragbare Krankheit. In Fäkalien von Haustieren (besonders von Hauskatzen) enthalten und in rohem Fleisch oder Fisch
Trichomonaden	Erreger, die Vaginalinfektionen hervorrufen
Tropho-Training	Entspannungsmethode
Tubargravidität	Eileiterschwangerschaft
Tube	Eileiter
Tumor	Geschwulst, übermäßiges Gewebswachstum an bestimmten Körperteilen
Uterus	Gebärmutter
Vagina	Scheide, Verbindung zwischen der Vulva und der Gebärmutter
Vaginal-candidose	Pilzinfektion in der Scheide
Vaginal-sonographie	Ultraschalluntersuchung, bei der eine schmale Sonde in die Scheide eingeführt wird, um die inneren Genitalorgane besser darstellen zu können
Vaginalinfektion	Scheidenentzündung
Vaginitis	Entzündung der Scheide oder der Scheidenhaut
Varikosis	Krampfadern, erweiterte geschlängelte Venen, meistens in den Beinen
Vulva	Die äußeren weiblichen Geschlechtsteile
Vulvovaginale Candidose	Pilzinfektion, die sich von der Scheide auf den Bereich der äußeren weiblichen Geschlechtsteile (zum Beispiel Schamlippen) ausgebreitet hat
Zervix	= Cervix: Gebärmutterhals, Verbindung zwischen der Gebärmutter (Uterus) und der Scheide (Vagina)
ZNS	Zentrales Nervensystem
Zyklus	Der Monatszyklus wird von den Hormonen Östrogen und Gestagen gesteuert und dauert von einer Regelblutung bis zur nächsten durchschnittlich 28 Tage
Zyste	Kapselartige Geschwulst mit flüssigem Inhalt

Bildnachweis:
Bigstock: Wavebreak Media Ldt S. 3; alenkasm S. 5; tibor13 S. 150; sbego S. 160; Kotin S. 161; evgeny atamanenko S. 186; Yastremska S. 190; AndreyPopov S. 197; GeorgeRudy S. 203; **Depositphotos:** pierivb S. 7 (Strand), S. 92; AndreyPopov S. 23; **Martina Eisele:** S. 21, S. 55; **Fotolia:** Serg Nvns S. 88; aleshin S. 143; **Dipl. med. Ulrich Freitag:** S. 28; **Mascha Greune:** Illustrationen S. 91, S. 99, S. 212-215; **iStock:** skynesher S. 6 (Sport), S. 87; **Photo Alto:** Vincent Hazat S. 16, S. 70, S. 97; **Sanofi Pasteur MSD GmbH:** S. 198; **Schönwerk:** Carolin Friese S. 7 (Baby), S. 40, S. 195; **shutterstock:** Pim Illustration S. 6 (Tagebuch) S. 25; Bezikus S. 8; Giovanni Cancemi S.11; Taiga S. 13; Mariia Savoskula S. 19; Monkey Business Images S. 47; mama_mia S. 50; Tyler Olson S. 52, S. 175; Rtimages S. 58; Phil Jones S. 66; r.classen S. 73; Wavebreakmedia S. 78, S. 173; Olesya Feketa S. 81; Alliance S. 106; Anteromite S. 116; Andrzej Wilusz S. 123; angellodeco S. 129; Es75 S. 137; Kati Molin S. 171; Dirk Ercken Umschlagklappe (Kopfhörer), Werner Muenzker Umschlagklappe (Schnuller); **Sonoace:** S. 38, S. 42, S. 44; **1. Universitätsfrauenklinik München:** Dr. Katrin Karl S. 30, S. 32, S. 36, S. 156

Ich melde mich verbindlich für das RICHTIG ESSEN – Coaching für werdende Mütter zum Preis von 249 € an.
Bezuschusst von Krankenkassen.

Name:

Vorname:

Straße, Nr.:

PLZ, Ort:

Telefon:

E-Mail:

Datum, Unterschrift:

RICHTIG ESSEN® INSTITUT
Beratungsgesellschaft für Ernährung und Gesundheit mbH

Bitte freimachen

RICHTIG ESSEN INSTITUT

Max-Josefs-Platz 1
83022 Rosenheim

Sie erhalten 4 individuelle telefonische Beratungen über 45 min.:

Rufen Sie uns an:
08031-350 999 30
www.richtig-essen-institut.de

In der Erstanamnese werden Beschwerden, Wünsche und Ziele besprochen. Wir bestimmen Ihren individuellen Energiebedarf und kontrollieren Ihre Versorgung mit den notwendigen Nährstoffen. In den Folgeberatungen erhalten Sie Schritt für Schritt die Empfehlungen für Ihre Umsetzung im Alltag. Dabei wird die Häufigkeit sowie die Zusammensetzung Ihrer Mahlzeiten an Ihren Bedarf angepasst. Vitamin- und Mineralstofftabelle, Fett- und KH-Planer, Themen-Infos und Arbeitsblätter unterstützen Sie bei der praktischen Umsetzung.

BabyCare
Das Vorsorgeprogramm
für eine gesunde Schwangerschaft
www.baby-care.de

BabyCare

Fragebogen

Füllen Sie den Fragebogen aus und fordern Sie Ihre individuelle Analyse an.

Ein Tipp von uns: Die 7-Tage Ernährungsanalyse am Ende des Fragebogens erfordert Angaben für jeden Wochentag. Deshalb können Sie auch die Beantwortung der anderen Fragen des Fragebogens über die gesamte Woche verteilen – dann ist es nicht zu viel auf einmal.

Neben dem Nutzen für Sie hilft Ihr Fragebogen zusammen mit der Geburtsdokumentation auch, die Wirksamkeit des BabyCare-Programms zu messen und das Programm stetig zu verbessern.

Geburtsdokumentation

Liebe BabyCare-Leserin,
um die Wirksamkeit des BabyCare-Programms überprüfen zu können, möchten wir Sie nach der erfolgten Geburt um die Beantwortung der Fragen auf der Rückseite der Karte bitten. Wir bedanken uns bereits vorab für Ihre Mitarbeit. Sie können die Karte mit oder ohne Ihre Adresse abschicken. Wenn Sie Ihre Adresse nennen und im Unterschriftsfeld unterschreiben, gestatten Sie uns Ihre Adresse zu speichern. Sie erhalten dann ggf. weitere Informationen zur gesunden Entwicklung Ihres Kindes. Sie können dieses Einverständnis jederzeit widerrufen.

Vorname

Nachname

Strasse

Postleitzahl Ort

Unterschrift

1912255071 35

Bitte freimachen

Rückantwort

Forschung, Beratung + Evaluation
Projektgruppe BabyCare
Postfach 652111

13316 Berlin